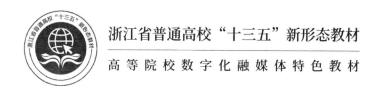

浙江省普通高校"十三五"新形态教材

高 等 院 校 数 字 化 融 媒 体 特 色 教 材

# 情境-PBL-模拟
# 护理学综合实训教程

## SCENARIO-PBL-SIMULATION COMPREHENSIVE
## NURSING TRAINING CURRICULUM

郑云慧　刘学英　贾亚平　等◎编　著

ZHEJIANG UNIVERSITY PRESS
浙江大学出版社
国 家 一 级 出 版 社
全国百佳图书出版单位

# 前　言

　　护理学是一门应用性很强的学科,过硬的临床护理能力是护理专业学生顺利进入临床、完成由学生向护士角色转变的基础。近年来,随着临床护理工作内容的不断拓展及患者权利意识的不断提升,如何有效提升在校学生的专业素质和能力,帮助其较快适应临床护理工作,更好地为患者提供安全、有效、优质的护理,已成为护理教育工作者必须认真思考和重点解决的课题。

　　情境教学、PBL 教学、模拟教学是近年来护理学实践教学改革的重要内容。自 2009 年起,嘉兴学院开展了"情境-PBL-模拟"护理学综合实训教学,较好地促进了护理本科教学质量的提升。本教材遵循"坚实基础、注重综合、强化设计、旨在创新"的理念,以护理实践教学为框架,以案例学习及情景模拟为基础,以"巩固知识、锻炼思维、强化技能、提升能力"为目标,在前期教学积累基础上由嘉兴学院护理"双师型"教师、嘉兴学院附属医院和嘉兴学院附属第二医院的资深护士共同编写完成。

　　全书分引导篇、综合实训篇和技术篇共 3 篇。引导篇告诉学生一名合格护士应具备的条件、护理专业的核心能力以及在校期间有效提升自身专业素质和能力的途径,引领学生自觉地在护理实践中锻炼。综合实训篇从临床常见病切入,每一主题包括知识要点、临床情境、观察与讨论、案例拓展四部分。其中,临床情境按"入院→住院期间病情变化→出院"顺序编排,每一幕均包含"基于问题的学习"和"模拟练习"两项内容。"基于问题的学习"以层层深入的提问引领学生进入临床思维的训练过程;"模拟练习"是一项"基于问题的学习"基础上的综合性护理技能模拟训练,训练学生的临床判断与决策能力,强化临床护理技能和团队配合,同时渗透培养学生良好的护理道德行为和习惯。通过一个个案例的学习和一幕幕情景的演练,帮助学生较快地进入临床护士角色。技术篇则供学生们在进行护理综合实训时参考,该篇分六个模块介绍了 25 项临床常用护理技术,每项技术均以临床情境导入,着重护理技术操作中学生沟通能力的培养。

本书内容涵盖健康评估、基础护理学、成人护理学、急危重症护理学等护理专业主干课程,故可用于上述主干课程的实训教学;对已完成专业课学习的高年级学生,可用于综合性实训课程教学;另外,也可供初入临床的新护士岗位培训之用。本书为新形态教材,书中第二、三篇相关内容中插入了二维码,包括知识导图、急救流程图、测试和疾病发生过程、诊断标准、治疗要点讲解视频以及健康宣教、临床常用护理技术操作视频等。期望此书能为护理学实践教学提供一本好教材,能对护理学专业在校生和从事临床护理工作的同仁有所帮助。

本书是集体智慧的结晶。在全书编写过程中,得到了嘉兴学院医学院、嘉兴学院附属医院和嘉兴学院附属第二医院同仁们的大力支持,也参考了有关教材和文献资料,在此,谨向作者们致以诚挚的谢意。同时,嘉兴学院医学院护理系学生李梦佳、张潇逸为护理技术操作视频进行了配音,在此,也向学生们表示感谢。

本书的编写历时 2 年余,经历反复修正和讨论,但难免仍有不当之处,真诚期待有关专家和读者批评指正,以期再版时完善。

编写组

2021 年 4 月

# 目　录

## 第一篇　引导篇

## 第二篇　综合实训篇

# 第三篇　技术篇

# 第一篇 引导篇

# 护士角色与素质要求

## 第一节　护士角色

护理学是综合自然科学和人文社会科学的一门应用性学科。随着医学模式的转变，护理专业服务的内涵和外延均发生了深刻的变化，护士的角色功能不断延伸，护士已由传统的形象逐渐发展为受过专门教育、受人尊重、有专门知识与技能的独立实践者。

### 一、护士的角色

1. 照顾者（care-giver）　照顾是护士最基本、最重要的角色功能。护士的独特功能就是协助服务对象从事有益于健康、恢复健康或安详死亡的活动。当人们无法满足自身生存需要时，需要护士为其提供各种护理照顾，帮助其满足基本的健康需要，如营养供给、呼吸维持、情绪安抚等。

2. 决策者（decision maker）　指护士应用护理专业知识、敏锐的观察与判断力以及专业技能，判断服务对象的健康问题及原因或诱因，并根据服务对象的具体情况制订系统、切实可行、个性化的护理计划。在此基础上执行护理计划与评价护理效果。在整个护理活动中，护士是服务对象健康问题的判断者和照护服务的决策者。

3. 教育者（educator）　临床护士的教育者角色主要体现在两方面：第一，由具有深厚护理理论知识、丰富护理实践经验的护士担任教育者的角色，以培养年轻的新护士。第二，在整体护理的开展中，护士需承担健康教育的任务，通过有效运用治疗性沟通技巧解答服务对象提出的各类问题，澄清服务对象对健康/疾病问题的疑惑，使其清楚认识自身的健康状况，同时根据疾病特点及患者与家属的心理需求开展针对性的指导，帮助他们最大限度地获得自理的知识与技能。

4. 管理者（manager）　为了顺利开展护理工作，护士必须对日常工作进行有计划的组织、管理和协调，以合理利用各种资源确保患者诊疗、护理工作的有序、高效运行。作为护理管理者，还需要与医院其他管理人员共同完成医院的管理工作，如人、财、物等的管理。

5. 研究者（researcher）　护理科研是护理学科发展的支撑点，是护理学专业的生命力所在。护士，特别是受过高等护理教育的护士，在临床护理实践中应善于运用科学方法研究和解决护理实践中的问题，并对研究成果进行总结、推广，以进一步指导和改进护理工作，提升护理质量，同时还可丰富护理理论。

6. 保护者及代言人（protector and advocator）　随着医学科学的发展和各种新技术在临床的应用，患者的权益可能会受到伤害。护士是患者健康利益的维护者，应为患者创造一个安全的就医环境，努力使患者免受各种不应有的伤害，包括身体的、精神的与经济的伤害。特别是遇到年老、危重、心理障碍等无法表达自己意愿的患者时,护士有责任为其解释并采取适当的行动,以阻止来自医疗机构的任何不利于患者利益的行为。

## 二、护士的角色准备

职业角色化(profession role)是个体社会化的一种具体表现形式,是指在特定的职业环境中,个体形成适应于该职业的角色人格,掌握足以胜任职业的角色行为。护士职业角色化(nursing professionalism)特指从事护士职业的个体所应具有的角色人格和职业行为模式,包含职业态度的形成、角色人格的发展、角色行为的适应等具体内容。

护士职业角色化受到社会文化、个体价值观、职业教育等多种因素的影响。护理院校是培养护士的摇篮,护理教育必须凸显其社会化功能,创造尽可能多的机会让学生去学习和体验护士角色行为规范、角色情感与态度等,帮助学生较快地适应护士角色。作为学生个体,对未来将从事的护理工作也应提前做好充分的准备,如加强对新角色知识的学习,尽快地完成对角色的认知,同时在日常的实训课、医院实习和社区实践中自觉养成良好的职业行为。

护士职业角色化是一个逐渐内化的过程,应贯穿于学校护理学教育及毕业后护理学继续教育之中。

# 第二节　护士的素质要求

护士肩负着救死扶伤、护佑健康的崇高使命。护士的素质与医疗护理质量密切相关,也是护理专业发展的决定性要素。随着科技的飞速发展以及医学-心理-社会医学模式的建立和整体护理的实施,护士需要不断提升自身的素质,以满足护理对象对高质量护理服务的需求。

## 一、现代护士应具备的基本素质

1.思想道德素质　护理的本质是照顾,因此爱心是护理的灵魂。身为护士,必须热爱护理专业,具有科学的世界观、人生观、专业价值观和为人类健康服务的奉献精神;具有高度的责任感和慎独修养,工作中始终把护理对象的健康利益置于首位,关爱生命,尊重护理对象的价值、人格与权利,忠于职守,全心全意为护理对象的健康服务。

2.科学文化素质　人类的健康和疾病,既受自然规律的支配,又受社会环境、家庭经济情况等因素的影响;患者既是有病的生物机体,同时又是具有复杂精神活动的社会成员。因此,护士不仅应具有社会科学、人文科学和自然科学基础知识,还应具有高雅的审美情趣以及运用法律法规保护护理对象和自身权益的意识。

3.专业素质　护理工作是一项实践性很强的工作。护士除了应具备较系统的护理学基础理论和基本知识,还必须做到操作准确、敏捷,技术上精益求精,同时还应具有较强的时间管理能力、良好的沟通能力、敏锐的观察能力、科学的质疑态度和评判性思维能力,具有独立分析问题、解决问题能力和自我发展能力。树立整体护理理念,能运用护理程序解决护理对象的各种健康问题。此外,还应具有开展健康教育、护理教学和护理科学研究的基本能力。

4.身心素质　护理是一项脑力和体力并举的工作,工作中经常会面对各种危机、突发状况和复杂的人际关系。特定的工作环境与工作特点决定了护士应具有健康的体魄、充沛的精力、健全的人格、顽强的意志、良好的心理承受能力和团队合作意识。

## 二、护士素质的形成、发展和提高

素质虽有先天因素,但就专业素质而言,更多地需要在专业教育的影响下形成和发展。因此,对护理院校而言,应有计划地开展素质教育,将护士素质教育贯穿于护理教育的各个阶段以及各门课程(包括隐性课程)中。如新生始业教育环节,可开展以职业情感为导向的医学人文讲座;课堂理论教学环节,可开展以问题为中心或以小组为基础的教学,以培养学生发现问题、解决问题的能力以及合作意识;在护理实践教学环节,可通过示范与纠错、角色扮演、反思学习及服务性学习等,培养学生的职业认同感、移情感、责任意识、沟通能力等。

护士素质的提高也是一个自我修养、自我完善的过程。每一位护理专业的学生必须明了护士必备的素质要求,并在日常生活和护理实践中主动锻炼,努力使自己成为专业技术领域的专家、人文护理的艺术家。

（郑云慧）

 **推荐阅读文献**

[1] John A. Dent,Ronald M. Harden,Dan Hunt. 医学教师必读——实用教学指导[M].王维民,主译. 北京:北京大学医学出版社,2018.

[2] Pillai S,Manister NN,Coppolo MT,et al. Evaluation of a nurse residency program[J]. J Nurses Prof Dev,2018,34(6):E23-E28.

[3] 姜小鹰,刘俊荣. 护理伦理学[M]. 北京:人民卫生出版社,2017.

[4] 朱珑,张克英. 3 年规范化培训考核在提高新入职护士职业能力中的作用[J]. 中华护理杂志,2016,51(7):836-839.

[5] Goode CJ,Reid PP,Sullivan HD. Residency for transition into practice:an essential requirement for new graduates from basic RN programs [J]. J Nurs Adm,2016,46(2):82-86.

# 第二章

## 临床思维与护理决策

护理学是一门实践性很强的学科,护士过硬的护理能力是确保临床护理质量的重要基础,而是否具备科学的临床护理思维方法与决策能力,则是衡量护士临床护理能力高低的重要标志之一。本章将对临床思维及护理决策方法进行专题讨论,旨在让学生们在学习护理学之初就认识到它的重要性,并且在每次的护理实践中都能有意识地去培养。

## 第一节 概 述

### 一、思维的概念

思维(thinking)是人类特有的高级神经活动,是人们认识事物的本质特征及其内部规律的理性认知过程。如护士巡视病房时,发现患者面色苍白,呼吸急促,脉搏细速,四肢湿冷,立即判断该患者可能发生休克了。此时护士虽没有测量血压,但她运用已有的知识、经验(休克患者的临床表现),对感觉到的现象(面色、呼吸、脉搏、皮肤温度)在头脑中进行了加工、处理,最后推断出患者可能处于休克状态,这个过程就是思维。

概括性和间接性是思维的两个主要特性。

概括性是思维最显著的特性。思维的概括性不仅表现在它所反映的某一类客观事物共同、本质的特征上,也表现在它反映了事物与事物之间的内在规律与联系上。现代医学体系的一切概念、疾病诊断标准、治疗原则、护理措施都是人脑对客观事物概括的结果。

思维的间接性,指的是通过思维过程,人们根据已知的信息推断出没有直接观察到的事物。临床护士对患者病情的判断就是思维间接性的反映。如医护人员根据患者主诉"转移性右下腹痛",间接推测该患者可能患有阑尾炎。

### 二、思维的分类

#### (一)按思维的水平及凭借物分类

根据思维的水平及凭借物,可将思维分为动作思维、形象思维和抽象思维。

1. 动作思维(action thinking) 动作思维又称实践思维,是人们以实际行动为支柱在头脑中解决具体问题的操作过程。例如,护士解决输液过程中液体滴入不畅的问题时,一边做调整针头角度、轻轻挤压输液管等动作,一边思考以找出故障原因,并最终排除故障。这样一步步通过实际动作,运用已有的知识和经验来发现问题、解决问题的思维即动作思维。

2. 形象思维(imaginal thinking) 形象思维是以直观形象和表象为支柱的思维过程。例如,护士在收集资料时,常常会问患者:"您感觉怎么样"或"您哪儿不舒服",然后给予患者充分的表达机会。护士在观察与倾听的过程中,其形象思维也同时开启:"患者诉说的哪些症状是最核心的? 患者的表述哪些是最靠得住的……"

3.抽象思维(abstract thinking) 抽象思维又称理性思维或逻辑思维,是人类思维的核心,是指人们在感性认识的基础上,依赖抽象概念和理论知识来解决问题的思维过程。大量的临床实践证明,护理诊断的作出及护理措施的制定都离不开正确的逻辑思维。如护士在作出护理诊断及拟定护理措施时常常会考虑以下几个方面:①此前的思维程序是否有漏洞,重要程序有无遗漏;②是否摒弃了次要的和无意义的东西;③是否着眼于病情的发展变化对患者健康问题作出全面的认识;④有无不符合客观实际的主观因素使认识偏离客观实际;⑤对于似是而非的问题,是否运用逻辑思维的方法予以澄清。

### (二)按思维探索答案的方向不同进行分类

按照思维探索答案的方向不同,可将思维分为聚合思维和发散思维。

1.聚合思维(convergent thinking) 聚合思维又称集中思维、求同思维,是指在解决问题的过程中,尽可能聚集与问题有关的信息,重新组织和推理,最终得出一个正确答案的思维。如20世纪60年代,研究者用发霉的花生喂养不同地区、不同种类的动物,结果被喂养的动物多因癌症而亡。汇总这些资料得出的结论是"霉变花生是致癌物",这就是聚合思维的运用。

2.发散思维(divergent thinking) 发散思维能力是衡量一个人创造力高低的重要标志之一。发散思维又称逆向思维、求异思维,是人们在思维过程中,充分发挥探索力和想象力,从现有的信息扩展,从多角度探寻符合条件的多样性答案的思维。例如,对复杂病例进行讨论时,提出的可能性越多,对病例的认识就越全面。

### (三)按解决问题的态度不同进行分类

依据解决问题的态度,可将思维分为习惯性思维、批判性思维和创造性思维。

1.习惯性思维(habitual thinking) 习惯性思维又称常规思维、惰性思维,是运用已有的知识、经验解决问题的程序化思维,较规范且节约时间。如护士发现患者高热时,会采用物理降温等措施。

2.批判性思维(critical thinking) 批判性思维是对现有的知识进行重新审视,提出质疑,寻求合理的证据,从而作出选择的思维。批判性思维也是临床护理实践中经常用到的思维方式,如对患者资料进行收集、整理与分析的过程中,常常离不开批判性思维的运用。

3.创造性思维(creative thinking) 创造性思维是一种具有开创意义的思维活动,此过程中产生新颖、独特、有创见、具有社会价值的思维成果。创造性思维于护士,主要表现为对于临床护理中存在的问题,善于提出新的观点,并通过实践独辟蹊径地去解决。

以上思维方式的分类是相对的,在实践中我们可以综合使用,即形成立体思维的习惯。

## 三、思维的品质

思维品质体现了个体的思维水平以及个体间智力与能力的差异。完整的思维品质包含思维的深刻性、灵活性、批判性、敏捷性和独创性。

1.思维的深刻性 这是一切思维品质的基础。其集中表现在善于深入地思考问题,抓住事物的规律和本质,预见事物的发展过程,也就是人们常说的透过现象看本质。

2.思维的灵活性 指思维活动的智力灵活程度,具体表现在:①思维起点灵活,能够从不同角度、运用多种方法来解决问题;②思维过程灵活,从分析到综合,再从综合到分析,能够全面而灵活地进行"综合分析";③概括和迁移能力强,思维的结果往往是多种合理而灵活的结论。灵活性的实质是求异思维。

3.思维的批判性　指思维活动善于从实际出发,严格地根据客观标准评价和检查自己或他人的思维成果,主要体现在思维的分析性、策略性、全面性、独立性和正确性方面。

4.思维的敏捷性　指面对突发情况能够积极思维,周密考虑,正确判断并迅速作出结论,如危重症患者的抢救。思维敏捷性的前提是正确,关键是迅速。

5.思维的独创性　即思维活动的创造性。新颖、独特是独创性的根本特征。人类的创造、发明、革新、发现等实践活动,都与思维的独创性联系在一起。

## 四、思维过程与方法

人类从感性认识上升到理性认识,是通过一系列复杂的分析与综合、比较与类比、抽象与概括、判断与推理的过程实现的。

### (一)分析与综合

1.分析(analysis)　客观事物是由多种要素构成的复杂整体。为了更好地把握事物的本质,人们常常把各构成要素分离开来进行考察和研究。分析即把客观事物的整体分解为各个部分、环节及要素,然后分别加以考察,以认识各部分在整体中的地位和作用,最终达到认识其本质的思维过程和方法。例如,评价某教学医院的护理工作时,首先将其分解为护理管理、护理教育、临床护理、护理科研等不同部分,然后分别加以考察以认识每一部分在护理工作中的地位、作用、存在问题等。分析是认识事物整体的必要阶段,但由于分析所着眼的是事物的局部,易导致认识的片面性。因此,在分析的基础上还必须进行综合。

2.综合(synthesis)　综合是将客观事物的各个要素、各个部分分别考察后的认识联结起来,根据其内在联系统一为一个整体而加以考察的思维过程与方法。例如,学习人体的各个系统后,将其联结起来,搞清各系统间的相互关系,形成对人的整体认识。综合绝非各要素的简单相加,在综合的过程中,要紧紧抓住各要素间的内在联系,从中把握事物整体的本质和规律。在临床思维过程中,护士的综合能力对认识事物的整体非常重要。

分析与综合两者相互渗透,相互转化。在分析的基础上进行综合,在综合的指导下进行分析。分析—综合—再分析—再综合,如此循环往复,使认识不断深化,从而全面、深刻地揭示事物的本质和规律。临床护理中对患者资料的分类、护理诊断的确立与修订、护理方案的制定过程,即贯穿了分析—综合—再分析—再综合的思维过程和方法。

### (二)比较与类比

1.比较(comparison)　比较是在分析与综合的基础上,将各种事物或现象加以对比,找出事物之间的异同点及其关系的思维过程与方法。比较可以在异类之间进行,也可在同类之间进行,还可以在同一对象的不同方面进行。比较是思维操作的基础,要区分事物,就要进行比较,通过比较找出事物的独有特征。

(1)比较的作用:①比较有助于对事物进行分类考察。如在初步整理资料时,通过比较各对象间的相同点和相异点进行分类,相同点多而相异点少的对象归属于同类,相同点少而相异点多的对象归属于不同的类。通过分类帮助人们对纷繁复杂的资料进行有效的梳理,以便对事物作出更明确、更深刻的认识,进而把握事物的内部联系和本质。②比较有助于对事物进行全面分析,完整认识事物的特性。人们既可以对事物进行静态比较,也可以对事物的动态过程进行比较;既可以比较事物自身的各个方面,也可以比较事物之间的联系;既可以比较相同点

（异中求同），也可以比较不同点（同中求异），从而达到完整认识事物特性的目的。③比较有助于深入分析和探究事物的内在联系。通过比较，人们可以对所拥有的感性资料进行深入加工与分析，逐步了解事物的特征、因果关系及变化规律等。

（2）比较应遵循的原则：①在同一关系上进行比较，即被比较的事物必须具有可比性。②在同一标准条件下进行比较。进行比较时，被比较对象必须具有精确、稳定的特征，这是作出定量和定性比较的基础。③全面比较。这是由客观事物本身的复杂性决定的。④抓住事物的本质属性。进行比较时，要透过现象去把握本质，要抓住事物间的本质区别而不被表面的相似性所迷惑。

比较是临床护士不可缺少的思维方法。例如，在对患者资料的收集和整理过程中，通过比较对资料进行分类，并通过与正常标准的比较，发现患者的异常征象。

2.类比（analogy）　类比是指根据两个对象在某些属性上相同或相似，从而推出它们在其他属性上也相同或相似的思维过程和方法。

（1）类比的特点：①有效地提出新问题和获得新发现。通过比较两个对象，找出其共同点和相似点，并在此基础上把一个对象的已知属性推演到另一个对象中去，以此对后者得出一个新认识。②具有较大的灵活性。类比思维是一个由此物到彼物，由此类到彼类的认识过程，具有举一反三和触类旁通的作用。③不具有必然性。客观事物既有相似的一面，也有相异的一面。在使用类比思维时，一定要注意与其他方法相结合，并接受进一步的检验。

（2）类比应遵循的原则：①尽量扩大类比的范围。类比以事物间的相似性为基础，因而其所依据的相似性属性或关系越广泛，类比的结果就会越有效，通过类比得到的结论就会越可靠。②共有或共缺的属性应该是本质属性。若类比对象的相似性是该对象的本质属性，且与推出属性有内在联系，则结论会更可靠。③避免"机械类比"。应尽量分析、比较两个类比对象间的差异性，同时结合其他方法，避免因忽视重要差异而犯"机械类比"的错误。

类比也是基本的临床护理思维方法。通过类比，可以帮助我们分析和解释患者异常表现的可能原因。如一位拟行腹腔镜下胆囊切除术的患者主述睡眠不佳，分析其原因时，可能首先想到的是患者因担心手术能否成功而影响了睡眠，因为很多患者术前常有这样的问题存在。我们还可以通过类比预测患者潜在的健康问题。如护士在过往的工作中发现，服用利福平的患者会出现肝脏损害，因此，对于一位服用利福平治疗肺结核的患者，护士会预测其有可能出现肝功能异常。此外，在分析各项资料的关系时，我们会运用类比，由患者的一个属性推知其可能具有的另一属性，再与实际收集的资料进行比较，以协助判断资料的真实性。如果推知的属性与实际收集的资料一致，则可相互支持；如果不一致，应予以核实和澄清。如一位老年患者告诉护士自己已有 3 个子女，都很孝顺，对她的照顾也很好，但护士发现该患者是独自来医院就诊和办理入院手续。此时，护士可能会怀疑老人的表述是否真实，老人是不是不想让他人知道自己的子女不孝而没有表述实情。由此我们发现，通过类比有助于核实患者资料的真实性或澄清资料。

类比与比较两者有联系，也有区别。类比以比较为基础，通过比较，把一个对象的已知属性推演到另一个对象中去。但类比的全面性不如比较。类比是相似物的相似性比较，异中求同；比较可以是自我比较，也可以是多元比较，既可异中求同，也可同中求异。

**（三）抽象与概括**

1.抽象（abstract）　抽象即抽出事物一般的、共同的、本质的属性与特征，舍弃非本质特征的过程。如苹果、香蕉、梨、葡萄，它们共同的特性是"带有甜味的植物果实"，故将这一类果实称为水果。抽象思维是以概念、判断、推理的形式来反映客观事物的运动规律,从而达到对事物本质属性和内在联系的认识。

2.概括(summarize)  概括是把同类事物的本质特征加以综合并推广到同类其他事物上,使之普遍化的过程。如护士通过临床实践得出结论"长期卧床患者容易发生压疮",于是把这个结论运用于指导昏迷、截瘫等各类长期卧床患者的压疮防治中去。

抽象与概括的过程实际是在比较基础上进行的更高级的分析与综合的过程。抽象是概括的基础,概括则是把抽象的结果加以综合。唯有通过概括才能更正确、更全面、更本质地反映事物。抽象与概括的结果形成了概念和理论,实现了认识过程的飞跃。在人类同疾病的长期斗争中,经过人们不断地经验总结和理论抽象、概括,逐步形成了如今较为完备的医学理论体系。

### (四)判断与推理

1.判断(judgement)  判断是指人们比较和评价客观事物及其相互关系并作出结论的思维方法。判断可以以现实为基础,也可以脱离现实;可以以社会常模为依据,也可以违背社会常模。判断不仅反映出思维的过程,而且也表现出人们对事物的评价、情感和愿望。个体的判断能力受个体的情绪、智力、教育水平、社会经济状况和文化背景等的影响,并随年龄而变化。

2.推理(inference)  推理是指人们由已知的判断,经过分析与综合推出新判断的过程,包括归纳和演绎两种形式。

(1)归纳(induction):归纳是从特殊事例到一般原理的推理,并获得具有规律性的本质认识的思维过程和方法。在护理实践中,归纳法可帮助整理护理现象和事实,并从中概括出一般护理原理。如当观察到患者皮肤干燥、血管充盈差、眼窝下陷、尿色深黄,可归纳出患者出现了缺水。再比如,各种疾病的护理常规即来自对疾病护理工作的归纳和概括。归纳法也可以在概括护理经验的基础上形成护理研究的假说,还可以通过归纳法进行逻辑论证,获得新的研究成果。如护士通过调查统计重型颅脑创伤患者早期的摄食情况,归纳出"重型颅脑创伤患者早期营养供应不足"的结论,并提出了营养支持方案。

1)归纳的特点:①概括性。归纳不仅能从经验中概括出科学规律,还可以逐步将低层次原理升华为高层次原理。②扩展性,即由部分扩展到全体。正是由于归纳思维突破了前提所确定的范围,人们的思维才能够突破当前情景的局限而扩大认识领域并获得新的知识。③不具有必然性。归纳思维由部分推论到全体,扩大了认识范围,但除完全归纳和科学归纳外,这种推理不是必然的,这是因为适用于有限对象的结论不一定适用于所有的对象。因此,归纳思维容易发生"以偏概全"的错误。

2)归纳的作用:①对定律和理论的发现与形成具有重要意义。各种定律的形成、理论的最初提出大都得益于归纳思维的运用。②有助于扩展人们的认识领域。归纳思维根据对已知的部分对象的认识推论到同类事物的全部对象,扩展了人们的认识领域。

(2)演绎(deduction):演绎和归纳相反,演绎是从已知的某些一般原理、定理或科学概念出发,推断出个别或特殊结论的思维过程与方法。如已有研究和资料表明,对新生儿进行抚触可促进消化,解除新生儿便秘;而解除便秘有助于改善新生儿黄疸。护士由此演绎出结论:对新生儿抚触可降低新生儿黄疸,并据此结论做了有关临床试验且获得了成功。再比如,对于一位急性腹泻患者,因为腹泻次数较多,尽管目前肛周皮肤完好,无明显损害,但护士会提出"有肛周皮肤完整性受损"的问题,这是因为护士根据同类患者经常会发生肛周皮肤完整性受损的问题,从而预见性地考虑到该患者也很可能出现类似问题。

1)演绎的特点:①从普遍到特殊。作为演绎思维前提的一般原理或原则涵盖了所研究事物所有个体的共同性,因而适用于所有个体。它既为人们的思维提供依据,也为人们的行为提供规范。②不越雷池。演绎思维是将一类事物的共同特征推论到该类事物的部分对象,其结论所断定的范围决不会超出前提所断定的范围。③必然性。演绎思维从一般到特殊,前提与结论之间具有必然性。进行演绎思维时,只有前提真实并且推理形式正确,才能保证结论的真实。

2)演绎的作用:①对于论证理论具有重要作用。演绎可从理论命题的前提中必然推导出结论,进而对某一命题作出严密的逻辑证明。②对于解释或预见事实具有重要意义。如对于一位急性心肌梗死患者出现心前区疼痛问题的解释,就是源于有关心肌缺血坏死的病理生理过程的知识。③有利于深化认识领域。演绎可依据客观事物联系的普遍性和层次性作出层层递进、连锁推导,从而深化认识领域。如家庭关系紧张可影响孩子的心理健康,而孩子的心理问题可影响其学习兴趣,学习兴趣下降可导致其学习成绩下降,由此可以发现家庭关系紧张与学习成绩的关系。

如分析与综合一样,归纳与演绎是必然相互联系的整体,两者可以互相补充,互相渗透,在一定条件下相互转化。作为演绎思维前提的一般原理或原则是来自归纳思维的概括和总结;而归纳过程中所利用的概念、范畴等则借助于先前积累的一般性理论知识的指导,其中便渗透着演绎思维过程。

## 五、问题解决的思维

所谓问题解决(problem solving),是由一定情境引起的,有特定目的、需要运用各种认知活动、技能等解决问题的过程。人的思维过程实质就是发现问题、解决问题的过程。解决问题是思维的出发点和落脚点,也是思维的中心内容和目的。

### (一)问题解决的思维过程

问题解决的思维过程包括四个阶段,即发现和提出问题、分析问题、提出假说、检验假说。

1.发现问题和提出问题  问题就是矛盾,矛盾处处有,时时有。找出问题的过程也就是发现矛盾的过程。发现问题是解决问题的起点,也是解决问题过程的动力。爱因斯坦说过:提出一个问题比解决问题更重要,因为后者仅仅是方法和实验的过程,而提出问题则要找到问题的关键和要害。在护理实践中,护士通过问诊、体检和阅读各项检查报告来获取患者疾病的各种信息,并从中找出问题。

发现问题和提出问题依赖于以下三个条件:①主体的主动积极性。主体活动量越大,接触面越广,越能发现问题和提出问题。②主体的求知欲。求知欲高的人不满足于对事实的通常解释,非把问题弄个水落石出不可,他们能在别人没发现问题的地方,在已有公认解释的事实中提出问题。③主体的知识水平。一个人若对于事物感到新奇,会促使他提出许多的问题。但如果知识缺乏,就不容易抓住问题的主要矛盾,也就不能提出深刻的问题。对某一领域钻研越深,了解越多,提出的问题就越多、越深刻。

2.分析问题  分析问题即寻找问题的主要矛盾,分析问题的原因和性质,找出问题的关键。分析越透彻,越有利于解决问题。如新入院的患者往往存在诸多问题,只有全面、系统分析有关资料,才能够发现问题。分析问题在很大程度上取决于个体的知识和经验,知识和经验越丰富,在分析问题时就越容易抓住问题的实质。

3.提出假说  解决问题的关键是找出解决问题的方案,即解决问题的原则、途径和方法。

要做到这一点,须先提出假说。恩格斯说:"只要自然科学在思维着,它的发展形式就是假说。"在科学发展过程中,提出假说几乎是必经之路。提出新的假说是顺利解决问题的关键,而假说的提出要依靠已有的知识和经验。能否顺利提出新假说,与前一阶段是否明确和正确理解问题紧密相关,只有明确问题的性质,才可能使思维过程沿着一定的方向,并遵循相应的原则构思出解决问题的可能办法。如对新入院患者"可能不适应新环境"这一问题,护士提出了热情接待、自我介绍与环境介绍、同室病友情况介绍等方法。

4.检验假说　通过直接的实践(直接检验法)或智力活动(间接检验法)来检验假说是否正确,是解决问题的最后一步。通过多次检验,如问题得到了解决,就证明假说是正确的;反之,则证明假说是错误的,就要寻找新的解决问题的方法,重新提出假说。如针对新入院患者"可能不适应新环境"这一问题,通过采取热情接待、自我介绍与环境介绍、同室病友情况介绍等方法后,新患者迅速适应医院环境,就证明这些措施是有效的,否则就需要采取新的措施。

在临床护理实践中,可通过问题解决的思维来处理护理对象的许多健康问题。

### (二)影响问题解决的因素

1.心理定势(mentel set)　心理定势是心理活动的一种准备状态,指个体在过去经验的影响下,在解决相似的新问题时有心理活动倾向性,容易习惯性地运用和以前同样的方式进行处理。

心理定势最早由德国心理学家缪勒(Georg Elias Müller)发现。他曾经通过大量的实验来证明心理定势的存在。例如,当一个人连续 10～15 次手里拿着两个质量不等的球,然后再让他拿两个质量完全相等的球,他会感知为不相等。心理学上一般把心理定势解释为"是过去的感知影响当前的感知",思维定势也可以解释为"是过去的思维影响现在的思维"。思维定势对问题的解决有着正面的影响,但也有负面影响,如不利于创新思维的培养。

2.功能固着(functional fixedness)　功能固着指个体在解决问题时,容易看到某个物体的通常功能和用途,而难以看出此物体的其他新功能和用途,从而影响问题的解决。功能固着影响人们的思维,不利于新假说的提出和问题的解决。如铅笔的主要功能是写字、绘画,我们习惯了用铅笔书写、绘画,不会想到还可利用它来做武器、玩具等。在护理工作中要克服功能固着的影响,如野外急救时,我们可将木板当担架用,将衣服或被单撕成一条条当绷带使用。

3.迁移(transfer)　迁移指已获得的知识、经验、技术对学习新知识、新技能和解决新问题的影响。如果获得的知识、经验、技术对学习新知识、新技能和解决新问题能起到积极作用、有利于问题解决的,我们称之为正迁移;若起到的是消极作用,不利于问题解决的,则为负迁移。一般来说,新旧情境间共同的因素越多,越易于促使问题的解决,产生正迁移;相反,知识、经验片面,概括水平低或使用不当,会妨碍问题的解决,产生负迁移。护士在学习和工作时,要注意利用正迁移的积极作用。

4.动机强度(motivation intensity)　动机是解决问题的内部动力,动机强度与问题解决的效率之间存在着辩证关系。心理学家耶基斯和多德森的研究证实,动机强度与工作效率之间是倒 U 形的曲线关系。耶基斯-多德森定律(Yerkes-Dodson law)表明,在一定范围内,动机增强,解决问题的效率也随之增加;但当动机过度强烈时,会给个体造成很大的心理压力,使个体处于过度焦虑和紧张的心理状态,干扰记忆、思维等心理过程的正常活动,反而影响解决问题的成效。也就是说,动机不足或过于强烈都会使解决问题的效率下降,故应该选择一个适中的最佳动机水平。

5.人格特征(personality traits)　解决问题的效率也受人格特征的影响。人格品质中的自信力、灵活性、意志力、情绪稳定等会提高解决问题的效率;反之,则妨碍问题的解决。

## 六、科学思维与临床护理

科学思维(scientific thinking)是人类智力系统的核心,是人类在学习、认识、实践操作和其他活动中所表现出来的理解、分析、比较、综合、抽象、概括、判断、推理等所组成的综合性思维,是人类对以往认识过程和规律的总结,是对认识经验程序化和规范化的具体表现。

科学思维与临床护理关系密切。护理服务的对象是人,是有着不同生理、心理、社会文化需求的开放性有机整体。当个体患病时,可表现为同种疾病不同的身心反应;同样的干预措施,不同患者间可表现为不一样的效果。面对患病个体的多样性及健康问题的复杂性,单纯依靠护理学知识的死记硬背和护理技能的模式化实施难以真正保障患者的安全。因此,为确保护理措施的安全、有效,临床护士除了需拥有丰富的知识、经验和技术以外,还需结合患者的实际情况主动、科学地思维。

# 第二节　临床护理思维

临床护理的对象是患病的人。临床护理思维(thinking in clinical nursing)是以逻辑思维为基础,运用护理学、自然科学、人文社会科学和行为科学的知识,以患者为中心,通过充分的沟通与交流、病史采集、体格检查和阅读实验室检查报告等方法获取第一手护理资料,借助所有可利用的最佳证据和信息,结合患者的家庭与人文背景,批判性地分析、综合、类比、判断、推理,作出正确的护理诊断,形成个性化护理方案,并予以执行和修正的思维活动过程。

## 一、临床护理思维的意义

临床护理思维贯穿于患者护理的全过程。科学的临床思维可获得及时、正确的护理诊断和解决护理问题的方案,使患者获得有效的护理,从而达到减轻痛苦、中断或缩短自然病程、早期康复、提高生命质量的目的。反之,护理风险事件的发生概率就会增加,加重患者负担及痛苦,甚至危及患者生命。换句话说,临床护理思维对临床护士具有非常重要的意义。

### (一)有助于准确作出护理诊断

护士从接触患者一开始就已启动思维过程,并且一刻也离不开临床思维。如需要询问什么,重点检查什么,反复了解什么……通过感官获取患者的病情资料是护士的感性认识过程;在充分了解患者病情之后,根据已确切掌握的主、客观资料,全面思考,综合分析,由表及里,由浅入深,去伪存真,紧抓主线,有步骤、有层次地循序梳理的过程,则是理性思维的过程。可以这样说,没有严谨求实的临床护理思维,就不可能作出正确的护理诊断。

### (二)有助于制定正确的护理方案

临床护理思维的目的是决策,决断护理方案是护理决策的核心环节。而决断护理方案是一个很复杂的问题,需要做到因人、因时、因地而异,需要丰富的护理经验和正确的临床思维。当护士在对患者作出护理诊断后,首先要将作出的护理诊断按轻、重、缓、急确定优先顺序,接着需要对每个护理问题建立决策标准,即"要达到什么? 要保留什么? 要避免什么?"其间不仅要考虑近期效果,还要考虑远期的预后、影响;不仅要考虑经济效益,还要考虑社会效益;不仅需要护理学知识,还需要心理学、社会学和伦理学等知识。在此基础上遵循先发散后收敛的思维原则,从各个不同方向设想各种方案,然后结合患者的实际情况对各种方案进行严格论证和反复推敲,评估每种方案的利弊,最后制定出最佳护理方案。由此可见,一丝不苟地完成制定护理方案的临床思维过程,是制定正确护理方案的必由之路。

### (三)有助于临床护理经验的积累

经验是人们认识事物的基础,是客观事物存在和发展过程在人们头脑中留下的印记。当人们此后再遇到同样的事物时,对照头脑中以前的印记,就可以更快、更准确地认识事物和合理处置相关问题。在临床护理工作中,观察病情、护理诊断、用药护理、饮食护理、引流管护理、疼痛管理等大量的护理工作,都离不开经验的运用。可以这样说,一名临床护士护理质量的高低,很大程度上取决于其经验的多少和所积累经验的质量。那么,如何才能不断地积累高质量的经验呢?这仍然离不开临床护理思维。工作中事事有心,处处留意,随时想一想"错在何处、对在何方、下次如何处理才能更好",再结合实际、读书学习(即借鉴别人的经验),对过往经验进行归纳、整理、总结和取舍,则可形成自己特有的护理工作经验。因此可以说,护理经验积累的过程,亦即不间断临床思维的过程。

## 二、启动临床护理思维的基础

获取真实、系统、完整、准确的临床资料是临床护理思维的先决条件,是启动临床护理思维的基础。获取临床资料的途径主要包括病史采集、体格检查、解读实验室及辅助检查报告。

### (一)努力获取翔实而完整的病史

病史采集(history taking)又称问诊(inquiry),是指护士通过对患者或其亲属的系统询问和交谈获取病史资料,经过综合分析,作出临床判断的过程。问诊的目的是获取患者主观感觉的异常或不适,疾病发生、发展、诊疗与护理经过,既往健康状况、曾患疾病情况及由此产生的生理、心理和社会等方面的反应,同时也为体格检查的重点提供线索。

1.问诊的对象

(1)患者:患者是资料的主要来源。因为患者最清楚自己对健康的认识与需求、患病后的异常感受和情绪体验、求医的目的以及对治疗、护理的期望等。

(2)知情人:知情人指患者的亲属或其他与之关系密切者,如父母、夫妻、好友、同事、同学、老师及邻居等。他们所提供的有关患者既往生活习惯、工作和生活环境、身心健康状况等资料具有重要的参考价值。

(3)其他卫生保健人员:指既往与患者有关的医护人员、心理医生、理疗师、营养师及其他相关人员。通过询问这些人员,可准确收集到与患者相关的诊疗与护理措施、对治疗与护理的反应及遵医行为等资料。

(4)目击者:指目睹患者发病或受伤过程的人。通过此途径可收集到与事件相关的原因、当时的状况及进展等资料。

2.问诊的内容

(1)患者的基本信息:包括姓名、性别、年龄、民族、籍贯、婚姻状况、文化程度、职业、医疗费支付形式、出生地、现住址、入院时间、入院方式、入院诊断等。这些基本信息在患者入院时收集。许多疾病的发生与患者性别、年龄、婚姻状况、饮食、生活习惯等有关。另外,临床护士需要根据患者的文化程度选择适宜的问诊方式,了解和预测患者对其健康状况变化的反应。对患者过去及目前职业的了解有助于判断疾病与职业的关系。从流行病学角度,婚姻状况及出生地、现住址可提供与疾病相关的信息等。

（2）主诉（chief complaints）：即本次就诊最主要的原因，包括患者就诊时感觉最明显的症状或体征及其性质、持续时间。如"发热、咳嗽2天""胸痛3天"。

（3）现病史（history of present illness）：指患病以来患者健康问题发生、发展、演变和诊治的全过程，包括患病时间及情况（如发生时间、地点、发生的缓急、原因或诱因等）、主要症状及特点（如出现的部位、性质、持续时间、发作频率及严重程度、加重或缓解的因素）、在主要症状的基础上同时或随后出现的其他症状、病情的发展与演变、治疗与护理经过以及目前健康状况对患者的影响等。

（4）既往史（past history）：包括患者既往健康状况、既往病史（如过去患病史、住院史、手术史、外伤史，诊断、治疗与护理经过及转归等）、预防接种史、居住地或生活地区的主要传染病和地方病史以及药物、食物或其他接触物的过敏史、患者对自身健康状况的态度等。

（5）用药史（history of madicine）：注意详细询问患者所用药物的名称、剂量、用法、时间、效果及不良反应等，以便适时给予正确的用药指导，避免药物服用过量或早期预防因服药不当所致的药物毒性反应。

（6）生长发育史（growth history）：包括生长发育情况、月经史、婚姻史及生育史。

（7）家族史（family history）：主要了解患者家人（包括祖父母、父母、兄弟姐妹、配偶、子女）的健康状况及患病情况，特别应注意询问有无与患者同样的疾病，是否有遗传性疾病等，以明确遗传因素、家庭环境因素对患者目前及未来健康状况的影响。

（8）系统回顾（system review）：包括患者身体各系统和心理、社会方面的相关信息，以防遗漏重要资料。

3.问诊注意事项

病史采集是一门艺术，绝非简单询问、听取和记录患者自述的过程。它是临床护士利用自己已有的护理专业知识边询问、边思考、边鉴别，去粗取精、去伪存真，不断分析、归纳，有步骤、有层次地循序梳理的过程，即"根据已有资料推理"的过程，不断分析判断、调整详略取舍。为获取翔实而可靠的病史，问诊时应注意以下几点：

第一，护士应主动营造一种宽松和谐的氛围，确保问诊环境的安静、舒适和私密性，消除患者紧张不安的心情，以利患者平静而有条理地陈述与其健康状况相关的感受与经历。问诊开始前，护士应向患者作自我介绍，说明问诊的目的，解释除收集有关身体、心理方面的资料外，还需获得有关个体的背景（即可能的心理或社会因素）、健康问题对其的影响及程度、自我管理能力、健康信念以及就医行为和遵医性，以便达到个体化的护理，同时向患者作病史内容保密的承诺。

第二，问诊从主诉开始。先选择一般性易于回答的开放性问题进行提问，如"您感到哪儿不舒服？"然后耐心倾听患者的陈述。之后，针对患者的陈述，采用适当的提问方式追溯首发症状开始的时间，确定疾病发展的顺序，使问诊逐步深入。为证实或确认患者叙述病史的细节，可采用直接提问的方式，如"请告诉我，您腹痛有多久了？"或采用要求回答"是"或"不是"的更为直接的选择性提问，如"您曾经有过类似的腹痛吗？"若患者回答问题时不能很好地表达，护士可提供有多项备选答案的问题，如"您的腹痛是钝痛、锐痛、绞痛，还是烧灼痛？"让患者从中选择。当患者回答不确切时，要耐心启发，如让其"再想一想，能不能再确切些？"并给予足够的回答问题的时间。当患者的陈述滔滔不绝，离题太远时，可用"您讲的问题我能够理解，现在请您谈谈当时腹痛的情况，好吗？"礼貌地将话题引导到病史线索上来。问诊时应避免诱导性提问,如"您的粪便发黑吗?""您是在下午发热,对吗?"以免患者在这种带有倾向性特定答案的问题引导下随声附和,导致信息错误,恰当的提问是"您的粪便什么颜色?""您一般在什么时候发热?"问诊时还应避免使用有特定含义的医学术语,如"您是否有里急后重?"因为即使是文化程度较高的患者对此也难免产生错误的理解,以致病史资料不正确。在病情问诊的基础上,临床护士还应深层次地了解患者的就诊原因、对疾病的经验、情绪体验、求医行为和所期望的治疗与护理等。

第三,为确保所获病史资料的准确性,问诊过程中必须对患者含糊不清、存有疑问或矛盾的陈述内容进行核实。常用的核实方法有:①澄清。要求患者对模棱两可或模糊不清的内容做进一步的解释和说明。如"您说您感到压抑,请具体说一下是怎样的情况,好吗?"②复述。以不同的表达方式重复患者所说的内容。如"您说的是3天前开始不想吃东西,特别是油腻的食物,曾吐过一次,而且感觉全身无力;一天前发现尿色变深。是这样吗?"③反问。以询问的口气重复患者所说的话,但不加入自己的观点,并鼓励患者提供更多的信息。如"您说您夜里睡眠不好?"④质疑。用于患者所陈述的情况与护士所见不一致,或患者前后所说的情况不一致时。如"您说您对自己的病没有任何顾虑,可您的眼睛却红红的,能告诉我这是为什么吗?"⑤解析。对患者所提供的信息进行分析和推论,并与其交流。如,当一名患者谈及父母因车祸而亡时,可推论"您的父母同时死于车祸,您一定非常伤心"。患者可对您刚才的解析进行确认、否认或提供另外的解释等,如"我的确很伤心,但我从小与祖父母生活在一起,所以我的感受没您想象的那么严重"。

第四,注意移情。问诊中对患者的倾诉、不幸应采取换位思考的方式表示理解和同情,使患者感受到来自医护人员的支持。如"在我看来,目前让您不担心这些事的确比较难,如果我是您,我肯定也会担心。""是呀,这些事凑在一起的确让人很烦。"切不可采用责怪性语言,如"您为什么吸那么多烟呢?"以免使患者感到难以回答,并可能产生防御心理。

### (二)认真、细致的体格检查

体格检查是指护士运用自己的感官(如眼、耳、鼻、手)或借助简单的工具(如体温计、听诊器、血压计、叩诊锤等)了解和评估患者健康状况的方法。通过体格检查所发现的异常征象称为体征,如心脏杂音、肺部啰音等。体格检查是对病史资料不足或遗漏的补充,是对初步设想的验证。体格检查时不仅要手法正确、娴熟,而且要全面、系统;不仅要边查边问,还要边查边思考,如查什么、怎么查、为什么查、查到的结果怎样解释等。体格检查具体包括视诊、触诊、叩诊、听诊及嗅诊。

1. 视诊(inspection)   视诊包括直接视诊和间接视诊。视诊最好在自然光线、适宜的室温下进行,并注意保护患者的隐私。有经验的护士通过交谈和视诊就能对患者的某些健康问题作出初步判断。

2. 触诊(palpation)   触诊可进一步明确视诊所不能肯定或不能觉察的征象,如皮肤的温度与湿度、波动感、包块的大小、压痛等。触诊的应用范围很广,遍及全身各部位,尤以腹部最重要。因手的指腹和掌指关节的掌面最敏感,故常用其触诊;但对于温度而言,以手背较为敏感。

触诊的方法分为浅部触诊法和深部触诊法。浅部触诊法主要用于浅表器官或包块的检查,如胸部、腹部、皮肤、关节、软组织的浅表状态和浅部动脉、静脉、淋巴结等。深部触诊法主要用于腹部,可根据检查目的选择深部滑行触诊法、双手触诊法、深压触诊法或冲击触诊法。触诊时,帮助患者取合适的体位。做下腹部检查时,应嘱患者排尿、排便,以免误将充盈的膀胱或粪块当作腹腔包块。操作者站在患者右侧,面向患者,以利于交流和观察患者的面部表情。手要温暖,动作要轻柔,由轻到重,由健康部位过渡到病变部位,尽可能减轻患者的紧张和痛苦。

3.叩诊(percussion)　叩诊常用于躯干部位的检查。通过叩诊可对被检部位进行定位、定界、定性等。常用的叩诊方法有间接叩诊和直接叩诊两种,以前者使用较广泛。因叩诊部位的组织或脏器的密度、弹性、含气量及与体表的距离不同,所以叩击时会产生不同的音响。依据声音的强弱、长短、音调,临床上将叩诊音分为清音、过清音、鼓音、浊音、实音五种(表 1-2-1)。叩诊时注意保持环境安静和适宜的温度,以免噪声和肌肉收缩干扰检查。

表 1-2-1　五种叩诊音的特性及常见临床意义

| 种类 | 相对音调 | 音响强度 | 相对时限 | 常见临床意义 |
|---|---|---|---|---|
| 清音 | 低 | 响亮 | 长 | 正常肺部叩诊音、支气管炎 |
| 过清音 | 更低 | 较响亮 | 更长 | 肺气肿 |
| 鼓音 | 高 | 更响亮 | 较长 | 胃泡区、肺空洞、气胸、气腹 |
| 浊音 | 较高 | 较弱 | 较短 | 心肺交界、肺炎 |
| 实音 | 更高 | 更弱 | 短 | 实质性脏器、大量胸水、肺实变 |

4.听诊(auscultation)　听诊分为直接听诊法和借助听诊器听诊。听诊时注意保持环境安静,听诊器耳件与操作者耳道应相宜。听诊肺部呼吸音时,要注意两侧对比,以免误诊。

5.嗅诊(smelling)　嗅诊是利用嗅觉发现来自患者的各种气味以判断其健康状况的方法。这些气味主要来自患者的皮肤、黏膜、呼吸道、胃肠道、分泌物、渗出物、呕吐物、排泄物等。嗅诊能为护理诊断提供重要线索。如呼出气体有蒜味可见于有机磷农药中毒,有烂苹果味见于糖尿病酮症酸中毒,有氨味见于尿毒症,有肝臭提示肝性脑病等;痰液有恶臭味提示厌氧菌感染,有血腥味见于咯血者;呕吐物有酸腐味见于幽门梗阻,有粪臭味可见于低位肠梗阻;脓液有恶臭可见于厌氧菌感染;粪便有腥臭味见于细菌性痢疾;尿液有浓烈的氨味见于膀胱炎等。

### (三)正确解读实验室检查报告

实验室检查是通过物理学、化学和生物学等实验方法,对患者的血液、体液、分泌物、排泄物、组织标本和细胞取样等进行检查,从而获得疾病的病原体、组织的病理形态或器官功能状态等资料,再结合临床表现进行分析的检查方法。一方面临床大部分实验室检查的标本需护士去采集,采集前的准备、采集的方法和采集后送检时间都将影响检验结果的正确性;另一方面,实验室检查结果可协助和指导护士观察与判断患者病情,为作出护理诊断提供客观依据。

护士在判断实验室检查结果的临床意义时,要考虑患者和实验室两方面因素的影响。如血清淀粉酶增高对急性胰腺炎的诊断有重要价值,但它对胰腺炎并不具备特异性,而且其测定值的多少与采血时间密切相关。再比如,一般正常情况下尿液内不会出现蛋白,但在剧烈活动等情况下,尿液中可能会暂时出现微量蛋白,这属于生理性变化,而不应视为异常表现。因此,护士需要准确掌握各种健康指标的参考标准,并能认识到不同个体健康状况的表现具有多样性与复杂性,唯有如此,方能作出正确的判断。

## 三、临床护理实践中常用思维方式——评判性思维

评判性思维(critical thinking)又称批判性思维。从临床护理角度看,评判性思维是护士

对临床复杂护理问题所进行的有目的、有意义、自我调控性的判断、反思和推理过程,其目的是作出合理的决策,有效解决患者的健康问题。理想的护理评判性思维不但要求护士拥有分析、评价、逻辑推理、解释或说明、归纳、演绎等认知技能,还需要拥有探究、质询、智力冒险、好奇心等思维特质。

### (一)护理评判性思维特质

评判性思维特质(critical thinking dispositions),也被称为批判性精神,是评判性思维的个体倾向性,是有意识地进行评判的心理准备状态、意愿和倾向。它可激活个体的批判性思维意识,促进个体朝某个方向去思考,并用审视的眼光来看待问题。研究认为,以下情感倾向对护理评判性思维至关重要。

1.自信(confidence)　自信是一个人对完成某一任务或达到某一目标的能力感到有把握。在临床实践中,护士的自信可促进护患间的信任,并有助于达到预期的护理效果。但是,护士不能盲目自信,当护士对自身判断或决策不确定时应及时寻求帮助或主动学习。

2.独立思考(thinking independently)　独立思考和推理对于推动护理实践的进步和发展十分重要。护士须勇于向那些缺乏合理支持的规则、行动和惯例挑战。当对同一问题产生不同意见时,护士既不能毫无疑义地接受他人观点,也不能不加思索地拒绝他人的观点,而是应该独立思考、全面考虑,在阅读相关文献、与同事讨论后再作出自己的审慎决断。

3.公正(fairness)　面对各种观点或问题,护士应公平、公正地进行评价或作出抉择,而非根据个人或群体的偏见、喜好作出。例如,面对肥胖患者,护士不能因个人不喜欢肥胖者而影响给予肥胖患者护理的方式。

4.责任心(responsibility and accountability)　护理工作与人的生命息息相关,护士有责任为患者实施符合护理专业实践标准的护理服务。一个有责任心的护士,应始终立足患者利益,不断提升工作能力,并对所实施的护理行为的后果负责,即承担护理行为的专业责任。

5.好奇心(curiosity)　好奇心是对事物持有疑问的倾向。在临床上,一个症状或体征可提示许多不同的问题。想要对患者的情况作更多的了解、获得决策所需的各种有效信息,护士就应具有好奇心,乐于探究并总是爱问"为什么"。

6.冒险和勇气(risk taking and courage)　在护理实践中,冒险常常是诸多护理革新的开始,这是护理学发展和进步的动力。因此,护士应敢于冒险,大胆尝试用不同的方法解决问题。

7.执着(perseverance)　由于临床问题的复杂性和多变性,在寻找和解决临床护理问题的有效方法时,需要护士有坚定和执着的态度,尤其在问题持续不能解决或反复出现时,这种态度显得尤为重要。

8.谦虚(humility)　在护理实践中,承认自身知识、技能和经验的局限很重要。如果护士没有能力处理某个具体的临床问题,但又不承认,危及的将是患者的安全和利益。因此,作为一名护士,无论是刚入职还是已工作多年,应始终做到谦虚、不自满,并虚心向他人请教。

### (二)发展护理评判性思维的步骤

评判性思维能力的培养非一蹴而就。首先,要培养敢于怀疑和积极寻求证据的态度;其次,要能够正确运用各种科学思维方法,培养良好的思维品质;第三,要主动在护理实践中运用评判性思维,逐渐养成评判性思维习惯和提高评判性思维能力。目前普遍认为,通过以下5个步骤的系统运作可帮助护士发展评判性思维能力。

1.明确思维的目的　护理实践中评判性思维的目的,既可以是对某个特定的患者或特定的临床情境作出判断,也可以是对如何选择最好的干预措施作出决策。

2.拥有适当的知识　护士在思考临床特定问题时,如果运用错误的信息或在缺少重要资料的情况下进行推理,不可能作出合理的结论。因此,临床护士首先要拥有相应的知识,并且在思维一开始就判断自己所要运用的知识是否正确、完整和关联。为此,应考虑以下 4 个方面:相关环境、必备知识、误差允许空间和决策时间限制。

(1)在什么样的环境下? 包括患者健康问题发生的时间,发生、发展情况以及文化背景等。因为不同身心、文化背景的患者,其思维方法也会各不相同。

(2)需要哪些知识? 护理评判性思维过程中常常需要三方面的知识:一是与特定健康问题相关的知识,如患者的临床表现、诊断、病因与危险因素、治疗与护理方法、并发症的预防和处理等;二是有关哲学、伦理学、心理学、社会学、人际沟通等社会与人文科学知识以及逻辑学、认识论、方法论等思维科学知识;三是基础医学知识,如解剖学、生理学、病理生理学、免疫学、药理学等。

(3)允许误差的空间有多大? 临床上允许误差的空间通常很小,主要根据患者的健康状况和干预措施的风险而定。护士需仔细评估患者的健康状况,检验所有可能的解决方案,审慎作出决策。

(4)决策的时间有多久? 护理决策的时间主要取决于护理问题的紧迫性。凡危及患者生命的情形应尽早作出决策。当遇到一些复杂情境且难以作出决策时,在时间允许的情况下,可利用教科书、文献资料等进行独立思考;若时间不够充足,就必须运用已有的知识或立即将问题提交专家以便及时实施护理措施。

3.鉴别潜在的问题　临床护士应学会正确评价自己的推理,对推理的目的、推论、信息等做到:论述明确、准确、精确、切题,有深度、有广度、有逻辑、有意义以及公正、全面。学会鉴别并纠正某些不合理的推理,避免导致不合理决策的潜在问题,如按未经验证或错误的假设来工作、接受未经证实的主张或有争议的方法、任由偏见影响自己的思维以及不符合逻辑的推理等。

4.运用有用的资源　对临床护士而言,能够快速认识自身的局限,知道在需要的时候去寻求有用的资源以获得帮助或弥补不足至关重要。可利用的资源包括有经验的同事、护理教育者、护士长、教科书、著作、专业文献资料、专业团体、学术机构或医院的政策、程序、规范以及相关法律法规等。

5.使用判断或决策的标准　将评判性思维用于临床实践的最后步骤是使用判断或决策的标准。在最后作出判断或决策时,护士须用一定的标准来确定备择护理方案,衡量它们各自的优点,然后作出结论。

# 第三节　临床护理决策

作出正确、合理、安全、有效的护理决策是护士最重要的职责之一。

## 一、护理决策的概念

汉语中,"决"是决定、决断、断定;"策"指计谋、计策、主意等。护理决策是一种以患者健康问题的发现、分析、诊断和处理为主线的决策过程,是护士在护理实践过程中作出的关于患者护理服务的专业决策。这种决策可以针对患者个体,也可以针对患者群体。

护理决策是建立在科学基础上的决策,它包括以下三方面的内容,即严格实行科学的决策程序、依靠专家运用科学的决策技术、决策者运用正确的思维方法决断。

## 二、护理决策的原则

### (一)以人为本,以健康为中心的原则

在进行护理决策时,以人为本,不仅仅要求尊重患者的知情权和隐私权,而且应允许患者在一定程度上参与护理诊断与护理方案的决策。具体包括:①充分了解患者就医的目的和期望,了解他们对疾病或健康问题的感受和担忧,了解他们对自己存在问题的看法。②详细说明决策护士对这些问题的看法,拟采取处理的方法、目标与可能的结果,通过详细的解释和知情同意,使患者更好地参与和配合护理工作。③在进行疾病护理的同时,还应对导致问题产生的各种健康危险因素进行干预,包括为患者提供健康教育、实施心理指导、帮助他们采取多种措施纠正不健康的行为和生活方式、指导他们实施自我健康保健和自我照顾、教会他们各种改善健康的策略和方法。

无论就诊者有无患病,是器质性还是功能性,首先都要把他/她视为患病的人,因为对就诊者来说,不适和疾病是同等重要的。当就诊者并无疾病,但感到不适时,护士应该表示理解和做出适当的处理,如咨询、协调、健康教育、提出改善生活方式的建议等以缓解或消除患者的不适。当就诊者处于疾病早期时,护士应提供干预性预防措施。当疾病确诊后,护士应充分了解患者的需求,及时给予支持和帮助,从而使患者尽可能地维持最佳健康状态。

### (二)全面、系统性原则

人体是一个有机的整体,疾病不单单由细菌、病毒引起,患者的年龄、性别、体质、生活环境、工作状态、营养条件、心理状态、文化程度等都会对疾病的发生及其临床表现产生影响。因此,护士不仅应关注个体生理、心理、社会维度的健康问题,还应关注家庭、单位、社会环境中的健康问题;不仅关注身体反应,还应关注心理、社会反应;不仅应该关注疾病的治疗反应,还应关注疾病的预防、康复以及健康教育。在决策时,我们必须牢记:任何健康问题都是人的问题,必须将人作为整体,整合所有的护理方案,采取综合干预策略来帮助患者全面恢复健康。例如,一位前列腺肥大的老年男性突然发生急性尿潴留,自然与前列腺肥大有关,但前列腺肥大是渐进性的,何以突然发生尿潴留?护士在为该患者插导尿管解决尿潴留的同时,还需探究发生急性尿潴留的原因。经了解,该患者因大量饮酒以致前列腺在肥大的基础上充血,出现了急性尿潴留。不止于此,护士还进一步了解到该患者过多饮酒的原因,原来患者家庭失和,终日闷闷不乐,遂以酒浇愁。所以,临床护士在决策时,除了劝告患者不要多饮酒,还需努力协调其家庭关系,消除其郁闷之心情,给患者以全面的照顾。

### (三)共性与个性相结合的原则

疾病的表现、治疗与护理方案大多有一定的规律,即所谓的"共性";但临床上也有"同病异症,同症异病"以及"虽患同种疾病但治疗与护理方案并非完全相同"的现象,即所谓的"个性"。在进行护理决策时,临床护士应从各方面评估患者,除了生物因素,还应考虑其生活、工作、社会背景和个性类型。在为患者提供常规性护理措施时,也应十分重视个体化和人性化,切忌千篇一律地公式化处理问题。例如,同样是身患高血压病,但患者对疾病的担忧程度可能很不相同,采取的护理措施也应有所差异,可对第一位高血压病患者采取耐心解释的方法释其疑虑,对第二位高血压病患者采取具体的指导方法改其偏执,而对第三位高血压病患者则采取多次

提醒的方法让其重视等。

### (四)建立优先等级原则

一个患者可同时存在多个护理问题,制定护理方案时应按其重要性和紧迫性排出主次。通常可按如下顺序排列:威胁患者生命,需立即行动去解决的问题为首要问题,如清理呼吸道无效、气体交换受损等;虽不会威胁患者生命,但能导致其身体不舒适或情绪困扰的问题为第二重要的问题,如疼痛、活动无耐力、焦虑等。一般把威胁最大的问题放在首位,其他的依次排列,这样护士就可根据轻、重、缓、急有计划地进行工作。

### (五)动态、渐进性原则

很多疾病的发生和发展往往有一定的规律。就诊者的健康问题到底是一个暂时性的问题,还是某一种疾病的初期症状?若在某一种疾病最特异性症状出现之前,匆忙下结论和进行处置,就很可能导致护理风险事件的发生。因此,有必要动态观察健康问题的演变进程,及时发现新问题,并根据病情及时修订护理诊断,调整护理方案。

## 三、以问题为导向的护理决策程序

以问题为导向的护理决策是以发现和解决患者的健康问题为导向,综合运用护理学、预防医学、心理学与社会学等学科方法,对患者的健康问题进行诊断,了解其产生的原因及影响因素,确定健康需要,制定和实施相应的护理措施,以实现对患者各种健康问题的有效干预和照顾。它强调以健康问题的发现和诊断为出发点,以问题的妥善处理以及个体的健康维护和健康促进目标的实现为落脚点,并将以问题为导向的工作思维贯穿于整个护理服务过程中。以问题为导向的护理决策过程通常包括以下步骤。

### (一)明确问题

明确问题(defining the problem)是进行合理决策的前提。临床护理决策的根本目的是要解决患者的健康问题。护士应将病史、体格检查、实验室和其他各种辅助检查中所获得的资料进行分析评价、综合归纳、去粗取精、去伪存真、由此及彼、由表及里,及时、正确、全面地提炼出患者现存的或潜在的健康问题,并确定本质问题、关键问题、重点问题,这样可针对问题作出优先干预策略,避免由于"眉毛胡子一把抓"而陷入问题堆中。因此,密切观察病情、深入与患者沟通、广泛地运用相关资源以获得足够的信息,对正确地确定问题十分必要。

### (二)确定目标

确定目标(setting goals)是科学决策的重要环节之一,没有目标的决策是盲目的决策。决策目标既体现决策行动的预期结果,又是选择行动方案的依据。

临床护理决策的根本目标是要满足患者的需要,可根据患者的具体情况确定短期和(或)长期目标。短期目标指一周内患者可达到的目标,适合于病情变化快、住院时间短的患者。长期目标是指一周以上甚至数月之久才能实现的目标。当目标确定后,还应对决策目标按重要性排序,建立优先等级,并瞄准最重要的目标以获得主要的结果。

### (三)决断方案

决断方案(seeking alternatives and making choices)是决策的核心环节。护理方案一定要以患者的安全为基础,要切实可行,要结合患者的心身问题、经济状况以及现有的医疗设备等情况来制定。具体包括以下步骤:

1. 寻求备择方案　根据决策目标,护士可按照先发散、后收敛的思维模式,即先从各个不同方向设想各种方案,然后对各种方案进行严格论证和反复推敲,确定几种可行的、有针对性的备择方案。具体方法有头脑风暴法、德尔菲法等。

2. 评估备择方案　即采用一定的方法对已经拟订的方案进行全面分析,对各方案的可能结果及潜在风险进行评估。具体的方法有经验分析法、抽象分析法、比较分析法和试点分析法等。在此过程中,护士应注意调动患者、家属的积极性,与他们一起评估备择方案。

3. 作出选择　对所有方案评估后,通过运用一整套与可能解决问题方法相关的标准,选出最符合标准的最佳方案。可采用列表法将备择方案从最佳到最差进行排列,以此作出最佳选择。此外,还可用筛选法、归并法、决策树法等。

总之,护士在拟订方案、分析方案和选择最佳方案时应注意全面收集信息,适当寻求可能的帮助,以确保既定目标的实现。在面临紧急决策时,护士应有较强的决断意识,当机立断,选择正确、最佳的方案。此外,护士在决断方案时要注意运用评判性思维,尽管针对某类疾病都有一些相应的护理常规,但在具体实践时,护士还应根据患者的个体情况作出相应的个性化决策。

### (四)实施方案

实施方案(implement the program)即实施所决策的方案。所作决策是否科学,有待在实施过程中检验。决策者要对方案的实施时间、人力、物力等作出合理的安排,对于实施过程中可能出现的意外情况或结果偏离目标,应正确作出判断,并制订相应计划去预防或采取有效措施去干预。

### (五)评价反馈

评价反馈(evaluation and feedback)是指在运用评判性思维进行决策及实施的过程中,决策者要有意识地对决策的过程和效果进行适时评估、反思,总结决策中的得失和经验教训,评价决策的效果。

护理工作是一项较多重复性的工作,及时地反思、评价、总结和反馈有利于护理决策能力的提高。

## 四、影响护理决策的因素

由于护理实践的特殊性和复杂性,在临床决策过程中决策目标的设定和护理方案的选择会受到许多因素的影响。

### (一)个体因素

护士的价值观、既往经验、知识基础、思维方式以及某些个性特征都会影响临床决策。

1. 价值观　决策过程是基于价值观的判断。在决策过程中,问题的确定、备择方案的产生和最终方案的选定都会受到个人道德观、专业价值观和社会价值观的影响和限制。因此,在临床实践中,护士应注意避免根据自己的喜好和风险倾向进行临床决策,否则就很难作出客观的决策。

2. 既往经验　每次决策都会受到既往经验的影响,包括所接受的教育和先前的决策经验。个体的决策经验越丰富,就能提出越多的备择方案。但是,当既往经验与当前状况存在差异,护士却仍按既往经验处理问题时,将会阻碍其正确决策。

3. 知识基础　护理决策中,护士自身知识的深度和广度影响其评判性思维和临床决策能力。自然科学、人文社会科学和护理学知识是护士作出合理的临床决策所必需的。护士知识面越广,作出有效临床决策的基础就越坚实。

4.思维方式　对信息和备择方案进行评估并作出最终决策,这其实是一种思维技能。临床疾病现象多种多样,错综复杂,究竟哪些是反映本质的主要现象,哪些是对最终判断不起决定性作用的次要表现,哪些是真实的表现,哪些是假象,孰轻孰重,孰先孰后,都需要临床护士在形式逻辑思维和辩证逻辑思维方法的指导下进行全方位、多角度的思考,以合作、协调、互补的思维方式来分析、处理问题。如果不能有效运用科学的思维方式进行决策,通常就会影响决策的效果。

5.个性特征　护士的个性特征如自信、独立、公正等都会影响护理决策过程。自信、独立的护士通常能够运用正确的方法作出决策;但是过于自信、独立时,容易忽视决策过程中与他人的合作,从而可能对护理决策产生不利影响。

### (二)环境因素

由于临床决策是在临床情境中作出的,围绕临床决策任务的许多环境因素会对决策的过程和效果造成影响。这些环境因素可分为物理环境因素和社会环境因素。物理环境因素包括病房设置、温度等;社会环境因素包括机构政策、护理专业规范、人际关系、可利用资源以及他人的情绪状态等。

### (三)情境因素

在进行决策时,一些情境因素也可能影响护理决策。

1.焦虑、应激和疲乏　大部分情况下,这些因素会减弱人的思维能力并阻碍决策过程。不过,低水平的焦虑可促进个体更加积极地去思考、决策。

2.患者信息的复杂程度　护理决策过程涉及患者的症状、体征和行为反应。患者的信息复杂程度越高,决策的难度就越大。

3.决策风险性　在临床决策时,了解潜在的风险性可使护士更仔细地思考,以确保在采取措施前作出审慎的决策。但有时意识到风险也会增加护士的焦虑水平,从而影响其评判性思维和临床决策能力。

4.决策时间　护理工作的性质要求护士能够快速地进行决策。时间限制既可成为促进因素,也可成为阻碍因素。可行的时间限制就是动力因素,但若时间限制太紧,就会匆忙作出尚不满意的决策。

## 五、发展护理决策能力的策略

在复杂的临床环境中,迅速作出合理的护理决策是护士重要的临床能力之一。

### (一)熟练运用护理程序

护理程序是评判性思维在临床护理实践中的具体应用。护士应养成运用护理程序来评判性地评估和解决患者健康问题的习惯,以此来培养评判性思维的意识和临床决策的能力。

### (二)应用系统工具协助决策

护士做事应有系统性,以此减少出错的可能性,提高做事效率。护士也可选择具体的系统工具来帮助自己决策,如确定哪些事必须立即做,哪些事情可以延迟做。

### (三)学习他人智慧

养成自主学习和向他人学习的习惯。护士在不具备足够经验时,应经常参考相关资料,如教科书、指导手册等,尤其要注意学习和患者健康问题相关的一些标准,如与诊疗护理工作相关的政策和法规、操作规程、应急预案流程等。有疑问时,可求助于资深的专业人员或学习同行的经验。

### (四)加强哲学修养

哲学作为世界观系统化、理论化的学说,在自然观、认识论、发展论和方法论等方面都对护理学起着重要的指导作用。用辩证唯物主义的世界观和方法论来指导全部护理活动,也应成为临床护士的重要修养。哲学素养是个人素质的灵魂,临床护士若具备了良好的哲学素养,有利于透过纷繁复杂的现象把握隐藏在后面的客观规律和本质,而这种洞察力正是护理学进步的关键,也是做好护理工作的关键。临床护士学习和领会唯物辩证法的基本原理、观点和方法,不仅能够加强思想修养、提高文化素质,而且可以培养和提高临床思维与护理决策能力。

### (五)审慎决策

在对相关问题不了解时,决不要盲目行动。护士在采取措施前要经常询问以下问题:这是什么情况?为什么要这样(其原理何在)?从患者目前的状况看是否有受伤的危险?护士只有理解了为什么要采取某项措施,才能判断该措施是否相关和恰当。只有认识到损伤的危险,才能确定减少危险的方法。

### (六)树立循证护理的理念,发展循证护理能力

在护理决策时,若仅依靠自己的经验而忽视最新、最佳的研究证据,可能将过时的,甚至有害的方法应用于患者,给患者造成损害。若忽视临床经验,机械地应用获得的最佳临床研究证据,就有可能被误导。此外,不同的患者对自身疾病的关心程度、对护士所给予护理措施的期望值以及对不良反应的耐受性等不同,最终的选择也会有所差别。循证护理(evidence-based nursing,EBN)恰好弥补了上述不足,它提倡依据科学研究结果、个人经验、患者意愿及工作实际进行临床决策,极大地提高了护理决策的有效性。

由于护理专业人员用于收集、整理和评估原始研究论文的时间和精力有限,可考虑有效使用概述性循证资源。在众多的临床医学数据库中,Cochrane Library(简称CL)数据库是以医护人员为对象的数据库,拥有按病种收集可能得到的全部高质量的临床试验所作的系统评价。研究者通常将研究证据按其科学性和可靠程度分为5级,从Ⅰ级至Ⅴ级论证强度逐渐减弱:Ⅰ级证据来自设计严谨的随机对照试验(random control test,RCT)的系统评价;Ⅱ级证据来自适当样本量的合理设计的RCT;Ⅲ级证据来自一些设计良好但非随机的研究,或某组前后对照实验;Ⅳ级证据来自多中心或研究小组设计的非实验性研究;Ⅴ级证据为专家个人意见、个例报告。

(郑云慧)

 **推荐阅读文献**

[1] Sackett DL, Straus SE, Riehardson WS, et al. Evidencc-based medicine: how to practice and teach EBM[M]. 2nd ed. London: Churehill Livingstone, 2000.

[2]吕扬,高凤莉. 系统化评估与风险预判培训对提高护士评判性思维能力的效果评价[J]. 中华护理杂志,2016,51(2):186-189.

[3]刘晓娜,潘红英.护理决策支持系统的应用进展[J].中华护理杂志,2018,53(6):735-739.

[4]徐亦虹,丁珊妮,刘晓娜,等.护理决策支持系统的局限性及对策[J].中华护理杂志,2020,55(3):405-409.

# 第三章

## 护理学综合实训

## 第一节  概  述

临床处置能力是护士临床能力的核心,主要包括临床观察能力、临床技术操作能力、应急处理能力、临床决策能力、团队合作能力等,是一种综合能力的体现。近年来,随着患者维权意识的不断增强以及医疗法案与伦理的限制,护理专业实习生在患者身上进行直接操作的机会减少。如何有效提升在校学生的专业素质和临床处置能力,使其较快适应临床护理工作,已成为护理教育者必须正视的问题。如今,情境教学、PBL 教学、高级模拟实践教学在培养学生临床处置能力方面显示出明显的优势,越来越多地被应用于护理学实践教学。

### 一、护理学综合实训教学方法

#### (一)情境教学法

护理学情境教学是指在教学过程中,教师有目的地引入或创设临床真实案例情境,以帮助学生更好地理解所学内容,同时让学生主动探索、思考与实践,使学生在认知、情感、智力以及护理技能等方面得到优化和发展的教学方法。该教学法重视"情"的纽带作用,强调"思"的核心地位,突出的是"问题—探究—结论—问题—探究—结论—问题……"式螺旋开放的教学过程。

护理临床能力是护生进入临床后顺利完成由学生向护士角色转变的基础。在护理学实训教学中,教师应尽可能地创设符合真实情况的临床护理工作环境。如在护理心力衰竭患者中,我们可创设这样的情境:患者住院第 3 天,出现了感冒症状,当晚突发严重呼吸困难,呼吸频率33 次/min,端坐呼吸,频繁咳嗽,咳粉红色泡沫痰,面色灰白,大汗淋漓,四肢厥冷,烦躁不安。同时可配合使用声、像、图等技术手段将学生带入案例情境,让学生感到"情境即在眼前",在情境中体验患者与家属恐惧、急切的心理,体验急救程序的重要性,训练学生的护患沟通能力、观察能力、思维能力、临场决策能力、合作能力以及培养学生急患者所急、想患者所想的人文精神。通过情境教学,培养学生良好的职业素养,提升护士角色适应力。

#### (二)PBL 教学法

该教学法是一种以学生为主体,以临床问题激发学生学习兴趣,引发学生思考,并通过小组讨论的方式对问题进行深入分析、建立假设,最终达成学习目标的方法。同时,该教学法也鼓励学生通过独立学习处理难题,发现自身对问题的认知偏差,使其在未来真实的临床工作中能应对同类问题。

有效的 PBL 教学为学生的专业实践提供以下准备工作:①早期引入推理,然后用临床环境使之精炼。②运用临床情境引导学生讨论,加强对知识的转移和记忆。③提供使用医学语言进行专业概念沟通的实践。④鼓励批判性思维,发展批判性思维和循证决策能力。⑤支持学生和导师进行有效的小组合作。⑥激励对学习的反思。

在 PBL 教学中,一般 7～8 名学生组成一组,并推选出主席、记录员各 1 名,每组配备 1 名引导教师。①主席。团结每个组员,提升小组气氛。鼓励组员紧密围绕案例内容,解决案例问题,在既定时间内把握好讨论节奏。讨论结束时与记录员一起整理讨论笔记,总结讨论结果,并根据学习目标分配课后自学内容。②记录员。记录讨论框架、核心观点,可按照案例信息、主要疑问、学习目标、进一步计划等分类记录。当组员讨论中忽略了重要信息时给予适时提醒。讨论结束,与主席一起整理讨论笔记,总结讨论成果。在 PBL 教学中,人人都参与讨论。③教师。教师的作用是帮助和支持学生的学习,其功能包括:观察和评价小组和组员的讨论;以提问或建议的方式激发组员积极参与讨论;发现主席在引领小组讨论、调控小组气氛、把握小组节奏等出现困难或明显偏差时,适时给予辅助;发现小组讨论主题有偏移或不深入,而主席又未及时干预时,适时提醒;在小组需要时适当提供案例相关信息;讨论结束时对小组讨论情况予以评价,提出问题和改进建议。

在护理学实训教学中引入 PBL 教学法,旨在训练学生的批判性思维和临床护理决策能力,形成"发现问题、建立假设、分析问题、制定决策、解决问题、验证假设"的思维模式,同时通过案例学习,培养学生正确的专业价值观和责任感。

### (三)高级模拟实践教学法

高级模拟实践教学(high fidelity patient simulations,HFPS)是一种教师将自带计算机的高级交互式模拟人应用于医学模拟教学过程中,以协助学生获得临床知识和技能的方法。该教学法主要包括准备、实施和评价 3 个阶段。教学前,教师将案例信息通过计算机编程导入模拟人电脑一体系统。教学时,教师通过操控计算机使模拟人呈现出类似真实患者的可感知、可监测的症状与体征,使其逼真再现疾病的发生和发展过程。学生组建一个医疗照护团队,利用已经或正在学习的专业知识对模拟患者进行急救、护理。教师在整个教学过程中担任引导者的角色,全程监督并带领学生开展反思学习。教学结束后,教师对学生作出全面的评价。

与传统的情境模拟教学法相比较,高级模拟实践教学具有更多的优越性和创新性。①无医疗风险,可重复操作。不同于临床实践活动,高级模拟实践教学不会受到时间、地点、病种限制,而且在模拟环境下实践允许学生犯错,这在很大程度上既增加了学生练习的机会,又减轻了学生的心理负担,同时还不会对"患者"构成危害,这是现代医学教育更加人性化的体现。另外,模拟人自带的摄像装置可全程记录学生的演练过程,通过回放录像,可供学生开展反思学习。在反复的训练和不断的反思中,学生们的临床实践能力和职业心理素质得到锤炼和提升。②教学的可控性。高级模拟实践教学可与护理学各门专业课程相结合,开设满足不同教学需求的综合实训项目。在案例设计阶段,教师可根据学生的专业知识和技能水平设计不同难度的教学内容和教学目标。如对于即将参加毕业实习的学生,教师可设计一些复杂的临床病例,通过操控模拟人电脑一体系统培养和锻炼学生的临床思维与决策能力、组织能力、沟通能力、团队合作能力、应变能力以及操作能力等。在评价阶段,利用高级模拟人系统可设置不同的考试病例及考核重点,增加考试内容的多样性和考试形式的灵活性,学生的表现则由电脑系统和考评教师共同把关,以确保考核成绩的客观性和公正性。此外,教学的可控性还体现在教学时间的安排、教学形式等方面。③高度仿真性。高级模拟实践教学通过创设语言情境、问题情境及临床模拟情境,真实再现了各类临床场景,使教学双方均产生身临其境的逼真感受。高级模拟人在电脑软件的控制下可模拟真实患者疾病的发生及发展过程,呈现逼真的生理、病理体征,还会对学生给予的各类干预措施作出不同的反应。另外,通过配备标准化患者及设置语音系统,模拟人还可直接与学生建立正常的语音通话。学生们在如此逼真的临床情境中获得的经验是深刻而具体的,这非常利于学生们将所学知识和技能迁移到未来的工作中去。

## 二、"情境-PBL-模拟"教学法的理论基础

### (一)建构主义学习理论(constructivism learning theory)

该理论认为,学习过程不是学习者被动地接受知识,而是积极地建构知识的过程。情境、协作、会话和意义建构是学习环境中的四大要素。

情境:学习环境中的情境必须有利于学生对所学内容的意义建构。也就是说,在建构主义学习环境下,教学设计要充分考虑有利于学生建构意义的情境创设,并把情境创设作为教学设计中最重要的环节。

协作:协作发生在学习过程的始终。协作对学习资料的搜集、分析、假设的提出、验证及学习成果的评价直至意义的最终建构均有重要的作用。

会话:会话是协作过程中不可缺少的环节。协作学习过程也是会话过程。学习小组成员之间须通过会话商讨如何完成所规定的学习任务,而在此过程中,每个学习者的思维成果为整个学习群体所共享,因此会话是达到意义建构的重要手段之一。

意义建构:意义的建构是建立事物的性质、规律以及事物之间的内在联系,这是整个学习过程的最终目标。在学习过程中帮助学生建构意义就是要帮助学生对当前学习内容所反映的事物性质、规律以及该事物与其他事物之间的内在联系有较深刻的理解。这种理解在大脑中的长期存储形式就是皮亚杰的儿童认知发展理论中提到的"图式"。

建构主义学习理论提倡以学生为中心,教师是意义建构的组织者、帮助者、促进者,即教师将学生引入一定的问题情境,为其确立相应的教学目标以及提供达成目标的工具或方法;学生则主动搜集资料、分析资料,对所学习的问题提出各种假设并加以验证。通过反复的思考、探索、反思,逐步完成对新的专业知识或技能的认知构建。

### (二)自我效能感理论(self-efficacy theory)

自我效能感是个体以自身为对象的一种思维形式,指个体对自己是否有能力完成某一行为所进行的推测和判断,是个体对自己在具体活动中的能力所持有的信念。该理论由美国心理学家班杜拉创立,他认为自我效能感影响人们对任务的选择以及从事该任务的持续性,影响完成任务的情绪及对困难的态度,并且会对新行为的习得造成一定的影响。该理论指出,个体的自我效能感是通过一个复杂的自我说服过程而构建的,包含4个主要的效能信息来源:①直接经验,即通过个体经历获得认知和行为,成功的体验会提高个体的自我效能感,失败的体验会降低自我效能感,而不断的成功或失败会使个体建立起稳固的自我效能感。②替代经验,即与水平相似的人的成就进行比较而获得认知和行为。当看到能力等人格特征与自己相似的他人的成功,能促进个体自我效能感的提高;相反,若看到其失败,尤其是付出很大努力后的失败,则会降低自我效能感,尤其当个体对自己某方面的能力缺乏现实的判断依据时,这种替代经验的影响力将会很大。③言语说服。班杜拉指出,缺乏经验基础的言语说服,在形成效能判断方面的效果是脆弱的;而在直接经验或替代经验的基础上,对那些相信自己能力的言语说服可促进个体的自我效能感。此外,劝说的效果还与劝说者的权威、地位、专长等有关。④情绪唤醒状态。班杜拉认为,情绪和生理状态也影响自我效能感的形成。在充满紧张危险的情境

中,情绪易于唤起,而高度的情绪唤起和紧张的生理状态会妨碍行为操作,降低成就水平,从而导致个体的低自我效能感。

自我效能感理论把个人需要、认知、情绪结合起来研究人的动机,重视学生学习过程中社会因素和认知因素的作用,突出了学生的主体性和社会性,在护理学综合实训教学中具有重要的指导意义,尤其在高级模拟实践教学环节,学生获得了多次、反复练习的机会,过硬的专业能力使得学生在进入临床后能够保持自信心并较快地适应新的角色。

### (三)人本主义学习理论(humanistic learning theory)

该理论的核心观点是:人具有决定自己行为的力量,教育的目标是为学生创造一个良好的学习环境,让其从自己的角度感知世界,发展出对自己的理解,达到自我实现的最高境界。该理论主要的代表人物罗杰斯提出了"以学生为中心"的教育理论,强调以学生为中心来构建学习情景。罗杰斯认为,教师只要建立起良好的师生关系,为学生提供和谐的学习氛围,学生就能最大限度地发挥其潜能和智慧。此外,"从做中学"也是该理论的重要内容之一,主张教师应在课堂上为学生创建真实的问题情境,让其扮演某个角色去实践体验,从而理论联系实际,提高学习感悟。在护理学综合实训教学中,教师为学生创设了真实的问题情境,学生在教师的引导下,自行发现问题、判断问题及尝试着解决问题,此过程中充分发挥了学生们的主观能动性。

### (四)布鲁纳发现学习理论(Bruner's learning by discovery)

发现学习理论由美国心理学家、教育学家布鲁纳(Jerome Seymour Bruner)提出。该理论认为,学习是主动地形成认知结构、依靠发现行为习得知识的过程;在教学过程中,学生不是被动的知识接受者,而是积极的信息加工者。其学习过程包括"信息获得、信息转换、信息处理方式的评价与检查"3个环节。发现教学法即设置一定的学习情境,让学生主动去探究和发现事物的特性、原理和原则,教师的责任在于引导学生发现。在护理学综合实训教学中,通过引入临床问题情境,激发学生的内在学习动力,激励学生通过信息加工与处理,发现新的知识及其内在联系,构建新的认知结构。

### (五)体验式教学理论(experiential learning theory)

体验式教学是指在教学过程中为了达到既定的教学目的,从教学需要出发,引入、创造或创设与教学内容相适应的情境,使学生们身临其境或如临其境,并在亲历过程中实现自身知识、能力以及情感的提升与重构。在护理学综合实训教学的高级模拟实践教学环节,学生们在仿真的临床情境中,通过亲身体验结合反思学习,逐步领悟及掌握各类临床知识和技能。

## 第二节　教学组织与实施

### 一、时间安排

"情境-PBL-模拟"护理学综合实训可在各专业主干课程教学中开展,也可在学生完成全部专业课程的学习后(即毕业实习前、中、后)开展。每个案例教学时数为4学时。

## 二、教学组织与实施

### (一)实训前准备

1.教师准备　根据教学目标,教师从案例库中选取合适的个案或组织相关专业人员编辑新的案例。案例情境为临床常见病和教学大纲要求重点掌握的疾病,素材取自临床真实患者,经修改使之标准化。每个案例包括入院、病情演变及出院共 3～4 组情境。明确案例情境后,提前 2 周组织教师集体备课。所有教师就本次实训项目展开讨论,对教学中可能出现的问题进行预测并提出相应的解决方案;实验室技术人员需明确本次实训所需的仪器、多媒体教学设备及操作用物。

2.学生准备　实训课前 1 周,教师将病例及任务要求布置给学生。学生根据要求对案例相关知识进行文献查阅,复习、巩固相关专业知识和护理操作技术,撰写剧本,并在实验室技术人员指导下熟悉模拟人的使用方法及模拟病房的环境。

3.教学设备的准备　教师根据病例内容对模拟人进行系统设置,即将模拟患者的生命体征参数、疾病发生与发展的趋势等编辑到电脑中,使模拟人呈现出类似于临床同种疾病患者的疾病发生与发展过程。实验室技术人员根据病例需要为模拟人配备一系列的道具(如假发、服装、模拟体液等),以提高模拟人的仿真性;同时,根据情境需求准备好相应的护理技术操作用物,如药物、输液用具、氧疗用物、医嘱单、护理记录单、各种检查报告单等。模拟病房布局应与医院病房一致,除具备标准的床单位,还需配有抢救车、监护仪、呼吸机、除颤仪、氧气及吸引装置等一系列医疗设备。病房内应设有 360°旋转式摄像头或其他录像装置。多媒体教室配备投影仪、电脑、白板和话筒等设备,供学生讨论之用。

### (二)课堂教学

1.学生角色分配　一般 7～8 名学生组成一个小组。学生分别担任护士、家属、主席、记录员、观察员等不同角色。

2.情境呈现　可配合使用声、像、图、文字等手段或角色扮演的形式将临床情境呈现在学生面前,将学生带入情境。

3.收集资料　学生从模拟患者、家属或其他医疗急救人员处采集病史、阅读相关实验室检查报告等。

4.小组讨论　小组成员针对所收集的资料展开讨论,整理思路,明确下一步实施方案。在讨论过程中,主席注意把握讨论节奏,记录员及时记录讨论内容,教师应适时引导学生探寻复杂病因和病情变化的多种可能性。

5.模拟练习　教师启动模拟人电脑一体系统,模拟人开始出现一系列预先设定的症状及体征,学生进入模拟救治场景。医生扮演者(教师)在整个过程中作出医疗层面的决策,如开医嘱;护士扮演者在正确执行医嘱的同时,及时对模拟患者进行护理评估,作出护理诊断,合理有效地实施护理干预措施,对突发情况作出紧急处理以及与团队成员一起配合抢救等;担任记录员的学生负责记录救治过程,包括模拟患者的症状、体征、疾病的发生、发展及整个救治过程;担任观察员的学生使用评价表对小组成员的表现进行评分,并记录救治过程中出现的问题;控制室内的教师在操控电脑的同时充当模拟患者的角色,通过语音及监控系统与学生实时保持互动;模拟病房内的教师除扮演一定的角色外(如医生、高年资护士等),也需实时观察和评估学生的表现,并在学生遇到问题时给予适当的启发。

6.观察与讨论　每一情境的模拟演练结束后,教师带领学生开展反思学习。在此过程中,学生可思考、总结个人学习收获,描述实践过程中自己印象深刻的事件,评估自身行为、决策、沟通和处理突发事件的能力等。观察员可在此环节分享个人感受并对小组成员的表现作出客观、公正的评价。教师在听取学生反馈的同时,对实训过程中学生出现的违反原则的行为,有导向性地向学生提问,引发学生积极思考并自我纠错。

### (三)课后

实训结束后,学生撰写实训报告。教师应使用不同的科研手段对教学效果、学生情况(情感、认知、能力)以及案例的难易度、适用性、合理性等进行客观评价,所形成的科研结论可作为进一步完善护理学综合实训教学的依据。

## 第三节　护理学综合实训报告书写

### 一、综合实训报告书写规范

#### (一)书写要求

1.页面整洁、字迹清晰,不写非正式简体字和自造字。若有书写错误,须在错处划两条横杠以示去除,不得涂改或剪贴。

2.内容完整、用语准确。应用医学术语和公认缩写,除专有名词,不可中英文掺杂书写。

3.实训报告的内容按实际完成过程书写,不得抄袭。

#### (二)书写格式

---

**实训报告**

班级_____　小组_____　学号_____　姓名_____　成绩_____　日期_____

【课程名称】如:外科护理学

【实训项目】如:肿瘤患者的护理

【案例主题】如:守护乳房

【实训内容】按"入院→住院期间病情变化→出院"顺序分幕介绍案例信息。每一幕均含"基于问题的学习"和"模拟练习"两部分。其中"模拟练习"部分是"基于问题学习"基础上根据护理任务撰写的综合性护理技能模拟训练剧本(具体包含场景、角色安排、实训过程及完成时间)。

【观察与讨论】对小组及个体在实训过程中的表现(如对以往所学知识的应用能力、护患沟通能力与人文关怀意识、团队合作能力、评判性思维能力、操作方法与熟练程度、急救应变能力、健康教育能力等)进行反思,对表现优秀的组员予以表扬,对案例提出具体的改进建议,对指导教师的教学提出建议和期望等。

【参考文献】(中文 5 年以内,英文 8 年以内)

---

## 二、综合实训报告评分标准(表 1-3-1)

表 1-3-1　综合实训报告评分标准

| 项目与要求 | | | | 分值 |
|---|---|---|---|---|
| 实训内容 | 基于问题的学习 | 提问层层深入,回答逻辑清晰、内容正确、要点完整 | | 10 |
| | 模拟练习(剧本) | 护理评估 | 主动介绍自己,正确询问及确认患者 | 5 |
| | | | 正确引导患者充分回答相关问题,体格检查内容突出重点,资料收集完整 | 10 |
| | | | 对病情的判断正确 | 10 |
| | | 护理措施 | 依据患者病情轻重缓急或急救预案流程正确安排护理措施 | 10 |
| | | | 有反映学科前沿的新知识,有创新 | 5 |
| | | | 针对疾病的所有主、次要危险因素列出正确、详细、患者易于理解的健康指导内容 | 10 |
| | | 剧本描述中,能正确运用个体化沟通策略与技巧,护患沟通用语体现人文关怀理念,未出现可能导致患者身心伤害的语句 | | 10 |
| | | 小组成员分工明确、合理,参与度高 | | 5 |
| 观察与讨论 | | 围绕小组及个体在实训过程中的表现(包括护患沟通能力与人文关怀意识、团队合作能力、评判性思维能力、操作方法与熟练程度、急救应变能力、健康教育能力等)进行反思,描述时有例证,不泛泛而谈 | | 10 |
| | | 对案例提出具体的改进建议,对指导教师的教学提出建议等 | | 5 |
| 参考文献 | | 中文参考文献 5 年以内,英文参考文献 8 年以内,格式规范,且参考文献与案例所涉及的知识点契合度高 | | 5 |
| 书写要求 | | 页面整洁,字迹清晰,内容完整,用语准确 | | 5 |
| 合　计 | | | | 100 |
| 提醒:抄袭按零分处理 | | | | |

(郑云慧)

 **推荐阅读文献**

[1]Nehring WM,Lashley FR. High-fidelity patient simulation in nursing eduction[M]. Sudbury,MA:Jones and Bartlett Publishers,2010

[2]夏海鸥,孙宏玉.护理教育理论与实践[M].北京:人民卫生出版社,2012.

[3]姜丽萍.护理综合模拟实验教材[M].北京:高等教育出版社,2012.

[4]章雅青.PBL-情境-模拟综合案例护理教程[M].北京:高等教育出版社,2015.

[5]郑云慧,金钰梅,谢晓云,等.护理本科生实习前校内仿真实训的研究[J].中华护理杂志,2010,45(11):1001-1003.

[6]唐凤,周旭,钱媛媛,等.虚拟案例结合情景模拟教学在护理综合实训中的应用研究

[J].护理学杂志,2018,33(18):65-68.

　　[7]崔盼盼,别文倩,王盼盼,等.医护合作仿真模拟教学在护理教学中的应用[J].中国护理管理,2018,18(7):922-927.

　　[8]杨丽全,陈良英,林朝芹,等.创新高仿真情景模拟教学融入护理风险教育模式在护理学综合实验教学中的应用[J].护理研究,2019,33(13):2306-2310.

# 附录 1 SimMan3G 综合模拟人技术参数

## 一、基本特征

1. 成年人体格外观（男女外生殖器可互换），有明确的胸部骨性标志，皮肤及组织的触摸感接近正常人体的触摸感。模拟患者带有软牙和硬牙，可供更换。

2. 系统可提供不同浓度的药物芯片（含静脉给药和口服给药）以及橡胶导管和感应设备射频识别芯片，标配的芯片数量不少于 190 种。模拟患者可透过射频识别标签系统确认药物和医疗设备。在没有使用其他外置装备的情况下，药物自动确认系统可识别药物种类及使用剂量。当针筒贴上射频药物感应片并放在静脉注射位置后，药物确认程序会自动完成。模拟人手臂内还置有流量计，可实际测量学员给药剂量，并显示在导师控制端。

## 二、监护功能

1. 通过自身携带的监护仪显示各种监护波形和常数。监护仪可显示心电图、$SpO_2$、动脉血压、中心静脉压、肺动脉压等波形以及心率、脉搏、血氧饱和度、无创血压、外周体温、体核体温、有创动脉血压、肺动脉压、中心静脉压（CVP）、心输出量、颅内压等参数。此外，监护仪会随着模型人内部潜在的生理变化实时更新，改变设置。

2. 可连接临床真实的监护仪或除颤仪进行心电监测和除颤。心电监测可自动显示与当时病情相一致的心电图波形。

3. 模拟患者监护仪进行以下操作：

（1）与临床使用的监护仪一样，调节波形的增幅和速度。

（2）与临床使用的监护仪一样，调节各种监测参数的报警上下限，并在参数超出设定好的上下限时发出报警声。

4. 系统还可显示 X 线片、实时 12 导联心电图、生化检验报告等辅助检查结果。

## 三、气道功能

1. 具有可控制的手动或自动气道开放/关闭。可模拟舌水肿、咽部梗阻、喉痉挛、牙关紧闭、颈部强直等临床情境。

2. 具有头部位置检测功能，只有正确的按额托颌/下腭上推手法才能打开气道。这些会被自动感应并记录在日志中。

3. 可用临床使用的负压吸引装置进行吸引，包括口咽部吸引、鼻咽部吸引、经气管插管吸引、经气管切开吸引。

4. 可进行面罩通气，且会被自动感应并记录在日志中。

5. 可施行气管插管、纤维支气管镜插管、经气管喷射通气、右主支气管通气、环甲膜穿刺和气管切开等训练。

6. 具有可变的气道阻力和肺顺应性。

7. 可选择"不能插管/能够通气""不能插管/不能通气"功能。

## 四、呼吸系统特征

1. 具有自主呼吸,可模拟单侧或双侧胸部起伏,呼吸频率可调节。

2. 可模拟呼出二氧化碳。

3. 左、右肺可模拟正常呼吸音、湿性啰音、哮鸣音、胸膜摩擦音等。

4. 模拟患者身体前方有 5 个听诊区域。

5. 模拟患者身体后方有 6 个听诊区域。

6. 可连接真实的呼吸机进行机械通气。

7. 使用面罩进行通气时,会在计算机屏幕上显示通气量。

8. 双侧均可进行胸腔穿刺和胸腔闭式引流的练习。

9. 具有集中听诊功能,可让模拟患者自动停止呼吸 30s,以便学员集中进行听诊练习。

## 五、心脏特征

1. 生命体征可随心电变化和治疗情况自动改变。

2. QRS 波群、基础心律及期前收缩可任意调节。

3. 具有与正常人相一致的 4 个心脏听诊区,且各心脏听诊区的声音可独立调节。

4. 可进行 3 或 4 导联心电图监护。

5. 可在监护仪上实时显示 12 导联心电图,且符合生命体征变化。监护仪上有一个单独图标,单击该图标可显示 12 导联心电图。

6. 可用临床使用的除颤仪和起搏器进行除颤、复律和起搏,除颤效果及起搏阈值均可随治疗和情境需要进行设置并自动显示。在各种处理后,模拟人相应的症状、体征和监测参数会自动出现与当时病情相一致的变化。

7. 可自动感应到除颤电量的大小,并根据自行设置的阈值大小,决定是否自动产生病情变化。

## 六、循环系统特征

1. 可使用模拟袖带式血压计和监护仪进行无创血压测量。袖带式血压计通过听诊科罗特科夫音手动测量血压,音量可调节,血压读数与当时病情一致。

2. 可触诊颈动脉、股动脉、肱动脉、桡动脉、腘动脉、足背动脉等部位的脉搏,并自动与心电图同步。脉搏会随病情及治疗的变化而变化,且可自动感应到触诊脉搏并记录。

3. 脉搏强度随血压变化。

## 七、穿刺

1. 可在右臂(静脉手臂)建立静脉通道。

2. 可在胫骨和胸骨位置进行骨髓穿刺。

## 八、心肺复苏(CPR)

1. CPR 符合美国心脏协会(AHA)2015 指南。

2. CPR 按压自动产生脉搏、血压波形和心电图。

3. 可显示真实的按压深度。

4.可即时反馈心肺复苏的质量,包括按压深度、按压频率、通气潮气量、通气频率、按压回弹是否完全等。有图形和文字界面两种显示方式。

5.通过选配按压弹簧套装模拟不同的人体胸部特征。

## 九、其他特征

1.自动眨眼,有慢、正常、快三种速度模式,双眼亦可分别调节。

2.眼睑状态可调节,有开、闭和半开三种状态模式。

3.瞳孔对光反射,可调同步或非同步反射。

4.对光反射,可调正常及缓慢两种反应速度。

5.可自动模拟出神经损伤下瞳孔不等大的状况。

6.眼部活动功能可通过感应器将数据传送至日志中。

7.眼部功能在运行期间不会发出任何噪声。

8.可出现不同类型的抽搐。

9.可产生胃胀气,可进行鼻胃管插管。

10.尿量可随病情变化和治疗作用自动调节。

11.系统可控制尿量排出,流量可调节,可练习 Foley 导管插入术。

12.系统内置模拟分泌物储藏装置,且软件具有分泌物控制平台,可真实模拟汗液、眼泪、口水、口吐白沫、鼻涕等,使其分别随病情变化需要自动从模拟人额头、眼角、鼻侧、嘴角、耳朵等部位流出。所有分泌物的流速可单独调节。此外,系统还内置流血控制系统,可在全身多处模拟出血,出血可模拟动脉出血及静脉出血,并可根据伤口的部位和大小调节出血量与出血速度,生命体征可随失血的严重程度和治疗情况自动变化。

13.可模拟不同程度的发绀,发绀的严重程度与血氧饱和度读数相一致。

14.可多个部位听诊肠鸣音,且每个位置听诊音可独立调节。

15.操作者与模拟人之间可实现言语交流(配有无线通话装置)。

16.可透过系统预设或用户自定的语音档案模仿患者的声音。

## 十、模拟人操作软件

1.可安装于 Windows 7 PRO 及以上系统,控制端电脑和监护仪均为触控式。模拟人、控制端电脑、监护仪之间实现无线连接。监护仪界面模拟临床真实监护仪设计,并可转换为导师计算机。同时,该软件能配合高级录像系统的应用。

2.为全中文支持的操作软件,可中英文转换,也可选择法语、葡萄牙语、西班牙语等多国语言。

3.具有 2 种可选控制模式:导师模式和自动模式。

(1)导师模式:导师可现场精确控制模拟人的每个反应。

(2)自动模式:模拟人会模仿真实的生理及病理状态,自动感应到接受的治疗和药物,智能化发生回应,正确与错误的治疗方法都会产生相应的变化。在自动模式下,能够按需要调节患者的病情严重程度和病例训练的难易程度。

4.系统专为模拟人设计了 30 个病例,这些病例均符合美国心脏协会(AHA)制定的标准。此外,系统还具有病例编辑平台,模拟人的所有变化都可预先设计,如有患者对药物和治疗发生生理和病理反应的模块,时间和过程均可控。

5.有模拟人变化趋势的预见功能,能够提示由学员操作/处理措施而引起模拟人生命体征、心音、心率、心律等指标在未来 10min 内的变化情况。

6.软件具备趋势界面,可显示前后 10min 体征参数随时间变化的曲线,并随着新的治疗操作实时校正曲线,使导师对模拟人的体征走向有个清晰的把握。

7.正在运行的病例可暂停、快进和保存。导师可在病例运行过程中随时添加评语并保存,方便回顾。

8.评估报告

(1)系统带有视频监控系统,并且能与模拟人控制软件相兼容。系统可将学员日志、患者监护仪数据、现场声音与图像存储为 1 个独立的评估文件。独立的评估文件可在 Windows 7 PRO 及以上作业系统或装有评估报告查看软件的计算机中打开。

(2)模拟人可以通过自身感应器自动生成日志记录,且时间显示上带有秒表功能。

(3)评估报告内容包括模拟人的生命体征参数、学员操作记录、操作视频录像、监护仪界面回放,评估内容在时间上能够做到一一对应。正在运行的评估报告可快进、倒退和保存。

(4)评估报告可用于动态教学以及作为考核的依据。

# 附录 2　CAE MFS-200 高仿真综合模拟产妇技术参数

## 一、基本特征

1.外表仿真,符合真人解剖结构。产妇具有全身关节,关节无缝连接,可模拟多种分娩体位,包括截石位、坐位、半坐卧位、膝胸位、立位、侧卧位、俯卧位等,可精确模拟多种临床症状、生理特征,包括妊娠高血压综合征、宫缩、阵痛、脐带脱垂、产后出血、宫缩压力等。

2.全无线设计,无须外接任何电源线或气泵装置。

3.支持真实监护设备,如心电图、除颤仪、自动血压计、胎儿监护仪。

4.产妇、胎儿均具有生理驱动功能。母体会根据自身疾病对各种治疗干预措施产生逼真的生理、药理反应;胎儿在分娩过程中会自动做出反应。当难产发生时,产妇的宫缩与胎心反应相互关联。

5.分娩过程中胎儿会自动下降/旋转,可进行头位和臀位分娩,系统自动检测分娩过程中胎头的位置,并支持控制分娩速度。

6.分娩时无明显机械噪声,可准确而安静地模拟分娩过程。

## 二、分娩功能

1.系统可检测产妇体位,并自动在事件日志中记录。

2.内置膀胱液体储槽,可行导尿操作,可排出模拟尿液。

3.可摆放多种胎位,可进行四步触诊操作,确定胎方位和胎先露。

4.逼真的子宫颈扩张,分娩过程中,宫颈随胎头下降而逐渐扩张。可触知活跃期的子宫收缩,可设定宫缩速率和持续时间。

5.可进行胎心音听诊,胎心音位置随胎位变化,胎心音可设置。

6.分娩过程中可实时显示母体宫缩的波形曲线,实时监测胎儿在母体宫内的心率变化。

7.仿真的胎盘,可模拟胎盘前置、滞留与胎盘剥离不全等情境。

8.胎盘连接脐带,可使用脐带夹练习夹脐带与剪脐带技巧。

9.适用真实的辅助工具协助分娩。

(1)产钳助产:可对胎儿头部使用产钳,协助胎儿娩出产道。可监测学员对胎儿头部施加的牵引力大小,力量过大时会被自动感应,并记录在日志中。

(2)真空吸引器助产:胎儿头部柔软,可使用真空吸引器助产。

(3)外阴切开术:可利用标准分娩产道进行外阴切开术操作。

10.肩难产

(1)呈现真实的肩难产征兆,模拟胎头在会阴处的回缩,可触觉感知胎儿肩部被卡在骨盆出口处无法娩出的情况。

(2)胎儿回缩的乌龟征象与子宫收缩同步,监护仪显示的胎儿心率也同步改变。

(3)可演示屈曲大腿法、耻骨上压迫、后肩娩出、Zavanelli 手法、前肩和后肩旋转等助产手法。手法正确时,相应的助产手法会被系统自动记录,并在事件记录上标记时间。

11.臀位产:灵活的髋关节与膝关节可以模拟单臀先露(直腿臀产)、完全性臀产式与足式臀位(不完全臀位)等姿势。

12.产后出血:模拟由分娩过程转至产后情境。可触摸子宫情况,可调整子宫收缩与缩小的状况。利用软件可控制子宫出血的血流状态。内置血量足够模拟各级产后出血。发生产后大出血时,母亲的生命征象会自动随出血状况而恶化。系统可检测到子宫按摩,当均匀有节律地进行子宫按摩时,出血情况随之缓解。

### 三、胎儿/新生儿特征

1.模拟胎儿的柔软程度与真实胎儿一致,可做清理气道分泌物操作,胎儿颈部可活动,支持模拟难产时胎儿姿态变化,具有相应体表标志。

2.模拟胎儿具有逼真的矢状缝、囟门、臀裂等解剖结构。

3.可听到新生儿啼哭,并可通过生理学模型确定啼哭的出现和强度。

4.可进行 APGAR 评分以判断有无新生儿窒息及窒息的严重程度,并根据场景进行处理。

### 四、其他特征

1.呼吸功能

(1)可以自主呼吸,具备正常呼吸和病态呼吸模式(如哮喘、慢性阻塞性肺疾病),可进行机械通气和气道管理。

(2)具备 14 个呼吸音定位点(前侧 8 个,背侧 6 个)及各种呼吸音(包括正常呼吸音、湿啰音、干啰音、呼吸音减弱、哮鸣音、胸膜摩擦音等)。

(3)呼吸音与呼吸周期同步,宫缩时呼吸增加以匹配呼吸速率。

(4)呼吸系统支持机械通气,具有逼真的气道阻力和肺顺应性。呼吸系统也能产生负压吸气以触发辅助通气,能适应 800ml 机械通气。

(5)可以检测到正压通气并进行定量。支持气囊面罩通气,对吸入 $O_2$ 产生自动反应。如果没有进行有效通气,系统会自动降低血氧饱和度。

(6)胸部运动与通气同步(自发或正压通气),胸部运动与潮气量成比例。自发呼吸和机械通气时可见气体呼出,右肺和左肺通气会各自产生同步的正常/异常呼吸音。

(7)模拟器检测到正确的主支气管插管后可产生适当反应。支气管内插管产生单侧胸部活动和呼吸音。错误插管手法可引起产妇门牙脱落。

(8)产妇和胎儿生理模型的肺泡和动脉血气浓度能正确反映通气和吸氧的有效性。

2.心血管功能

(1)胸外按压:正确的胸部按压时,生理学模型产生相应反应,可触诊脉搏的变化。

(2)CPR 分析:软件能显示按压深度、按压-放松比例、按压手的摆放、按压速率、通气量、通气速率、按压-通气比、吸气-呼气比、动脉压、冠状动脉灌注压、脑灌注压、心输出量、肺泡通气量。

(3)可连接真实 4 导联心电监护,监测产妇心律及血压。

(4)支持多种真实仪器,进行手动和自动体外除颤、起搏操作等。

(5)具备与心脏周期同步的正常和异常心音听诊。

(6)可模拟显示 12 导联心电图。

(7)双侧均可触摸到颈动脉、肱动脉、桡动脉、股动脉、腘动脉、足背动脉搏动等。所有脉搏与心动周期同步。如果收缩压下降至低于特定阈值,会自动出现脉搏短绌。脉搏速率、强弱可调节。

(8)可使用真实血压计测量血压,双侧均可测量。

(9)双侧手背、前臂和肘前区可反复进行静脉穿刺,穿刺成功可见回血,并可通过静脉输入液体和药物。

(10)模拟失血导致循环系统与呼吸系统相结合的失血代偿反应。

3.神经反应

(1)可以模拟惊厥,包括震颤、下颌运动、鼾声呼吸。

(2)有瞳孔对光反射功能。可手动控制瞳孔大小,设定为非反应性、点状或放大。

(3)产妇可眨眼,眨眼速度可控制,可设定为快速、正常、慢速或半睁。

(4)眼睛功能设定:产妇的双眼可呈现白内障、眼底出血、眼睑下垂、充血、黄疸等改变。

4.语音功能

(1)通过语音系统功能,可以进行患者与照护者实时仿真对话。

(2)通过模拟人内置音效系统,教师可在 30m 外听到学员与模拟人之间的对话。

(3)可用任何语言录制模拟人的应答,可建立语音资料库,并能重复回放。

5.药代动力学功能

(1)支持不同速率的液体丢失及给药控制。

(2)药物监测器会显示患者所使用药物的当前浓度,并可重置所给药物,重置后原有药物的所有影响会立即消除。

(3)药理系统含有为静脉和吸入给药设置的药动学及药效学参数,以保证模拟人对药物的反应具有自动、剂量依赖和实时的特性。

## 五、操作软件

1.软件基于 B/S 结构:内置 WEB 服务器,无须安装客户端,任何一台带有无线网络功能的计算机,均可通过浏览器访问中心控制系统,实现对模拟人的调控。

2.多系统支持:支持常用的 Windows 操作系统和苹果操作系统,使用者可根据自己喜好进行选择。

3.具备自动模式、手动模式、生理驱动模式等,并且各模式集成于同一界面,可交互使用,方便操作。

4.参数控制:用户点击一个按钮即可影响生理模型驱动过程,调整后其他系统相关联的参数会自动进行变化,无须各项参数逐个编写。

5.具备书签设置功能:设置"书签",病例演示中任何时候都可返回到"书签"位置,并加载模拟患者当时的状态及生理设置值。

6.具备自定义快速链接列表,通过运行屏幕可轻松、准确地处置复杂的病情、用药及干预措施。

7.具备患者重启功能,可允许学员快速返回至患者原有的基线生理状态而无须重启病例。

8.系统配套 10 个产科病例,亦可自行编辑病例(情景),编辑界面简单易用。

9.系统配备分娩监护仪和标准监护仪,产妇生命体征可同时显示在双监护仪中,显示内容可根据要求随意调整。

10.无线触屏模拟监护仪可展示产时胎心宫缩监护(CTG)波形。

# 第二篇 综合实训篇

# 呼吸系统疾病患者的护理

呼吸系统是人体与外环境接触最频繁的系统。近年来，由于大气污染加剧、吸烟、工业经济发展导致的理化及生物因子的吸入以及人口老龄化等因素的影响，呼吸系统疾病的发病率不断增加。2015 年，我国统计年鉴显示，呼吸系统疾病在城市和农村人口的主要疾病死亡率及死因构成中均居第 4 位。由此可见，呼吸系统疾病对人们健康的危害依然严重，防治任务艰巨而迫切。

## 主题一　肺炎患者的护理

肺炎（pneumonia）是指终末气道、肺泡和肺间质的炎症，可由多种病因引起，如感染、理化因素、免疫损伤等。其中，感染为最常见病因，如细菌、真菌、衣原体、支原体、病毒、寄生虫感染等，临床以细菌性肺炎最为常见。该病一般急性起病，典型表现为突然畏寒、发热，或先有短暂"上呼吸道感染"史，随后咳嗽、咳脓痰、伴或不伴胸痛。

肺炎曾被称为"人类的死亡船长"，夺走过无数人的生命。如今，尽管新的强效抗生素和有效疫苗不断投入临床应用，但肺炎威胁并未远离，其发病率和病死率依然很高，其原因可能在于人口老龄化、病原体的变迁、医院获得性肺炎发病率增高、病原学诊断困难以及不合理应用抗生素引起细菌耐药性增高等。

【知识要点】

1.了解肺炎的类型、发生过程及社区获得性肺炎的传播途径。

2.熟悉各类肺炎诊断要点、治疗原则及用药注意事项。

3.掌握肺炎患者主要的护理问题、护理措施，重症肺炎的抢救与护理。

2-1-1-1　知识导图

【临床情境】

**"糖友"感冒勿小视！**

第一幕

**病史**：黄女士，56 岁，有糖尿病史 10 年。近 1 个月来一直在家中照顾病中的老父亲。4 天前因劳累、受凉出现了鼻塞、流涕等"上感"症状。次日出现阵发性咳嗽、咳痰，为淡黄色黏痰，量少，自感低热（体温未测）伴畏寒，轻微活动即感气促，自服"头孢拉定"。3 天后症状未见好转，咳嗽加重，痰黏不易咳出，于是前往医院就诊。否认肺结核等传染病史，无药物过敏史。

**社会心理状况和日常生活形态**：黄女士，本地人，汉族，小学文化，退休工人，参加城镇职工医疗保险。育有一子，夫妻关系和谐。无不良嗜好，性格内向。长期服用降血糖药。

**体格检查**：T 38.3℃，P 110 次/min，R 23 次/min，BP 105/63mmHg，$SpO_2$ 95％。意识清，

急性病容,自主体位。皮肤、巩膜无黄染,口唇无发绀,口角见少量疱疹,全身浅表淋巴结未及肿大,颈静脉无怒张。呼吸稍促,听诊两肺呼吸音粗,右下肺可闻及湿性啰音。HR 110次/min,律齐,未闻及心脏杂音。双下肢无水肿。

**实验室及其他检查**:血常规检查结果见表 2-1-1-1。随机血糖检测值 13.1mmol/L。胸部CT 示:右下肺可见斑片状高密度实变阴影,肺炎考虑。心电图报告:窦性心动过速,节律规则。

表 2-1-1-1　血常规检查

| 项　　目 | 结果 | | 参考范围 |
|---|---|---|---|
| WBC($\times 10^9$/L) | 12.35 | H | 3.5～9.5 |
| N(%) | 81 | H | 40～75 |
| Hb(g/L) | 134 | | 115～150 |
| PLT($\times 10^9$/L) | 193 | | 125～350 |

初步诊断:社区获得性肺炎(CAP)。

## 一、基于问题的学习

2-1-1-2 社区获得性肺炎发生过程

**思考题 1**:请问黄女士被诊断"社区获得性肺炎"的依据是什么?

社区获得性肺炎(community acquired pneumonia,CAP)亦称院外肺炎,是指机体在社区环境中受到微生物感染而发生的肺炎。黄女士被诊断"社区获得性肺炎"的依据如下:

(1)病史特点:黄女士在社区环境中发病,诱因为受凉、劳累,其后出现鼻塞、流涕、咳嗽、咳痰(淡黄色黏痰)、发热、畏寒、活动后气促。

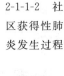

2-1-1-3 社区获得性肺炎诊断标准

(2)体检结果:体温升高(38.3℃),呼吸稍促(23 次/min),口角见少量疱疹,听诊两肺呼吸音粗,右下肺闻及湿性啰音,心脏听诊未见异常。

(3)实验室及其他检查:白细胞总数和中性粒细胞比例增高;胸部 CT 报告"右下肺见斑片状高密度实变阴影,肺炎考虑"。

**思考题 2**:请问咳嗽与咳痰对患者身体会产生哪些不利影响?

咳嗽是呼吸道受到刺激后引发的、紧跟短暂吸气后的一种保护性反射动作,借此可将呼吸道分泌物或异物排出体外。但剧烈、频繁的咳嗽可致腹肌酸痛,使患者不敢有效咳嗽和咳痰,痰液潴留可诱发或加重肺部感染,造成肺通气和换气功能受损。剧烈咳嗽还可致脏层胸膜破裂发生自发性气胸或因呼吸道黏膜上皮受损产生咯血;骨质疏松症患者可因剧烈咳嗽导致肋骨骨折。此外,剧烈、频繁的咳嗽可造成头痛、失眠或因食欲减退、机体能量消耗增加而引起消瘦。

**思考题 3**:入院后医嘱:痰培养＋药敏试验,呼吸道感染病原体抗体检测。同时医生为黄女士调整了降血糖药物,并进行抗感染(左氧氟沙星氯化钠 0.5g/250ml qd ivgtt)、祛痰(桉柠蒎肠溶软胶囊 0.3g tid)等治疗。请分析静滴左氧氟沙星的理由及主要不良反应。

抗感染治疗是肺炎治疗的最主要环节。在痰培养＋药敏试验结果尚未出来以前,先采用经验性治疗。左氧氟沙星为氟喹诺酮类抗菌药,具有抗菌谱广、抗菌力强的特点。该药不仅对呼吸系统常见的革兰阳性、革兰阴性致病菌表现极强的抗菌活性外,对支原体、衣原体、军团菌也有较强的杀灭作用。该药最突出的特点是不良反应发生率低,是目前已上市氟喹诺酮类中不良反应最少者。其主要不良反应为胃肠道反应,表现为上腹不适、食欲减退、恶心、呕吐、腹胀、腹泻等,一般症状较轻,停药后症状即可消失。

2-1-1-4　社区获得性肺炎治疗要点

补记:痰培养提示流感嗜血杆菌。IIFT 呼吸道感染病原体抗体检测报告:呼吸道合胞病毒抗体-IgM、腺病毒抗体-IgM、流感病毒 A 型抗体-IgM、流感病毒 B 型抗体-IgM、副流感病毒抗体-IgM、肺炎支原体抗体-IgM、肺炎衣原体抗体-IgM、嗜肺军团菌抗体-IgM 均为阴性。

**思考题 4**:请你根据黄女士的临床资料对其病情状况进行评估。

对于肺炎患者,评估病情的严重程度对于决定其在门诊还是入院甚至 ICU 治疗至关重要。肺炎的严重性主要取决于三个主要因素,即肺局部炎症反应,肺部炎症的播散和全身炎症反应程度。此外,还受年龄、基础疾病等的影响。

目前用于评估社区获得性肺炎病情严重程度的标准有很多,最常使用的是 CURB-65、PSI 和 CPIS 评分。其中 CURB-65(表 2-1-1-2)应用最方便,并且能很好地反映肺炎患者病情的严重程度。本例中的黄女士,意识清醒,肝肾功能正常,呼吸 23 次/min,BP 105/63mmHg,年龄56 岁,依据 CURB-65 评分标准,得分为"0"分,死亡风险"低危"。但考虑到患者自服"头孢拉定"3 天无好转,且病原学检测排除病毒、衣原体、支原体和嗜肺军团菌感染,多提示耐药菌引起的细菌性肺炎或细菌数量多、毒力强。此外,黄女士有糖尿病史,机体防御功能有缺陷,若糖尿病并发感染可致高血糖(入院前空腹血糖 8.62mmol/L),而高血糖又会进一步加重感染。故对黄女士的病情不可轻视,需密切关注其病情变化。

表 2-1-1-2　社区获得性肺炎病情严重程度评分

| 评分系统 | 预测指标和计算方法 | 风险分层 |
| --- | --- | --- |
| CURB-65 评分 | 共 5 项指标,满足 1 项得 1 分:<br>①意识障碍;<br>②血尿素氮>7mmol/L;<br>③呼吸频率≥30 次/min;<br>④收缩压<90mmHg 或舒张压≤60mmHg;<br>⑤年龄≥65 岁。 | 评估死亡风险<br>①低危:0～1 分;<br>②中危:2 分;<br>③高危:3～5 分。 |

**思考题 5**:目前黄女士主要的护理问题有哪些?

通过对患者资料的分析,我们认为黄女士主要存在以下护理问题:

(1)低效型呼吸型态:与肺部炎症引起的气体交换受损有关。

(2)潜在并发症:感染性休克、呼吸衰竭等。

(3)体温过高:与肺部感染有关。

**思考题 6**:针对黄女士的健康问题,应采取哪些护理措施?

(1)嘱患者卧床休息,以减少耗氧量,必要时予氧气吸入。病室应尽可能保持安静并维持适宜的温、湿度(室温 18～20℃,相对湿度 50%～60%)。

(2)保持呼吸道通畅:协助患者取舒适体位,指导患者深呼吸、有效咳嗽和协助肺部叩击,以改善呼吸和促进排痰。

(3)遵医嘱予抗菌、降血糖、祛痰等药物,用药期间注意观察药物的疗效及不良反应。**静滴左氧氟沙星时最好避光,滴速不可过快,以防胃肠道反应的发生。**桉柠蒎肠溶软胶囊为黏液溶解性祛痰药,指导患者于餐前半小时口服,不可打开或嚼碎,禁饮热水,服后漱口。

（4）予糖尿病饮食。因目前患者体温 38.3℃，为中等热，可提供足够热量、蛋白质和维生素的饮食，以补充机体因发热、咳嗽引起的能量消耗。同时鼓励患者多饮水，确保每日饮水量不少于 1500ml，以利痰液稀释。注意做好口腔护理，口角疱疹处局部涂药。

（5）密切观察患者病情变化：每 1～2h 巡视 1 次，观察并记录患者意识与精神、皮肤黏膜、体温、脉搏、呼吸、血压、咳嗽、咳痰、心理等变化。发现异常，及时通知医生并积极救治。

**思考题 7**：出现哪些征象提示重症肺炎？

中华医学会呼吸病学分会 2016 年修订的《中国成人社区获得性肺炎诊断和治疗指南》中指出，重症肺炎诊断的主要标准：①需要气管插管行机械通气治疗（如急性呼吸衰竭、气体交换严重障碍伴高碳酸血症或持续低氧血症）；②脓毒血症休克经积极液体复苏后仍需要血管活性药物治疗（如血流动力学障碍、外周灌注不足）。次要标准：①呼吸频率≥30 次/min；②氧合指数≤250mmHg；③多肺叶浸润；④意识障碍和（或）定向障碍；⑤血尿素氮≥7.14mmol/L；⑥收缩压<90mmHg，需要积极的液体复苏。符合以上 1 项主要标准或至少 3 项次要标准，提示重症肺炎，需要积极救治，有条件时收入 ICU 治疗。

## 二、模拟练习

2-1-1-5 患者入院护理流程

任务：情景准备，并通过角色扮演完成该患者的入院护理。

角色分配：患者、家属、医生、护士（甲）、护士（乙）、主席、记录员、观察员。

主要护理项目：卧位安置、生命体征测量、体温单绘制、静脉输液、口服给药、痰培养标本采集、病史询问与体格检查、入院护理记录、入院宣教。

第二幕

入院当日傍晚，患者体温升至 39.2℃，遵医嘱予物理降温，30min 后复测体温 38.2℃。当晚 24：00，值班护士发现患者呼吸困难，四肢湿冷，口唇、指甲发绀，神志淡漠，对答迟钝，T 39.8℃，HR 120 次/min，律齐，BP 86/60mmHg，R 30 次/min，$SpO_2$ 85％，听诊双肺呼吸音弱，可闻及湿性啰音。

## 一、基于问题的学习

**思考题 1**：该病情变化提示什么问题？

从黄女士的临床表现看，考虑并发感染性休克、呼吸衰竭，患者病情危重。目前主要护理诊断/问题：

（1）组织灌注不足：与感染性休克致有效循环血量减少有关。

（2）气体交换障碍：与肺实质炎症致呼吸面积减少、微循环障碍有关。

**思考题 2**：此时值班护士该如何处理？

（1）立即通知值班医生。协助患者取仰卧中凹位，头偏向一侧，确保呼吸道通畅。做好保暖与安全防护。

（2）立即予简易呼吸囊辅助通气，改善缺氧。

（3）立即建立两条静脉通路，遵医嘱给予平衡盐液、血管活性药物及抗感染治疗。输注血管活性药物时，应根据血压及时调整滴速，维持收缩压在 90～100mmHg 为宜，以保证重要器官的血液供应，同时防止药液溢出血管外引起局部组织坏死。

（4）立即测血糖，采集血培养、电解质及动脉血气标本，及时纠正水、电解质和酸碱代谢失衡。

（5）高热护理：采用冰袋、冰帽等物理降温措施，必要时按医嘱使用药物降温，以逐渐降温为宜，防止虚脱。及时更换被汗液浸湿的衣被等，并做好皮肤护理。

（6）随时监测患者生命体征、意识、皮肤黏膜颜色及温度变化。必要时留置导尿以监测每小时尿量和尿比重，警惕急性肾损伤的发生。

（7）当出现严重呼吸困难时，应紧急配合医生行气管插管，并迅速转至ICU进行机械通气。

**思考题3**：抢救过程中，医生准备为患者紧急气管插管，但当时患者家属未在场，电话联系后知需1h才能到达医院，无法签署知情同意书。请问医生该怎么做才符合伦理及法律要求？

我国《执业医师法》第24条明确规定，对急危患者，医师应当采取紧急措施进行诊治。同时，《医疗机构管理条例》第33条规定，医疗机构施行手术、特殊检查或者特殊治疗时，必须征得患者同意；若无法取得患者意见，应当取得家属或者关系人同意并签字；无法取得患者意见又无家属或关系人在场，或者遇到其他特殊情况时，经治医师应当提出医疗处置方案，在取得医疗机构负责人或者被授权负责人员的批准后实施。本案中，医生可在家属口头同意后，提出医疗处置方案速报医疗机构负责人批准，先实施救治，待家属到场后补签知情同意书。

**补记**：黄女士经紧急气管插管后转入ICU。

## 二、模拟练习

**任务**：情景准备，并通过角色扮演完成肺炎患者病情突变的急救。

**角色分配**：患者、医生、护士、主席、记录员、观察员。

**主要护理项目**：生命体征监测、简易呼吸囊使用、动脉血标本采集、血培养标本采集、静脉输液、微量泵使用、留置导尿、护理记录。

2-1-1-6　肺炎合并感染性休克应急处理流程

### 第三幕

3天后，黄女士从ICU转回呼吸科。经管医生对黄女士的病情进行评价后告知家属：目前所用抗生素治疗有效，继续维持原治疗方案。经过一段时间的抗感染及对症治疗，黄女士顺利出院。

## 一、基于问题的学习

**思考题1**：哪些征象提示抗生素治疗有效？

若社区获得性肺炎（CAP）患者在使用抗生素治疗48～72h后出现以下征象，则提示抗生素治疗有效：体温下降，呼吸道症状改善，复查血常规示WBC、中性粒细胞（N）明显降低或恢复正常。

**思考题2**：静脉输注抗生素3天后，黄女士未再发热，咳嗽、咳痰症状缓解，WBC及中性粒细胞正常。此时是否需要复查胸片？

2016年版CAP指南指出：大多数CAP患者在初始治疗72h后临床症状改善，而影像学改善滞后于临床症状。因此，对于临床症状明显改善的患者，不推荐常规复查胸部影像。当患者临床表现持续存在或恶化时需复查胸片或胸部CT以确定肺部病灶变化。

**思考题3**：如何对黄女士进行出院宣教？

告知患者出院后仍应遵医嘱按时按量用药，不可擅自停药或更换药物，病后1个月来院复查胸片。

另外，可通过播放视频、面对面咨询等方式让患者及家属了解肺炎的病因和诱因，特别是让患者明白糖尿病控制的重要性。告知其日常尽量避免到人多的公共场所，避免上呼吸道感染、淋雨受寒、过度疲劳等诱因。保持居室整洁,常通风。注意体育锻炼,合理饮食,保持口腔健康及心情愉悦。必要时可接种流感疫苗、肺炎疫苗等,以预防发病。一旦出现感冒症状,服用感冒药并充分休息后症状仍未改善,甚至还在发展加重,高热持续不退、剧烈咳嗽、有黄痰、出现寒战等现象,应警惕肺炎的可能,及时到医院就诊。

## 二、模拟练习

任务:情景准备,并通过角色扮演完成出院护理。

角色分配:患者、家属、医生、护士、主席、记录员、观察员。

主要护理项目:健康教育、出院医嘱处理、出院护理记录、病历整理、床单位处置及铺备用床。

2-1-1-7 出院护理流程

**【观察与讨论】**

1.在模拟练习中,护士入院评估内容是否完整?问诊条理是否清晰?用词是否准确?体格检查的内容和手法是否准确?持续高热对机体各系统会产生哪些不利影响?

2.护士执行医嘱是否正确?用药期间是否及时观察药物的疗效及不良反应?为患者实施的护理措施是否安全、有效?有无及时评估病情变化?病情变化时是否及时采取有效的应对措施?抢救结束有无及时完成护理记录?若患者因高热出现谵妄,怎么办?

3.对患者宣教的内容是否全面?方法、时机是否合适?宣教是否有效?若患者咳痰无力,该怎么办?

4.护理过程中是否体现人文关怀?有无违反无菌或隔离原则?操作动作是否规范、娴熟?

**【案例拓展】**

### 压力之下

李先生,45岁,上有老、下有小,整天像个陀螺一样忙得不可开交。最近一段时间因赶工期天天晚睡早起。3天前受凉后出现发热、寒战,最高体温 39.4℃,伴咳嗽、咳痰,咳黄色脓痰、量少,呼吸较促。既往体健,无烟酒嗜好,无药物过敏史。

入院后检查:T 38.6℃,P 98 次/min,R 34 次/min,BP 125/80mmHg。神志清,皮肤未见出血点和皮疹,浅表淋巴结未触及肿大。听诊两肺呼吸音粗,左下肺可闻及散在湿性啰音。HR 98 次/min,律齐,各瓣膜听诊区未闻及杂音。腹部(一),双下肢无水肿。

血常规报告:Hb 126g/L,WBC $10.8×10^9$/L,N 91.4%,PLT $196×10^9$/L。动脉血气分析(未吸氧)报告:pH 7.51,$PaO_2$ 58mmHg,$PaCO_2$ 32mmHg。胸部 X 线片示"左下肺多发性片状阴影,未见空洞及胸腔积液征象"。

拟"左下肺肺炎、Ⅰ型呼吸衰竭"收入急诊重症监护室(EICU)治疗。

请根据以上案例情景,开展基于问题的学习和模拟练习。

(程俊亚　郑云慧)

2-1-1-8 测试

 **推荐阅读文献**

[1]王辰,陈荣昌.呼吸病学[M].北京:人民卫生出版社,2014.

[2]尹玉东,曹彬.社区获得性肺炎诊治指南解读:从病情严重度分层角度[J]. Chin J

Evid-based Med，2015，15(7)：756-760.

[3]中华医学会呼吸病学分会.中国成人社区获得性肺炎的诊断和治疗指南(2016年版)[J].中华结核和呼吸杂志，2016，39(4)：1-27.

[4]周艳，金丽萍，范萍，等.急诊重症肺炎患者感染性休克的临床分析及干预对策[J].中华医院感染学杂志，2014，24(23)：5851-5853.

[5]刘艳妮，马月珍，李丕宝，等.老年重症肺炎合并弥漫性肺泡出血的救治与护理[J].中华护理杂志，2014，49(1)：20-22.

[6] Belforti RK，Lagu T，Haessler S，et al. Association between initial route of fluoroquinolone administration and outcomes in patients hospitalized for community-acquired pneumonia[J]. Clin Infect Dis，2016，63(1)：1-9.

# 主题二　支气管扩张症患者的护理

支气管扩张症(bronchiectasis)是由于急、慢性呼吸道感染和支气管阻塞后，反复发生支气管炎症，致使支气管壁结构破坏而引起的支气管不可逆性扩张，典型表现为慢性咳嗽、咳大量脓痰和(或)反复咯血。本病预后取决于支气管扩张的范围及有无并发症。支气管扩张范围局限者，经积极治疗很少影响生活质量和寿命。支气管扩张范围广泛易损害肺功能，甚至导致呼吸衰竭和死亡。大咯血也可严重影响预后。

本病多见于儿童和青年。近年来，随着我国人民生活水平的提高与卫生条件的改善，麻疹、百日咳疫苗的预防接种以及抗生素的应用等，支气管扩张症的发病率明显降低。积极防治呼吸道感染，尤其是幼年时期的鼻窦炎、支气管肺炎、肺结核，对预防本病的发生具有重要意义。

**【知识要点】**

1.了解支气管扩张症的病因与发病机制。

2.熟悉支气管扩张症的诊断要点、常见病因、痰液的特点。

3.掌握支气管扩张症患者常见的护理问题、护理措施、体位引流方法、大咯血或窒息的急救。

2-1-2-1　知识导图

**【临床情境】**

## 长在肺上的"卷发"

第一幕

**病史**：梅女士，42岁，反复咳嗽、咳脓痰、咯血20年余。每遇感冒，其黄色脓痰量常达150ml/d，有时有腥味。近1周，因受凉，梅女士咳嗽、咳痰加重，每日咳黄脓痰约150ml，自服"感冒药及消炎药"。4h前，突然咯鲜红色血，内有血凝块，自感头晕、乏力、畏寒，家人立即将其送往医院急诊科，途中时有咯血，家属估计咯血量约400ml。患者年幼时曾有"支气管肺炎"病史，无其他基础疾病，有青霉素过敏史。日常饮食、大小便正常，体重无明显变化。

**社会心理状况和日常生活形态**：梅女士生于四川，10年前随丈夫迁往嘉兴生活。汉族，高中文化，和丈夫一起经营一家水果店。育有一子，家庭关系和谐。参加城乡居民医疗保险，无经济负担。无烟酒嗜好，对疾病有所了解，因咯血不止神情略显紧张。

**体格检查**：T 37.8℃，P 98 次/min，R 21 次/min，BP 128/78mmHg，$SpO_2$ 97%。神志清，发育正常，营养中等，精神稍软，口唇无发绀，全身淋巴结未及肿大，气管居中。胸廓对称无畸形，呼吸运动正常，听诊两肺呼吸音粗，左下肺闻及湿啰音，心律齐，未闻及心脏杂音。腹部检查无阳性体征。无杵状指，双下肢无水肿。

**实验室及其他检查**：血常规检查结果见表 2-1-2-1。胸部 CT 示左下肺纹理增粗，如卷发状，有斑点片状阴影；胸部高分辨 CT 报告：左肺下叶可见多个圆形或卵圆形低密度阴影，支气管壁增厚，周围见高密度斑点状炎性阴影。

**表 2-1-2-1 血常规检查**

| 项目 | 结果 | | 参考范围 |
|---|---|---|---|
| WBC($\times 10^9$/L) | 10.11 | H | 3.5～9.5 |
| N(%) | 78 | H | 40～75 |
| Hb(g/L) | 108 | L | 115～150 |
| PLT($\times 10^9$/L) | 245 | | 125～350 |

医疗诊断：①咯血；②支气管扩张伴感染。

2-1-2-2 支气管扩张症发生过程

## 一、基于问题的学习

**思考题 1**：如何区分咯血与呕血？

经过口腔排出之血，究竟是咯出还是呕出，应结合患者的病史、伴随症状、体征及其他诊断方法进行鉴别（表 2-1-2-2）。此外，少量咯血还需与鼻咽部、口腔出血相区别。鼻出血多自前鼻孔流出，常在鼻中隔前下方发现出血灶；后鼻腔、咽部或口腔牙龈出血，有时在睡眠时不自觉地流入气道内而于清晨咳出，此类出血一般量少，色黑，多于清晨发生。口腔黏膜和牙龈出血者，咂嘬口腔可吐出血性唾液。

**表 2-1-2-2 咯血与呕血的鉴别**

| 项目 | 咯血 | 呕血 |
|---|---|---|
| 病史 | 肺结核、支气管扩张、肺癌、心脏病等 | 消化性溃疡、肝硬化、胃癌等 |
| 出血前症状 | 喉部发痒、咳嗽 | 上腹不适、恶心、呕吐 |
| 出血方式 | 咳出 | 呕出 |
| 血的颜色 | 多为鲜红色 | 多为咖啡色，偶有鲜红色 |
| 血中混合物 | 痰液、泡沫 | 食物残渣、胃液 |
| 出血后症状 | 痰中带血数天 | 黑色或柏油样便 |

**思考题 2**：梅女士因"支气管扩张症"收入呼吸科治疗。请问哪些证据支持这一诊断？该患者最主要的发病原因是什么？

(1)病史特点：有反复咳嗽、咳脓痰、咯血病史 20 年余，咳嗽、咳痰加重 1 周伴咯血 4h。

(2)检查结果：T 37.8℃，听诊两肺呼吸音粗，左下肺闻及湿啰音，血常规示 WBC 升高（10.11$\times 10^9$/L），胸部高分辨率 CT（HRCT）示"左下肺卵圆形低密度阴影，周围见高密度斑点状炎性阴影"，提示支气管扩张伴感染。

从病史看，导致梅女士发病的最主要原因是幼儿时期的支气管肺炎未能有效治疗。

**思考题 3**：请问梅女士的病情重吗？

咯血情况和痰量可作为观察支气管扩张症患者病情严重程度的重要指标。其咯血量可为痰中带血、少量咯血（<100ml/d）、中等量咯血（100～500ml/d）和大量咯血（>500ml/d或>300ml/次）。24h痰量小于10ml为轻度,大于150ml为重度。

2-1-2-3　支气管扩张症的诊断标准

本次梅女士主要因咯血、咳痰就诊。由于其4h内咯血量约400ml伴头晕、乏力、畏寒,应引起高度重视,谨防大咯血及由此引发的窒息、休克风险。另外,梅女士每次感冒时,每日黄色脓痰量常达150ml左右,亦提示病情较重。

**思考题4**:入院后,医生为梅女士开出医嘱:垂体后叶素12U＋5％葡萄糖注射液50ml以5ml/h微泵注射st,蛇毒血凝酶针1U iv bid,美罗培南针0.5g ivgtt q6h,氨溴索葡萄糖针30mg ivgtt q8h,厄多司坦胶囊0.3g po bid……请分析垂体后叶素的作用及使用注意事项。

垂体后叶素是从牛、猪的垂体后叶中提取的,内含缩宫素和抗利尿激素两种成分。其中,较大剂量的抗利尿激素可收缩血管,特别是收缩毛细血管和小动脉,从而减少肺血流量,起到减轻咯血的目的。由于垂体后叶素也能引起肠道平滑肌收缩和冠状动脉收缩,注射速度过快可引起恶心、便意、心悸、面色苍白等不良反应,故使用时需稀释后用微泵缓慢静脉注射。一旦出现上述症状立即停药。因收缩血管可诱发心绞痛,故使用该药前应排除冠心病、心力衰竭、肺心病等。

2-1-2-4　支气管扩张症的治疗要点

**思考题5**:目前梅女士主要护理问题有哪些?

从梅女士的临床资料中我们发现,其主要存在以下护理问题:

(1)有窒息的危险:与痰多、大咯血而不能及时排出有关。

(2)焦虑:与疾病迁延、个体健康受到威胁有关。

(3)体温过高:与呼吸道感染有关。

**思考题6**:针对梅女士的健康问题,近期应采取哪些护理措施?

患者目前首要的问题是:有窒息的危险。应重点围绕此问题实施护理。

(1)静卧休息,避免搬动。取患侧(左侧)卧位,以减少左侧胸部的活动度。这样,既防止病灶向健侧扩散,同时有利于健侧肺的通气功能。

(2)保持呼吸道通畅:指导并协助患者将气管内痰液和积血轻轻咳出,保持气道通畅。咯血时轻拍健侧(右侧)背部,嘱患者不要屏气,以免诱发喉头痉挛,致血液引流不畅形成血块而引发窒息。若痰液黏稠而无力咳出时,可经鼻腔吸痰。咯血停止后,可安排体位引流。

(3)对症护理:安抚患者,给予心理支持。保持口腔清洁,咯血后予漱口,擦净血迹,防止因口咽部异物刺激而引起剧烈咳嗽再次诱发咯血。及时清理患者咯出的血块及污染的衣被,以稳定患者情绪,增加安全感,避免因精神过度紧张而加重病情。若患者精神极度紧张、剧烈咳嗽,可遵医嘱予小剂量镇静或镇咳药。

(4)用药护理:在确认医嘱无误后,遵医嘱正确使用止血、祛痰、抗感染等药物,并密切观察药物疗效及不良反应。

(5)饮食护理:大量咯血时须禁食;小量咯血时可进少量温凉流质,因为过冷或过热食物均易诱发或加重咯血。嘱多饮水(每日饮水量1500ml以上),以使痰液稀释,利于排痰。多食富含纤维素的食物,以保持排便通畅,避免用力排便因腹压增加而引起再度咯血。病情稳定后予高热量、高蛋白、富含维生素饮食,少食多餐。

(6)病情观察:密切观察患者咯血的量、性质及出血速度,观察生命体征及意识状态的变化,注意有无胸闷、气促、呼吸困难、发绀、出冷汗、烦躁不安等窒息征象,有无阻塞性肺不张、休克等并发症的表现,观察痰液的量、颜色、性质、咳痰与体位的关系,记录24h排痰量和咯血量。

## 二、模拟练习

任务:情景准备,并通过角色扮演完成梅女士的入院护理。

角色分配:患者、家属、医生、护士(甲)、护士(乙)、主席、记录员、观察员。

主要护理项目:卧位安置、生命体征测量、体温单绘制、口服给药、微泵的使用、静脉输液、病史询问与体格检查、入院宣教、入院护理记录。

第二幕

经过治疗,梅女士咯血停止,但痰液仍较多。责任护士准备为其进行体位引流。

## 一、基于问题的学习

**思考题1**:体位引流是怎么回事?如何实施体位引流?

体位引流是将患者置于特殊的体位,利用重力作用将肺及支气管所存留的分泌物引流至气管,并通过咳嗽将分泌液排出体外的方法。体位引流是支气管扩张症患者最主要的保持呼吸道通畅的措施,其效果与引流部位所对应的体位有关。

(1)引流前准备:向患者解释体位引流的目的、过程和注意事项,测量生命体征,听诊肺部,明确病变部位。引流前15min遵医嘱给予支气管舒张剂。备好排痰用纸巾或一次性容器。

(2)安置引流体位:引流体位的选择取决于分泌物潴留的部位和患者的耐受程度,原则上抬高病灶部位的位置,使引流支气管开口向下,以利潴留的分泌物随重力作用流入气管排出。如果患者不能耐受,应及时调整姿势。本例中,可为梅女士安排右侧俯卧位。在病情不稳定时,不可采用头低位进行体位引流。

(3)引流时间:根据患者病变部位、病情状况,每天1~3次,每次15~20min。引流时间一般安排在餐前,清晨醒后即刻进行效果最好。如需餐后,应在餐后1~2h进行,以防胃食管反流、恶心、呕吐等不良反应的发生。

(4)引流期间注意观察:引流时应有护士或家属协助,观察患者有无出汗、脉搏细弱、头晕、疲劳、面色苍白等表现,嘱咐患者有不适及时告知。如引流中出现心率超过120次/min、心律失常、高血压、低血压、眩晕或发绀,应立即停止引流并通知医生。

(5)引流的配合:在体位引流过程中,鼓励并指导患者做腹式深呼吸,辅以胸部叩击或震荡等措施。协助患者在保持引流体位时进行咳嗽排痰,也可取坐位以产生足够的气流促进排痰,提高引流效果。

(6)引流后护理:引流结束,协助患者取舒适体位、漱口。观察痰液的性质、量及颜色,听诊肺部呼吸音,评价体位引流的效果并记录。

**思考题2**:体位引流后数小时,梅女士再次咯血200ml,色鲜红。意识清,主诉喉痒、头晕不适。测血压110/60mmHg,脉搏112次/min,心律齐,呼吸21次/min。此时责任护士该怎么做?

此时护士应警惕咯血窒息的发生。

(1)立即通知医生。

(2)立即置患者于左侧卧位,轻拍健侧背部,嘱患者不要屏气,将血轻轻咳出。同时做好心理安慰,避免情绪高度紧张导致声门紧闭或支气管平滑肌痉挛。

（3）密切监测患者意识、生命体征变化，床旁备好吸引器等急救设备。

（4）待医生到达后，遵医嘱正确用药。如大咯血不能控制，病变部位和性质明确，需配合医生做好急诊手术准备。

**思考题3**：如何执行口头医嘱？

口头医嘱只有在抢救或手术过程中执行。当医生下达口头医嘱后，执行护士须先复述一遍，待医生确认无误后看清药物名称、剂量、浓度再使用。抢救结束及时让医生补写医嘱。

**思考题4**：如何识别窒息？一旦出现窒息征象，如何急救？

窒息发生时患者可表现为：咯血突然减少或中止，患者表情紧张或惊恐，大汗淋漓，两手乱动或指喉头（示意空气吸不进来），继而出现发绀、呼吸音减弱、全身抽搐，甚至心跳、呼吸停止而死亡。

一旦患者出现窒息征象，应立即取头低脚高 45°俯卧位，面向一侧，轻拍健侧背部，并迅速挖出或吸出口、咽、喉、鼻腔内的血块或直接刺激咽部以咳出血块。无效时行气管插管或气管切开，以解除呼吸道阻塞。给予高浓度吸氧，并做好机械通气的准备。

2-1-2-5　大咯血急救流程

## 二、模拟练习

任务：情景准备，并通过角色扮演完成大咯血窒息的急救。

角色分配：患者、家属、医生、护士、主席、记录员、观察员。

主要护理项目：体位引流、肺部听诊、病情监测、微量注射泵的使用、静脉输液、体位安置、吸痰、吸氧、护理记录。

第三幕

经过一段时间的抗感染、止血、排痰等处理后，梅女士咯血停止，咳嗽、咳痰症状减轻，痰量明显减少，无痰中带血。医生告诉梅女士明日可以出院了，并嘱咐其出院后继续服用化痰药。梅女士对此表示不理解，她觉得是药三分毒，化痰药只是"治标不治本"，而自己目前痰量已很少，能不吃就不吃。

## 一、基于问题的学习

**思考题1**：针对梅女士的观点，该如何与之沟通？

首先肯定患者的病情好转是事实，然后向患者解释虽然她咯血已止，痰量明显减少，无痰中带血，但仍有咳嗽、咳痰症状，而清除痰液对减轻支气管扩张症状、预防感染非常重要。同时向患者说明化痰药物不良反应轻，引导其权衡利弊，选择遵医服药。此外，指导患者及家属学习和掌握有效咳嗽、肺部叩击、雾化吸入、体位引流等排痰方法，嘱其长期坚持，以控制病情的发展。

**思考题2**：如何指导患者有效咳嗽？

维持呼吸道通畅是支气管扩张症患者最基本的护理措施。护士应帮助患者学会有效咳嗽的方法：尽可能取坐位，先进行深而慢的腹式呼吸5～6次，然后深吸气至膈肌完全下降，屏气3～5s，继而缩唇（噘嘴），缓慢地经口将肺内气体呼出（胸廓下部和腹部应该下陷），再深吸一口气后屏气3～5s，身体前倾，从胸腔进行2～3次短促有力的咳嗽，咳嗽的同时收缩腹肌，用手按压上腹部，帮助痰液咳出。长期坚持有效咳嗽，可控制病情的发展。

**思考题3**：在梅女士出院前，还应对其进行哪些健康知识教育？

（1）疾病相关知识指导：向患者解释支气管扩张症这一疾病的发生、发展、治疗过程以及感染在其中的作用。告知其预防感冒、减少烟雾和灰尘刺激、及时治疗上呼吸道慢性病灶（如扁桃体炎、鼻窦炎等）的重要意义。同时向患者讲明加强营养对机体康复的作用，使患者能主动摄取必需的营养素，以增加机体抗病能力。鼓励患者参加体育锻炼，注意劳逸结合，建立良好的生活习惯，以避免疾病复发及防止病情恶化。

（2）病情监测指导：指导患者自我监测病情，学会识别病情变化的征象，一旦发现症状加重，应及时就诊。

## 二、模拟练习

任务：情景准备，并通过角色扮演完成出院护理。

角色分配：患者、家属、医生、护士、主席、记录员、观察员。

主要护理项目：执行出院医嘱、出院宣教、出院护理记录、床单位的处理。

### 【观察与讨论】

1.在模拟练习中，护士入院评估的内容是否完整？问诊条理是否清晰？用词是否准确？体格检查的内容和手法是否正确？

2.患者住院期间，护士执行医嘱是否正确、及时？为患者实施的护理措施是否安全、有效？是否及时评估药物疗效、不良反应及病情变化？病情变化时是否及时采取有效的应对措施？医护配合是否高效？抢救结束有无及时完成护理记录？

3.对患者宣教的内容是否全面？方法、时机是否合适？宣教是否有效？若患者因咯血不止而出现极度恐慌，该怎么办？

4.护理过程中是否体现人文关怀？解释是否恰当？操作是否规范、娴熟？

### 【案例拓展】

#### 除不去的顽疾

徐大伯，59岁，农民。2h前田间割稻回来，突然咯出鲜红色血液200ml。无发热、胸痛及呼吸困难等表现，其子立即将他送往医院。从徐大伯儿子的叙述中了解到，徐大伯10年前曾患肺结核，予抗结核治疗1年。5年前开始间断出现咳嗽、咳痰，痰量不多，为脓性黏痰，偶有少量咯血。每次经抗感染、止血等治疗后症状好转。3年前胸部高分辨CT检查示"右上肺柱状支气管扩张"，多次查痰抗酸杆菌阴性。徐大伯无高血压、心脏病、糖尿病病史，无遗传病家族史，无烟酒嗜好。

就诊过程中，患者间断咯血，随后突然面色发青、表情紧张、双手乱动，出汗多，迅速送入急诊室救治。经急诊处置后，患者病情逐渐稳定下来。T 37.1℃，P 112次/min，R 22次/min，BP 130/70mmHg。睑结膜无苍白，浅表淋巴结未触及肿大，颈静脉无怒张。右上肺可闻及湿啰音，HR 112次/min，心律齐，未闻及心脏杂音。腹平软，无压痛，肝脾肋下未及。无杵状指。

实验室及其他检查：血常规 Hb 110g/L，RBC $4.08×10^{12}$/L，WBC $8.6×10^9$/L，N 78%，PLT $142×10^9$/L。胸部 CT 示：右上肺卷发样阴影，少许液平面。

请根据以上案例情景，开展基于问题的学习和模拟练习。

2-1-2-6 测试

（章迎儿　郑云慧）

**推荐阅读文献**

[1]Wilson JJ，Kirk A，Hayes K，et al. Applying the transtheoretical model to physical activity behavior in individuals with non-cystic fibrosis bronchiectasis[J]. Respir Care，2016，61(1):68-77.

# 主题三　支气管哮喘患者的护理

支气管哮喘(bronchial asthma)简称哮喘,是由多种细胞(如嗜酸性粒细胞、肥大细胞、T淋巴细胞、中性粒细胞、气道上皮细胞等)和细胞组分参与的气道慢性炎症性疾病。主要特征有气道慢性炎症、气道对多种刺激因素呈现的高反应性、可逆性气流受限以及随病程延长而产生的一系列气道结构的改变(即气道重塑)。临床表现为反复发作的喘息、气急、胸闷或咳嗽等症状,常在夜间及凌晨发作或加重,多数患者可自行或经治疗后缓解。

哮喘是世界上最常见的慢性疾病之一,全球约有3亿哮喘患者。我国哮喘患病率为0.5%～5.0%,呈逐年上升趋势。一般认为,发达国家的哮喘患病率高于发展中国家,城市高于农村,儿童高于青壮年,3岁左右出现一个发病高峰,老年人群再次出现增高趋势。根据全球和我国哮喘防治指南提供的资料,经过长期规范化的治疗和管理,儿童哮喘临床控制率可达95%,成人可达80%。哮喘病死率为(1.6～36.7)/10万,多与哮喘长期控制不佳、最后一次发作时治疗不及时有关。

## 【知识要点】

1.熟悉支气管哮喘的诱因和肺功能检查的临床意义。

2.熟悉支气管哮喘的诊断与治疗要点、糖皮质激素使用方法及注意事项。

3.掌握正确的吸入技术和呼吸峰流速仪的使用,指导患者正确自我管理。

4.掌握重度哮喘的护理要点。

2-1-3-1　知识导图

## 【临床情境】

### 燃秸秆之后

#### 第一幕

**病史**:李先生,30岁。2年前的一天,因受凉出现干咳,且夜间常常被咳醒,此症状持续1周后自行缓解。此后凡遇到雾霾天气、接触油烟等刺激性气味或受凉就会出现干咳,当脱离刺激性气味或口服孟鲁司特后即缓解。3h前李先生在田间焚烧秸秆,回家后出现了胸闷、气喘症状,且持续不缓解,由"120"送至医院急诊科。李先生无其他基础疾病,无食物、药物过敏史。其母有"哮喘病史"。

**社会心理状况和日常生活形态**:李先生,汉族,高中文化,农业经理人。已婚,与父母同住,家庭关系和谐。参加城乡居民医疗保险,无经济负担。无烟酒嗜好,性格内向。对本病有所了解,但重视程度不够。缺乏正确使用定量雾化吸入器的方法。

**体格检查**：T 36.9℃，P 102 次/min，R 26 次/min，BP 130/78mmHg。轻度喘息貌，说话常有中断，时有焦虑。浅表淋巴结未触及肿大，颈静脉无怒张。双肺叩诊呈清音，可闻及响亮而弥漫的哮鸣音，呼气相延长。心脏浊音界正常，HR 102 次/min，律齐，各瓣膜听诊区未闻及杂音。腹平软，无压痛，肝脾肋下未触及。无杵状指（趾），双下肢无水肿。

**实验室及其他检查**：快速动脉血气分析结果：见表 2-1-3-1。胸部 X 线片报告：两肺透亮度增加，呈过度充气状态。肺功能报告：使用支气管舒张剂后呼气峰流速（PEF）占预计值 68％。

表 2-1-3-1　动脉血气分析（未吸氧）

| 项目 | 结果 | | 正常值 |
|---|---|---|---|
| pH | 7.43 | | 7.35～7.45 |
| $PaO_2$（mmHg） | 65 | L | 75～100 |
| $PaCO_2$（mmHg） | 33 | | 35～45 |
| $HCO_3^-$（mmol/L） | 22.5 | | 22～27 |

初步诊断：支气管哮喘，急性发作期。

# 一、基于问题的学习

2-1-3-2 支气管哮喘发生过程

2-1-3-3 支气管哮喘诊断标准

**思考题 1**：李先生因"支气管哮喘（急性发作期）"收入呼吸科治疗。请问哪些证据支持这一诊断？

李先生被诊断"支气管哮喘（急性发作期）"的依据：

（1）病史特点：反复发作性干咳，与雾霾天气、接触刺激性气味或受凉有关；可自行或经治疗后缓解；本次发病诱因为燃烧秸秆（接触到刺激性气味），其后胸闷、气喘症状突然发生且持续不缓解。其母有"哮喘病史"。

（2）体检结果：双肺可闻及响亮而弥漫的哮鸣音，呼气相延长，未发现心脏病体征。

（3）实验室及其他检查：动脉血气分析示 $PaO_2$ 降低（65mmHg）；胸部 X 线片示：两肺透亮度增加，呈过度充气状态。肺功能报告：使用支气管舒张剂后呼气峰流速（PEF）占预计值 68％。

**思考题 2**：请根据李先生的临床资料，对其病情状况进行评估。

哮喘急性发作时病情轻重不一，可在数小时或数天内出现病情加重，偶尔可在数分钟内危及生命。故应尽快对患者病情作出正确评估，以便及时采取有效的治疗措施。

依据症状、体征、肺功能和动脉血气分析结果，哮喘急性发作时严重程度可分为轻度、中度、重度及危重 4 级（表 2-1-3-2）。本例中，李先生有胸闷、气喘症状，说话常有中断，时有焦虑，呼吸频率增快（26 次/min），双肺闻及响亮、弥漫的哮鸣音，脉搏增快（102 次/min），使用支气管舒张剂后 PEF 占预计值 68％，动脉血气分析示 $PaO_2$ 65mmHg，$PaCO_2$ 及 pH 值正常，为中度。为此，需密切监测李先生的病情变化，尤其夜间和凌晨。

表 2-1-3-2　哮喘急性发作时病情严重程度分级标准

| 分级 | 临床表现 | 实验室及其他检查 |
|---|---|---|
| 轻度 | 对日常生活影响不大,步行或上楼时气短,可有焦虑,尚安静;呼吸频率轻度增加,呼吸末期可闻及散在哮鸣音;P<100 次/min,无奇脉 | 肺通气功能和血气检查正常 |
| 中度 | 日常生活受限,稍事活动感气短,喜坐位,讲话常有中断,时有焦虑或烦躁;呼吸频率增加,可有三凹征,闻及响亮、弥漫的哮鸣音;脉搏 100~120 次/min,可出现奇脉 | 使用支气管舒张剂后 PEF 占预计值 60%~80%;$PaO_2$ 60~80mmHg,$PaCO_2 \leqslant$ 45mmHg,$SaO_2$ 为 91%~95%,pH 正常 |
| 重度 | 休息时感气短,端坐呼吸,只能发单字表达,常有焦虑和烦躁,大汗淋漓;R>30 次/min,常有三凹征,闻及响亮、弥漫的哮鸣音;P>120 次/min,有奇脉 | 使用支气管舒张剂后 PEF 占预计值<60%或绝对值<100L/min,或作用时间<2h;$PaO_2$<60mmHg,$PaCO_2$>45mmHg,$SaO_2 \leqslant$90%,pH 可降低 |
| 危重 | 患者不能讲话,嗜睡或意识模糊,胸腹矛盾运动,哮鸣音减弱甚至消失,脉搏变慢或不规则 | 严重低氧血症和高二氧化碳血症,pH 降低 |

**思考题 3:** 入院后医嘱:舒利迭 $50\mu g/250\mu g$ 1 喷 bid,泼尼松 20mg po qd,孟鲁司特 10mg qn……请分析舒利迭、孟鲁司特二药的作用机制。

(1)舒利迭:为沙美特罗和氟替卡松共同组成的复方制剂,是目前最常用的哮喘控制药。①沙美特罗:是一种长效 $\beta_2$ 受体激动剂,可减少嗜酸性粒细胞和肥大细胞脱颗粒和炎症介质释放,从而舒张支气管,缓解哮喘症状。②氟替卡松:是一种可供吸入的糖皮质激素,吸入糖皮质激素是当前治疗呼吸道炎症的有效措施之一。该药作用于气道炎症形成的诸多环节,如抑制嗜酸性粒细胞等炎症细胞在气道聚集、抑制炎症介质的生成和释放、减轻气道黏膜水肿、增加黏液清除、抑制黏膜腺体过度分泌等,从而有效控制气道炎症,缓解症状,改善肺功能。

2-1-3-4　支气管哮喘治疗要点

(2)孟鲁司特:为白三烯调节剂。通过对支气管平滑肌和其他细胞表面白三烯受体的拮抗,抑制肥大细胞和嗜酸性粒细胞释放白三烯,从而起到抗炎和舒张支气管平滑肌的作用。

**思考题 4:** 请问李先生目前主要存在哪些护理问题?

通过对患者资料的分析,我们认为李先生主要存在以下护理问题:

(1)气体交换障碍:与气道炎症、支气管痉挛、气道阻力增加有关。

(2)清理呼吸道无效:与支气管痉挛、黏膜水肿、分泌物增多等有关。

(3)活动无耐力:与胸闷、气喘有关。

(4)焦虑:与胸闷、气喘症状持续不缓解有关。

(5)知识缺乏:缺乏正确使用准纳器用药的相关知识。

**思考题 5:** 针对李先生存在的护理问题,应采取哪些护理措施?

目前李先生存在的首要护理问题是气体交换障碍,重点应围绕此问题实施护理。

(1)卧床休息:协助患者取舒适卧位(如半坐卧位或端坐卧位),以利于呼吸肌运动,改善呼吸困难。保持病室温度 18~22℃,相对湿度 50%~70%。注意:病室不可摆放花草,避免使用皮毛、羽绒或蚕丝织物等。

(2)氧气吸入:李先生动脉血气分析结果提示低氧血症(轻度缺氧),且存在胸闷、气喘症状,可予鼻导管低流量氧气吸入。

(3)提供心理支持:由于不良的情绪可诱发或加重哮喘发作,故吸氧的同时安慰患者,以平复其紧张、焦虑的情绪。也可适当允许家属在床旁陪伴,使患者产生安全感,进而放松心情。

(4)遵医嘱正确、及时给药。同时教会患者正确使用准纳器,并嘱患者饭后服用泼尼松,以减少对胃肠道黏膜的刺激。及时评估药物疗效及不良反应。

(5)教会并鼓励患者深呼吸及有效咳嗽,以改善通气,缓解症状。

(6)饮食护理:提供清淡、易消化、足够热量的饮食,避免易引起过敏的食物。由于患者哮喘急性发作时呼吸急促,水分丢失增加,进而可导致痰液黏稠而不易咳出,加重呼吸困难,故应鼓励患者多饮水,在心、肾功能正常的情况下,保证每日饮水量2500~3000ml。

(7)病情观察:注意观察患者的意识状态、呼吸频率、深度和节律,是否有辅助呼吸肌参与呼吸运动等,监测呼吸音、哮鸣音变化,监测动脉血气和肺功能情况,及时评估病情及治疗效果。特别应加强夜间巡视,因为夜间及凌晨是哮喘易发作的时间。

**思考题 6:** 如何帮助患者正确使用舒利迭(准纳器)?

(1)向患者介绍舒利迭相关知识、使用的必要性,并详细讲解与示范准纳器的操作要领:①一手握住准纳器外壳,另一手拇指向外推动准纳器的滑动杆直至发出咔哒声,表明准纳器已做好吸药的准备;②握住准纳器并使之远离口,在保证平稳呼吸的前提下,尽量呼气;③将吸嘴放入口中,深长、平稳地吸气,将药液吸入口中,屏气约10s;④拿出准纳器,缓慢恢复呼气,关闭准纳器(听到咔哒声表示关闭);⑤吸后漱口,清洁准纳器外壳,并将其放置阴凉处保存。

(2)使用舒利迭初始,注意检查患者的操作是否正确,并督促其按时使用。用药过程中观察有无心悸、骨骼肌震颤等不良反应(此为舒利迭中所含的沙美特罗通过黏膜进入血液引起骨骼肌兴奋所致)。

**思考题 7:** 为什么吸入给药(舒利迭)后要及时漱口?

舒利迭是沙美特罗和氟替卡松共同组成的复方制剂。其中,氟替卡松是一种糖皮质激素,若吸入后不漱口,局部可引起声音嘶哑、口腔溃疡;若药物通过黏膜入血,还可造成患者抵抗力下降、肌肉萎缩等症状。因此,吸入给药后一定要及时认真漱口,以防药物引起口腔局部和全身的不良反应。

## 二、模拟练习

**任务:**情景准备,并通过角色扮演完成患者入院后护理。

**角色分配:**患者、家属、医生、护士(甲)、护士(乙)、主席、记录员、观察员。

**主要护理项目:**卧位安置、生命体征测量、体温单绘制、吸氧、吸入给药、动脉血标本采集、病史询问与体格检查、入院宣教、入院护理记录。

第二幕

李先生入院次日凌晨,夜班护士巡视病房时发现其端坐呼吸,神情紧张,主诉胸闷、气急显著,无法平卧。SpO$_2$ 90%,R 28次/min,三凹征,P 108次/min,律齐,两肺布满哮鸣音,未闻及湿性啰音,BP 144/82mmHg。

## 一、基于问题的学习

**思考题 1:**该病情变化提示什么问题?

从症状和查体情况分析,可以认为李先生哮喘急性发作尚未得到控制,在夜间迷走神经兴

奋性增强等因素影响下,哮喘再次发作。目前主要护理问题是:

(1)低效型呼吸型态:与支气管痉挛、气道阻力增加有关。

(2)焦虑:与哮喘反复发作有关。

**思考题 2:**夜班护士该如何处理?

(1)立即通知医生。

(2)暂时调高吸氧流量,让患者保持平静,告诫紧张、焦虑可导致病情加重。

(3)立即建立静脉通路,遵医嘱给药。立即抽取动脉血标本检测。

(4)夜间密切监测病情变化。病情继续恶化者应配合医生紧急气管插管或切开+人工呼吸机通气治疗。

**思考题 3:**值班医生在评估患者病情后,嘱咐护士将氨茶碱加入 5% 葡萄糖溶液中静脉推注。请问:医生为什么给李先生使用氨茶碱? 静脉使用该药时需注意哪些事项?

氨茶碱是治疗哮喘的重要药物之一,适用于哮喘急性发作且近 24h 内未使用过茶碱类药物的患者,尤其适用于夜间哮喘症状的控制。该药具有以下作用:①扩张支气管平滑肌;②通过抑制肥大细胞、巨噬细胞、嗜酸性粒细胞等炎症细胞的功能而抑制支气管炎症,降低气道反应性;③增强呼吸肌(主要是膈肌)收缩力,减轻呼吸负荷增加造成的呼吸肌疲劳。

静脉使用氨茶碱时,应注意以下几点:①注意配伍禁忌。静脉滴注氨茶碱,不可与维生素 C、洛贝林、间羟胺(阿拉明)、去甲肾上腺素、青霉素等药物配伍。②静脉注射时浓度不宜过高,速度不宜过快。可将氨茶碱加入 5% 葡萄糖溶液中用微泵缓慢静脉注射[不超过 $0.25$ mg/(kg·min)],一般每次静脉推注时间宜在 10min 以上。③及时评估药物疗效及不良反应。由于氨茶碱的"治疗窗"窄,以及该药体内代谢存在较大的个体差异,容易出现毒性反应,特别是平时已应用氨茶碱治疗,静脉注射过快或浓度过高时更易发生。本药负荷剂量为 $4\sim$ 6mg/kg,其有效、安全的血药浓度范围为 $6\sim15\mu g/ml$。当血清浓度超过 $20\mu g/ml$ 时,可出现心动过速、心律失常;当血清浓度超过 $40\mu g/ml$ 时,可发生谵妄、惊厥,甚至呼吸、心搏停止而死亡。因此,在有条件的情况下应监测其血药浓度,及时调整浓度和静脉推注速度。

### 二、模拟练习

任务:情景准备,并通过角色扮演完成夜间哮喘发作的紧急处置。

角色分配:患者、医生、护士、主席、记录员、观察员。

主要护理项目:生命体征及氧饱和度监测、心肺听诊、吸氧、动脉血标本采集、静脉输液、微泵使用、护理记录。

2-1-3-5　呼吸困难急救流程

第三幕

经过一段时间的治疗,李先生的病情得到控制,$FEV_1$ 正常,胸闷、气急症状消失,可进行自主活动。医生告诉他明日出院,同时向他详细介绍了治疗哮喘药物的种类,一起探讨了长期治疗方案,并告知其缓解性药物可按需使用,控制性药物需长期每天使用,特别叮嘱出院后务必规范治疗。

### 一、基于问题的学习

**思考题 1:**缓解性药物、控制性药物分别指的是什么?

治疗哮喘的药物按临床用途可分为两大类,即缓解性药物和控制性药物。

(1)缓解性药物:指按需使用的药物,能迅速解除支气管痉挛从而缓解哮喘症状,亦称解痉平喘药。包括短效 $\beta_2$ 受体激动剂(SABA)、短效吸入型抗胆碱药(SAMA)、短效茶碱类、全身用糖皮质激素。

(2)控制性药物:指需长期使用的药物,主要用于治疗气道慢性炎症,使哮喘维持临床控制,亦称抗炎药。包括吸入型糖皮质激素(ICS)、长效 $\beta_2$ 受体激动剂(LABA,不单独使用)、控释茶碱、白三烯调节剂、色甘酸钠、酮替芬、联合药物(ICS/LABA)等。

**思考题 2:**治疗哮喘的药物什么时候服用比较好?

哮喘患者的通气功能具有明显的昼夜节律性,白天气道阻力最小,凌晨 0:00—2:00 时最大,且凌晨哮喘患者对乙酰胆碱和组胺最敏感,故哮喘患者常常在夜间或凌晨发病或病情加重。因此,多数平喘药以临睡前服用为佳,如氨茶碱缓释片、长效 $\beta_2$ 受体激动剂(班布特罗、丙卡特罗)、白三烯受体拮抗剂(孟鲁司特)等。方法:睡前 15~30min 服用,服药后不能立即卧床,否则药物有可能滞留食管,长期如此可导致食管溃疡。

**思考题 3:**哪些征象提示哮喘患者达到完全的临床控制?

根据目前哮喘临床控制评估标准(最好 4 周以上),可将哮喘治疗效果分为控制、部分控制和未控制 3 个等级。当满足以下所有条件,表明哮喘患者达到完全的临床控制:①白天症状无或≤2 次/周;②无活动受限;③无夜间症状/憋醒;④无须使用缓解药或≤2 次/周;⑤肺功能(PEF 或 $FEV_1$)正常。

**思考题 4:**李先生的妻子告诉责任护士,其丈夫平时不能很好地坚持服药。你会如何对患者进行指导?

(1)评估患者不能坚持服药的原因。

(2)宣教本病发作的特点,让患者认识到:哮喘是慢性疾病,需要长期治疗;哮喘虽不能被治愈,但经过有效的管理和治疗可以被很好地控制。

(3)告知患者所用药物的名称、用法、用量、主要不良反应及注意事项。指导患者掌握正确的药物吸入技术,遵医嘱使用 $\beta_2$ 受体激动剂和(或)糖皮质激素吸入剂。为避免忘记用药,可设闹铃提醒等。

(4)指导患者在家中自行监测病情变化并进行评定。教会患者识别哮喘发作的先兆表现和病情加重的征象以及简单的紧急自我处理方法。特别叮嘱患者外出随身携带止喘气雾剂($\beta_2$ 受体激动剂),一旦出现鼻痒、打喷嚏、流涕、流泪、干咳、喉部发痒、胸闷、呼吸不畅、精神紧张等哮喘发作先兆时,需保持平静,并立即吸入 $\beta_2$ 受体激动剂,以迅速控制症状。

(5)社会支持系统对哮喘患者的康复很重要,可动员患者家属参与对患者病情的管理,为其提供身心的支持。

**思考题 5:**出院前,李先生的妻子问护士:"以后是不是只要按医嘱规律用药,哮喘就可以控制了?"护士该如何回答?

哮喘的发生、发展受生物学、精神心理学和社会学等诸多因素的影响。受凉、呼吸道感染、吸入过敏原、闻到刺激性气味、摄入刺激性强的食物或某些药物(如 $\beta$ 受体阻滞剂、阿司匹林、镇静剂、血管紧张素转换酶抑制剂等)都可引起哮喘发作。近年研究发现,剧烈活动时由于过度通气,致使气道黏膜的水分和热量丢失,可致运动诱发性哮喘。研究还发现,情绪能诱发或抑制哮喘发作,当情绪激动、紧张不安时可促使哮喘发作。因此,护士应告诉李先生和他的妻子,除了规律用药,避免上述诱因也是控制哮喘不可或缺的重要组成部分。对于李先生而言,本次哮喘发作与燃烧秸秆后吸入了刺激性烟味有关。另外,李先生日常遇到雾霾天气、接触刺激性气味或受凉都会诱发干咳。因此日常生活、劳动中应尽可能避免这些因素,如遇到浓雾天气,尽量减少外出,不得不出门时可戴上口罩;围围巾或戴口罩避免冷空气刺激。日常应预防呼吸道感染,缓解期应积极参加体育锻炼、耐寒锻炼及耐力训练,以增强体质。

**思考题 6**:PETR 测定对哮喘患者有何意义? 如何指导患者正确使用峰流速仪?

峰流速仪可用于监测最大呼气峰流速(PEFR)。监测 PEFR 是发现早期哮喘发作最简便易行的方法。在未出现症状前,PEFR 下降,提示将发生哮喘的急性发作。除此之外,将每日测量的 PEFR 与标准 PEFR 比较,还能判断哮喘控制的程度和选择治疗措施。如果 PEFR 经常有规律地保持在 $80\%\sim100\%$(绿区),为安全区,说明哮喘控制满意;如果患者 PEFR 持续在绿区至少 3 个月,可考虑降级治疗。若 PEFR 在 $50\%\sim80\%$(黄区),为警告区,提示哮喘加重,需及时调整治疗方案。若 PEFR$<50\%$(红区),为危险区,说明哮喘严重,必须马上吸入短效支气管扩张剂,并立即到医院就诊。

峰流速仪的使用方法:取站立位,尽可能深吸一口气,然后用唇齿部分包住口含器后,以最快的速度,用 1 次最有力的呼气吹动游标滑动,游标最终停止的刻度就是此次峰流速值。嘱患者每日测量 PEFR,并做好记录与评价。

## 二、模拟练习

任务:情景准备,并通过角色扮演完成患者的出院护理。

角色分配:患者、家属、医生、护士、主席、记录员、观察员。

主要护理项目:出院医嘱处理、健康教育、峰流速仪使用、出院护理记录、床单位处置及铺备用床。

### 【观察与讨论】

1.在模拟练习中,护士入院评估的内容是否完整? 问诊条理是否清晰? 用词是否准确? 体格检查的内容和手法是否正确?

2.患者住院期间,护士执行医嘱是否正确? 用药期间是否及时观察药物的疗效及不良反应? 为患者实施的护理措施是否安全、有效? 有无及时评估病情变化? 如何判定呼吸困难的程度? 导致呼吸困难的原因有哪些?

3.在患者病情变化时,护士是否及时采取有效的应对措施? 医护配合是否高效? 抢救结束有无及时完成护理记录?

4.对患者宣教的内容是否全面? 方法、时机是否合适? 宣教是否有效?

5.护理过程中是否体现人文关怀? 有无违反无菌原则? 操作动作是否规范、娴熟?

### 【案例拓展】

## 不能呼吸的痛

一天,急诊科张医生的办公室来了一对父子,他们是张医生的邻居小明与父亲李大伯。刚一进门,小明就急急地说道:"张医生,我爸又憋了。前两天受凉感冒,出现咳嗽、打喷嚏、流涕等不适。1h 前走了趟楼梯,还没到家就觉胸闷、憋气,一直持续到现在。"

张医生了解李大伯的病情。那是 9 年前,小明家装修新房,李大伯闻了油漆味,当晚即感咽部不适,继而咳嗽、气喘,经治疗后缓解。此后,凡闻到油漆、汽油味就出现气喘,使用支气管解痉剂后迅速缓解。最近 1 年来,气急、胸闷时有发生。平日用舒利迭($50\mu g/250\mu g$,1 喷,2 次/天)。李大伯无其他基础病,无烟酒等不良嗜好。

张医生迅速为李大伯做了检查：T 37.5℃,P 122 次/min,奇脉,R 31 次/min,BP 120/75 mmHg。神志清,端坐位,呼吸促,只能发单字讲话。双肺可闻及广泛呼气相哮鸣音,两肺底闻及细湿啰音。心浊音界未扩大,HR 122 次/min,律齐,未闻及病理性杂音。腹部(一),双下肢无水肿。

做完体检后,急查动脉血气分析(未吸氧),结果如下：pH 7.33,$PaO_2$ 58mmHg,$PaCO_2$ 46mmHg。

请根据上述案例情景,开展基于问题的学习和模拟练习。

2-1-3-6 测试

（王艳萍　郑云慧）

### 📖 推荐阅读文献

[1]中华医学会呼吸病学分会哮喘学组.支气管哮喘控制的中国专家共识[J].中华内科杂志,2013,52(5):440-443.

[2]Burke H,Leonardi-Bee J,Hashim A,et al. Prenatal and passive smoke exposure and incidence of asthma and wheeze:systematic review and meta-analysis[J]. Pediatrics,2012,129(4):735-744.

[3] Global Initiative for Asthma. Global Strategy for Asthma Management and Prevention 2014(revision). http://www.ginaasthma.org/

[4]http://www.ginaasthma.org/

[5]http://chinaasthma.net/

## 主题四　慢性阻塞性肺疾病患者的护理

慢性阻塞性肺疾病(chronic obstructive pulmonary disease,COPD)简称慢阻肺,是一种以持续性气流受限为特征的慢性进展性肺部疾病。多见于长期较大量吸烟者或者较长期接触粉尘、烟雾、有害颗粒或气体的人群,多于中年以后发病,症状好发于寒冷季节。该病常常由慢性支气管炎发展演变而来,慢性咳嗽、咳痰通常为首发症状,气短或呼吸困难是患者的标志性症状。肺功能检查对 COPD 的诊断、严重程度评价、疾病进展状况、预后及治疗反应判断具有重要意义。

COPD 是呼吸系统疾病中的常见病和多发病,其患病率和病死率均居高不下。有资料显示,我国 COPD 患病率占 40 岁以上人群的 8.2%。世界银行/世界卫生组织的研究报告指出,至 2020 年,COPD 将位居世界疾病经济负担的第 5 位,并成为第三大死亡原因。尽管 COPD 患者人数多、死亡率高,但本病可防可治,其预后和病情轻重与是否有效去除病因及合理治疗息息相关,积极治疗可延缓病情的进展。

### 【知识要点】

1.熟悉 COPD 的危险因素、分级标准、肺功能检查的临床意义。

2.熟悉 COPD 的临床表现,并能提前预警相关并发症。

3.掌握 COPD 患者常用药物及副作用,能正确指导患者用药。

4.掌握 COPD 急性发作期的护理。

5.掌握 COPD 患者呼吸功能锻炼的方法、家庭氧疗技术,并给予患者个性化的指导。

2-1-4-1　知
识导图

【临床情境】

# 回家路上

## 第一幕

**病史**:周老伯,72 岁。因反复咳嗽、咳痰 10 年,加重伴活动后胸闷、气急 4 年,再发 1 周伴呼吸困难 2h 入院。周老伯女儿告诉医生:"老爸刚开始患病的几年里,每到冬春季总会出现咳嗽,咳白色黏痰,一般无发热、气急等不适,天气转暖后咳嗽就会慢慢好转,其间也会到社区卫生服务中心配些消炎、止咳、祛痰药服上几天,感觉好些了就停药。4 年前咳嗽、咳痰症状加重,同时伴活动后胸闷、气急,休息后可缓解。去年因症状加重住过 2 次医院,经止咳、祛痰、消炎、平喘治疗后症状缓解。1 周前不慎受凉,又出现咳嗽,咳黄白色黏痰,不易咳出,活动后气急明显,经自服茶碱、消炎药并到社区卫生服务中心吸氧后症状缓解。2h 前,老人打完麻将,回家路上出现呼吸困难,每走一小段路就会停下来喘气。幸亏邻居发现,给我们打了电话。"周老伯有高血压病史 10 余年,一直口服厄贝沙坦(1 片/日),血压稳定在 140/90mmHg 以下。否认其他疾病史,无食物、药物过敏史。

**社会心理状况和日常生活形态**:周老伯,本地人,文盲,长期务农。育有 2 儿 1 女,参加城乡居民医疗保险。吸烟史 50 余年,每天 1 包,多为劣质烟。5 年前家里拆迁,经济条件明显改善,爱上了搓麻将,每天 1~2 场。对本病有一定了解,但对诱发因素不够重视。

**体格检查**:T 37.8℃,P 110 次/min,R 28 次/min,BP 165/73mmHg。神志清,眉头紧锁,表情焦虑,呼吸促,口唇发绀,全身皮肤完好、温暖。颈部、锁骨上等浅表淋巴结未及肿大,桶状胸,两肺叩诊过清音,两肺可闻及散在哮鸣音和湿啰音。HR 110 次/min,律齐,未闻及病理性杂音。腹平软,无压痛及反跳痛,肝脾肋下未及。无杵状指(趾),双下肢无水肿,病理反射未引出。

**实验室及其他检查**:血常规检查结果见表 2-1-4-1,动脉血气分析结果见表 2-1-4-2。肺功能报告:吸入支气管扩张剂后 $FEV_1/FVC$ 为 58%,$FEV_1$ 为 39%预计值。

表 2-1-4-1　血常规检查

| 项目 | 结果 | | 参考范围 |
| --- | --- | --- | --- |
| WBC($\times10^9$/L) | 11.7 | H | 3.5~9.5 |
| N(%) | 86 | H | 40~70 |
| Hb(g/L) | 155 | | 130~175 |
| PLT($\times10^9$/L) | 207 | | 125~350 |

表 2-1-4-2　动脉血气分析(未吸氧)

| 项目 | 结果 | | 正常值 |
| --- | --- | --- | --- |
| pH | 7.33 | L | 7.35~7.45 |
| $PaO_2$(mmHg) | 56.3 | L | 75~100 |
| $PaCO_2$(mmHg) | 68.1 | H | 35~45 |
| $HCO_3^-$(mmol/L) | 28.5 | H | 22~27 |

初步诊断:①慢性阻塞性肺疾病,急性加重期;②Ⅱ型呼吸衰竭;③高血压病。

2-1-4-2
COPD 发生
过程

2-1-4-3
COPD 诊断
标准

## 一、基于问题的学习

**思考题 1:**周老伯被诊断"慢性阻塞性肺疾病急性加重期、Ⅱ型呼吸衰竭"的依据是什么?

(1)病史特点:周老伯有长期吸烟史(50 余年,每天 1 包劣质烟),寒冷季节反复咳嗽、咳痰 10 年,加重伴活动后胸闷、气急 4 年,再发 1 周伴呼吸困难 2h。

(2)体检结果:存在肺气肿征象(桶状胸,双肺叩诊过清音)。体温升高,呼吸频率增快,两肺闻及散在哮鸣音和湿啰音,口唇发绀。

(3)实验室及其他检查:白细胞升高;动脉血气分析示低氧血症($PaO_2$ 56.3mmHg)伴 $CO_2$ 潴留($PaCO_2$ 68.1mmHg),Ⅱ型呼吸衰竭考虑;肺功能检查:吸入支气管扩张剂后 $FEV_1/FVC$ 为 58%,提示患者存在肺通气功能障碍,持续气流受限。

综合周老伯的临床表现、存在吸烟的高危因素和肺功能检查、动脉血气分析结果,支持"慢性阻塞性肺疾病急性加重期、Ⅱ型呼吸衰竭"的诊断。导致患者本次急性加重的原因为呼吸道感染以及香烟烟雾吸入(打麻将时主动或被动吸烟)。

**思考题 2:**导致周老伯口唇发绀的原因是什么?

发绀(cyanosis),是指血液中脱氧血红蛋白增多或血中含有异常血红蛋白衍化物(高铁血红蛋白、硫化血红蛋白)所致的皮肤黏膜青紫现象。

本例中,由于周老伯患有慢性阻塞性肺疾病,气体交换障碍,动脉血氧饱和度降低,致使血液中血红蛋白氧合不全,血中脱氧血红蛋白增多引起发绀。一般当血氧饱和度下降至 80%～85% 时,可在皮肤较薄、色素较少和毛细血管丰富的部位,如舌、口唇、鼻尖、耳廓和甲床等处观察到较明显的发绀。

**思考题 3:**请判断周老伯病情的严重程度?

目前对 COPD 患者病情严重程度的评估主要基于症状、肺功能结果以及有无并发症等。改良版英国医学研究委员会呼吸困难问卷(mMRC 问卷,见表 2-1-4-3)可用于症状评估;根据 COPD 患者 $FEV_1$ 下降程度(GOLD 分级,见表 2-1-4-4)可判断患者的肺功能。

本例患者去年因急性加重住院 2 次,已经预示未来急性加重的风险增加。本次入院后,立即抽血查动脉血气分析,并采用 mMRC 问卷、GOLD 分级标准进行症状及肺功能评估,显示周老伯呼吸困难 3 级、重度气流受限、Ⅱ型呼吸衰竭,提示病情危重,需积极救治,严密观察。

表 2-1-4-3　mMRC 问卷

| mMRC 分级 | 呼吸困难症状 |
| --- | --- |
| 0 级 | 剧烈活动时出现呼吸困难 |
| 1 级 | 平地快步行走或爬缓坡时出现呼吸困难 |
| 2 级 | 由于呼吸困难,平地行走时比同龄人慢或需要停下来休息 |
| 3 级 | 平地行走 100m 左右或数分钟后即需要停下来喘气 |
| 4 级 | 因严重呼吸困难而不能离开家,或在穿脱衣服时即出现呼吸困难 |

**表 2-1-4-4　COPD 患者气流受限严重程度的 GOLD 分级**

| 肺功能分级 | 患者肺功能 $FEV_1$ 占预计值的百分比 |
|---|---|
| 1 级：轻度 | $FEV_1 \geqslant 80\%$ 预计值 |
| 2 级：中度 | $50\% \leqslant FEV_1 < 80\%$ 预计值 |
| 3 级：重度 | $30\% \leqslant FEV_1 < 50\%$ 预计值 |
| 4 级：极重度 | $FEV_1 < 30\%$ 预计值 |

**思考题 4：**入院后医嘱：鼻导管持续低流量吸氧（氧流量 1～2L/min），哌拉西林他唑巴坦钠针 4.5g iv q8h，二羟丙茶碱针 0.25g iv bid，硫酸特布他林雾化液 5mg bid 雾化吸入，异丙托溴铵雾化吸入液 500μg bid 雾化吸入，甲泼尼龙琥珀酸钠针 40mg iv qd，沐舒坦针 30mg ivgtt bid……请分析为周老伯持续低流量吸氧的理由。

周老伯为 COPD 并发Ⅱ型呼吸衰竭患者。患者由于 $PaCO_2$ 长期处于高水平，呼吸中枢对 $CO_2$ 的敏感性降低，其呼吸的调节主要依靠缺氧刺激外周化学感受器而反射性兴奋呼吸中枢。若吸入高浓度氧后，$PaO_2$ 的升高可消除这一反射机制，导致患者自主呼吸抑制，甚至出现呼吸停止。

2-1-4-4
COPD 治疗
要点

**思考题 5：**周老伯目前主要存在哪些护理问题？

通过对患者资料的分析，我们认为周老伯主要存在以下护理问题：

（1）气体交换障碍：与气道阻塞、通气不足、肺泡呼吸面积减少有关。

（2）清理呼吸道无效：与分泌物增多而黏稠、无效咳嗽有关。

（3）活动无耐力：与呼吸困难、氧供与氧耗失衡有关。

（4）体温过高：与并发呼吸道感染有关。

（5）焦虑：与急性发作、预感病情危重有关。

（6）潜在并发症：肺性脑病、电解质及酸碱平衡紊乱、心律失常、自发性气胸等。

**思考题 6：**周老伯入院后，首先应采取哪些护理措施？

周老伯目前存在的首要护理问题是气体交换障碍和清理呼吸道无效，应重点围绕此问题开展护理。

（1）协助患者卧床休息：取坐位或半坐卧位，保持室内适宜的温度以防受凉，室内相对湿度以 70% 为宜。同时做好患者心理疏导，以减轻焦虑。

（2）氧疗护理：遵医嘱予鼻导管持续低流量吸氧（氧流量 1～2L/min）；告知吸氧注意事项，并特别提醒吸烟及擅自调高氧流量的危险。吸氧 30min 后抽取动脉血做血气分析。

（3）保持呼吸道通畅：嘱患者多饮水，以达到稀释痰液的目的。同时指导并鼓励患者有效咳痰，并配合胸部叩击以促进痰液排出。

（4）遵医嘱予抗生素、支气管舒张药、糖皮质激素、祛痰药等治疗，注意观察药物疗效及不良反应。

（5）指导患者进行缩唇呼吸训练：由于 COPD 患者需要增加呼吸频率来代偿呼吸困难，而这种代偿多依赖于辅助呼吸机参与呼吸（即胸式呼吸），容易引起疲劳，可指导患者进行缩唇呼吸，以改善呼吸功能。

（6）加强病情监测：观察患者咳嗽、咳痰情况及呼吸困难的程度，监测动脉血气分析和水、电解质、酸碱平衡情况。若出现呼吸困难、发绀无缓解且加重，伴意识障碍，应及时备好呼吸机,配合医生积极救治。

**思考题 7:**如何进行缩唇呼吸?

缩唇呼吸训练:其目的是通过缩唇形成的微弱阻力来延长呼气时间,增加气道压力,延缓气道塌陷,从而改善患者的呼吸功能。方法:协助患者取舒适卧位,指导患者先闭嘴经鼻吸气,然后通过缩唇(吹口哨状)慢慢呼气,同时收缩腹部。吸呼比为 1:2 或 1:3。缩唇的程度与呼气流量以能使距口唇 15~20cm 处、与口唇同一水平的蜡烛火焰随气流倾斜又不至于熄灭为宜。每天练习 3~4 次,每次重复 8~10 次。

**思考题 8:**如何实施胸部叩击?

(1)操作前评估患者有无气胸、咯血等禁忌证。

(2)方法:协助患者取侧卧或坐位。操作者双手手指弯曲并拢,呈杯状,以手腕的力量,从肺底自下而上,由外向内,迅速有节律地叩击胸背部。叩击频率为 120~180 次/min。每次叩击应在餐后 2h 或餐前 30min 进行,叩击时间为 5~15min,叩击应避开乳房、心脏、骨突处。

## 二、模拟练习

**任务:**情景准备,并通过角色扮演为周老伯实施入院护理。

**角色分配:**患者、患者女儿、医生、护士(甲)、护士(乙)、主席、记录员、观察员。

**主要护理项目:**卧位安置、生命体征测量、体温单绘制、吸氧、雾化吸入、静脉输液、动脉血标本采集、病史询问与体格检查、健康教育。

第二幕

入院当晚,周老伯如厕后回到床上,自觉呼吸困难加重,不能平卧。呼吸 35 次/min,心率 138 次/min,血氧饱和度 75%。紧接着出现胡言乱语、躁狂不安等精神症状。

## 一、基于问题的学习

**思考题 1:**该病情变化提示什么问题?

应警惕肺性脑病。

**思考题 2:**此时该如何处理?

(1)拉起床档进行安全保护,同时请人迅速通知医生。

(2)立即摇高床头,帮助患者取高半卧位或坐位,绝对卧床休息。

(3)继续低流量持续吸氧;检查静脉输液通畅;抽取动脉血行血气分析。

(4)床边备好各种抢救设施(如无创呼吸机、抢救车等)。

(5)遵医嘱使用呼吸兴奋剂。

(6)密切关注患者的意识、生命体征和肺部呼吸音变化,观察药物的疗效和不良反应。

**思考题 3:**由于患者胸闷、气急症状未能缓解,血氧饱和度持续在 75%,医嘱予无创呼吸机辅助通气(BiPAP)。请问使用无创呼吸机时需注意哪些事项?

BiPAP 即双水平正压通气,是目前常用的无创正压通气方式,具有无须建立人工气道、人机配合好、痛苦少、使用方便的优点。其吸气压(IPAP)大于呼气压(EPAP)。吸气压可帮助患者克服气道阻力,改善呼吸肌疲劳和肺泡通气量;呼气压可对抗内源性呼气末正压,防止肺泡萎陷,改善弥散功能,改善肺内气体分布不均状况,使肺泡内二氧化碳有效排出,起到提高氧分压、降低二氧化碳分压的目的。使用注意事项如下:

(1)首先做好解释工作,消除患者的恐惧心理,同时帮助患者取舒适半卧位(床头抬高30°)。

（2）根据患者脸型大小选择合适的面罩，系上头带后调节系带拉力至面罩不漏气为止。

（3）将呼吸机通气模式设定为S/T模式，以保证患者在有/无自主呼吸下的通气。呼吸频率预设为12～16次/min；IPAP初设为8cmH$_2$O，待患者逐渐适应后升高至20cmH$_2$O左右，EPAP设为3～5cmH$_2$O。将呼吸机管道接上面罩后连接输氧管，氧气流量为2～5L/min。

（4）上机后严密观察患者的意识、生命体征、SaO$_2$、血气分析、气道分泌物及呼吸困难缓解情况、呼吸机使用依从性等，同时密切关注有无机械通气引发的并发症，如面部压疮、刺激性结膜炎、口咽干燥、胃胀气、吸入性肺炎、排痰障碍等。

（5）当患者病情改善后，应逐步降低各设定参数，减少通气时间直至撤机。

（6）撤机后继续予鼻导管吸氧48h，氧流量设定为1～2L/min。

**思考题4：**若患者在使用无创呼吸机过程中突然断电，应如何处理？

（1）使用手电筒临时提供照明。对于有蓄电池的呼吸机，仔细观察呼吸机运行是否正常，并做好家属的解释与安抚。没有蓄电池的呼吸机，根据患者情况予鼻导管给氧或简易呼吸器辅助通气，同时立即通知医生。

（2）立即与有关部门联系，采取各种措施尽快恢复正常供电。

（3）密切观察患者的意识、呼吸、脉搏、血氧饱和度等情况。

2-1-4-5 呼吸困难急救流程

## 二、模拟练习

任务：情景准备，并通过角色扮演完成呼吸困难的急救。

角色分配：患者、家属、医生、护士、主席、记录员、观察员。

主要护理项目：护理评估、卧位安置、静脉输液、动脉血标本采集、无创机械通气、护理记录。

第三幕

经过一段时间的抗感染、化痰、平喘、吸氧等治疗和精心护理，周老伯症状明显改善。医嘱：肺功能检查。可当护士去通知周老伯做肺功能检查时，他很生气，明确表示不同意做，理由是入院时做过肺功能检查，胸部CT也才做过，再做肺功能检查就是重复检查，他认定是医院为了多挣钱才这么做的。生气的同时，他还取出了烟盒准备抽烟。护士见状立即阻止了周老伯抽烟，并与其进行了一次深入沟通。听了责任护士的解释，周老伯决定戒烟，并痛快地去做了肺功能检查。根据检查结果，医生认为周老伯病情已稳定，告知明日可出院了，同时为他制定了长期治疗方案。

## 一、基于问题的学习

**思考题1：**哪些征象提示COPD患者处于病情稳定期？

COPD患者咳嗽、咳痰和气短等症状稳定或症状轻微，即可认定其病情处于稳定期。

**思考题2：**周老伯在入院时做过肺功能检查，入院后做过胸部CT，为什么出院前还要做肺功能检查？

胸部CT主要是对肺的影像检查，就是给肺拍照片，它可以直观地看到肺组织有没有新生病灶，可帮助医师鉴别肿瘤、结核、支气管扩张症等同样可能引起慢性咳嗽、咳痰的病症。肺功能检查主要用于检测呼吸道的通畅程度、肺容量的大小等，是诊断慢性阻塞性肺疾病的"金标准"。该项检查除了对COPD的诊断有重要价值外，在判断COPD的严重程度、疾病进展与预后、治疗效果及稳定期治疗方案的调整等方面均有重要的意义。尽管周老伯入院时做过肺功能检测,但经过治疗,入院时的肺功能检测结果已不能真实反映当前的肺功能状况。对患有COPD的周老伯来说,应该做到"像测量血压一样定期检查肺功能"。只有这样,医生才能帮助周老伯制定安全、有效的治疗方案。

**思考题 3:**请问护士为什么阻止周老伯抽烟并最终说服他戒烟?

实验研究表明:吸烟可使支气管上皮纤毛变短,排列不规则,使纤毛运动发生障碍,可以削弱肺泡吞噬细胞的吞噬功能,从而降低气道局部的抵抗力。此外,吸烟还可引起支气管痉挛,增加气道阻力。流行病学研究表明,吸烟是 COPD 发病最重要的危险因素。同时研究也证实,任何烟龄的患者在戒烟后都可有效地减缓肺功能下降和病情发展的速度。因此,戒烟对阻止 COPD 的发展十分重要,不论是处于急性发作期还是稳定期的患者,戒烟都是其首先应做到的事。护士不但要教育患者本人戒烟,家属也要戒烟,以避免室内烟雾继续对 COPD 患者气道产生炎症刺激。

**思考题 4:**冬季是 COPD 急性发作的高发季。护士可从哪些方面对周老伯进行指导,以帮助其安然过冬?

(1)积极防治感冒:冬季是感冒的高发季节,积极预防和治疗上呼吸道感染是减少 COPD 急性发作最重要的手段。嘱患者除了自己主动戒烟外,应避免去人流集中之地,特别是吸烟场所。寒冷季节外出注意保暖,回家后勤洗手。有条件时可以注射流感疫苗、肺炎疫苗,因为这些疫苗可以减少 COPD 患者呼吸道感染的机会。一旦感冒,要多休息,多喝水,多吃水果,可适当补充维生素 C,如出现咳嗽、咳痰、气急症状加重,应及时就医。

(2)适当锻炼,避免过多户外活动:对于 COPD 患者来说,冬天应相对减少户外活动,尤其在空气污染较严重时应避免外出。经常开窗通气,保持室内空气新鲜。冬季避免晨练和夜间的锻炼,可在太阳出来后外出做适当的活动与锻炼,如深呼吸训练、打太极拳、散步等,以锻炼体质,增加机体的耐寒能力。

(3)遵医嘱规范用药:长期、规律的药物治疗可以控制 COPD 患者的症状,减少急性加重的频率和严重程度,提高运动耐量和生命质量。嘱患者定期去医院检查,依据症状、肺功能及急性加重风险等综合评估结果遵医嘱用药,并教会患者正确使用气雾剂,提高依从性。另外,告知患者慎用镇静剂,以免引起呼吸抑制而加重病情;也不宜单纯使用镇咳药,以免抑制主动咳痰能力。

(4)坚持呼吸功能锻炼:指导患者进行腹式呼吸训练并嘱长期坚持,以改善呼吸功能。方法:取立位、平卧位或半卧位,左右手分别放在上腹部和胸前。鼻缓缓吸气,腹部凸出,手感到腹部向上抬起;呼气时经口呼出,手感到腹部下降。通过缓呼深吸,以增进肺泡通气量。每天练习腹式呼吸 3~4 次,每次重复 8~10 次。熟练后可逐步增加次数和训练时间,使之成为日常的呼吸习惯。

(5)营养支持:营养支持能提高 COPD 患者的免疫功能,减少感染的机会。由于患者二氧化碳潴留,应避免高碳水化合物食物的摄入,以减少二氧化碳的产生。帮助患者制订足够热量和蛋白质的饮食计划,可摄入鸡肉、牛肉、瘦猪肉、豆制品、新鲜蔬菜、水果等,注意少食多餐,以达到并保持理想体重。避免食用过冷、过热、生硬食物,因其可刺激气管引起阵发性咳嗽。茶碱类药物易引起胃肠道不良反应,服用时注意避免饮用咖啡、茶和可口可乐等。在心功能良好状态下,嘱患者每天摄入水量 1500~2000ml,以利痰液稀释,更好地促进排痰。

(6)日常起居应避免胸、腹内压过高:如保持大便通畅、不用力屏气、不做剧烈的运动等,避免肺大泡及破裂导致气胸。

**思考题5:**医生建议周老伯出院后可长期家庭氧疗。请问如何安排周老伯家庭氧疗的时间与流量?通过哪些指标可帮助周老伯自行评价氧疗效果?

氧疗是纠正COPD患者缺氧最直接和最有效的方法,已证明长期的家庭氧疗可提高COPD伴慢性呼吸衰竭患者的生存率。但是,不适当的氧疗不仅影响疗效,甚至会造成严重后果。对于Ⅱ型呼吸衰竭的患者,其呼吸中枢是靠缺氧刺激而兴奋,若纠正了低氧血症,就解除了低氧性驱动,使呼吸中枢抑制,呼吸减弱或停止。因此,对于周老伯而言,理想的氧疗是将血氧分压提高到比较安全的水平而又不至于解除患者的低氧性呼吸驱动。其氧流量以1~2 L/min为宜,采用鼻导管吸氧,每日吸氧时间10~15h,维持氧饱和度90%左右即可。

以下指标可帮助周老伯自我评价氧疗效果:如果吸氧后,呼吸困难减轻,呼吸频率减慢,发绀减轻,心率减慢,活动耐力增加,则提示氧疗有效。

**思考题6:**在办好出院手续,准备离开病房时,周老伯的女儿有些迟疑地问责任护士:"我爸特别喜欢打麻将,听说患COPD的人打麻将很容易出现肺栓塞,这病比心梗还凶险。请问这是真的吗?出现哪些表现提示有发生肺栓塞的可能?可否预防?"

引起肺栓塞的血栓主要来源于下肢深静脉的血栓脱落。由于人体下肢血液流动缓慢,若打麻将时长时间不活动,局部血流会更缓,加之COPD患者因慢性缺氧可致肺血管收缩、痉挛以及继发性红细胞增多、血液黏稠度增加,比一般人更易形成血栓。血栓一旦脱落就会随着血液移行至肺动脉内,形成肺栓塞。当肺动脉被血栓堵塞,血液会停止流动,人马上会失去意识。

对于长时间不活动者,若两侧下肢粗细不一,其中一侧下肢出现肿胀、疼痛或压痛,行走后患肢易疲劳或肿胀加重,应注意下肢深静脉血栓发生的可能。若患者有一侧下肢肿胀、疼痛,且突发"原因不明"的气短,特别是劳力性呼吸困难,应警惕肺栓塞的可能。

预防措施:①避免可增加静脉血流淤滞的行为,如长时间保持坐位特别是坐时跷二郎腿以及穿束膝长筒袜、长时间站立不活动等。②多饮水:每天喝1500~2000ml的白开水(大约8杯),可以有效降低血液黏稠度,防止血液流动过慢导致血栓形成,特别是打麻将的时候。③活动下肢:经常做下肢的屈伸活动,可调动小腿肌肉泵的作用,增加静脉血的流速,促进下肢静脉血的回流。打麻将时,建议每隔1~2h活动下肢。④使用医用弹力袜:可选用弹力在15~20mmHg的减压弹力袜。弹力袜可有效减少下肢静脉血在下肢停留的时间,具有很好的预防效果。⑤戒烟:包括主动和被动吸烟,长期吸烟也会损伤血管内皮细胞,导致血栓形成。

## 二、模拟练习

**任务:**情景准备,并通过角色扮演完成对周老伯的出院护理。

**角色分配:**患者、家属、医生、护士、主席、记录员、观察员。

**主要护理项目:**健康教育、执行出院医嘱、出院护理记录、床单位的处理。

2-1-4-6　呼吸功能锻炼宣教

【观察与讨论】

1.在模拟练习中,护士入院评估内容是否完整?问诊条理是否清晰?用词是否准确?体格检查的内容和手法是否正确?

2.患者住院期间,护士执行医嘱是否正确?用药期间是否及时观察药物疗效及不良反应?为患者实施的护理措施是否安全、有效?有无及时评估病情变化?医护配合是否高效?

3.对患者宣教的内容是否全面?方法、时机是否合适?宣教是否有效?

4.护理过程中是否体现人文关怀？有无违反无菌原则？操作动作是否规范、娴熟？

**【案例拓展】**

## 爱吸烟的刘大伯

　　刘大伯，68 岁，烟龄 40 年，平均每天 1 包。25 年前开始出现间断咳嗽、咳痰，每年持续 3~4 个月。8 年前出现劳累后喘憋、心悸、呼吸困难，休息后可缓解。1 周前因感冒出现发热、咳嗽、咳痰、心悸加重伴下肢水肿，抗感染治疗效果不佳。本次发病以来，精神、睡眠欠佳，食欲明显减退，尿量减少。患者无高血压、冠心病、糖尿病病史，善沟通，对疾病知识有一定的了解。

　　查体：T 37.7℃，P 98 次/min，R 25 次/min，BP 110/70mmHg，搀扶入病房。神志清，口唇发绀，肝颈静脉回流征阳性。桶状胸，双肺叩诊过清音，听诊呼吸音粗，两肺可闻及干湿性啰音，HR 98 次/min，律齐。腹部无异常。双下肢水肿，杵状趾。

　　实验室及其他检查：WBC $10.6 \times 10^9$/L，N 93%。肺功能检查示 $FEV_1$/FVC 为 50%，$FEV_1$ 为 40%预计值。

　　请根据以上案例情景，开展基于问题的学习和模拟练习。

2-1-4-7 测试

（陆卫芬　郑云慧）

## 推荐阅读文献

[1]中华医学会呼吸病学分会慢性阻塞性肺疾病学组.慢性阻塞性肺疾病诊治指南：2013 年修订版[J].中华结核和呼吸杂志,2013,36(4):255-264.

[2]Chen L，Wang T，Guo L，et al. Overexpression of RAGE contributes to cigarette smoke-induced nitric oxide generation in COPD[J]. Beitrage Zur Klinik Der Tuberkulose，2014,192(2):267-275.

[3]Zou W，Zou Y，Zhao Z. Nicotine-induced epithelial-mesenchymal transition via Wnt/β-catenin signaling in human airway epithelial cells[J]. Am J Physiol Lung Cell Mol Physiol，2013,304(4):L199-L209.

[4]http://goldcopd.org/

# 第二章

# 循环系统疾病患者的护理

循环系统疾病包括心脏和血管疾病,合称心血管病。研究显示,心血管病是全球范围内造成死亡的最主要原因,与其他任何原因相比,心血管病每年造成的死亡人数最多,预测到 2030 年,约 2360 万人将死于心血管病。《中国心血管病报告 2017》概要指出,我国心血管病患者人数约 2.9 亿,即每 5 个成人中有 1 人患心血管病。心血管病死亡占我国城乡居民总死亡原因的首位,农村为 45.01%,城市为 42.61%。心血管病负担日渐加重,已成为重大公共卫生问题,加强心血管病防治工作刻不容缓。可喜的是,近年来,以多学科合作为基础的心血管病一级预防、慢性病管理和综合心脏康复越来越受到重视,基于互联网的移动医疗也给患者的全面、全程管理带来了全新的模式、思路和希望。

## 主题一 原发性高血压患者的护理

原发性高血压(primary hypertension)是在一定的遗传背景下,由多种环境因素交互作用引起的,以动脉血压持续升高为特征的心血管综合征,通常简称为高血压。本病是心脑血管病的元凶,可以引发脑卒中、心肌梗死等高危并发症,严重影响患者的生存质量。在我国,平均每 5 个成年人中就有一个高血压患者,高血压被誉为"国民第一疾病"。但高血压在我国呈现"一高三低"(高患病率、低知晓率、低治疗率和低控制率)现象。据《中国居民营养与慢性病状况报告(2015)》显示,我国成人高血压的知晓率为 46.5%,治疗率为 41.1%,控制率为 13.8%。因此,我国高血压防治任务十分艰巨。

【知识要点】

1. 熟悉高血压的危险因素。
2. 熟悉高血压的分级标准以及高血压患者心血管风险分层依据。
3. 熟悉高血压诊断与治疗要点、降压药物种类及作用特点。
4. 掌握高血压的护理要点及社区人群高血压防治指导。

2-2-1-1 知识导图

【临床情境】

### 她为什么突然鼻血不止?

#### 第一幕

**病史:**胡大妈,66 岁。13h 前无明显诱因下出现鼻出血,鲜红色,因血流不止来院急诊,测血压 250/128mmHg。立即予口服硝苯地平缓释片 10mg、患侧鼻腔填塞止血,并收住入院。据胡大妈回忆,她母亲 60 岁时被诊断高血压,她本人在 6 年前因劳累后出现头晕、头痛去医院就诊,也被诊断为"高血压",此后间断服用降压药。无药物过敏史。

**社会心理状况和日常生活形态**:胡大妈,汉族,初中文化,农民。已婚,育有一子一女,均体健。参加城乡居民医疗保险,无经济负担。爱吃零食,不爱运动,无烟酒嗜好,人格独立,但比较急躁。

**体格检查**:T 36.7℃,P 80 次/min,R 20 次/min,BP 175/102mmHg,身高 170cm,体重 81kg,神志清,精神紧张,颈静脉无怒张。双肺呼吸音清,心律齐,第一心音强度中等,未闻及心脏杂音及心包摩擦音。腹部检查未发现阳性体征。双下肢无水肿,四肢肌力、肌张力正常,病理征阴性。

**实验室及其他检查**:心电图(图2-2-1-1)报告:窦性心律,T 波轻度改变。入院次日晨血液学检查结果:血糖、电解质、肝肾功能指标正常,血脂分析见表 2-2-1-1。

表 2-2-1-1　血脂分析

| 项目 | 结果 | | 参考范围 |
| --- | --- | --- | --- |
| TG(mmol/L) | 4.2 | H | 0.45～1.81 |
| HDL(mmol/L) | 0.7 | L | 1.04～1.55 |
| LDL(mmol/L) | 3.43 | H | 2.07～3.37 |

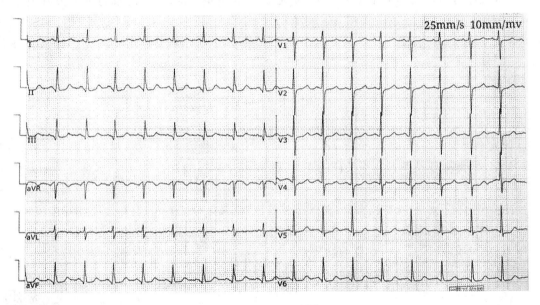

图 2-2-1-1　心电图

初步诊断:①3 级高血压;②鼻出血;③高脂血症;④肥胖症。

# 一、基于问题的学习

2-2-1-2 原发性高血压发生过程

**思考题 1**:胡大妈被诊断 3 级高血压。按照危险度分层,她属于哪一层?

按照高血压分级标准,收缩压≥180mmHg 和(或)舒张压≥110mmHg 为 3级高血压(重度)。胡大妈就诊时血压高达 250/128mmHg,符合此标准。

从现有资料中我们发现,胡大妈除了患有重度高血压,还存在 2 个以上其他心血管危险因素:①年龄＞65 岁(女);②血脂异常(LDL＞3.3mmol/L,HDL＜1.0mmol/L);③早发心血管病家族史(其母＜65 岁患高血压);④肥胖(BMI 28.03kg/m²)。按照高血压患者心血管风险水平分层标准,胡大妈为心血管风险"很高危"人群。

**思考题 2**：胡大妈鼻出血的可能原因是什么？

从病史看，胡大妈有高血压病史 6 年，日常服药不规律，这导致其血压控制不良。本次就诊时，胡大妈血压 250/128mmHg，鼻腔出血量大，不能自止，需鼻腔填塞方可止血。因此，我们考虑胡大妈的鼻出血与高血压有关。由于其血管长期承受高压，弹性变差、脆性增加，再加鼻腔血管比较丰富，又是一个对外开放的通道，所以一不小心就容易出血。对于高血压患者而言，鼻出血预示着血压不稳定，应警防脑卒中的发生。

2-2-1-3 原发性高血压诊断标准

**思考题 3**：医生告诉胡大妈，由于血压过高导致了鼻出血，需要住院治疗。入院后医嘱：氨氯地平 5mg qd，缬沙坦氢氯噻嗪 1 片（80mg/12.5mg）qd……请分析上述二药的作用机制与作用特点。

上述二药的作用机制与作用特点见表 2-2-1-2。

2-2-1-4 原发性高血压治疗要点

**表 2-2-1-2　药物的作用机制与作用特点**

| 药物 | 作用机制 | 作用特点 |
|---|---|---|
| 氨氯地平片 | 钙通道阻滞剂。该药主要通过阻断血管平滑肌细胞上的钙离子通道发挥扩张血管、降低血压的作用 | 起效迅速，降压疗效和幅度相对较强，剂量与疗效呈正相关。与其他类型降压药联合使用能明显增强降压作用 |
| 缬沙坦氢氯噻嗪 | 该药为复合制剂。缬沙坦通过阻断血管紧张素Ⅱ受体发挥降压作用。氢氯噻嗪为利尿剂，通过排钠，降低细胞外容量，减轻外周血管阻力而发挥降压作用 | 起效缓慢，但持久而平稳。血管紧张素Ⅱ受体拮抗剂与利尿剂联合使用能明显增强降压效果 |

**思考题 4**：为胡大妈降压时，其血压控制目标值达多少合适？

本例中，胡大妈年龄大于 65 岁，就诊时血压显著升高（250/128mmHg），心电图示"窦性心律，T 波轻度改变"，应逐步降压，其目标值<150/90mmHg，若能耐受，可进一步降至<140/90mmHg。

**思考题 5**：胡大妈目前主要的护理问题有哪些？

通过对临床资料的分析，我们认为胡大妈主要存在以下护理问题：

（1）舒适的改变（鼻出血）：与血压急剧增高有关。

（2）潜在并发症：高血压急症。

（3）有受伤的危险：与使用降压药导致直立性低血压或高血压头晕等有关。

（4）知识缺乏：缺乏高血压相关知识。

（5）营养失调（高于机体需要量）：与摄入过多、缺少运动有关。

**思考题 6**：胡大妈入院后，首先应采取哪些护理措施？

（1）嘱患者卧床休息，注意为其提供安静、温暖、舒适的住院环境。

（2）遵医嘱予降压药物，同时密切监测血压及鼻出血情况。

（3）稳定患者的情绪：向患者阐明不良情绪可诱发高血压急症，根据其性格特点提出调整方法，帮助其保持情绪的平和与稳定。

**思考题 7**：胡大妈日常饮食有哪些要求？

饮食疗法对于预防和控制高血压的发生具有非常重要的意义。合理的饮食不仅可以很好地预防高血压的发生,还可以降低血压,提高降压药疗效,降低心血管风险。由于胡大妈存在高血压、高脂血症及肥胖,其日常饮食应注意如下几点:

(1)限制钠盐摄入,增加钾盐摄入。告知患者钠盐可显著升高血压,而钾盐可对抗钠盐升高血压的作用。每天钠盐摄入量应低于 6g;减少味精、酱油等含钠调味品的使用量;减少含钠较高的加工食品(如咸菜、咸鱼、咸肉、酱、火腿等)的摄入。

(2)控制每日的总热量。在主食的选择上提倡食用玉米、小米、燕麦等含植物纤维较多的食物。少食甜食,尤其要控制油脂类的摄入量,少吃或不吃肥肉和动物内脏。

(3)营养均衡,适量补充蛋白质,多吃新鲜蔬菜、水果、豆类,增加膳食中钙、钾、镁的摄入。西红柿、马铃薯、胡萝卜、绿色豌豆、南瓜、绿色花椰菜、萝卜、羽衣甘蓝、菠菜、红薯等是钾、镁和膳食纤维的良好来源。

## 二、模拟练习

任务:情景准备,并通过角色扮演完成患者的入院护理。

角色分配:患者、家属、医生、护士(甲)、护士(乙)、主席、记录员、观察员。

主要护理项目:生命体征测量、体温单绘制、病史询问与体格检查、口服给药、入院宣教。

第二幕

入院第 3 天,胡大妈起床时突然出现眩晕、恶心、心悸,监护仪显示血压 100/60mmHg,心率 102 次/min。

## 一、基于问题的学习

**思考题 1**:患者可能发生了什么情况?

胡大妈可能发生了直立性低血压,即她从卧位突然坐起或站立时,血压突然过度下降(收缩压/舒张压下降>20/10mmHg 或下降大于原来血压的 30% 以上),并由此引起眩晕等脑供血不足的症状。这可能与胡大妈联合使用氨氯地平、缬沙坦氢氯噻嗪降压以及老年人神经调节功能下降所致压力感受器的敏感性降低等有关。

**思考题 2**:假如你是值班护士,你将如何处理?

(1)立刻协助患者平卧,并抬高下肢(足部高度超过头部),嘱运动脚趾,促进下肢血液回流。

(2)监测生命体征,向患者解释可能的原因。

(3)指导患者预防直立性低血压的方法:改变体位时动作宜缓慢,不可突然站立,做到三个慢:坐起慢、下床慢、起步慢。坐起后可将双下肢先垂于床边摇晃一会儿再下床。若站立后有头晕感觉,应卧床休息,防止跌倒、受伤。夜间起床尤应注意。

(4)在患者床边备椅凳及其他辅助设备,以协助其站立。

(5)告知医生,酌情调整药物种类或使用剂量。

2-2-1-5　预防跌倒流程

## 二、模拟练习

任务:情景准备,并通过角色扮演完成直立性低血压的处置。

角色分配:患者、医生、护士、主席、记录员、观察员。

主要护理项目:体位安置、生命体征测量、健康教育、护理记录。

第三幕

数天后,胡大妈的血压平稳降至 150/90mmHg 以下。可是,入院第 5 天下午,胡大妈因家庭琐事与儿子起了争执。傍晚时分,她主诉剧烈头痛、眩晕、恶心,呕吐一次,为胃内容物,胸闷、乏力明显。BP 200/110mmHg,HR 112 次/min,R 21 次/min,$SpO_2$ 97%。

**思考题 1:** 患者发生了什么情况?怎么办?

胡大妈因家庭琐事与家人争执,以致情绪激动,短期内血压升至 200/110mmHg,伴头痛、眩晕、恶心、呕吐等,系病情危重的征兆(高血压急症),应迅速采取一切有效措施控制血压。

(1)让患者绝对卧床休息,抬高床头,予低流量持续氧气吸入。同时安抚患者情绪,告诫患者紧张或焦虑可导致病情加重,必要时遵医嘱使用镇静药。

(2)立即通知医生,并建立静脉通路。

(3)立即按医嘱使用降压药物(首选硝普钠微泵静脉注射)。

(4)连接心电监护仪,严密监测患者的意识、瞳孔、心电、血压、呼吸等变化,注意药物疗效及不良反应。

(5)做好急诊 CT 检查前准备。

**思考题 2:** 值班护士遵医嘱予硝普钠微泵静脉注射。请分析硝普钠的作用机制及使用注意事项。

硝普钠为治疗高血压急症的首选药物,是一种速效、强效、短效降压药,直接作用于血管平滑肌,能同时扩张小静脉和小动脉,降低心脏前、后负荷。其作用与释放的 NO、刺激胞内 cGMP 有关。本药口服不吸收,需静脉给药,使用中应注意以下几点:

(1)用 5% 葡萄糖溶液稀释。遵医嘱将 50mg 硝普钠加入 5% 葡萄糖溶液 50ml,并以 $1\mu g/(kg \cdot min)$ 的速度微泵静脉注射。溶液内不可加入其他药品。

(2)避光。由于硝普钠水溶液不稳定,遇光易分解,故药液应新鲜配制,并使用避光注射器及延长管。如溶液变为暗棕色、橙色或蓝色应弃去不用。使用中的溶液有效期为 24h。

(3)输注过程中密切监测血压变化,每 15~30min 测血压 1 次,直至血压降至 160~170/100~110mmHg 的安全范围内。由于硝普钠有效浓度个体差异性很大,故应根据患者的血压变化随时调节输注速度,以免引起低血压。

(4)监测药物不良反应。通常剂量下,硝普钠的不良反应轻微,可出现恶心、呕吐、肌肉颤动等不适。但硝普钠在体内红细胞中代谢产生氰化物,长期或大剂量使用可能发生中毒,出现运动失调、视物模糊、眩晕、耳鸣、头痛、呕吐、气短、谵妄,严重者反射消失、昏迷等,尤其肾功能损害者更易发生。因此,肾功能不全且硝普钠使用时间超过 48~72h 者,需检测血中氰化物的浓度。

**补记:** 胡大妈经情绪安抚、静脉使用硝普钠等治疗后血压渐趋稳定,次日上午停硝普钠。

## 二、模拟练习

**任务:** 情景准备,并通过角色扮演完成高血压急症的处置。

**角色分配:** 患者、医生、护士、主席、记录员、观察员。

**主要护理项目:** 血压、心电及氧饱和度监测、吸氧、静脉输液、硝普钠微泵静脉注射、心理疏导、护理记录。

2-2-1-6 高血压急症急救流程

第四幕

经过责任护士的耐心开导，胡大妈情绪好了很多。连续数天血压值：116～128/78～84mmHg。医生告诉胡大妈明日可以出院了。经历了此番住院，胡大妈很诚恳地告诉责任护士："过去自己一直担心药物不良反应，所以常常出现头痛、头晕症状才服用降压药，当症状消失后就会自行停药。以后一定遵照医嘱每日坚持服用降压药。"

## 一、基于问题的学习

**思考题 1：**只要坚持服药，高血压就可以控制了吗？

此观点不完全正确，因为原发性高血压是一种典型的心身疾病，除了遗传因素外，其发生、发展与精神应激、过度劳累、不良的饮食习惯（如高盐、高脂、高热量）、生活习惯（活动少、吸烟、嗜酒）等心理、行为因素亦密切相关。就胡大妈而言，她脾气比较急躁，不爱运动，存在肥胖、高脂血症，这些都是导致高血压的原因。因此，除了按医嘱规律服用降压药，去除或控制这些危险因素亦是胡大妈高血压控制中不可或缺的重要环节。

**思考题 2：**过去胡大妈一直担心降压药的不良反应，以致服药依从性较差。那么，降压药的副作用到底需不需要担心呢？

降压治疗的目的是使血压达到目标水平，从而降低脑卒中、急性心肌梗死和肾脏疾病等并发症发生和死亡的危险。生活中，有的高血压患者不愿吃药是顾虑"是药三分毒"。的确，目前使用的降压药都有清楚标示可能的副作用。但请注意，药物的副作用是可能但不是必定发生，它是小概率事件。目前临床使用的降压药，在安全性方面都经过了很长时间巨量人群的检验，副作用基本上都比较少。况且医生为患者所开降压药，通常是在权衡利弊后，认为吃药的益处大于坏处时才开的。此外，在随访过程中，医生会对患者所用药物的疗效和副作用作进一步的监测和评估，并根据患者主诉及评估结果及时增减药物种类或剂量。在这种严密监测下，降压药的副作用很少会产生较大的不良影响。因此，只要血压平稳，且无不良反应，就可以长期服用。相反，根据自觉症状随意增减药物或停药，可致血压明显波动，甚至贻误病情，出现脑出血、心肌梗死等危及生命的并发症。

**思考题 3：**责任护士在为胡大妈作用药指导时，大妈问道："听人说任何一种降压药吃的时间久了就会耐药。是不是需要经常更换降压药？"

临床上的确发现，有的高血压患者刚开始服用降压药时效果很好，可若干年后血压开始明显波动，于是就想到了"耐药"的可能。其实，降压药没有耐药的说法。血压控制不良，首先要从生活方式上寻找原因，例如，是不是低盐饮食没有坚持好？是不是气温变化太大？是不是居住环境发生了改变？是否近期情绪波动明显？如果不是生活方式的原因，需要考虑是否患了其他新的疾病，是不是自己经常忘记服药……因此，高血压患者要定期到医院复诊，当血压控制不良时应及时告知医生，在医生帮助下查找原因及调整用药，切不可自行停药、换药。

**思考题 4：**胡大妈平时很少测量血压，其女儿提出要给母亲买一个电子血压计。请问：该如何指导胡大妈及其女儿正确进行家庭血压监测？

通过现场示教和回示、纠错的方式教会患者与家属正确的家庭血压监测方法，并特别强调：测压前安静休息 5～10min，若情绪激动、运动、洗澡、进食，需休息半小时再测量，避免测得的血压值偏高。测压时保持安静状态，一般取坐位，上臂与心脏在同一水平线上；袖带下缘距肘窝 2～3cm，松紧以能放入 1 指为宜。选择血压高的一侧上肢测量，测量时间可安排在早上起床排尿后、服药前或晚上临睡前。注意测量次数不宜过频，以免产生焦虑情绪。若血压未达标,建议每天早、晚各测量1次;达标者,建议每周测量一次。另外,告知患者不可根据自测血压值的高低随意调整药量。每次测压后应如实记录测量结果,每次就诊携带血压记录本,以方便医生及时调整药量或用药方案。

**思考题5**:冬季是高血压人群心、脑血管疾病的高发季节。护士可从哪些方面对胡大妈进行指导?

相比夏季,高血压患者冬季的血压会有所升高,主要是因寒冷刺激使人体外周血管收缩所致。不过,高血压人群只要注意以下几方面,就能使血压平稳,安全过冬:

(1)养成良好的饮食习惯。多吃新鲜蔬菜和水果,控制体重,予低盐、低脂饮食,同时增加饮食中钾、钙的摄入。

(2)补充水分,降低血液黏滞度。因为冬季是一年中比较干燥的季节,加之冬季供暖,房间内空气湿度相对不足,应保证每日摄入水量不低于1500ml,以降低血液黏滞度。

(3)适度运动:冬季户外寒冷刺激可升高血压。因此,高血压患者户外晨练宜选择在上午10时以后,出门前做好热身准备,可选择散步、小跑、太极拳、健身操等温和的运动方式,不宜做剧烈运动。建议每周进行3~5次锻炼。每次可先安排5~10min的热身运动,然后进行20~30min的有氧运动(如步行、太极拳、气功等),最后做5min左右的放松运动。运动强度指标:运动时最大心率为170-年龄;休息后约10min内,锻炼所引起的呼吸频率增加明显缓解,心率也恢复到正常水平;反之,考虑运动强度过大。

(4)切忌自行增加药量或随意更换降压药物。这是由于患者缺乏专业的医学知识,很难正确把握用药原则。若擅自增大降压药剂量,容易使血压在短期内降得过低,从而导致心、脑、肾等重要器官缺血、缺氧,造成严重后果。

(5)注意监测血压。冬季更要定期测量血压,这是因为只有对血压做到心中有数,才能更好地控制血压。胡大妈除了在家中监测血压外,建议每个月至少去医院复诊1次。若出现血压异常波动或有症状,随时就诊。

## 二、模拟练习

**任务**:情景准备,并通过角色扮演完成出院护理。

**角色分配**:患者、家属、医生、责任护士、主席、记录员、观察员。

**主要护理项目**:出院指导、执行出院医嘱、出院护理记录、床单位处理。

**【观察与讨论】**

1.在模拟练习中,护士入院评估的内容是否完整?问诊条理是否清晰?体格检查手法是否正确?

2.护士执行医嘱是否正确?用药期间是否及时观察药物疗效及不良反应?为患者实施的护理措施是否安全、有效?有无及时评估病情变化?处置是否及时?

3.对患者宣教的内容是否全面?方法、时机是否合适?宣教是否有效?肥胖有哪些危害?

4.护理过程中是否体现人文关怀?有无违反无菌原则?操作动作是否规范、娴熟?

**【案例拓展】**

### 今朝有酒今朝醉

刘大伯,60岁。9年前体检发现血压高(160/96mmHg),经连续数日测量血压后,被诊断

"原发性高血压",医嘱予左旋氨氯地平治疗。但刘大伯常常凭感觉用药,自觉头昏就服用降压药,一旦症状消失又不服降压药了。最近 1 个月来,刘大伯下地劳动时总觉头昏昏沉沉的,好像戴了个"紧箍咒",有时还出现心悸、气短症状,休息一会儿可好转。在老伴的多次催促下,刘大伯终于来到医院就诊。刘大伯性格外向,日常烟酒不忌,饮食起居由着性子。他常挂嘴边的一句话是:"今朝有酒今朝醉。有人不吸烟不喝酒,年过半百脑出血;有人抽烟喝酒活到九十九。"

入院查体:T 36℃,P 68 次/min,R 21 次/min,BP 170/98mmHg,身高 175cm,体重 90kg。神志清,体形偏胖,颈静脉无怒张,双肺底可闻及少许湿性啰音。心尖搏动位于第 6 肋间左锁骨中线外 1.0cm 处,呈抬举性搏动,心律齐,$A_2 > P_2$,心尖部可闻及 2/6 级收缩期吹风样杂音。腹部检查未发现阳性体征。双下肢无水肿。

血液学检查:Cr 118μmol/L,BUM 9.1mmol/L,$K^+$ 4.2mmol/L,$Na^+$ 137mmol/L,TC 4.2mmol/L,LDL 3.3mmol/L,HDL 0.7mmol/L,空腹血糖 12.1mmol/L。尿液检查示蛋白(+),尿糖(++)。胸部 X 线片示靴型心。

请根据以上情景,开展基于问题的学习和模拟练习。

(费叶萍　郑云慧)

2-2-1-7 测试

## 推荐阅读文献

[1]国家卫生和计划生育委员会疾病预防控制局.中国居民营养与慢性病状况报告(2015)[M].北京:人民卫生出版社,2015.

[2]Henderson,LA. Macefield VG. Obstructive sleep apnoea and hypertension:the role of the central nervous system[J]. Curr Hypertens Rep,2016,18(7):59.

[3]Scordo KA,Pickett KA. Managing hypertension:piecing together the guidelines[J]. Nursing,2015,45(1):28-33.

# 主题二　急性心肌梗死患者的护理

2-2-2-1
ACS 患者危险分层救治流程

急性心肌梗死(acute myocardial infarction,AMI)是指急性心肌缺血性坏死,多数是在冠状动脉粥样病变的基础上,发生冠状动脉供血急剧减少或中断,使相应的心肌严重而持久的急性缺血,为急性冠脉综合征(ACS)的严重类型。本病临床表现为持久的胸骨后剧烈疼痛、发热、白细胞计数和血清心肌坏死标志物升高以及心电图进行性改变,可发生心律失常、休克或心力衰竭。

近 30 年来,AMI 在我国的发病率迅速增高。不过,由于冠心病监护病房的设立、再灌注治疗和药物治疗的进展,AMI 的死亡率则明显下降(低于 10%)。AMI 患者死亡多在发病的第 1 周,特别是发病后数小时内发生严重心律失常、心力衰竭或心源性休克者,病死率尤高。渡过了危险期的患者,其远期存活时间除了与年龄、梗死范围的大小、侧支循环建立情况、治疗是否及时恰当等有关外,还与患者病后的生活方式相关。

【知识要点】

1.熟悉 AMI 的病因及诱发因素。

2.熟悉 STEMI 心电图演变过程、特点以及心电图在 STEMI 定位诊断中的意义。

3.熟悉 AMI 患者血清心肌坏死标志物浓度变化的临床意义以及 AMI 诊断与治疗要点。

4.掌握 AMI 的护理要点及 AMI 急性并发症的识别与抢救配合。

5.掌握冠心病二级预防 ABCDE 原则。

2-2-2-2　知识导图

【临床情境】

# 乐极生悲

## 第一幕

**病史**:张先生,53 岁,有"高血压"病史 6 年,"高脂血症"3 年余。平日服用"代文"并定期测量血压,血压一般维持在 140/90mmHg 左右,未服用降血脂药。今日恰逢张先生休息,有朋自远方来,于是两人驱车去了一家远郊很有特色的饭店就餐。席间,两人有说有笑,开怀畅饮。餐后 1h,张先生突然感觉胸部闷痛、心悸、心慌、无力,呕吐 1 次,为胃内容物。朋友迅速开车将他送往某大学附属医院急诊科。据张先生回忆,其 1 周前晨起时出现过心前区隐痛,持续约 2~3min 后自行缓解,故没在意。日常无食物、药物过敏史。其母 50 岁时被诊断高血压,75 岁时因脑血管疾病去世(具体不详)。

**社会心理状况和日常生活形态**:张先生,本地人,汉族,初中文化,客车驾驶员。已婚,三口之家,家庭关系和睦。参加城乡居民医疗保险,家庭经济状况良好。性格开朗,但比较急躁,有吸烟嗜好(半包/日),日常很少饮酒。平素体健,能胜任重体力劳动。本次因起病突然、胸痛不止而焦虑。

**体格检查**:T 37.0℃,P 81 次/min,R 20 次/min,BP 162/99mmHg,SpO$_2$ 97%。神志清,体形肥胖,全身出汗,口唇无发绀,双肺呼吸音清,心脏浊音界轻度增大,心尖区第一心音减弱,出现第四心音奔马律。腹平软,无压痛,神经系统(-),双下肢无水肿。

**实验室及其他检查**:血常规、凝血功能正常,快速肌钙蛋白 I 36.6ng/ml(正常值为<0.12ng/ml)。床旁 12 导联心电图(图 2-2-2-1)示:窦性心律,V$_1$~V$_6$ 导联 ST 段弓背向上抬高。

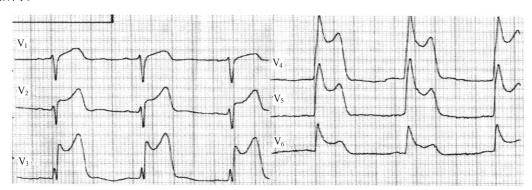

图 2-2-2-1　心电图

初步诊断:①冠状动脉粥样硬化性心脏病,急性前壁心肌梗死;②2级高血压,极高危。

接诊后,医嘱立即口服阿司匹林肠溶片300mg、波立维600mg、立普妥40mg,并急诊经皮冠状动脉造影,术中见左前降支中段闭塞,左回旋支中段50%狭窄,即刻开通前降支中段后植入支架1枚,术后收住CCU。

2-2-2-3 急性心肌梗死发生过程

## 一、基于问题的学习

**思考题1:**张先生存在哪些心血管疾病的危险因素?

患者存在以下心血管疾病的危险因素:①男性,40岁以上;②肥胖;③高脂血症;④高血压;⑤吸烟(半包/日);⑥A型性格;⑦有早发心血管疾病家族史;⑧本次发病前与朋友饭店聚餐,摄入过多高脂食物。

**思考题2:**请问诊断张先生"急性前壁心肌梗死"的依据是什么?

2-2-2-4 急性心肌梗死诊断标准

(1)病史特点:患者存在高血脂、高血压等多项心血管疾病的危险因素。这些因素的存在,很可能已导致患者出现动脉粥样硬化。发病前1周晨起出现的那次心绞痛病史,是一次预警,但被患者忽略了。本次与好友相聚,一则情绪激动,二则饱餐,特别是进食多量脂肪后,可引起血脂一过性增高,血黏度增加,局部血流缓慢,血小板黏附性增强,由此促发血栓形成、血管腔闭塞。因冠状动脉血供急剧缺少或中断,致使相应的心肌细胞缺血缺氧,由此突发胸部闷痛且持续不缓解,并伴有心悸、心慌、呕吐。

(2)体检结果:高血压(血压162/99mmHg),全身出汗,心尖区第一心音减弱,出现第四心音奔马律。

2-2-2-5 STEMI心电图演变

(3)实验室及其他检查:血清心肌坏死标志物升高(肌钙蛋白I 36.6ng/ml,此为明确诊断最可靠的实验室检查项目)。心电图示$V_1 \sim V_6$导联ST段弓背向上抬高,提示广泛前壁心肌梗死;急诊冠脉造影,进一步提示左前降支中段闭塞,左回旋支中段50%狭窄。

综合病史、临床表现、心电图、心肌坏死标志物及冠脉造影结果,诊断确立。

**思考题3:**如何根据心电图判断患者心梗的部位?

可通过出现特征性改变的导联数来定位(表2-2-2-1)。本例中,张先生心电图示$V_1 \sim V_6$导联ST段弓背向上抬高,提示广泛前壁心肌梗死。

表 2-2-2-1　心肌梗死的定位诊断

| 急性心梗部位 | 导联改变 | 急性心梗部位 | 导联改变 |
| --- | --- | --- | --- |
| 前间壁 | $V_1 \sim V_3$ | 局限前壁 | $V_3 \sim V_5$ |
| 前侧壁 | $V_5 \sim V_7$、aVL | 广泛前壁 | $V_1 \sim V_5$ |
| 高侧壁 | I 、aVL | 下壁 | II、III、aVF |
| 正后壁 | $V_7 \sim V_9$ | | |

**思考题4:**入院后,医生为张先生开出医嘱:绝对卧床休息,鼻导管给氧,欣康针20mg稀释后微泵推注,低分子肝素钙4000IU H q12h,立普妥20mg po bid……请分析患者使用欣康的目的。

欣康,通用名是单硝酸异山梨酯,用于心梗后疼痛的治疗。对血管平滑肌的直接松弛作用是欣康主要的作用基础。该药通过扩张静脉和动脉,一方面使心脏前、后负荷降低,血流动力学改变而减少心肌耗氧量,缓减心肌的缺氧;另一方面通过改变心肌血液的分布和开放侧支循环,以增加心肌缺血区血流的灌注与供氧。此外,欣康对静脉血管的扩张作用,可减少回心血量,降低心梗患者心力衰竭的发生率。欣康还可通过释放一氧化氮(NO)起到保护心肌细胞、抑制血小板聚集的作用,用于冠心病的长期治疗。

2-2-2-6 急性心肌梗死治疗要点

**思考题 5:**张先生目前主要存在哪些护理问题?

通过对患者临床表现、检查结果和治疗情况的分析,我们认为该患者主要存在以下护理问题:

(1)舒适的改变(胸痛):与心肌缺血坏死有关。

(2)活动无耐力:与心肌氧的供需失调有关。

(3)潜在并发症:心律失常、休克、急性左心衰竭、出血等。

(4)有便秘的危险:与活动少、不习惯床上排便等有关。

(5)焦虑:与起病急,心慌、胸痛症状持续不缓解有关。

**思考题 6:**张先生行经皮冠状动脉介入治疗(PCI)后被送至 CCU,首先应采取哪些护理措施?

(1)妥善安置患者至病床,查看静脉输液、伤口、末梢循环状况等,查看交接记录单,了解患者术中情况。

(2)立即心电、血压监护及鼻导管氧气吸入(氧流量 3~5L/min)。

(3)遵医嘱予抗凝、扩血管等药物治疗。

(4)即刻做 12 导联心电图,并与术前对比。

(5)为防治恶性室性心律失常,床边备好除颤仪,以便随时抢救。注意保持环境安静,限制探视,同时指导患者卧床休息,避免饱餐、情绪激动、用力排便,以免增加心脏负担。

(6)严密监测患者病情变化:包括患者的血压、呼吸、血氧饱和度、心率、心电图变化,警惕急性冠状动脉闭塞、心律失常、急性左心衰竭、休克等急性并发症。若血压不稳定,每 15~30min 测量一次,直至血压稳定后改每小时测量一次。及时抽血查电解质和血气分析,因电解质紊乱和酸碱平衡失调时更易并发心律失常。注意穿刺部位有无活动性出血或血肿,有无尿潴留。密切监测药物疗效及不良反应,特别是在使用低分子肝素钙期间,应监测血小板、出凝血时间的变化,观察有无出血倾向,如伤口渗血、牙龈出血、鼻出血、血尿、血便等。

**思考题 7:**张先生平素体健,其家属及本人对此次发病都显得异常紧张。假如你是他的责任护士,你会怎么做?

心理因素在急性心肌梗死的发生、发展和预后中都有重要影响。不良的心理应激可刺激交感神经系统,使血中儿茶酚胺浓度上升,致使心率加快,血压升高;此外,还可触发冠状动脉痉挛。这些都会加剧心肌氧的供需矛盾,导致梗死面积扩大,诱发心律失常,甚至猝死。所以,对本例中患者及家属所表现出来的紧张不安的情绪应予以高度重视,防止不良心理因素导致患者病情恶化。为此,可采取以下措施:

(1)鼓励患者表达自己的感受,对其心情表示理解。

(2)简要介绍病房环境。向患者说明 CCU 的良好诊疗条件和先进技术,告知患者安心休息,其病情的任何变化都在医护人员的严密监控之下,如有不适及时告诉医护人员即可。

(3)了解患者及家属需要,解答其疑问。注意语速要慢,语调要平静。

(4)经常给予言语性和非言语性安慰,如握住患者的手、指导患者运用放松技术等。

(5)妥善安排探视时间,给予亲情抚慰。

(6)自身工作紧张有序,避免因忙乱而带给患者不安全感。

(7)减少干扰:将监护仪的报警声尽量调低,以免增加患者心理负担,影响其休息。

(8)必要时遵医嘱给予镇静治疗。

**思考题8**:张先生行PCI术后1h,护士巡视时发现桡动脉压迫止血器移位,穿刺处周围肿胀明显。请问:导致该问题的可能原因是什么? 如何处理?

患者很可能出现了穿刺处血肿。处理:①立即压住穿刺点上方0.5～1cm处,同时通知医生;②协助医生调整止血器位置或改用弹力绷带,恢复穿刺处有效压迫;③对照双侧前臂皮肤张力和周径,标识肿胀范围并记录;④压迫松解,促进局部血肿软化吸收,范围较大时使用血压计袖带间歇压迫或弹力绷带环形间隔加压;⑤注意观察穿刺侧桡动脉搏动和血肿远端血运情况、手指的感知以及运动功能,防止骨筋膜室综合征的发生。

## 二、模拟练习

**任务**:情景准备,并通过角色扮演完成患者入院后护理。

**角色分配**:患者、家属、医生、护士(甲)、护士(乙)、主席、记录员、观察员。

**主要护理项目**:卧位安置、心电监测、生命体征测量、吸氧、皮下注射、微泵使用、12导联心电图检查、病史询问与体格检查、入院宣教、入院护理记录。

### 第二幕

入院当天晚上12时,张先生床上解便后突发严重呼吸困难,频繁咳嗽,咳粉红色泡沫痰,口唇发绀,大汗淋漓,极度紧张。心率118次/min,呼吸30次/min,血压148/92mmHg。听诊两肺布满湿啰音和哮鸣音,心律齐,心尖部可闻及舒张期奔马律。值班医生和护士迅速投入抢救中。

## 一、基于问题的学习

**思考题1**:该病情变化提示什么问题?

从患者典型的症状和体征不难看出,患者出现了急性左心衰竭。目前主要护理问题如下:

(1)气体交换受损:与左心衰竭致肺循环淤血有关。

(2)焦虑:与病情突变,担心预后有关。

**思考题2**:假如你是值班护士,你会怎么做?

(1)立即通知医生,同时立即抬高床头予患者端坐,双腿下垂,以减少回心血量,减轻心脏负荷。若患者烦躁不安,需注意安全,谨防跌倒受伤。

(2)立即予高流量氧气吸入(流量6～8L/min),必要时予20%乙醇湿化。

(3)迅速开放两条静脉通路,遵医嘱正确使用镇静、扩血管、利尿药等,并注意控制输液速度,观察药物疗效与不良反应。注意:AMI发生后24h内避免使用洋地黄制剂(有增加室性心律失常的危险)。

(4)做好心理护理及基础护理。嘱患者绝对卧床休息,床边继续备好除颤仪,以防致命性室性心律失常。

(5)密切关注患者病情变化:留置导尿以观察并记录每小时尿量。严密监测患者的意识、血压、呼吸、血氧饱和度、心率、心电图及皮肤颜色、温湿度变化,评估缺氧程度和用药后反应,及时抽血查电解质和动脉血气分析,警惕室颤或心脏骤停的发生。如症状改善不明显或患者$PaO_2<60mmHg$,可采用面罩呼吸机持续加压(CPAP)或双水平气道正压(BiPAP)给氧。

**补记**:经过一个晚上的紧急救治,张先生的病情终于稳定下来了,值班护士长长地呼了口气。事后责任护士了解到,张先生此次病情突变的起因是由于不习惯床上排便,以致排便时比较用力。尽管入院时医生、护士都反复告诉他"要保持大便通畅,不可用力排便",但患者对此并未引起高度重视。张先生感叹道:"没想到用力排便的后果这么严重啊!"

**思考题 3**:在绘制体温单时,护士发现张先生已连续 3 天未排便。请问该如何处理?

(1)评估患者食欲和进食情况。询问患者有无便意,是否排气,听诊肠鸣音。

(2)饮食指导:增加富含纤维素食物(如水果、蔬菜)的摄入。

(3)按摩患者腹部(按顺时针方向),促进肠蠕动。

(4)必要时遵医嘱服用缓泻剂或使用开塞露。嘱患者排便时勿用力屏气。

## 二、模拟练习

任务:情景准备,并通过角色扮演完成患者病情突变时(发生急性左心衰竭)的紧急处置。

2-2-2-7 急性左心衰竭急救流程

角色分配:患者、家属、医生、值班护士、实习护士、主席、记录员、观察员。

主要护理项目:卧位安置、吸氧、皮下注射、静脉输液、留置导尿、心电监测、血标本采集、护理记录。

### 第三幕

经过医生、护士的精心治疗与护理,张先生生命体征平稳,呼吸 18~20 次/min,心率 76~89 次/min,血压 120~132/78~88mmHg,双肺呼吸音清,$SpO_2$ 95%~98%,无再发胸痛,肌钙蛋白水平无进一步增高,医嘱转出 CCU 入心内科病房继续治疗。

## 一、基于问题的学习

**思考题 1**:经过评估,责任护士鼓励患者可进行适度活动了,但患者显得有些犹豫。如何就此事与患者沟通?

可向张先生解释:我们的心脏就像汽车的发动机一样给全身的各个器官输送氧气,但心脏本身也是需要氧气的,因此在心梗急性期,我们要求您卧床休息,以减轻心脏的负担,减少心肌耗氧量,缩小梗死范围,这有利于心功能的恢复。但长期卧床也会带来许多不利影响,如体位性低血压、下肢静脉栓塞、心脏对体力活动耐受性减低等,所以在病情稳定后需要逐渐增加活动量,这不仅有利于预防上述并发症,提高活动耐力,还可促进侧支循环的形成,降低血中胆固醇浓度和血小板聚集率,避免再发心梗,同时也能辅助调整情绪,改善睡眠和饮食,缩短住院时间。因此,我们既不能过早活动,也不能因担心病情而不敢活动。从目前情况看,您已达到进行康复训练的指征。不过,活动耐力的恢复是一个循序渐进的过程,首先我们会根据您的情况制订一个合适的运动计划,以避免过度活动。另外,在您运动时,我们会对您进行心电、血压等的监测,并根据您的具体情况及时调整运动量。为了您能够早日康复,我们一起努力哦。

**思考题 2**:如何帮助张先生制定住院期间以及出院后的运动处方?

(1)运动原则:有序、有度、有恒。

(2)住院期间:推荐 4 步早期运动法。A 级:上午取仰卧位,双腿分别做直腿抬高运动,抬腿高度为 30°,双臂向头侧抬高深吸气,放下慢呼气,5 组/次;下午取床旁坐位或站立 5min。B 级:上午床旁站立 5min,下午床旁走动 5min。C 级:床旁走动 10min/次,2 次/天。D 级:病室内行走,10min/次,2 次/天。注意:患者的上述活动需在心电、血压监护下进行。以下情形需避免或停止运动:①运动时心率增加>20 次/min;②舒张压≥110mmHg;③与静息时比较,收缩压升高>40mmHg 或收缩压下降>10mmHg;④明显的室性或房性心动过速;⑤Ⅱ度或Ⅲ度房室传导阻滞;⑥心电图有 ST 段动态改变;⑦存在不能耐受的症状,如胸痛、心悸、气短、头晕等。

(3)出院后:①运动形式:推荐以行走、踏车、慢跑、打太极拳、游泳等有氧运动为主,可联合负重等抗阻运动。可根据自己的爱好选择合适的、能长期坚持的运动方式。②运动强度:需通过心脏康复室的医生根据患者心肺运动试验的结果来确定,通常以"目标心率"(即运动中需要达到的心率范围)来确定。患者可根据自身情况循序渐进,切记不可过度劳累,以不引起不适症状为原则。③持续时间:初始 6～10min/次,含各 1min 的热身运动和整理运动;随着对运动的适应和心功能的改善,可逐渐延长每次运动持续时间至 30～60min/次。④运动频率:有氧运动 3～5 天/周,建议最好每天运动。运动时间以下午为宜,餐前、后 2h。经 2～4 个月的体力活动锻炼后,酌情恢复部分工作至全天工作,但应避免重体力劳动、剧烈或竞赛性的运动以及精神高度紧张的工作。注意:任何情况下心绞痛发作,应立即停止活动并就地休息。

**思考题 3:**经过一段时间的治疗后,张先生可自行走动且无胸闷、气促,心电图检查示窦性心律,心肌肌钙蛋白(cTnI 及 cTnT)、心肌酶谱、血凝分析报告均正常。一家人悬着的心终于放下来了。医生告诉张先生再观察两天就可以出院了。医生还为张先生制订了后续的治疗计划,并向他反复强调了冠心病二级预防 ABCDE 原则。请问 ABCDE 分别代表什么?

AMI 后,应积极做到全面综合的二级预防,即冠心病二级预防 ABCDE 原则(表 2-2-2-2),以防再次发生心梗和其他心血管事件。

**表 2-2-2-2　冠心病二级预防 ABCDE 原则**

| 代号 | 释义 |
| --- | --- |
| A | aspirin 抗血小板聚集(阿司匹林或联合使用氯吡格雷、噻氯吡啶) |
| | anti-anginal therapy 抗心绞痛治疗(如硝酸酯类制剂) |
| B | β受体阻断药 |
| | blood pressure control 控制血压 |
| C | cholesterol-lowing therapy 控制血脂水平 |
| | smoking cessation 戒烟 |
| D | diet control 控制饮食 |
| | diabetes treatment 治疗糖尿病 |
| E | exercise 鼓励有计划的、适当的运动锻炼 |
| | health education 患者及其家属教育,普及有关冠心病的知识 |

**思考题 4:**张先生是一位客车驾驶员,医生建议其更换工种。但张先生却特地嘱咐医生,在诊断书上只写一般的心脏早搏就可以了,他不想让单位领导知道自己真实的病情,否则自己有可能被单位辞退。医生是否应该为张先生隐瞒?

此问题涉及医疗保密的问题。医护人员在履行保密承诺前,除了从患者利益角度考虑外,还应全面考虑他人利益以及社会利益。当保密与患者健康利益相冲突、保密与无辜第三者利益冲突或保密与社会利益发生冲突时,这种保密要求均应予以拒绝。

本例中,张先生是客车驾驶员,如果开车时心梗再发,会严重危及其自身、他人的生命以及公共安全,所以医生对患者提出的保密要求不应给予满足。医生有义务耐心向张先生解释,并请他自己如实把这一情况告诉他所在单位。

**补记:** 2 天后,张先生顺利出院,全家都很高兴。为了感谢医护人员的救命之恩,张先生特意让家人送了一面锦旗。他也把自己的疾病告诉了单位领导,单位为其安排了新的岗位。

## 二、模拟练习

任务:情景准备,并通过角色扮演完成患者的出院护理。

角色分配:患者、家属、医生、护士、主席、记录员、观察员。

主要护理项目:健康教育、出院医嘱处理、出院护理记录、床单位处置、铺备用床。

### 【观察与讨论】

1. 当患者出现急性胸痛该怎么办? 如何区别急性心肌梗死与心绞痛? 什么情况下需要做心电图检查?

2. 在模拟练习中,护士入院评估的内容是否完整? 问诊条理是否清晰? 用词是否准确? 执行医嘱是否正确? 为患者实施的护理措施是否安全、有效? 有无及时发现病情变化? 当患者病情突变时是否及时采取有效的应对措施? 抢救结束有无及时完成护理记录?

3. 对患者宣教的内容是否全面? 方法、时机是否合适? 宣教是否有效?

4. 护理过程中是否体现人文关怀? 有无违反无菌原则? 操作动作是否规范、娴熟?

### 【案例拓展】

#### 他该如何选择?

黄大伯,68 岁。和往常一样,大清早大伯又出去跑步了。当他跑了约 40min 后,突然出现心前区剧烈疼痛、胸闷、气憋、出汗。幸好被路人发觉,立即呼叫 120 急救车,将其送至附近人民医院。体检:神志清,T 36.9℃,P 98 次/min,R 20 次/min,BP 148/96mmHg,身高 172cm,体重 85kg。全身出汗,口唇发绀,双肺呼吸音清,心尖区第一心音减弱,出现第四心音奔马律。急诊血肌钙蛋白 I 35.2ng/ml。心电:窦性心律,$V_1 \sim V_5$ 导联 ST 段弓背向上抬高。经数小时急救治疗(PCI 术)后转入 CCU。

医生告诉家属,大伯幸亏就诊及时,否则心肌会大面积坏死,后果很严重。1 个月后,大伯顺利出院。出院后的黄大伯犯了难,他的老伴和儿子因为他患了心肌梗死以后运动的问题起了争执。老伴说:"你的心脏都坏了,怎么还能运动呢? 得好好养着!"儿子说:"生命在于运动,怎么能不运动呢? 想怎么运动就怎么运动!"

请根据上述案例情景,开展基于问题的学习和模拟练习。

(吴月萍 郑云慧)

2-2-2-8 测试

### 推荐阅读文献

[1]周小英,刘子华,陈兵阳.急性心肌梗死 PCI 术后患者的 4C 延续性护理[J].护理学杂

志,2018,33(18):93-95.

[2]杜若飞,陈长英.心肌梗死患者重返工作岗位后心理体验的研究[J].中华护理杂志,2018,53(8):920-925.

[3]顾淑芳,于艳艳,张丽敏.急性心肌梗死患者行冠状动脉介入术后即刻康复训练的效果研究[J].中华护理杂志,2018,53(2):173-178.

[4]王姗姗,薛小玲.基于时机理论的家庭护理对急性心肌梗死患者康复效果的研究[J].中华护理杂志,2017,52(12):1445-1449.

[5]Grossman JA. Cardiac rehabilitation enrollment and the impact of systematic nursing interventions for postmyocardial infarction and stent patients[J]. Clinical nursing research,2016,25(4):378-390.

# 主题三　病毒性心肌炎患者的护理

病毒性心肌炎(viral myocarditis)是指嗜心肌病毒感染引起的心肌炎症性病变,可造成心脏组织结构和功能的损害。患者症状轻重不一,轻者可完全没有症状,重症患者可发生心力衰竭、心源性休克甚至猝死。

本病好发于年轻人,但任何年龄均可发病。近年来婴幼儿和学龄前儿童手足口病(HFMD)合并病毒性心肌炎也时有报道。该病的临床结局和预后取决于病因、患者的临床表现和疾病阶段。约一半病例在2~4周恢复,约25%发展为持续的心功能障碍,另有少数病例因病情急剧恶化或者死亡、或者进展为扩张性心肌病,最终需要心脏移植。所有心肌炎患者需长期随访。

2-2-3-1　知识导图

【知识要点】

1.熟悉病毒性心肌炎的诊断与治疗要点。

2.掌握心电监护和电除颤的方法。

3.掌握重症心肌炎的识别与护理措施。

4.掌握病毒性心肌炎的健康指导。

【临床情境】

## 心有余悸

### 第一幕

**病史:**张先生是一位26岁的壮小伙,身体素来很不错,可最近1个月来白天忙工作、晚上忙着装修婚房,感觉有些疲惫。4天前出现发热(最高体温38.6℃)、肌肉酸痛伴阵发性咳嗽、咳痰(白色),于是前往当地中医院发热门诊,医生给配了些消炎、止咳、祛痰药回家服用。可数天过去了,症状仍不见好转。1天前突发胸闷、气短,因症状未能缓解前来我院急诊科就诊。张先生有"青霉素过敏史",否认传染病接触史。

**社会心理状况和日常生活形态:**张先生,本地人,汉族,大专文化,公司职员,未婚。城镇职工医疗保险,家庭经济状况良好。无烟酒嗜好,性格开朗,遇事能独立处理。本次患病后一直未能好好休息。

**体格检查:**神志清,急性面容,自主体位,T 37.9℃,P 118 次/min,R 23 次/min,BP 114/86 mmHg，SpO$_2$ 98%。颈静脉无怒张，全身浅表淋巴结未及肿大。胸廓无畸形，双肺呼吸音清。心律齐，第一心音强度中等，未闻及心脏杂音及心包摩擦音。腹部无殊，双下肢无水肿。

实验室和其他检查：血液学检查结果见表 2-2-3-1；心电图（图 2-2-3-1）报告：窦性心律，完全性右束支传导阻滞，显著顺钟向转位，肢体导联低电压。

表 2-2-3-1 血液学检查主要项目

| 项目 | 结果 | | 参考范围 |
|---|---|---|---|
| WBC($\times10^9$/L) | 9.7 | H | 3.5～9.5 |
| N(%) | 85.9 | H | 40～75 |
| Hb(g/L) | 138 | | 130～175 |
| PLT($\times10^9$/L) | 244 | | 125～350 |
| 肌钙蛋白 I(ng/ml) | 2.96 | H | <0.12 |
| 肌酸激酶同工酶(IU/L) | 42 | H | 0～24 |

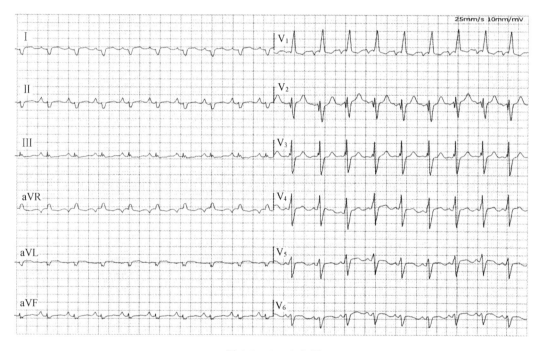

图 2-2-3-1 心电图

医疗诊断：急性心肌炎（考虑病毒合并细菌感染）。

医嘱：奥司他韦胶囊 75mg po qd，辅酶 Q$_{10}$ 胶囊 10mg po tid，左氧氟沙星针 0.3g ivgtt qd……

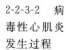

2-2-3-2 病毒性心肌炎发生过程

2-2-3-3 病毒性心肌炎诊断标准

# 一、基于问题的学习

**思考题 1：**窦性心律的心电图特征有哪些？

窦性心律的心电图特征：①窦性 P 波：Ⅰ、Ⅱ、aVF、V$_4$～V$_6$ 导联直立，aVR 导联倒置，其余导联双向、倒置或低平；②QRS 波群：时限≤0.11s；③T 波：与主波方向一致。

**思考题 2:**请问张先生被诊断"急性心肌炎"的依据是什么?

2-2-3-4 病毒性心肌炎治疗要点

　　(1)病史特点:青壮年男性,无心肌病病史,本次发病与劳累有关。发病前 4 天有病毒感染前驱症状,如发热、肌肉酸痛及咳嗽、咳痰症状。1 天前突发胸闷、气短,且症状未能缓解。

　　(2)血液学及其他检查:患者血常规检查示 WBC 升高($9.7×10^9/L$),N 85.9%,考虑合并细菌感染。血清肌酸激酶同工酶(42IU/L)、肌钙蛋白 I(2.96ng/ml)升高,心电图示完全性右束支传导阻滞、显著顺钟向转位、肢体导联低电压,以上提示患者已存在心肌损伤。

**思考题 3:**张先生目前主要存在哪些护理问题?

通过评估,张先生主要存在以下护理问题:

(1)活动无耐力:与病毒性心肌炎引起的心肌受损、胸闷气短有关。

(2)潜在并发症:心源性休克、心力衰竭、心律失常等。

(3)知识缺乏:缺乏配合治疗等方面的知识。

**思考题 4:**张先生入院后,首先应采取哪些护理措施?

(1)协助患者卧床休息,满足其生活需要。保持环境安静,限制探视,减少不必要的干扰。

(2)心电监护。考虑到心肌炎患者常有心律失常发生,故予持续心电监护。

(3)建立静脉通路,遵医嘱用药。张先生因青霉素过敏使用左氧氟沙星抗感染,但用药期间仍需注意有无药物过敏反应发生。

(4)做好入院宣教。向患者解释急性期卧床休息的重要意义,嘱远离各种电子产品,平心静气地休息。饮食宜少量多餐,进食富含蛋白质的食物,如瘦肉、鸡蛋、鱼、大豆等,补充富含维生素 C 的食物(如番茄、橘子等新鲜蔬菜和水果),以促进心肌代谢与修复。忌食刺激性食物。避免用力排便、突然屏气或站立、情绪激动、饱餐等。

(5)加强病情监测,警惕心源性休克、心力衰竭、阿斯综合征等并发症的发生。必要时备好抢救仪器及药物。尤其是夜间应加强巡视,因为夜间迷走神经兴奋增强,容易出现心率减慢、心律失常,一旦病情变化及时救治。

**思考题 5:**为张先生实施心电监护时,监护导联的放置有何要求?

(1)应选择 P 波明显的导联。

(2)任何导联的 QRS 波群振幅应足以触发心率计数。

(3)为在需要时便于除颤,电极放置必须留出并暴露患者的除颤部位。

(4)电极应与皮肤紧密接触,避免干扰造成的伪差。

## 二、模拟练习

任务:情景准备,并通过角色扮演完成该患者的入院护理。

角色分配:患者、未婚妻、医生、护士(甲)、护士(乙)、主席、记录员、观察员。

主要护理项目:生命体征测量、体温单绘制、静脉输液、病史询问与体格检查、入院宣教。

第二幕

入院当晚凌晨 2 时,张先生突然胸闷、气急加剧,继而出现意识丧失伴肢体抽搐,颈动脉搏动消失。

## 一、基于问题的学习

**思考题 1**：患者发生了什么情况？夜班护士该怎么做？

患者出现了心搏骤停。

（1）立即将患者去枕平卧，立即胸外心脏按压、开放气道、呼吸囊辅助通气。同时请人呼叫值班医生。

（2）立即检查或建立静脉通路。

（3）立即备好除颤仪、气管插管用物。

（4）严密监测心电、血压及血氧饱和度变化。

**思考题 2**：抢救中，心电监护仪显示室颤、无脉搏室速（图 2-2-3-2），怎么办？

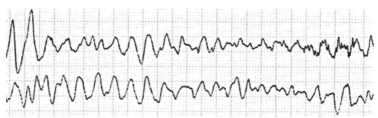

图 2-2-3-2　心电图

（1）立即电除颤。

（2）遵医嘱用药。

（3）除颤毕，紧接着继续胸外心脏按压。

（4）严密监测心电、血压、血氧饱和度等情况。

**思考题 3**：在进行电除颤时需注意哪些问题？

（1）尽可能缩短停止按压与开始除颤之间的时间，这是因为停止胸外按压与开始除颤之间的时间越短，除颤成功率越高。

（2）将患者仰卧于硬板床上，充分暴露其前胸，确认身上无金属物。

（3）除颤仪准备及放电：选择 Paddle 导联，确认非同步，选择能量。成人首次电击可选用双向波 200J。电极板涂导电膏或垫以生理盐水纱布，分别置于心底部（Apex 电极板）和心尖部（Sternum 电极板），两个电极板之间距离不小于 10cm。电极板放置要紧贴皮肤，并施加 10~12kg 重的压力。再次确认室颤后放电。注意：放电前切记要清场，操作者及其他人员不可接触患者、病床以及同患者相连接的仪器，以防触电。

（4）除颤后继续 CPR 5 个循环，如果仍为室颤给予第二次电除颤（同样选用 200J）。

（5）电除颤后继续严密监测心电、血压，观察患者的呼吸、神志、四肢活动和局部皮肤情况。若出现电除颤并发症（如急性肺水肿、低血压、心律失常、体循环栓塞和肺动脉栓塞、皮肤灼伤等），及时处置。

**补记**：经过除颤、复苏抢救后，张先生意识恢复，心电监护提示：窦性心律。医嘱转入监护病房。

**思考题 4**：心电监护期间，护士发现哪些心律失常应立即报告医师处理？

以下情形需立即报告医师处理：①室性早搏：频发、多源、成对、RonT 出现；②阵发性室性心动过速；③窦性停搏；④Ⅱ度Ⅱ型以上房室传导阻滞、窦房传导阻滞；⑤心率<40 次/min 或>150 次/min。

## 二、模拟练习

2-2-3-5　心跳呼吸骤停急救流程

任务:情景准备,并通过角色扮演完成心搏骤停的急救。

角色分配:患者、值班护士与医生、主席、记录员、观察员。

主要护理项目:CPR、除颤、给氧、执行口头医嘱、静脉给药、抢救记录。

第三幕

在监护病房,张先生经历了数次心脏停跳和病情的急剧变化。所幸在医院心血管疾病多学科团队的协作下,命悬一线的张先生被成功地抢救回来了。转出监护室后,张先生在心内科病房又住了一段时间。今日查房时,医生笑呵呵地告诉张先生:小伙子,明日可以出院了,不过,目前病程还处于急性期,出院后还需要卧床休息。记住:休息很重要哦!

## 一、基于问题的学习

**思考题 1**:心肌炎的病程是如何划分的?

划分标准:一般急性期定为 3 个月,3 个月至 1 年为恢复期,1 年以上为慢性期。

**思考题 2**:此次张先生住院,也令其女友心有余悸。出院前她特意咨询了责任护士:感冒出现哪些症状需要引起高度重视?

护士作了如下告知:感冒后得心肌炎是小概率事件,不需要过度紧张;但感冒时和感冒后出现以下症状需要引起重视:①心慌、心悸症状。因为心肌炎时常常会有房性早搏、室性早搏、房速、甚至室速等心律失常,患者一般会感觉到心慌、心悸症状。②胸闷、胸痛症状。由于心肌炎症浸润,常常会有胸闷、胸痛反复发作,甚至不断加重。③活动后气急、呼吸困难、乏力、下肢浮肿。如果是重症心肌炎,短时间内心肌收缩力明显下降,可出现活动后气急、呼吸困难、下肢浮肿、乏力等症状。④头晕、黑蒙。部分心肌炎可引起窦性停搏或房室传导阻滞,从而导致头晕、黑蒙。一些重症心肌炎由于心肌收缩力显著下降,可出现血压下降,甚至心源性休克,也会出现头晕、黑蒙等症状。当感冒时和感冒后发现上述症状,应及时就医检查。

**思考题 3**:临床上我们发现,"凶险的"心肌炎特别喜欢"盯"上年轻人,而且很多还是平时非常健壮的年轻人。这是什么原因?

这可能与以下因素有关:①年轻人工作压力大、负荷重,平时身体也比较"健康",工作上往往比较"拼"。长期超负荷工作,不注意休息,常常会导致机体抵抗力下降。②病毒性心肌炎的发生除了病毒直接作用造成心肌损伤外,还与病毒介导的免疫损伤有关。身强力壮的年轻人在病毒来袭的时候,免疫系统容易"过度反应",在杀灭病毒的时候,也会造成机体组织的损伤,不仅心脏有损伤,而且肝脏,甚至肾脏也会有损伤。

**思考题 4**:与一些其他的心血管疾病不一样,休息对于心肌炎患者而言是非常重要的疗愈方式。那么,我们该如何指导患者休息?

病毒性心肌炎急性期应以卧床休息为主,这样可减轻心脏负荷,减少心肌耗氧,有利于心功能的恢复。当症状消失,血液学指标、心电图等恢复正常后方可逐渐增加活动量。张先生为重症心肌炎患者,病程尚处于急性期,出院后应至少在家休息 6 个月,以卧床休息为主,缓慢地根据自身体力情况逐渐恢复一些轻体力活动,做到循序渐进。6 个月至 1 年内避免剧烈运动或重体力劳动。切记不可过度活动,否则会影响疾病康复进程,甚至发展为慢性病毒性心肌炎。

## 二、模拟练习

任务:情景准备,并通过角色扮演完成患者的出院护理。

角色分配:患者、家属、医生、护士、主席、记录员、观察员。

主要护理项目:出院医嘱处理、出院带药指导、出院宣教、出院护理记录、床单位处置及铺备用床。

### 【观察与讨论】

1.在模拟练习中,护士入院评估的内容是否完整?问诊条理是否清晰?用词是否准确?影响心电监测的因素有哪些?如何判断心电图无发生钟向转位?

2.护士执行医嘱是否正确?有无及时评估病情变化?病情变化时是否及时采取有效的应对措施?抢救结束有无及时完成护理记录?若患者出现心源性休克,怎么办?

3.对患者宣教的内容是否全面?方法、时机是否合适?宣教是否有效?

4.护理过程中是否体现人文关怀?有无违反无菌原则?操作动作是否规范、娴熟?

### 【案例拓展】

**心慌慌,是何因?**

邻居晓东扶着父亲周大伯急匆匆地走进了张医生的诊室,未等张医生开口,晓东已迫不及待地说起了父亲的病情:"张医生,你知道的,我爸最近有些忙。前些天又受凉感冒了,自觉有些心慌、气短,今天上午做家务时心慌、气短加重,现已持续约 1h 了。近 1 年多来,父亲劳累后常会有心慌的感觉,但休息一下就会好些。"听着晓东的叙述,张医生立即给周大伯进行了检查:HR 88 次/min,律不齐,R 23 次/min,BP 110/78mmHg,神志清,疲倦貌,双肺呼吸音清……做完体检,张医生又为周大伯安排了心电图检查。心电图报告示:窦性心律,心率 86 次/min,室性早搏。医生告诉晓东,初步诊断"慢性病毒性心肌炎后遗症",需要入住心内科接受进一步诊治。

请根据以上案例情景,开展基于问题的学习和模拟练习。

(王黎梅 郑云慧)

2-2-3-6 测试

 **推荐阅读文献**

[1]沈晶晶.74 例手足口病合并病毒性心肌炎患儿的护理[J].中华护理杂志,2010,45(1):73-74.

[2]谢王芳,楼晓芳,诸纪华.体外膜肺氧合应用于急性爆发性心肌炎患儿的护理[J].中华护理杂志,2015,50(4):427-430.

[3]庄思斯,陈金龙,杨世伟,等.临时心脏起搏在 16 例儿童爆发性心肌炎合并Ⅲ度房室传导阻滞治疗中的应用[J].中国心脏起搏与心电生理杂志,2014,28(6):548-549.

[4] Pollack A, Kontorovich AR, Fuster V, et al. Viral myocarditis-diagnosis, treatmentoptions, and current controversies[J]. Nat Rev Cardiol,2015,12(11):670-680.

[5]Shauer A, Gotsman I, Keren A, et al. Acute viral myocarditis:current concepts in diagnosis and treatment[J]. Israel Medical Association Journal Imaj,2013,15(3):180-185.

# 第三章

# 消化系统疾病患者的护理

消化系统疾病是临床常见病和多发病,主要包括食管、胃、肠、肝、胆、胰等脏器的器质性或功能性疾病,病变可局限于消化系统或累及其他系统,其他系统或全身性疾病也可引起消化系统疾病或症状。资料显示,我国居民慢性疾病患病率最高的前 10 种疾病中包含了胃肠炎、胆结石和胆囊炎、消化性溃疡 3 种消化系统疾病。消化系统疾病是我国城市居民住院治疗的第二位原因;胃肠病和肝病引起的疾病负担几乎占所有疾病的 1/10。近年来,消化系统内镜技术的发展为消化系统疾病的诊断和治疗带来了革命性改变,与此同时也对消化系统疾病患者的护理提出了新的要求。

## 主题一 消化性溃疡患者的护理

消化性溃疡(peptic ulcer)是胃酸/胃蛋白酶对胃肠道黏膜自身消化而形成的溃疡,可发生于食管、胃、十二直肠、胃-空肠吻合口附近及含有胃黏膜的 Meckel 憩室,临床上以胃溃疡(gastric ulcer,GU)和十二指肠溃疡(duodenal ulcer,DU)最常见。典型的消化性溃疡具有以下临床特征:慢性过程,病史可达数年至数十年;周期性发作,发作与自发缓解相交替,发作常呈季节性,多在秋冬或冬春之交发病,可因精神、情绪不良或过劳而诱发;发作时上腹痛呈节律性,与进食有关。研究显示,幽门螺杆菌(helicobacter pylori,Hp)感染和非甾体类抗炎药(non-steroidal anti-inflammatory drugs,NSAIDs)的摄入,是引起消化性溃疡的两个独立因素。

本病是全球性常见病,可发生于任何年龄,男性患者较女性多。临床上 DU 较 GU 多见,两者之比约为 3∶1。DU 多见于青壮年,GU 多见于中老年,前者发病高峰较后者早 10~20 年。目前药物治疗的进展已极大地改善了消化性溃疡的预后,有效的药物治疗可使溃疡愈合率达到 95%。消化性溃疡的病死率<1%,死亡的主要原因是大出血和急性穿孔,尤其是发生于老年和/或伴有其他严重疾病的患者。

### 【知识要点】

2-3-1-1 知
识导图

1. 了解消化性溃疡与幽门螺杆菌(Hp)感染的关系。
2. 熟悉 DU、GU 的诊断与治疗要点,$H_2RA$ 和 PPI 的作用机制。
3. 掌握消化性溃疡的疼痛特点、并发症的观察与护理。
4. 掌握消化性溃疡患者病情变化时的应急处理。
5. 掌握消化性溃疡患者的饮食原则与保健指导。

## 【临床情境】

### 春笋好吃胃难受
第一幕

**病史**：王先生，42 岁。1 年来反复出现反酸、嗳气，进食酸甜食物后尤甚，常于餐后半小时开始出现上腹部灼痛，一般持续 1～2h 逐渐缓解，自行间断服用胃药治疗。4 天前，王先生晚餐菜谱是春笋炖肉、芹菜炒香干，半夜肚子开始难受，反酸、嗳气明显，次晨解黑色稀便一次，量约 150g。开始以为是食物原因导致的，未引起重视，但接下来连续 2 天的黑便（1 次/日，量约 150g/次）让王先生有些坐不住了，他有些紧张，于是赶忙到医院就诊。患者无头晕等不适，既往无肝病史，无青霉素过敏史。

**社会心理状况和日常生活形态**：王先生，汉族，大学文化，公务员。育有一女，体健，家庭和睦，同事关系和谐。享受城镇职工医疗保险，家庭经济无忧。性格内向，工作压力大，经常出差，生活无规律。有吸烟史 10 余年，每日 1 包，每日喝白酒半斤。日常睡眠欠佳，偶尔服用地西泮。近 1 年来，食欲下降，体重减轻 4kg。

**体格检查**：T 36.9℃，P 92 次/min，R 20 次/min，BP 120/78mmHg，体形消瘦。浅表淋巴结未触及肿大。胸廓无畸形，两肺呼吸音清晰，未闻及啰音。心率 92 次/min，律齐，各瓣膜听诊区未闻及杂音。无肝掌、蜘蛛痣，腹平软，腹壁静脉无曲张，未见肠型、蠕动波，剑突下偏左轻度压痛，Murphy 征阴性，肝脾肋下未触及，腹部无压痛及反跳痛，未及包块，移动性浊音阴性，肠鸣音 4 次/min。

2-3-1-2 无痛胃镜检查流程宣教

**血液学及其他检查**：血常规检查结果见表 2-3-1-1，凝血谱指标正常。B 超：肝胆胰脾未见异常。内镜示胃窦小弯侧 1.0cm×2.0cm 溃疡，边缘规则；十二指肠球部及降部无异常。病理学检查报告：浅表黏膜慢性炎症，Hp 感染。

表 2-3-1-1 血常规检查

| 项目 | 结果 | | 参考范围 |
|---|---|---|---|
| WBC($\times10^9$/L) | 11.57 | H | 3.5～9.5 |
| N(%) | 79.3 | H | 40～75 |
| RBC($\times10^{12}$/L) | 3.97 | L | 4.3～5.8 |
| Hb(g/L) | 109 | L | 130～175 |
| PLT($\times10^9$/L) | 270 | | 125～350 |

初步诊断：消化性溃疡伴出血，胃溃疡。

## 一、基于问题的学习

**思考题 1**：有哪些证据支持王先生"胃溃疡"的诊断？其可能的发病原因是什么？

2-3-1-3 胃溃疡发生过程

（1）病史特点：反复发作性反酸、嗳气、上腹灼痛 1 年，加重伴黑便 3 天。发作时上腹痛呈节律性，与进食有关（一般餐后半小时出现，持续 1～2h 逐渐缓解）。患者既往无肝病史，可排除肝病引起的消化道出血。

（2）体格检查：轻度贫血貌，剑突下偏左压痛。

2-3-1-4 胃溃疡诊断标准

（3）胃镜检查报告：胃窦小弯侧 1.0cm×2.0cm 溃疡，边缘规则。病理学检查报告：浅表黏膜慢性炎症，Hp 感染。

可能原因：①Hp 感染，这是导致王先生胃溃疡的主要病因。②其他因素：吸烟（10 余年，1 包/日）；饮酒（白酒，半斤/日）；应激（日常工作压力大，使精神长期处于紧张状态；生活无规律，睡眠不良导致身体疲劳）。这些因素可能对胃溃疡的发生有不同程度的影响。③此次消化道出血（黑便）的发生与摄入粗纤维食物（春笋、芹菜）直接相关。

**思考题 2**：如何估计出血量？

通过详细询问患者黑便发生的时间、次数、量、性状以及是否伴有周围循环衰竭的表现，我们可初步估算出患者的出血量。①仅大便隐血试验阳性，提示每日出血量＞5～10ml。②出现黑便表明每天出血量在 50～100ml 以上。一次出血后黑便持续时间与排便次数有关，如每天排便 1 次，粪便色泽约在 3 天后恢复正常。③当一次出血量在 400ml 以下时，可因组织液和脾贮血补充血容量而不出现全身症状。④当出血量超过 400～500ml 时，可出现头晕、心悸、乏力等症状。⑤若出血量超过 1000ml，临床即出现周围循环衰竭的表现，严重者引起失血性休克。

本例中，王先生摄入粗纤维食物后出现黑便，提示出血量在 50～100ml/d 以上。从患者入院时无头晕等不适，脉搏（92 次/min）、血压（120/78mmHg）、肠鸣音（4 次/min）均在正常范围看，患者存在以下两种可能：①出血暂停，王先生最近连续 2 天排出的黑便（1 次/日）可能与第一次的出血有关。②少量出血，因组织液和脾贮血补充血容量，暂未出现全身症状。但无论哪种可能，我们都不可松懈，需要动态监测患者的血压、脉搏、血常规等的变化。

**思考题 3**：入院后，医生为王先生开出医嘱：奥美拉唑针 40mg＋0.9％氯化钠 100ml ivgtt bid，0.9％氯化钠＋注射用血凝酶针 100U 静推 bid……请说明使用奥美拉唑的目的以及使用注意事项。

2-3-1-5 胃溃疡治疗要点

奥美拉唑为质子泵抑制剂（PPI），可使壁细胞分泌胃酸的关键酶即 $H^+$-$K^+$-ATP 酶失去活性，从而阻滞壁细胞内的 $H^+$ 转移至胃腔而抑制胃酸分泌。其抑制胃酸分泌的作用较 $H_2$ 受体拮抗剂更强，作用更持久。另外，与抗生素的协同作用也较 $H_2$ 受体拮抗剂好，是根除幽门螺杆菌治疗方案中的基础药物。

使用注意事项：奥美拉唑可引起头晕，尤其在用药初期。因此，使用奥美拉唑期间，应嘱患者避免开车或做其他必须高度集中注意力的工作。此外，奥美拉唑有延缓地西泮及苯妥英钠代谢和排泄的作用，对此需特别提醒王先生（因为王先生日常睡眠欠佳，偶有服用地西泮），若需联合应用，请咨询医生，不可自行服用。

**思考题 4**：根据临床资料，请问王先生目前主要存在哪些护理问题？

（1）潜在并发症：血容量不足。

（2）疼痛（腹痛）：与胃酸刺激溃疡面，引起化学性炎症反应有关。

（3）营养失调（低于机体需要量）：与疼痛致摄入量减少、消化吸收障碍及出血有关。

（4）睡眠型态紊乱：与工作压力大、生活无规律有关。

（5）知识缺乏：缺乏疾病防治相关知识。

**思考题 5**：针对王先生的健康问题，入院后首先采取哪些护理措施？

（1）协助患者卧床休息。解释安静休息、减少身体活动有利于止血。同时指导患者坐起、站起时动作应缓慢，如出现头晕、心慌、出汗立即卧床并按铃告知。

（2）建立静脉通路，遵医嘱予补液、止血、抑酸等治疗，注意观察药物疗效及不良反应。

（3）做好患者的心理疏导，以避免紧张、焦虑情绪。

（4）嘱患者暂时进温凉、清淡流质，因进食可减少胃收缩运动并可中和胃酸，促进溃疡愈合。

（5）监测患者的意识、精神状态、生命体征、皮肤和甲床的色泽与温度、腹部情况等的变化，注意排便次数、颜色、量的变化，做好记录。

**思考题6：**出现哪些迹象提示患者继续出血或再次出血？

观察中出现下列迹象应警惕继续出血或再出血：①出现呕血；②黑便次数增多且粪质稀薄，色泽转为暗红，伴肠鸣音亢进；③血压波动，出现头晕、心悸、乏力等症状，严重者引起失血性休克；④血红蛋白浓度、红细胞计数及血细胞比容持续下降。

## 二、模拟练习

任务：情景准备，并通过角色扮演完成患者入院后护理。

角色分配：患者、患者妻子、医生、护士（甲）、护士（乙）、主席、记录员、观察员。

主要护理项目：体位安置、生命体征测量、体温单绘制、静脉输液、静脉注射、病史询问与体格检查、入院宣教、入院护理记录。

第二幕

入院第2天晚餐时，王先生感觉食欲不错，没有吃医院提供的饮食，而是吃了母亲亲自为他做的饺子。餐后1h，王先生突然恶心，随即呕出暗红色血液伴胃内容物约500ml，面色苍白，大汗淋漓，四肢湿冷，肠鸣音亢进。心电监护示：血压86/58mmHg，心率112次/min。

## 一、基于问题的学习

**思考题1：**该病情变化提示何种临床问题？

从上述信息看，王先生很可能因饮食不当导致再次出血。主要护理问题如下：

（1）体液不足：与胃溃疡大出血致血容量降低有关。

（2）有受伤的危险（窒息、误吸）：与呕吐物误入气管有关。

（3）焦虑、恐惧：与再次出血、生命受到威胁有关。

**思考题2：**该如何处理？

（1）立即置患者平卧位，注意保暖，下肢略抬高，以保证脑部供血。将患者头侧向一边，清除口腔内血液和异物，防止窒息或误吸。床旁备吸引器。同时请人立即通知医生。

（2）迅速建立两条静脉通路，交叉配血。开始输液时滴速宜快，待休克纠正后减慢输液速度。

（3）立即予鼻导管吸氧，嘱患者深呼吸。

（4）尽快清除一切血迹，安慰患者，嘱暂禁食。

（5）遵医嘱应用止血、制酸等药物，留置胃管。

（6）监测血压、脉搏、呼吸和周围循环情况，注意有无鲜红色血液持续从胃管引出，以判断有无活动性出血和止血效果。必要时做好胃镜下止血或急诊手术的准备。

**思考题3：**患者近2天来生命体征平稳，仅主诉稍有头晕、乏力。胃管已拔除，予流质饮食。下午4时患者下床走动时突感心慌、冷汗、黑蒙。王先生可能发生了什么问题？

考虑以下两种可能：①是否胃溃疡再次出血。②是否发生低血糖。但无论哪种情况，都应立即让患者卧床休息,迅速测量血压、脉搏、血糖,然后根据具体问题做进一步的处理。

补记:经查,王先生为低血糖反应。经口服50%葡萄糖液后症状消失,血糖恢复正常。医嘱改流质饮食为半流质饮食。又过2天,改半流质饮食为软质饮食。

## 二、模拟练习

2-3-1-6 消化道大出血患者应急预案流程

任务:情景准备,并通过角色扮演完成胃溃疡大出血的急救。

角色分配:患者、家属、医生、护士、主席、记录员、观察员。

主要护理项目:卧位安置、心电监护、吸氧、静脉输液、留置胃管、交叉配血、微泵静脉注射、护理记录。

第三幕

经过一段时间的治疗,王先生生命体征平稳,精神状态明显好转。自诉已无不舒适的感觉,大便色黄,1次/日。

## 一、基于问题的学习

**思考题1:**王先生告诉责任护士:最近感觉人很舒服了,而且特想吃米饭。但经历了前一次的大出血,内心有些阴影。该如何对患者开展饮食指导?

饮食管理是胃溃疡治疗中不可缺少的重要环节,因为胃溃疡的发病、症状的轻重、溃疡的愈合与饮食密切相关。胃溃疡患者饮食原则:通过限制饮食中机械、化学和温度的刺激,以减低自主神经的不稳定性;同时,通过合理的营养搭配与烹调,中和及抑制胃酸分泌,以减轻胃肠负担,达到促进溃疡愈合,防止复发和并发症发生的目的。目前王先生出血已止,但溃疡尚未完全愈合。对接下来的饮食需注意以下几点:

(1)可由软食逐步过渡到正常饮食。饮食应规律,定时进餐,不宜过饱,以防止胃窦部过度扩张,增加胃泌素的分泌,而使胃酸增多。可少食多餐,每日4~5次,避免餐间零食和睡前进食,使胃酸分泌有规律。

(2)所进饮食以温热(35℃左右)为度,因为过热可刺激溃疡面,引起疼痛,甚至使溃疡面血管扩张而出血。

(3)选择细软、易消化,含足够热量,蛋白质和维生素丰富的食物,因为充足的营养能够改善全身状况,促进溃疡愈合。避免食用产气多、生、冷、硬、刺激性(如咖啡、酒、辣椒、芥末、胡椒等)、粗纤维多的食物(如春笋、韭菜、芹菜等)。

(4)进食不宜过急,应细嚼慢咽,因为咀嚼可增加唾液分泌,而唾液入胃后可中和胃酸、保护胃黏膜。

(5)营养监测:定期测量体重,并定期复诊。

**思考题2:**医生告诉王先生:"幽门螺杆菌感染是导致胃溃疡的重要原因。接下来将为您采用三联治疗方案。这是目前用于治疗幽门螺杆菌感染所致胃溃疡最有效的方法……"请问"三联"指的是哪三种药?该如何指导患者服用这些药物?

幽门螺杆菌感染是消化性溃疡发生和复发的重要因素。三联治疗方案是指联合服用奥美拉唑肠溶胶囊或胶体次枸橼酸铋加上克拉霉素和阿莫西林或甲硝唑,7~14天为1疗程。

奥美拉唑可抑制胃酸分泌,告知患者宜晨起空腹服用,不可嚼碎,以免药物在胃内过早释放而影响疗效。用药期间避免开车或做其他必须高度集中注意力的工作。

胶体次枸橼酸铋具有保护胃黏膜的作用,同时兼有较强的抑制幽门螺杆菌的作用。告知患者餐前30min用温水溶解后服下。另外,向患者说明铋剂可能引起便秘,使大便和舌苔呈灰黑色,并且口中带氨味,但停药后会自行消失。

阿莫西林、甲硝唑为抗菌药物。尽管王先生无青霉素过敏史,但若服用阿莫西林,用药前还需做药物过敏试验(皮试阴性方可使用)。

告知患者按疗程用药,不可随便停药或减量,服药期间如有不适及时告知医护人员。服药治疗后至少4周复检Hp,因为根除Hp可显著降低溃疡的复发率。

**思考题3:**晨间护理时,王先生很开心地告诉责任护士小张,说自己今天要出院了。在王先生离院前,张护士还需做哪些健康教育帮助其预防溃疡的复发?

为使患者出院后更好地配合治疗,避免疾病的复发,除了向患者说明上述饮食和用药注意事项,张护士还应向患者做如下指导:

(1)向患者和家属讲解引起和加重溃疡病的危险因素。嘱定期到医院复查。

(2)建议日常生活尽可能规律,避免过分疲劳,因为劳累过度不但会影响食物的消化,还会妨碍溃疡的愈合。

(3)注意天气变化,根据天气冷暖,及时添减衣被,因为溃疡病复发与气温变化有一定的关系。

(4)保持情绪平和。因为胃溃疡是一种心身疾病,精神紧张、情绪激动或过分忧虑,都会对大脑皮质产生不良刺激,使得丘脑下中枢的调节作用减弱或丧失,引起自主神经功能紊乱,不利于食物的消化以及溃疡的愈合。应学会放松心情,以积极乐观的态度对待生活。

(5)建议戒烟酒,因为吸烟、酗酒会削弱胃黏膜的屏障作用。可邀请家属督促执行。

(6)指导患者慎用或勿用致溃疡的药物(如阿司匹林、泼尼松等)。如需使用上述药物,遵医嘱选用肠溶剂型或小剂量间断应用,同时使用抗酸剂、胃黏膜保护剂。

(7)日常注意观察大便的颜色和性状。如出现黑便或上腹疼痛加剧、节律发生变化等现象应及时就诊。

## 二、模拟练习

任务:情景准备,并通过角色扮演完成患者的出院护理。

角色分配:患者、家属、医生、护士、主席、记录员、观察员。

主要护理项目:出院医嘱处理、健康教育、出院护理记录、床单位处置及铺备用床。

**【观察与讨论】**

1.在模拟练习中,护士入院评估的内容是否完整? 问诊条理是否清晰? 用词是否准确? 体格检查手法是否正确? 该患者体格检查的重点是什么?

2.护士执行医嘱是否正确? 为患者实施的护理措施是否安全、有效? 有无及时评估病情变化? 病情变化时是否及时采取有效的应对措施? 抢救结束有无及时完成护理记录? 如果患者溃疡穿孔,怎么办?

3.对患者进行健康教育的内容是否全面? 方法、时机是否合适? 健康教育是否有效?

4.护理过程中是否体现人文关怀? 有无违反无菌原则? 操作动作是否规范、娴熟?

**【案例拓展】**

### 是麻辣火锅惹的祸吗?

李先生,42岁,建筑工程师。5h前和家人一起进食麻辣火锅,餐后突发上腹痛,腹痛剧烈,向右下腹扩展,逐渐发展为全腹疼痛,伴恶心,无呕吐,家人迅速将其送往医院急诊科。3年前李先生被诊断"十二指肠溃疡",住院1周,出院后不规律服药。入院后体检:T 37.9℃,P 108次/min,R 21次/min,BP 120/75mmHg。神志清,痛苦表情,屈曲体位。双肺呼吸音清,未闻及干、湿性啰音,HR 108次/min,律齐,心音有力。全腹肌紧张,压痛、反跳痛明显,肝浊音界消失,移动性浊音可疑,肠鸣音未闻及。实验室检查:血常规示 Hb 130g/L,RBC 4.52×10¹²/L,WBC 15.8×10⁹/L,N 90%,PLT 210×10⁹/L。

2-3-1-7 测试

请根据以上案例情景,开展基于问题的学习和模拟练习。

（郑惠芳　郑云慧）

## 推荐阅读文献

［1］陈世耀.内科临床思维［M］.北京:科学出版社,2013.

［2］Dworzynski KI,Pollit V,Kelsey A,et al. Management of acute upper gastrointestinal bleeding:summary of NICE guidance［J］.BMJ,2012,344:e3412.

# 主题二　肝硬化患者的护理

肝硬化(hepatic cirrhosis)是一种由不同病因长期作用于肝脏引起的慢性、进行性、弥漫性肝病。病理特点为广泛的肝细胞变性坏死、再生结节形成、纤维组织增生、正常肝小叶结构破坏和假小叶形成。临床早期症状不明显;后期主要表现为肝功能损害和门静脉高压,可有多系统受累;晚期常出现消化道出血、感染、肝性脑病等严重并发症。

本病是消化系统常见病,世界各国的年发病率为(25～400)/10万,主要累及25～50岁男性。其死亡原因常为肝性脑病、上消化道出血、严重感染和肝肾综合征等。据国外报道,慢性肝病和肝硬化在总人口死因中居第12位,在25～44岁年龄组死因中居第7位,在45～64岁年龄组死因中居第5位。近年来,肝移植的开展明显改善了肝硬化失代偿期患者的预后和生存质量。随着新一代人工肝支持系统及肝干细胞移植技术的应用,肝衰竭患者有望在移植外又新增一治疗选择。

2-3-2-1　知识导图

【知识要点】

1.熟悉肝硬化患者腹水形成的机制。

2.熟悉肝硬化失代偿期诊断要点、腹水治疗方法。

3.掌握肝硬化患者常见并发症的观察与护理。

4.掌握肝硬化患者出院指导的内容。

【临床情境】

### 谁是罪魁祸首?

第一幕

**病史**:蒋大伯,62岁,曾有血吸虫病长期感染史,无奈治疗(口服吡喹酮)时已处于疾病晚期。2个月前因腹胀、乏力、烂便，以"血吸虫病性肝硬化"收住入院，经治疗后症状缓解出院，医嘱继续服药（具体不详）。3天前蒋大伯再次出现腹胀，伴乏力、气短、进食后恶心、食欲下降，无呕吐，在其妻陪同下再一次前往医院就诊。蒋大伯无高血压、糖尿病病史，无药物过敏史。

**社会心理状况和日常生活形态**：患者汉族，小学文化，长期从事生猪养殖。已婚，育有一子一女，家庭和睦。参加城乡居民医疗保险，无经济负担。大伯性格豪爽，无吸烟嗜好，但喜欢喝点小酒（1两/日）。日常睡眠欠佳，白天经常会忘记服药。

**体格检查**：T 37.1℃，P 88 次/min，R 22 次/min，BP 120/80mmHg。肝病面容，神志清，精神软，巩膜轻度黄染，未见蜘蛛痣、肝掌，浅表淋巴结未触及肿大。双肺呼吸音清晰，心率 88 次/min，心律齐。腹膨隆，腹围 98cm，移动性浊音阳性，肠鸣音 5 次/min。双下肢指凹性水肿。

2-3-2-2 肝硬化发生过程

**辅助检查**：彩色多普勒超声检查提示肝硬化、大量腹水，脾稍大、副脾一枚。

初步诊断：①血吸虫病性肝硬化；②失代偿期肝硬化；③腹水。

补记：次日，患者血液学检查报告见表 2-3-2-1。

表 2-3-2-1 主要血液学检查项目

| 项目 | 结果 | | 参考范围 |
|---|---|---|---|
| WBC($\times10^9$/L) | 3.70 | | 3.5~9.5 |
| N(%) | 74.6 | | 40~75 |
| RBC($\times10^{12}$/L) | 3.17 | L | 4.3~5.8 |
| Hb(g/L) | 95 | L | 130~175 |
| PLT($\times10^9$/L) | 68 | L | 125~350 |
| 总胆红素($\mu$mol/L) | 36.9 | H | 3.0~22.0 |
| 结合胆红素($\mu$mol/L) | 0.0 | | 0.0~5.0 |
| 非结合胆红素($\mu$mol/L) | 30.2 | H | 0.0~19.0 |
| 谷丙转氨酶(IU/L) | 37 | | 0~60 |
| 谷草转氨酶(IU/L) | 51 | H | 0~40 |
| 总蛋白(g/L) | 61.8 | | 60~87 |
| 白蛋白(g/L) | 31.4 | L | 35~55 |
| 球蛋白(g/L) | 30.4 | | 20~35 |
| 白球比 | 1.03 | L | 1.3~2.5 |
| 钾(mmol/L) | 3.4 | L | 3.5~5.1 |
| 钠(mmol/L) | 147 | H | 137~145 |
| 氯(mmol/L) | 112 | H | 98~107 |
| 钙(mmol/L) | 2.09 | L | 2.11~2.52 |
| 总胆固醇(mmol/L) | 2.33 | L | 3.1~6.0 |
| 甘油三酯(mmol/L) | 1.04 | | 0.4~1.7 |

续表

| 项目 | 结果 | | 参考范围 |
|------|------|---|----------|
| 乳酸脱氢酶(IU/L) | 484 | | 313～618 |
| 磷酸肌酶(IU/L) | 48 | L | 50～310 |
| 肌酸激酶同工酶(IU/L) | 36 | H | 0～16 |
| 血糖(mmol/L) | 5.0 | | 3.9～6.1 |

## 一、基于问题的学习

**思考题 1**：血吸虫病传播需具备哪些条件？（请课外阅读毛泽东同志的七言律诗《送瘟神》，并了解其创作背景）

血吸虫病(schistosomiasis)是由血吸虫寄生于人体所致的疾病。日本血吸虫病曾一度流行于我国，如今急性血吸虫病患病率已呈明显下降趋势。造成日本血吸虫病传播必须具备以下三个条件：

(1)血吸虫病患者或保虫宿主(如牛、猪、犬、羊、马、猫、鼠类)的粪便入水，污染水源。

(2)河流、湖泊中钉螺滋生：钉螺是日本血吸虫必需的唯一中间宿主。钉螺感染的阳性率以秋季为高。当水体中存在感染血吸虫的阳性钉螺时，便成为疫水。

(3)接触疫水：当人们因生产(如捕鱼、种田、割湖草)或生活(游泳戏水、洗漱、洗衣等)而接触疫水，血吸虫的尾蚴就从钉螺通过人体的皮肤钻入体内，它们在肠系膜下静脉寄生生活。

2-3-2-3　肝硬化诊断标准

人体感染血吸虫后，其主要病变为虫卵沉积于肠道和肝脏等组织而引起虫卵肉芽肿。急性期患者有发热、腹痛、腹泻或脓血便，肝肿大、压痛等；血中嗜酸性粒细胞显著增多。慢性期以肝脾肿大或慢性腹泻为主。晚期则以门静脉周围纤维化病变为主，可发展为肝硬化、腹水、巨脾等。

**思考题 2**：有哪些证据支持患者"失代偿期肝硬化"的判断？

(1)患者过往有长期血吸虫病感染史。

(2)实验室检查提示肝功能减退(总胆红素升高；总胆固醇低于正常；谷草转氨酶升高，且高于谷丙转氨酶；白蛋白降低，白球比降低)，并伴有肝功能严重减退的临床表现(肝病面容、巩膜轻度黄染、精神软、乏力、腹胀、恶心)。

(3)腹部 B 超报告：肝硬化、大量腹水、脾大，提示门静脉压力增高。另外，患者血常规检查示红细胞、血色素、血小板减少，提示脾功能亢进。

失代偿期肝硬化主要表现为肝功能减退和门静脉高压所致的全身多系统症状和表现。从蒋大伯的病史、临床表现和检查结果看，符合肝硬化失代偿期诊断标准。

**思考题 3**：入院后医嘱：螺内酯片 20mg po qd，呋塞米片 10mg po qd，硫普罗宁针 0.2g＋5％葡萄糖溶液 250ml ivgtt qd，预约血小板……请问螺内酯、呋塞米二药使用时应注意哪些事项？

2-3-2-4　肝硬化失代偿期治疗要点

螺内酯为保钾利尿药，呋塞米为排钾利尿药，两者联合应用有协同作用，并可减少电解质紊乱。注意二药使用时，利尿速度不宜过快，从最小有效剂量开始，每天体重减轻不超过 1kg(蒋大伯下肢有指凹性水肿，放宽此标准为：体重减轻不超过 0.5kg/d)。用药期间注意观察患者的尿量、体重及电解质变化，及时遵医嘱调整药物剂量。

**思考题 4：**请问蒋大伯目前主要存在哪些护理问题？

通过对临床资料的分析，我们认为蒋大伯主要存在以下护理问题：

（1）体液过多：与肝功能减退、门静脉高压引起钠水潴留有关。

（2）活动无耐力：与肝功能减退、大量腹水致气短有关。

（3）营养失调（低于机体需要量）：与肝功能减退、门静脉高压引起食欲减退等有关。

（4）潜在并发症：电解质和酸碱平衡紊乱、肝性脑病、肝肾综合征、感染等。

（5）有皮肤完整性受损的危险：与营养不良、水肿及黄疸致皮肤瘙痒等有关。

**思考题 5：**蒋大伯入院后，首先应采取哪些护理措施？

（1）协助患者卧床休息：目前患者大量腹水、气短、下肢指凹性水肿，可采取半坐卧位，使膈肌下降，缓解呼吸困难。同时适当抬高下肢，以利下肢静脉血回流，减轻水肿。（注：待患者腹水减轻后，可采取平卧位，以增加肝、肾血流量，改善肝细胞的营养，提高肾小球滤过率。）

（2）患者床上放置气垫褥，床头卡内插入防压力性损伤警示标识，做好皮肤护理，特别是身体低垂部位。

（3）遵医嘱正确用药，注意观察药物疗效和不良反应。

（4）做好入院宣教：由于蒋大伯体内有大量腹水，应告知其避免使腹内压骤增的因素，如剧烈咳嗽、打喷嚏、用力排便等，同时告知饮食要求。

（5）病情观察：观察腹水消长情况，定时测量并准确记录 24h 出入量、腹围、体重；评估患者每天的食谱和进食量；监测血清电解质和酸碱度变化，警惕电解质及酸碱平衡紊乱、肝性脑病、肝肾综合征等并发症的发生。

**思考题 6：**目前蒋大伯在饮食方面需注意哪些事项？

既保证饮食营养又遵守必要的饮食限制是改善蒋大伯肝功能、延缓病情进展的基本措施。目前蒋大伯主要存在低蛋白血症及大量腹水，应为其提供高热量、高蛋白（以豆制品、鸡蛋、牛奶、鱼、鸡肉、瘦猪肉为主）、高维生素、易消化饮食；严禁饮酒；适当摄入脂肪，并减少动物脂肪的摄入；限制摄入钠盐（0.5～0.8g/d），并尽量减少高钠食物（如咸肉、酱菜、酱油、罐头食品、含钠味精等）的摄入。为避免限钠饮食使患者感到食物淡而无味，可适量添加柠檬汁、食醋以改善食物的味道，增进食欲。每日水的摄入量控制在 1000ml 以内。若患者病情发生变化，应及时调整饮食种类。

## 二、模拟练习

任务：情景准备，并通过角色扮演完成患者入院后护理。

角色分配：患者、家属、医生、护士（甲）、护士（乙）、主席、记录员、观察员。

主要护理项目：体位安置、生命体征测量、体温单绘制、静脉输液、口服给药、病史询问与体格检查、入院宣教、入院护理记录。

第二幕

经过治疗，蒋大伯血浆白蛋白达到 35.3g/L，双下肢水肿已不明显，尿量每天约 2000ml，腹水征改善不明显。

## 一、基于问题的学习

**思考题 1：**上述现象说明了什么？请结合蒋大伯的病情，分析其腹水形成的原因。

　　患者有大量腹水,双下肢指凹性水肿不明显,且生化检测示白蛋白正常(35.3g/L),说明患者的腹水不仅仅与低蛋白血症有关,门脉高压对腹水的形成影响更大。造成蒋大伯腹水形成的主要因素有:

　　(1)门静脉高压及淋巴回流受阻:患者曾长期感染血吸虫病,因血吸虫虫卵及其毒性产物沉积在肝脏汇管区,刺激纤维组织增生。假小叶形成使肝静脉回流障碍,肝血窦内压升高,引起体液滤出增多;假小叶的形成使门静脉压、肠系膜静脉压及毛细血管内压升高,使组织液的生成超过淋巴回流的代偿能力,淋巴液便从肝脏及肠道表面渗入腹腔。

　　(2)血浆胶体渗透压降低:患者因肝功能障碍致血浆白蛋白合成减少,加之食欲不振、蛋白质摄入不足,发生低蛋白血症。由此引起血浆胶体渗透压降低,毛细血管内液体进入组织间隙,在腹腔可形成腹水。

　　(3)钠水潴留:肝硬化门脉高压可致胃、肠、脾等脏器淤血,使有效循环血量下降,肾灌注量减少。肾血流减少可激活肾素-血管紧张素-醛固酮系统,使肾小管重吸收钠水功能增强。另外,肝脏对醛固酮和抗利尿激素灭活减少,也促使钠水潴留。

　　**思考题 2**:医生决定为蒋大伯行腹腔穿刺放腹水。请问穿刺点选哪儿? 腹腔穿刺放腹水需注意哪些事项?

　　(1)穿刺部位:一般选择左下腹脐与髂前上棘连线中外 1/3 交点处;也可取脐与耻骨联合中点上 1cm,偏左或右 1.5cm 处;或侧卧位脐水平线与腋前线或腋中线的交点。

　　(2)注意事项:①穿刺前:测量体重、腹围、生命体征,嘱患者排空膀胱以免误伤。②穿刺时:严格执行无菌技术操作要求。③腹腔放液速度不宜过快,以防腹压骤然降低、内脏血管扩张而发生血压下降甚至休克等现象,同时加强观察,若患者出现头晕、恶心、心悸、气短、面色苍白等现象,应立即停止操作并对症处理。第 1 次做腹腔穿刺,放水量一般不超过 1000ml,此后每次放腹水也不应当超过 3000ml,以免放液过多诱发肝性脑病或电解质紊乱。④穿刺毕:标本及时送检。用无菌敷料覆盖穿刺部位,并用多头绷带将腹部包扎,嘱患者卧床休息 8～12h。注意观察患者面色、血压、脉搏等变化;穿刺部位有无渗液、渗血;有无腹部压痛、反跳痛和腹肌紧张等腹膜炎征象;定时测量腹围,观察腹水消长情况。

　　**思考题 3**:经腹腔穿刺放腹水等治疗,蒋大伯明显感觉呼吸顺畅多了,胃口也好了很多。其妻见老伴食欲不错,午饭特意做了他的最爱"青蟹炒年糕和五香茶叶蛋"。傍晚时分,大伯的儿子有些迟疑地告诉巡视病房的护士:"不知怎么了,我爸老想睡觉,刚才还随地小便了。"护士检查发现,患者处于嗜睡状态,言语不清,不能完成简单的计算,有扑翼样震颤。双侧瞳孔等大等圆,对光反射正常,血压 135/78mmHg,心率 74 次/min。紧急抽血查血氨 54.0μmol/L。该病情变化提示什么问题?

　　从资料看,蒋大伯很可能发生了肝性脑病(2 期)。目前主要护理问题如下:

　　意识障碍:与血氨增高,干扰脑细胞能量代谢和神经传导有关。

　　**思考题 4**:发现患者病情有变,护士立即报告了医生。医嘱予稀醋酸液保留灌肠⋯⋯请你说说为蒋大伯灌注稀醋酸溶液的目的。

　　氨被认为是促发肝性脑病最主要的神经毒素。本例中,蒋大伯血氨升高达 54.0μmol/L(正常 6～35μmol/L),高含量的血氨通过血脑屏障进入脑组织,产生对中枢神经系统的毒性。用稀醋酸溶液灌肠,一方面可刺激肠蠕动,清除肠内含氮物质,减少氨的产生;另一方面使肠道保持酸性状态,不利于氨的吸收。

　　**补记**:经过肠道灌注稀醋酸溶液、静脉输注 L-鸟氨酸-L-门冬氨酸等治疗,蒋大伯恢复了意识。

**思考题 5**：蒋大伯此次发生肝性脑病，可能原因是进食了过量的高蛋白食物，对此大伯的老伴很难过。那么，蒋大伯到底可不可以进食高蛋白食物呢？

蛋白质是肝细胞修复和维持血浆白蛋白正常水平的重要物质基础。蒋大伯因血吸虫病肝硬化致肝功能障碍，存在低蛋白血症。长时间负氮平衡会增加骨骼肌的动员，反而可能使血氨升高。因此，患者入院后进食高蛋白饮食是极其必要的。但也非一味强调高蛋白，高热量饮食的摄入也很重要。蛋白质的摄入量应以不增加患者的代谢负担为原则，若为了维持正氮平衡而热量摄入不足，则蛋白质分解代谢增加，氨基酸生成及产氨过多，同样也会增加肝性脑病发生的危险性。

对于肝硬化失代偿期患者而言，重点不在于限制蛋白质的摄入，而在于保持正氮平衡。一旦发生肝性脑病，急性期首日禁蛋白质饮食，给予葡萄糖保证能量供应。待病情好转后逐渐增加蛋白质摄入量 $[1 \sim 1.5 g/(kg \cdot d)]$，首选植物蛋白和奶制品蛋白，因为两者优于动物蛋白，其中植物蛋白含甲硫氨酸、芳香族氨基酸较少，含支链氨基酸较多，还可提供纤维素，有利于维护结肠的正常菌群及酸化肠道。此外，应定期抽血了解肝功能等相关指标的变化，以便及时调整饮食种类。

**补记**：在蒋大伯病情稳定后，责任护士特意邀了大伯的老伴来到办公室，在安慰她的同时，又做了耐心的解释和具体的饮食指导。

## 二、模拟练习

**任务**：情景准备，并通过角色扮演完成肝性脑病患者的护理。

**角色分配**：患者、家属、医生、护士、主席、记录员、观察员。

**主要护理项目**：病情观察、静脉血标本采集、静脉输液、保留灌肠、护理记录。

### 第三幕

经过一段时间的治疗，蒋大伯自觉症状明显减轻，重新恢复了往日豪爽的个性，还时常和病友说些玩笑话。今日查房时医生告诉他，明日可以出院了。

## 一、基于问题的学习

**思考题 1**：如何指导蒋大伯居家用药？

（1）向患者及家属详细介绍出院后所服药物的名称、剂量、给药时间和方法，教会其观察药物疗效和不良反应。例如，针对大伯所服的利尿药，告知他应每日记录尿量及体重；测体重时，要求每日同一时间、穿同样衣物、使用同一秤。如出现软弱无力、心悸等症状，提示低钠、低钾血症，应及时就医。

（2）告知大伯回家后务必遵医嘱用药。如需加服药物，必须听取医生建议，以免服药不当加重肝脏负担和肝功能损害，并定期门诊随访。

（3）针对大伯日常经常忘记服药的问题，责任护士应与其本人及家属分析原因，并采取一些提高服药依从性的措施，如让临床药师参与蒋大伯的药物管理。

**思考题 2**：蒋大伯在日常生活中应如何避免肝性脑病的发生？

（1）切实遵医嘱执行饮食治疗原则和计划，严禁饮酒，尤其应避免过量蛋白质的摄入以及避免粗糙、坚硬、刺激性食物的摄入。

（2）避免应用催眠镇静药、麻醉药等。蒋大伯日常睡眠欠佳，可指导其采用非药物方式促进睡眠，必要时遵医嘱减量服用地西泮，并减少给药频次。

（3）预防感染。嘱患者保持心态平和，勿过多考虑病情。适量活动，活动量以不加重疲劳感和其他症状为度。生活规律，注意保暖和个人卫生。发生感染时，应遵医嘱及时、准确地应用抗生素，以有效控制感染。

（4）保持排便通畅，防止便秘，因为便秘可使含氨、胺类和其他有毒物质的粪便与结肠黏膜接触时间延长，促进毒物的吸收。

（5）定期门诊抽血查肝肾功能、血钾、血氯等生化指标。

**思考题 3**：如何判断肝硬化患者的预后？

肝硬化患者的预后因病因、病理类型、营养状况、肝功能代偿程度、有无并发症而有所不同，患者是否配合治疗与护理亦很重要。一般病毒性肝炎引起的肝硬化预后较差；持续黄疸、难治性腹水、低清蛋白血症、凝血酶原时间持续或显著延长以及出现并发症者，预后均较差；高龄患者预后较差。

Child-Pugh 分级（见表 2-3-2-2），与预后密切相关，总分越高（C 级），预后越差。

表 2-3-2-2　　肝硬化患者 Child-Pugh 分级标准

| 临床表现或生化指标 | 1 分 | 2 分 | 3 分 |
| --- | --- | --- | --- |
| 肝性脑病（期） | 无 | 1～2 | 3～4 |
| 腹水 | 无 | 轻度 | 中重度 |
| 总胆红素（$\mu$mol/L） | <34 | 34～51 | >51 |
| 清蛋白（g/L） | >35 | 28～35 | <28 |
| 凝血酶原时间延长（s） | <4 | 4～6 | >6 |

注：<7 分为 A 级，7～9 分为 B 级，>9 分为 C 级。

2-3-2-5　患者出院护理流程

## 二、模拟练习

**任务**：情景准备，并通过角色扮演完成患者的出院护理。

**角色分配**：患者、家属、医生、护士、主席、记录员、观察员。

**主要护理项目**：出院医嘱处理、出院宣教、出院护理记录、床单位处置及铺备用床。

【观察与讨论】

1. 用简图表示胆红素的正常代谢过程（原料、地点、酶）。何谓隐性黄疸？临床上最常见的黄疸是哪三种？其各自的胆色素代谢特点如何？

2. 假如你是蒋大伯的责任护士，你会怎样开始询问？如何通过视诊鉴别腹水与腹腔巨大包块所致的全腹膨隆？

3. 在模拟练习中，护士执行医嘱是否正确？为患者实施的护理措施是否安全、有效？有无及时评估病情变化？病情变化时是否及时采取有效的应对措施？

4. 对患者宣教的内容是否全面？方法、时机是否合适？宣教是否有效？

5. 护理过程中是否体现人文关怀？有无违反无菌原则？操作动作是否规范、娴熟？

## 【案例拓展】

### 守护消化道

"医生,我妈吐血了!我妈今天上午边磕瓜子边看电视时,突然吐了好几口血。"来急诊科看病的是王大妈,她有慢性乙肝、肝硬化病史。近一年来,反复发生腹胀,已多次住院。平时口服呋塞米片、螺内酯片和复方氨基酸胶囊。

入院后查体:体温 36.2℃,脉搏 92 次/min,呼吸 22 次/min,血压 105/60mmHg。肝病面容,神志清,精神软,皮肤巩膜轻度黄染,肝掌。腹部膨隆,腹壁见静脉曲张,移动性浊音阳性,扑翼样震颤未引出,双下肢无水肿。

请根据以上案例情景,开展基于问题的学习和模拟练习。

(过永勤 郑云慧)

2-3-2-6 测试

 推荐阅读文献

[1]罗健,刘义兰.消化内科临床护理思维与实践[M].北京:人民卫生出版社,2013.

[2]Tsochatzis EA,Bosch J,Burroughs AK. Liver cirrhosis[J].Lancet,2014,383(9930):1749-1761.

[3]许芳,吴海珍.个体化疾病管理干预对肝硬化失代偿期患者服药信念和依从性的影响[J].中华现代护理杂志,2018,24(12):1457-1460.

# 主题三 胆石病患者的护理

胆石病(cholelithiasis)是指发生在胆管和胆囊的结石,是胆道系统的常见病、多发病。近年来随着人们饮食结构的改变及卫生条件的改善,我国胆囊结石的发病率逐渐增加,胆管结石的发病率呈现下降趋势,且胆固醇结石的比例明显高于胆色素结石。多数胆石病患者初期无明显症状,容易被忽视。B超检查胆囊结石的准确率极高,可达 95% 以上;对肝外胆管结石的诊断准确率亦可达到 80%。因此,B超是普查和诊断胆石病的首选方法。胆石病以手术治疗为主,可根据病情采用经腹或在电视腹腔镜下手术。

## 【知识要点】

1.熟悉经皮肝穿刺胆管造影(PTC)、内镜逆行胰胆管造影(ERCP)配合要点及胆石病的诊断与治疗要点。

2.掌握胆道疾病患者饮食指导与疼痛护理注意事项。

3.掌握腹腔镜下胆囊切除术后观察要点。

4.掌握胆总管切开取石T管引流术后护理措施及并发症的观察。

5.掌握急性梗阻性化脓性胆管炎的临床表现。

2-3-3-1 知识导图

**【临床情境】**

## 有胆有"石"

### 第一幕

**病史**:刘女士,43岁。5年来反复出现剑突下及右上腹疼痛,多于餐后发作,可耐受,有时疼痛放射至右肩背部,伴恶心。自行服用胃药治疗。1天前,刘女士中餐进食了2个油煎荷包蛋,当天中午午睡后突感阵发性右上腹绞痛,并向右肩胛、背部放射,同时伴恶心、呕吐,在同事陪伴下急诊入院。

**社会心理状况和日常生活形态**:患者汉族,高中文化,工人,享受城镇职工医疗保险。已婚,育有二孩,家庭和睦。无食物、药物过敏史。无烟酒嗜好,性格内向。日常因忙于工作和家庭,对自己的健康疏于管理。

**体格检查**:T 38.1℃,P 92次/min,R 20次/min,BP 130/80mmHg。神志清,表情痛苦,皮肤巩膜未见黄染,浅表淋巴结未触及肿大。双肺呼吸音清,未闻及干、湿性啰音。心率92次/min,律齐,各瓣膜听诊区未闻及杂音。腹平,腹肌略紧张,剑突下及右上腹压痛(+),无反跳痛,Murphy征阳性,未见胃肠型及蠕动波,未扪及腹部包块,肠鸣音正常。

**血液学及其他检查**:血常规检查结果见表2-3-3-1。B超提示:胆囊结石(多发),胆囊炎;胆总管内径2.1cm,壁增厚,其下端探及一1.5cm×1.3cm结石。

2-3-3-2 胆石病发生过程

表2-3-3-1　血液学检查结果

| 项目 | 结果 | | 参考范围 |
| --- | --- | --- | --- |
| WBC($\times10^9$/L) | 14.43 | H | 3.5～9.5 |
| N(%) | 82.4 | H | 40～75 |
| Hb(g/L) | 128 | | 115～150 |
| PLT($\times10^9$/L) | 200 | | 125～350 |

初步诊断:胆石病(胆囊结石,胆囊炎;胆管结石)

## 一、基于问题的学习

2-3-3-3 胆石病诊断标准

**思考题1**:刘女士被诊断胆石病的依据是什么?其疼痛诱因是什么?

(1)有典型的胆绞痛病史(阵发性右上腹绞痛,并向右肩胛、背部放射,同时伴有恶心、呕吐)。

(2)体格检查:中等热(T 38.1℃),腹肌略紧张,剑突下及右上腹压痛(+),Murphy征阳性。

(3)血液学及其他检查:白细胞升高(14.43×10⁹/L)。B超提示:胆囊结石(多发),胆囊炎;胆总管内径2.1cm,壁增厚,其下端探及一1.5cm×1.3cm结石。

刘女士本次发病与进食油煎荷包蛋(高脂食物)或午睡时体位改变有关。①油腻饮食后胆囊收缩或睡眠时体位改变致结石移位并嵌顿于胆囊颈部→胆汁排空受阻→胆囊强烈收缩→腹痛;②结石嵌顿于胆总管下端→刺激胆管平滑肌→Oddis括约肌痉挛收缩→腹痛。

**思考题2**:入院后医嘱:头孢替安针2.0g+0.9%氯化钠溶液100ml ivgtt bid,山莨菪碱针

10mg＋0.9％氯化钠溶液100ml ivgtt qd……请问医生为什么选择山莨菪碱,而非吗啡止痛?

这是因为吗啡能引起胆囊和Oddis括约肌痉挛,增加胆囊和胆道内压力,促使症状加重。山莨菪碱为M胆碱受体阻断药,可用于解除平滑肌痉挛,缓解胆绞痛。

2-3-3-4　胆石病治疗要点

**思考题3:** 听说要手术治疗,刘女士有些紧张,于是向责任护士小雪了解相关信息:"不手术,仅吃药是否可以? 如果没了胆囊,对身体的影响大吗?"

在回答问题前,小雪护士先给刘女士打了个比方:我们的肝就好比是自来水厂,它所生产出来的水(胆汁)通过复杂的水管系统(肝内胆管)传输到蓄水池(胆囊)中。当需要的时候(进食),蓄水池通过排水管(肝外胆管)排出水分(胆汁)进入用户家里(肠道)。某些因素可致蓄水池及管道出现水垢(胆泥),如果不加管理,水垢会进一步堆积(形成胆结石),于是就会堵塞管道。当结石堵塞或嵌顿于胆囊管或胆囊颈时,可导致胆囊炎的发生;当结石堵塞胆总管,胆汁则无法进入肠道,易造成细菌移位,引起急性化脓性炎症,这个时候再治疗就会很棘手。

2-3-3-5　腹部手术术前宣教

接着小雪说道:在胆泥形成之初,确实可以通过吃药(如利胆颗粒、熊去氧胆酸等)起到阻止或缓解胆石形成的作用。但胆石形成后,特别是胆色素结石,这些利胆溶石的药物往往起不到很好的治疗作用。因此,原则上有症状的胆囊结石都需要手术,况且现在胆总管下端还有一枚结石,影响了胆汁的排出。

胆囊最重要的生理功能是储存和浓缩胆汁,进食时释放胆汁进入肠道。浓缩的胆汁可以充分乳化脂肪和蛋白质,更有利于食物在小肠的吸收。如果我们切除了胆囊,最明显的影响是进食后的脂肪泻,也就是容易出现排便次数增多的现象。但人体的适应性极强,通常在手术半年后,机体可通过肝外胆管的扩张代偿部分胆囊的功能,排便次数增多的现象会明显改善。

**思考题4:** 分析临床资料,请问刘女士主要存在哪些护理问题?

(1)疼痛:与进食油腻食物或体位改变致胆囊强烈收缩或Oddis括约肌痉挛有关。

(2)潜在并发症:胆管炎、胆囊穿孔等。

(3)体温过高:与胆汁排空受阻,继发胆囊炎有关。

(4)营养失调(低于机体需要量):与发热、呕吐、摄入不足有关。

(5)知识缺乏:缺乏胆石病及手术相关知识。

**思考题5:** 如何对刘女士进行饮食指导?

向患者解释本次发病的诱因,指导患者进食低脂、高碳水化合物、高蛋白、高维生素、易消化的饮食,忌油腻食物及饱餐。可增加利胆食物的摄入,如青椒、柑橘类水果、绿叶蔬菜、西红柿、鱼类和贝类、低脂奶制品、豆类、坚果等。特别应减少摄入菜油、花生油、精致面食(如白面包、披萨等)、加工油炸食物(包括油煎荷包蛋)等脂肪含量高的食物。

## 二、模拟练习

任务:情景准备,并通过角色扮演完成患者入院后及术前护理。

角色分配:患者、家属、医生、护士(甲)、护士(乙)、主席、记录员、观察员。

主要护理项目:卧位安置、生命体征测量、体温单绘制、皮试、静脉输液、血标本采集、病史询问与体格检查、入院宣教、入院护理记录。

2-3-3-6 手术前患者护理流程

2-3-3-7 手术室护理流程

## 第二幕

经过充分术前准备,刘女士在全麻腹腔镜下做了胆囊切除＋胆总管切开取石 T 管引流术。

### 一、基于问题的学习

**思考题 1**:该患者术后观察要点是什么?

腹腔镜下胆囊切除＋胆总管切开取石 T 管引流术后观察要点:①生命体征监测;②倾听患者的主诉,注意患者的精神状态及皮肤颜色;③观察腹部情况,注意有无压痛、反跳痛及肌紧张;④观察并记录腹腔引流液、T 管引流液、胃肠引流液的颜色、量及性质,注意管道是否在位、通畅;⑤注意腹壁切口及疼痛情况。若术后短时间内腹腔引流液呈鲜红色且骤增,应立即向医生汇报。若腹腔引流管中流出黄绿色胆汁或出现发热、腹胀、腹痛等腹膜炎的表现,应警惕胆瘘的可能。

**思考题 2**:麻醉清醒后,刘女士诉说自己腰背部和肩部疼痛不适。请问这是什么原因?

在确认无其他问题后,考虑此为腹腔镜术后并发症,因为腹腔镜手术时需要将 $CO_2$ 注入腹腔形成气腹,以达到和维持术中手术视野清晰及保证腹腔镜手术操作所需的空间。腹腔中的 $CO_2$ 可聚集到膈下产生碳酸,并刺激膈肌及胆囊床创面而引起术后不同程度的腰背痛、肩部不适或疼痛等。一般无须特殊处理,3～5 天可自行消失;但应做好解释,以消除患者的疑虑。

**思考题 3**:如何做好 T 管护理?

(1)妥善固定:用胶布将其妥善固定于腹壁,避免将管道固定于床上,以防患者翻身或活动时牵拉而脱出。

(2)采取合适体位:若病情允许,可取半坐卧位或斜坡卧位,平卧时引流管远端不可高于腋中线,坐位、站立、行走时不可高于腹部手术切口,以防胆汁逆流而引起感染。

(3)保持引流通畅:避免管道折叠、扭曲及受压,以免胆汁引流不畅、胆管内压力升高而致胆汁渗漏和腹腔内感染。定期从引流管近端向远端挤捏,以保持引流通畅。

(4)观察并记录引流胆汁的量、颜色及性状。术后 24h 内引流量约为 300～500ml,术后 1～2 天胆汁颜色可呈淡黄色浑浊状,以后逐渐加深、清亮。恢复进食后,每日可有 600～700ml,以后逐渐减少至每日 200ml 左右。如胆汁突然减少或无胆汁引出,提示引流管阻塞、折叠、扭曲、受压或脱出,应及时查找原因和处理;若引流出胆汁量过多,常提示胆管下端梗阻,应告知医生作进一步检查与处理。

(5)定期更换引流袋,并严格执行无菌操作技术。

(6)加强引流管周围皮肤护理:保持局部干燥,防止胆汁浸润皮肤而引起炎症反应。

### 二、模拟练习

2-3-3-8 手术后患者护理流程

**任务**:情景准备,并通过角色扮演完成患者手术后护理。

**角色分配**:患者、家属、医生、护士、主席、记录员、观察员。

**主要护理项目**:生命体征测量、术后交接、静脉给药、引流管护理、术后宣教、术后护理记录。

第三幕

术后第 7 天,刘女士已能自行到病房外散步。胆汁引流量 600～700ml/24h,切口愈合好,医嘱予以拆线。医生告诉刘女士可带 T 管出院。

## 一、基于问题的学习

思考题 1:刘女士带 T 管出院,该如何对其开展 T 管护理的健康教育?

(1)向患者解释 T 管的重要性及带管的时间。

(2)向患者、家属示范更换引流袋的方法并请家属回示,以帮助其纠正错误的手法。

(3)告知日常生活中带管注意事项:①穿宽松柔软的衣服,防止管道折叠、扭曲及受压。②防止管道脱出:协助患者在 T 管上标明记号,以便出院后观察。嘱日常生活中避免提举重物或过度活动,以免牵拉 T 管而至脱出。③防止胆汁逆流:无论是卧位、坐位、站立还是行走,都应使引流管远端低于腹部切口,并做到定期挤捏引流管(近端→远端),以保持引流通畅。④保持局部皮肤清洁、干燥:管口每日换药 1 次,周围皮肤涂氧化锌软膏保护。洗浴时采用淋浴,用塑料薄膜覆盖引流管处,若敷料渗湿,立即更换。⑤每日在同一时间更换引流袋,并记录引流液的颜色、量和性状。⑥若发现引流液异常或身体不适应及时就医。

(4)遵医嘱复诊。2 周左右可恢复正常生活。

思考题 2:出院后第 2 天,刘女士打电话告诉责任护士,说自己清晨起床后感觉有些乏力,不想吃东西。在责任护士的指导下,刘女士测了体温,又对着镜子仔细查看了巩膜的颜色,然后把结果反馈给护士:体温正常,无腹痛、黄疸表现,T 管引流液:昨日 800ml,今日 670ml,胆汁为黄绿色、清亮、无沉渣。请问责任护士该如何建议?

考虑引流所致电解质丢失。建议患者去医院抽血查电解质,并指导患者通过饮食补钠补钾,如饮食偏咸,进食橙子、香蕉等富含钾的食物。必要时遵医嘱补液,以补充电解质。同时交代患者继续做好 T 管护理和病情观察。

思考题 3:经过饮食调理,次日刘女士发微信给责任护士,说自己没事了,同时报告了昨日胆汁引流量及颜色。另外,还向护士咨询是否该夹管了。责任护士该如何回复?

经了解,刘女士已到术后第 10 天了,无发热、腹痛、黄疸,引流胆汁色泽正常,且引流量逐日减少。责任护士在微信中回复:建议试行夹管 1～2 日,其间注意观察病情,如无发热、腹痛、黄疸等症状,到医院做 T 管胆道造影。如造影证实无异常,先持续开放 T 管 24h,以充分引流造影剂,然后再夹管 2～3 日。若无不适,可到医院拔除 T 管。祝您早日康复!

## 二、模拟练习

任务:情景准备,并通过角色扮演完成患者出院护理。

角色分配:患者、家属、医生、护士、主席、记录员、观察员。

主要护理项目:健康教育、执行出院医嘱、出院护理记录、床单位处置。

【观察与讨论】

1.腹痛的可能病因有哪些?在模拟练习中,护士入院评估的内容是否完整?问诊条理是否清晰?用词是否准确?该患者体格检查时应重点查什么?

2.护士执行医嘱是否正确?为患者实施的护理措施是否安全、有效?若患者术后出现胆瘘,该怎么办?

3.对患者宣教的内容、时机是否合适？宣教是否有效？若患者 T 管阻塞,该怎么办？

4.护理过程中是否体现人文关怀？有无违反无菌原则？操作动作是否规范、娴熟？

【案例拓展】

### 小石头,大危害

凌晨 2 点,120 救护车紧急将一嗜睡患者送入医院急诊科。据患者史女士的丈夫回忆,10天前史女士饱餐后出现右上腹部绞痛,向右肩部放射,伴恶心、呕吐数次,到当地医院就诊,考虑急性胆囊炎、胆管结石行保守治疗。2 天前右上腹痛加重,伴发热、寒战,皮肤巩膜黄染,尿色深黄,2h 前出现嗜睡。史女士既往有胆囊炎病史 3 年,其间间断服药。患者无烟酒嗜好,无药物过敏史。入院后查体:T 38.9℃,P 110 次/min,R 22 次/min,BP 85/60mmHg。体形肥胖,嗜睡状态,皮肤巩膜明显黄染,未见出血点与皮疹。双肺呼吸音清,未闻及干、湿性啰音,HR 110 次/min,律齐。右上腹略紧张伴压痛、反跳痛,右肋弓下腋前线处可扪及肿大的胆囊,肝脾肋下未触及,听诊肠鸣音弱。

拟"急性重症胆管炎"收住肝胆外科。

请根据上述案例情景,开展基于问题的学习和模拟练习。

2-3-3-9 测试

（董卫红　郑云慧）

### 推荐阅读文献

[1]黄莛庭.外科临床思维[M].北京:科学出版社,2012.

[2]Paumgartner G. Biliary physiology and disease:reflections of a physician-scientist[J]. Hepatology,2010,51(4):1095-1106.

## 主题四　急性胰腺炎患者的护理

胰腺是人体最重要的消化器官,一方面通过分泌胰岛素、胰高血糖素等维持人体内血糖水平的稳定,另一方面通过每天向肠内排入约 1500ml 的胰液(内含丰富的胰蛋白酶、胰脂肪酶、胰淀粉酶、糜蛋白酶等消化酶)以分解食物中的脂肪、蛋白质和淀粉。

当某些原因引起胰酶在胰腺内被激活,导致胰腺组织自身消化,出现水肿、出血甚至坏死等炎症反应时,即为急性胰腺炎(acute pancreatitis,AP)。本病临床主要表现为急性上腹痛、恶心、呕吐、发热、血淀粉酶和尿淀粉酶或脂肪酶增高,重症者常继发感染、腹膜炎和休克等多种并发症。重症者病情重而凶险,死亡率约为 15%,经积极救治后幸存者可遗留不同程度的胰腺功能不全。如患者年龄大,有低血压、低蛋白血症、低氧血症、低血钙及各种并发症者预后较差。

【知识要点】

1.熟悉急性胰腺炎的常见病因与诱因、诊断要点、治疗原则。

2.掌握急性重症胰腺炎患者临床观察要点及护理措施。

3.掌握重症胰腺炎患者肠内营养注意事项、生长抑素使用注意事项。

4.掌握腹腔双套管持续冲洗护理。

5.掌握急性胰腺炎患者健康教育内容。

**【临床情境】**

2-3-4-1　知识导图

**饱餐之痛**

第一幕

**病史**:爆竹声中一岁除,春风送暖入屠苏。2020年的除夕夜,42岁的张先生与家人围坐餐桌前,推杯换盏,觥筹交错,喜气洋洋地享受着美酒佳肴。可是,餐后2h,张先生突发上腹钝痛,疼痛呈持续性,阵发性加剧,向左腰背部带状放射。同时伴有腹胀、频繁呕吐,呕吐物为胃内容物,混有胆汁,呕吐后无舒适感。自服"吗丁啉",效果不佳。凌晨3时前往医院急诊科。患者2年前体检查出胆囊结石,近1年反复出现饭后上腹部闷胀不适感,能自行缓解,未就医。无药物过敏史。

**社会心理状况和日常生活形态**:张先生,汉族,初中文化,经商。已婚,育有一子,父母妻儿体健,家庭和睦。参加城乡居民医疗保险,无经济负担。有烟酒嗜好,喜食大肉,对体检查出胆囊结石不以为然,认为只要肚子不痛、没黄疸就不需要上医院。

**体格检查**:T 38.3℃(耳温),P 110次/min,R 22次/min,BP 92/60mmHg。急性病容,痛苦貌,侧卧卷曲体位,意识清,对答切题,全身皮肤及巩膜无黄染,浅表淋巴结无肿大。双肺呼吸音清,未闻及干、湿性啰音,HR 110次/min,心律齐。全腹略膨隆,未触及包块及肿物,上腹部深压痛明显,有反跳痛及肌紧张,移动性浊音阴性,肝脾未触及,墨菲征阴性,肠鸣音减弱(1～2次/min)。

**实验室及其他检查**:血液学检查结果见表2-3-4-1。腹部平扫CT检查示"胰腺弥漫性增大,密度下降,轮廓模糊,胰周有片状渗出,胆囊内结石,慢性胆囊炎"。

2-3-4-2　急性胰腺炎发生过程

表2-3-4-1　血液学检查结果

| 项目 | 结果 | | 参考范围 |
|---|---|---|---|
| WBC(×10⁹/L) | 14.18 | H | 3.5～9.5 |
| N(%) | 82.7 | H | 40～75 |
| Hb(g/L) | 184 | H | 130～175 |
| PLT(×10⁹/L) | 246 | | 125～350 |
| 钙(mmol/L) | 1.99 | L | 2.11～2.52 |
| 淀粉酶(IU/L) | 580 | H | 35～135 |

**医疗诊断**:①急性胰腺炎;②胆囊结石,慢性胆囊炎。

**补记**:次日,患者血生化检查报告:胆红素及肝酶指标正常,余见表2-3-4-2。

表2-3-4-2　生化检查结果

| 项目 | 结果 | | 参考范围 |
|---|---|---|---|
| 总蛋白(g/L) | 52.5 | L | 65.0～85.0 |
| 白蛋白(g/L) | 30.8 | L | 40.0～55.0 |
| 球蛋白(g/L) | 21.7 | | 20.0～40.0 |
| 白球比 | 1.42 | | 1.20～2.40 |

续表

| 项目 | 结果 | | 参考范围 |
|------|------|---|----------|
| 钾(mmol/L) | 4.09 | | 3.50～5.30 |
| 钠(mmol/L) | 140.6 | | 137.0～147.0 |
| 氯(mmol/L) | 109.1 | | 99.0～110.0 |
| 钙(mmol/L) | 1.87 | L | 2.11～2.52 |
| 磷(mmol/L) | 0.58 | L | 0.85～1.51 |
| 镁(mmol/L) | 0.83 | | 0.75～1.02 |
| 乳酸脱氢酶(IU/L) | 328 | H | 120～250 |
| 磷酸肌酶(IU/L) | 28 | L | 50～310 |
| 肌酸激酶同工酶(IU/L) | 9 | | 0～24 |
| 总胆固醇(mmol/L) | 5.54 | | 3.10～5.70 |
| 甘油三酯(mmol/L) | 5.78 | H | 0.56～1.70 |
| 高密度脂蛋白胆固醇(mmol/L) | 1.00 | | 0.90～2.27 |
| 低密度脂蛋白胆固醇(mmol/L) | 2.05 | | 1.50～3.37 |
| 葡萄糖(mmol/L) | 14.46 | H | 3.90～6.10 |
| 超敏C反应蛋白(mg/L) | 300.8 | | 0.0～8.0 |
| 淀粉酶(IU/L) | 600 | H | 35～135 |

## 一、基于问题的学习

2-3-4-3 急性胰腺炎诊断标准

**思考题 1**:诊断张先生"急性胰腺炎"的依据是什么?导致张先生本次发病的原因是什么?

(1)病史特点:患者有胆囊结石病史2年余,且近1年来反复出现饭后上腹部闷胀不适感。本次聚餐后突发上腹钝痛,疼痛呈持续性、阵发性加剧,向左腰背部带状放射,同时伴有腹胀,频繁呕吐,呕吐后无舒适感。

(2)体检结果:中等热,上腹部有压痛、反跳痛及肌紧张,移动性浊音阴性,肠鸣音减弱,提示腹膜炎。

(3)实验室及其他检查:白细胞升高($14.18\times10^9$/L),血淀粉酶超过正常值3倍,C反应蛋白明显升高(300.8mg/L),空腹血糖高于11.2mmol/L,血钙低于2mmol/L,乳酸脱氢酶升高及白蛋白降低。上腹部CT检查示"急性胰腺炎,胰周有片状渗出,胆囊结石,慢性胆囊炎"。

张先生本次发病,可能与以下因素有关:①有胆囊结石,慢性胆囊炎病史;②存在高甘油三酯血症;③聚餐时大量饮酒、饱餐。因患者血生化检测中胆红素及肝酶指标正常,故大量饮酒、饱餐是本次发病的直接原因。大量饮酒、饱餐可致胰液分泌增加,并刺激Oddis括约肌痉挛,十二指肠乳头水肿,胰液排出受阻,胰管内压增加,并最终引起急性胰腺炎。

**思考题 2**:请分析张先生腹痛发生机制。

(1)炎症刺激和牵拉胰腺包膜上的神经末梢。

(2)炎性渗出物和胰液外渗刺激腹膜和腹膜后组织。

(3)炎症累及肠道引起肠胀气和肠麻痹。

(4)胰管阻塞或伴胆囊炎、胆石症引起疼痛。

**思考题 3**:入院后,遵医嘱予禁食、胃肠减压、补液、抗感染、抑酸、抗胰酶等治疗。在离开病房前,医生特别关照家属,张先生暂时应绝对禁食。如果口干,可用棉签蘸水湿润双唇。请说说这么做(指暂时绝对禁食)的理由。

暂时绝对禁食是胰腺炎急性期治疗的重要措施,目的是使胃肠道处于"休息"状态,减少胃酸分泌,进而减少胰液的分泌,从而减轻胰腺负担及对胰腺和周围组织的刺激,减轻腹痛和腹胀。临床上我们发现,有些家属认为患者身体很虚弱,需要补充营养,会偷偷给患者进食,以致病情加重。为此,我们要引起足够的重视。

2-3-4-4　急性胰腺炎治疗要点

**思考题 4:** 张先生存在哪些护理问题?

通过对患者临床表现、检查结果和治疗情况的分析,我们认为该患者主要存在以下护理问题:

(1)疼痛(腹痛):与胰腺及其周围组织炎症、水肿有关。

(2)潜在并发症:低血容量性休克、急性肾损伤、胰性脑病、急性呼吸窘迫综合征(ARDS)等。

(3)营养失调(低于机体需要量):与禁食、胃肠减压、机体高代谢等有关。

(4)体温过高:与胰腺炎症有关。

(5)知识缺乏:缺乏本病防治的相关知识。

**思考题 5:** 首先应为张先生采取哪些护理措施?

(1)转入重症监护病房,予心电、血氧饱和度和血压监测。

(2)协助患者取半坐卧位,嘱绝对卧床休息,减轻胰腺负担。腹痛时协助患者取弯腰、前倾坐位或屈膝侧卧位;因剧痛辗转不安时用床栏保护,防止坠床。

(3)嘱患者禁食,予胃肠减压。通过持续胃肠减压有效降低胃内容物下行,减少胰腺分泌。护理中需特别注意保持胃肠减压的有效性。

(4)立即建立静脉通路,遵医嘱补充水、电解质,维持有效循环血容量。另外,遵医嘱予抗生素、生长抑素等治疗。

(5)予鼻导管氧气吸入,以使者动脉氧饱和度大于95%。

(6)采用非药物性措施减轻患者的疼痛;腹痛剧烈时,遵医嘱予哌替啶。但禁用吗啡止痛,以防引起 Oddis 括约肌痉挛,加重病情。

(7)留置导尿,记录每小时尿量。

(8)营养支持:遵医嘱予减少或者限制脂肪乳的肠外营养。

(9)密切观察患者病情变化,有异常及时报告医生并积极配合救治。

**思考题 6:** 责任护士为什么给张先生安置半坐卧位?

目的:①此卧位借助重力使膈肌下降,胸腔容积增大,呼吸阻力降低,有利于呼吸;②减少腹腔积液对膈肌的刺激;③减少腹腔内渗液的吸收。

**思考题 7:** 假如你是张先生的责任护士,你将从哪些方面对其病情进行观察?

(1)严密监测患者的意识、生命体征、24h 出入量变化,定时记录患者的呼吸、血氧饱和度、脉搏、血压、体温、尿量变化。注意有无脉搏细速、呼吸急促、尿量减少等低血容量表现,注意患者皮肤黏膜色泽与弹性变化,以判断失水程度,并作为补液的依据。

(2)观察胃肠减压是否通畅以及引流液性质,注意患者腹痛程度及性质、腹膜刺激征及肠鸣音变化。若胃管引流出血性液体,应警惕消化道出血。若疼痛持续存在伴高热,应考虑腹内高压以及全身性炎症反应综合征(SIRS)反应。

（3）遵医嘱定时留取标本,监测患者血、尿淀粉酶,血糖、血钙、肝肾功能、血常规、动脉血气分析值的变化,以掌握疾病的动态变化趋势。

（4）警惕并发多器官功能障碍。若患者出现意识模糊、谵妄或昏迷,心率≤54 次/min 或＞130 次/min,平均动脉压≤49mmHg,呼吸＞35 次/min,$PaO_2$＜60mmHg,尿量＜480ml/24h 或＜20ml/h,肌酐(Cr)≥177μmol/L,两侧腰部或脐周皮肤出现瘀斑征,多提示出血坏死性胰腺炎并发多器官功能障碍,预后不良。

2-3-4-5　急危重患者入院护理流程

## 二、模拟练习

任务:情景准备,并通过角色扮演完成该患者的入院护理。

角色分配:患者、家属、医生、护士(甲)、护士(乙)、主席、记录员、观察员。

主要护理项目:卧位安置、生命体征测量、心电及血氧饱和度监测、体温单绘制、吸氧、静脉输液、血标本采集、胃肠减压、入院宣教、入院护理记录。

### 第二幕

入院当晚 8 时,张先生主诉肚子胀得难受,胸闷、气短、呼吸困难。查体:端坐位,口唇发绀,呼吸 30 次/min,心率 120 次/min,血压 90/60mmHg,心律齐,听诊呼吸音减弱,未闻及干、湿性啰音。腹膨隆明显,上腹部压痛、反跳痛、肌紧张明显,移动性浊音阳性,肠鸣音消失。血气分析提示 $PaO_2$ 62mmHg。床边 B 超示腹腔积液、胸腔积液。

## 一、基于问题的学习

**思考题 1**:患者发生呼吸困难的原因是什么?

张先生发生呼吸困难的可能原因:患者因急性胰腺炎并发麻痹性肠梗阻,肛门停止排气、排便,腹胀加重,膈肌上抬,影响呼吸。此外,患者 B 超示腹腔积液、胸腔积液,进一步加重呼吸困难。由于张先生出现 SIRS 反应,病情较重,须密切监测 $PaO_2$ 或 $SaO_2$,警惕 ARDS。

**思考题 2**:针对患者目前的病情,该如何处理?

（1）将鼻导管吸氧改面罩吸氧(氧流量＞5L/min),同时安慰、鼓励患者,保持情绪稳定。

（2）根据医嘱使用白蛋白、利尿剂等,减轻腹胀。

（3）协助医生在 B 超定位下行胸腔置管引流,以减轻呼吸困难。

（4）妥善固定胸腔引流管,保持引流通畅,观察并记录引流液性质、颜色、量。

（5）观察引流后患者的呼吸频率、节律及呼吸困难改善情况,继续监测病情的演变。

**思考题 3**:在胸腔闭式引流的同时,医嘱予每日中药芒硝外敷腹部、生大黄粉 15g＋生理盐水 200ml 保留灌肠。请简述芒硝外敷及生大黄保留灌肠操作要点。

临床实践证实芒硝、生大黄对治疗急性胰腺炎有一定疗效。通过芒硝外敷腹部及生大黄保留灌肠,可达到促进肠蠕动,改善和消除肠麻痹,缓解腹胀的目的。同时,还可清洁肠道,减少肠腔内细菌过量生长。

（1）芒硝外敷具体做法:①根据患者腹围、体形确定外敷面积和芒硝量。②准备专用芒硝外敷袋(专利号:CN 203944015U),将大颗粒状芒硝捣碎后装入袋中。卫生垫垫于患者背部。③将芒硝外敷袋平铺敷于患者腹部,紧贴腹壁并妥善固定,防止因翻身、体位改变致外敷袋移位。固定带松紧适宜。④芒硝通常外敷 1～2h 后受热潮解,约 6～8h 后结成板块状,一旦结块,不仅起不到治疗效果,还容易损伤皮肤,因此需及时更换芒硝及外敷袋,一般 4h 左右更换一次。待腹部 CT 检查显示胰周渗液吸收可停止外敷。⑤注意用药后效果及不良反应。观察腹胀有无改善,肛门是否恢复排气以及排气时间,有无腹泻,局部皮肤有无发红、发痒、皮疹、水疱等过敏现象。

(2)生大黄保留灌肠操作要点:①将生大黄15g研磨成粉,加生理盐水200ml搅拌均匀,温度以38~40℃为宜。②取左侧卧位(注:张先生肛门恢复排气后,嘱先排便再安置体位),抬高臀部或床尾15~20cm。③使用一次性灌肠袋,用液体石蜡润滑肛管,排净气体后经肛门缓慢插入20~30cm,并用手固定肛管,缓慢滴入。④在灌肠过程中嘱患者深呼吸,灌毕静卧休息,尽量保留药液在1h以上。⑤观察治疗后效果及不良反应。注意排便次数、粪便性状及量的变化,如排便次数过多(>6次)应及时报告医生,并遵医嘱补充液体,防止水、电解质失衡。整个治疗过程中做好肛周护理。

**思考题4:**哪些征象提示肠麻痹得到改善或消除?

经过上述治疗后,患者腹痛、腹胀明显缓解,肠鸣音恢复(3~4次/min),肛门排气、排便,提示肠麻痹得到改善或消除。

**思考题5:**在张先生住院的第7天,评估患者病情后,医嘱经鼻空肠管肠内营养(EN),并转出ICU。请说出急性胰腺炎患者EN时机。

急性胰腺炎呈高分解代谢状态,患者免疫力低下。因此,营养支持是胰腺炎治疗的基本措施之一。禁食期间遵医嘱予肠外营养支持。当病情稳定,腹胀减轻,肠蠕动恢复后应及时予EN,以增强肠道黏膜屏障,减少肠内细菌移位引发感染的可能。鼻空肠管是目前常用的通路,导管前端置于十二指肠水平部或者上段空肠内。

**思考题6:**经鼻空肠管肠内营养治疗中应注意哪些事项?

(1)妥善固定:用加强型胶带于鼻翼、面颊双固定,固定贴每2天更换1次,并更换固定部位,以免因管道长时间紧压鼻部同一部位而产生溃疡。同时,在鼻空肠管外露处用记号笔标记,每班定时观察,及时发现管道移位现象。

(2)根据患者病情制订营养计划及营养液输注浓度、量和速度。一般从低浓度、少量、慢速开始。本例患者,采用肠内营养泵持续匀速输入。根据医嘱于置管当日予生理盐水500ml,20~30ml/h;第2天予肠内营养混悬液(百普力)500ml,用500ml生理盐水稀释,30~40ml/h;第3天予肠内营养混悬液(百普力)1000ml,40~50ml/h;依此类推,先增加量,后增加浓度,逐渐增加至预定热量,输入速度增至80~100ml/h。输注过程中,张先生未出现腹泻等并发症,第5天起给予肠内营养混悬液(能全力)。

(3)保持营养液的无菌和适宜滴注温度。营养液现配现用,配制时严格遵循无菌技术操作原则。配制的营养液若暂时不用应置4℃以下冰箱保存。营养液滴注温度以接近正常体温为宜。

(4)保持鼻空肠管的通畅:输注营养液前后、药液灌注前后、连续管饲过程中每隔4h都须用30ml温开水或生理盐水以脉冲式方法冲洗管道,以避免管道阻塞。

(5)加强观察:注意营养液输入后有无腹痛、腹胀、腹泻。定期测体重,观察并记录体温、尿量、大便次数及性状,关注血糖、电解质、尿素氮、血脂及肝功能等变化。

## 二、模拟练习

**任务:**情景准备,并通过角色扮演完成急性胰腺炎并发麻痹性肠梗阻患者的护理。

**角色分配:**患者、家属、医生、护士、主席、记录员、观察员。

**主要护理项目:**体位安置、生命体征测量、面罩吸氧、血标本采集、胸腔置管配合、胸腔引流管护理、芒硝外敷术、保留灌肠、EN、护理记录。

第三幕

入院第 13 天,张先生体温再次升高(39.2℃),并主诉腹胀。予急诊 B 超检查并在超声引导下行胰周积液穿刺,抽出脓性液体,于是紧急行剖腹探查＋胰周脓肿引流术,术后予腹腔双套管灌洗引流、禁食、胃肠减压、床头抬高 30°以上……术后第 2 天予空肠肠内营养,2 周后拔除鼻肠管经口进食(无脂流质→低脂半流质→低脂普食)。入院第 36 天,张先生康复出院。

## 一、基于问题的学习

**思考题 1:**为张先生行腹腔双套管灌洗引流时应注意哪些事项?

术后腹腔双套管灌洗引流的目的:冲洗并引流脱落的坏死组织、黏稠的脓液以及血块等。护理中应注意:

(1)正确连接冲洗管与吸引管,妥善固定。

(2)用生理盐水冲洗,现配现用,温度以接近正常体温为宜,冬季可用加热器加热。冲洗速度根据引流液的性质决定,一般 20～30 滴/min。若为脓性液,可适当加快冲洗速度。

(3)维持一定的负压,但吸引力不宜过大,以免损伤内脏组织和血管。

(4)保持引流通畅,定时挤压吸引管道。若有脱落坏死组织、稠厚脓液或血块堵塞管道,可用注射器抽吸 20ml 生理盐水缓慢冲洗,无法疏通时需协助医生在无菌条件下更换内套管。

(5)观察和记录引流液的量、色以及性质,保持冲洗液出入量平衡,当入量大于出量时及时查明原因并处理。

(6)保护引流管周围皮肤。可用凡士林纱布覆盖或氧化锌软膏涂抹,防止皮肤侵蚀并发感染。

**思考题 2:**这次生病,张先生感触良多。出院前,他非常诚恳地向责任护士咨询自己此次所患疾病的相关防治知识。护士该如何告知?

(1)日常生活指导:结合张先生日常生活习惯及本次患病的诱因,告知养成良好饮食习惯的重要性。嘱戒除烟酒,忌饱餐或暴饮暴食,避免刺激性强、产气多、高脂油腻食物。出院后 3 个月内注意低脂清淡饮食,从低脂、低糖开始,逐渐恢复正常饮食。出院后 4～6 周,避免举重物和过度疲劳。保持心情舒畅,避免生气大怒。

(2)纠正对胆石病的错误认识(患者对体检查出胆囊结石不以为然,认为只要肚子不痛、没黄疸就不需要上医院)。叮嘱其在胰腺炎恢复 3 个月后到普外科就诊,择期手术治疗胆石病,防止胆源性胰腺炎的发生。

(3)告知患者遵医嘱服药(包括降脂药),告知药名、作用、剂量、途径、不良反应及注意事项,并告知避免服用直接损伤胰腺组织的药物,如糖皮质激素、磺胺类等。

(4)告知患者加强自我观察,定期随访。胰腺炎渗出物往往需要 3～6 个月才能完全被吸收,嘱患者出院后 1 个月、3 个月、半年复查腹部 B 超。如出现腹痛、腹胀、呕吐等症状,需及时就医。

## 二、模拟练习

**任务:**情景准备,并通过角色扮演完成腹腔双套管护理和出院护理。

**角色分配:**患者、家属、医生、护士、主席、记录员、观察员。

**主要护理项目:**腹腔双套管护理、健康教育、执行出院医嘱、出院护理记录、床单位处置及铺备用床。

【观察与讨论】

1.如何通过问诊全面地对患者进行疼痛评估？本例患者体格检查重点应放哪儿？请解释血清淀粉酶与尿淀粉酶增高在急性胰腺炎诊断中的作用。

2.在模拟练习中，护士执行医嘱是否正确？如何合理安排补液？用药期间有无及时观察药物的疗效及不良反应？为患者实施的护理措施是否安全、有效？患者病情变化时是否及时采取有效的应对措施？

3.对患者宣教的内容是否全面？方法、时机是否合适？宣教是否有效？

4.护理过程中是否体现人文关怀？有无违反无菌原则？操作动作是否规范、娴熟？

【案例拓展】

### 酗酒的代价

周大伯，65岁，每天喜欢喝点儿白酒(5两/天)。昨晚朋友儿子结婚，兴之所至，多喝了几杯。凌晨2时许，周大伯突发左上腹疼痛，为持续性胀痛，并向肩背部放射。因担心影响家人睡眠，自服"颠茄合剂"等天明。第二天清晨6时，家人起床后发现周大伯疼得蜷缩在床上，迅速将其送往医院急诊科。患者有慢性浅表性胃炎、十二指肠球炎病史。

查体：T 38.5℃，P 108次/min，R 22次/min，BP 88/60mmHg。患者神志有些恍惚，四肢湿冷，浅表淋巴结未触及。双肺呼吸音粗，未闻及干、湿性啰音，心律齐。腹部膨隆，腹肌紧张，全腹有压痛及反跳痛，肝脾触诊不满意，移动性浊音阳性，肠鸣音消失。

实验室及其他检查：血常规提示 WBC $18.2 \times 10^9/L$，N 90%；血淀粉酶865U/L。腹部B超：胰腺肿大，弥漫性低回声改变，腹腔积液。

请根据以上案例情景，开展基于问题的学习和模拟练习。

（孙新华　郑云慧）

2-3-4-6 测试

## 推荐阅读文献

[1]中华医学会外科学分会胰腺外科学组.急性胰腺炎诊治指南(2014)[J].中华外科杂志,2015,1(53):50-53.

[2]中华医学会消化病分会胰腺疾病组.中国急性胰腺炎诊治指南（2013上海）[J].中华消化杂志,2013,33(4):727-729.

[3]Tenner S,Baillied J,Dewitt J,et al. American College of Gastroenterology guidelines management of acute pancreatitis[J]. Am J Gastroenterol,2013,108(9):1400-1415.

# 主题五　肠梗阻患者的护理

肠梗阻(intestinal obstruction)是指肠内容物由于各种原因不能正常运行，无法顺利通过肠道。临床上多数肠梗阻发生于小肠，尤其是回肠部；结肠梗阻最常发生于乙状结肠。肠梗阻不但可引起肠管本身形态和功能的改变，还可导致全身性生理紊乱，是常见的外科急腹症之一。若不能在24h内诊断和及时处理，常可危及患者的生命。

2-3-5-1　知识导图

【知识要点】

1.熟悉肠梗阻的病因、分类、治疗原则。

2.掌握肠梗阻典型临床表现及梗阻解除标准。

3.掌握肠梗阻患者主要护理问题及手术前后护理要点。

【临床情境】

# 阑尾切除术 1 年后

## 第一幕

**病史**：金女士，30岁。1年前因急性阑尾炎行手术治疗，术后切口恢复良好，但时有腹痛出现，疼痛能自行缓解。昨日晚餐因母亲做了她最爱吃的春笋炖肉，食欲大增，她一人吃了大半碗春笋。数小时后，金女士自觉腹胀不适，脐周呈阵发性绞痛并逐渐加重，呕吐数次，为胃内容物，自行口服吗丁啉。今晨因症状未缓解来院急诊科就诊。从昨日晚餐到今晨就诊，患者未进食，无排便排气。患者无传染病接触史，无食物、药物过敏史。

**社会心理状况和日常生活形态**：金女士，汉族，高中文化，在某制衣厂上班，无宗教信仰。已婚，三口之家，家庭和睦。参加城乡居民医疗保险，家庭经济状况良好。性格外向，无烟酒等不良嗜好。因症状持续不缓解显得有些焦虑。

**体格检查**：T 37.6℃，P 108 次/min，R 22 次/min，BP 102/66mmHg，SpO$_2$ 97%。神志清，皮肤巩膜无黄染。心肺（一）。腹稍膨隆，右下腹可见一斜形陈旧性手术疤痕，未见明显肠型及蠕动波，脐周偏右侧广泛轻压痛，无反跳痛、肌紧张，未及包块，肝脾肋下未及，墨菲征（一），移动性浊音（一），肠鸣音 10 次/min，可闻及气过水声。

**血液学及其他检查**：血常规报告见表 2-3-5-1。电解质检测提示低血钾（3.37mmol/L）。X线腹部立位平片（图 2-3-5-1）显示"阶梯状"液平。

表 2-3-5-1　血常规报告

| 项目 | 结果 | 参考范围 |
| --- | --- | --- |
| WBC（×10$^9$/L） | 9.01 | 3.5～9.5 |
| N（%） | 74.6 | 40～75 |
| RBC（×10$^{12}$/L） | 3.94 | 3.80～5.10 |
| Hb（g/L） | 119 | 115～150 |

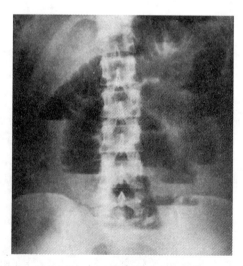

图 2-3-5-1　腹部立位平片

初步诊断：急性单纯性粘连性肠梗阻。

## 一、基于问题的学习

2-3-5-2 肠梗阻发生过程

**思考题 1**：为什么给金女士做腹部立位平片检查？

因为腹平片是明确肠梗阻诊断和判断梗阻部位、病因的首选检查方法。立位腹平片有利于观察膈下游离气体和肠腔内有无异常气液平形成，可明确肠梗阻的位置和性质（如单纯性、绞窄性、麻痹性等）。

**思考题 2**：金女士被诊断"急性单纯性粘连性肠梗阻"。请问该诊断的依据是什么？

（1）病史特点：患者1年前有阑尾手术史，手术至今时有腹痛出现，提示术后很可能存在肠粘连。此次发病与进食大量粗纤维食物（春笋）有关。肠粘连＋大量粗纤维食物的摄入，导致患者肠腔受堵，肛门停止排气排便，以致脐周出现阵发性绞痛伴腹胀、呕吐。

（2）体格检查：患者脐周偏右侧广泛轻压痛，无反跳痛、肌紧张，提示目前以单纯性肠梗阻考虑。另外，患者存在肠鸣音亢进（10次/min），可闻及气过水声，由此可排除麻痹性肠梗阻。

2-3-5-3　肠梗阻诊断标准

（3）实验室及其他检查：患者入院血常规检测正常，电解质检测提示低钾血症，X线腹部立位平片示"阶梯状"液平，这进一步证实了上述判断。

**思考题3：**当检查结果出来后，金女士询问门诊医生："是否可以不住院治疗？"对此，可否同意患者的要求？

不可以。因为机械性肠梗阻发生后，梗阻部位以上肠管会不断积聚消化液而膨胀扩张，同时肠管不断地强烈蠕动。若不规范治疗或拖延治疗，可能因肠腔压力增高继发一系列病理生理改变，如肠壁充血水肿、液体渗出、肠道菌群移位，甚至肠管坏死穿孔，由此还会带来水、电解质和酸碱失衡、血容量下降、感染性休克等全身性表现，从而危及患者的生命。

本例中，医生耐心地向金女士作了解释，并建议其住院接受规范治疗。

**思考题4：**入院后，医嘱予禁食、胃肠减压、补液、抗感染及使用生长抑素等治疗。请分析给金女士使用生长抑素的目的和应注意的事项。

生长抑素是由下丘脑分泌的14个氨基酸组成的多肽类激素，通过生长抑素受体发挥作用。人体内的生长抑素受体主要分布在胃肠道、胰腺和骨。当生长抑素进入体内后，与分布在胃肠道、胰腺的生长抑素受体相结合，通过抑制胆汁、胰液和胃液分泌达到减少肠液分泌的目的。临床研究发现，肠梗阻患者应用生长抑素后，可使梗阻近端肠管渗出减少，减轻腹痛、腹胀症状；同时随着胃管引流液的减少，可减少每日的补液量。

2-3-5-4　肠梗阻治疗要点

使用注意事项：①生长抑素使用初期会导致血糖短暂下降，使用初期及改变剂量时应严密监测血糖。②生长抑素半衰期短（1.1～3.0min），一旦停用，会出现肠液大量分泌与漏出的"反跳"现象。因此，临床使用生长抑素时，须不间断输入（建议采用微量注射泵持续静脉推注）。

**思考题5：**金女士主要存在哪些护理问题？

通过对临床资料的分析，我们认为金女士主要存在以下护理问题：

（1）急性疼痛（腹痛）：与肠内容物不能正常运行或通过障碍，肠蠕动增强有关。

（2）体液不足：与频繁呕吐、肠腔内大量积液、禁食及胃肠减压有关。

（3）水、电解质及酸碱平衡紊乱（低血钾）：与胃肠液丢失有关。

（4）体温升高：与肠腔内细菌繁殖有关。

（5）潜在并发症：急性腹膜炎、吸入性肺炎、心律失常等。

（6）焦虑：与症状突发且持续不缓解有关。

（7）知识缺乏：缺乏肠梗阻防治相关知识。

**思考题6：**首先应为金女士采取哪些护理措施？

（1）协助患者取半坐卧位。嘱患者可在床上翻身、侧卧，寻找能缓解腹痛、腹胀、诱发肛门排气的体位。

（2）嘱患者禁食,予胃肠减压,以降低肠腔内压力,改善肠壁血液循环,缓解梗阻症状。

（3）建立静脉通路,遵医嘱补充液体及10%氯化钾,以纠正水、电解质失衡。正确使用氯化钾、抗生素和生长抑素,并及时观察药物疗效及不良反应。

（4）对症处理:遵医嘱予解痉剂以缓解腹痛。另外,遵医嘱使用温生理盐水(500～750ml)低压灌肠,可清除梗阻下方结肠和直肠内的粪便、积气,促进肠蠕动,起到缓解腹部疼痛的目的。如患者发生呕吐,应协助坐起或头侧向一边,及时清除口腔内呕吐物,避免误吸。呕吐后及时漱口,以保持口腔清洁。

（5）缓解患者焦虑情绪:以热情主动的入院接待、和蔼亲切的交流、认真细致的宣教舒缓患者紧张的情绪。

（6）监测患者病情变化,必要时做好术前准备。

**思考题7**:该患者病情观察的要点有哪些?

（1）严密观察患者的体温、脉搏、呼吸、血压、尿量、皮肤黏膜变化情况。

（2）评估患者腹痛程度、性质,呕吐次数及呕吐物量、颜色、性状,注意腹部体征及肠鸣音变化。

（3）观察胃肠引流液的颜色、性状和量,准确记录24h出入液量。

（4）遵医嘱及时抽血了解患者血常规、电解质及血气分析结果,以便合理安排输液计划。

**思考题8**:患者出现哪些情况意味着病情加重,需立即汇报医生处理?

若患者出现以下情况应警惕绞窄性或闭袢性肠梗阻发生的可能,并立即汇报医生处理:①持续剧烈腹痛,或持续性疼痛伴阵发性加重;②呕吐剧烈而频繁;③腹胀不对称,腹部有局限性隆起或触痛性肿块;④胃内容物或肛门排泄物为血性液体;⑤出现腹膜刺激征,肠鸣音减弱或消失;⑥体温升高,脉率增快,白细胞计数升高;⑦出现休克症状。

**思考题9**:患者出现哪些征象,提示肠梗阻解除?

肠梗阻解除的标准:①腹痛减轻;②呕吐减少、腹胀消失;③肛门有排气排便;④脉率减慢至正常;⑤腹部平片:气液平消失。

## 二、模拟练习

2-3-5-5　急诊患者就诊流程宣教

任务:情景准备,并通过角色扮演完成患者接待及入院后护理。

角色分配:患者、家属、医生、护士(甲)、护士(乙)、主席、记录员、观察员。

主要护理项目:卧位安置、生命体征测量、体温单绘制、胃肠减压、静脉输液、肌内注射、病史询问与体格检查、入院宣教、入院护理记录。

第二幕

入院当晚11时,患者主诉腹痛加剧,肛门仍无排气排便。呕吐1次,呈粪汁样,腐臭,量约20ml。查体:痛苦貌,体温38.1℃,呼吸23次/min,心率108次/min,律齐,血压146/80mmHg。腹稍隆,触及压痛性包块。胃肠减压通畅。

### 一、基于问题的学习

**思考题1**:该病情变化提示什么问题?

从临床表现看,须警惕肠扭转。患者病情可能从单纯性肠梗阻向绞窄性肠梗阻发展。

**思考题2**:此时该如何处理?

立即通知医生,急查 X 线腹部立位平片,并做好急诊手术准备(如备皮、配血、留置导尿等)。

**补记**:急诊 X 线腹部立位平片"可见固定孤立、突出的胀大肠袢"。

**思考题 3**:医嘱予全麻下急诊手术。患者术后带静脉镇痛泵、胃肠减压管、腹腔负压引流球、留置导尿管、静脉留置针回病房。请问术后如何护理?

(1)安置体位:患者回病房后首先予平卧位,头偏向一侧。待清醒、血压平稳后尽早取半卧位休息,以使腹肌放松,减轻疼痛,同时可使腹腔渗出液流入盆腔,使感染局限且便于引流。

(2)心电监护,测量并记录患者体温、脉搏、呼吸和血压。检查静脉通路,引流管是否在位、通畅,引流液颜色、性状,伤口有无渗血。与手术室人员交接,了解患者术中情况。

(3)嘱患者暂禁食,并遵医嘱补液、抗感染、止血等治疗。

(4)教会患者及家属正确使用镇痛泵,并及时评估镇痛效果及有无不良反应。

(5)加强病情监测,注意保持各管引流通畅,严格无菌技术操作,警惕术后腹腔内感染、肠瘘的发生。

(6)切口护理:保持切口敷料干燥,患者咳嗽时协助其按压腹部伤口,防止腹压突然增大而增加切口张力,引起疼痛加剧。

(7)鼓励患者术后早期活动,以促进肠蠕动恢复,预防肠粘连,预防深静脉血栓。

## 二、模拟练习

**任务**:情景准备,并通过角色扮演完成患者手术中配合和手术后护理。

**角色分配**:患者、家属、医生、护士、主席、记录员、观察员。

**主要护理项目**:手术体位安置、外科手消毒、穿无菌手术衣、戴无菌手套、无菌桌的准备、手术区铺单法、术后卧位安置、心电监测、引流管护理、镇痛泵的使用、术后宣教、术后护理记录。

2-3-5-6 腹部手术后患者健康宣教

第三幕

术后第 3 天,金女士肛门排气、排便,疼痛缓解,腹胀消退,腹腔负压球引流出少量淡血性液体。医嘱予拔除腹腔引流管和胃管,并嘱患者由流质饮食逐步过渡到半流质饮食,少食多餐,忌产气食物(如甜食、牛奶等)。又过数日,金女士精神明显好转,生命体征平稳,切口愈合佳,医嘱出院。

## 一、基于问题的学习

**思考题 1**:患者术后拔除胃管的指征是什么?

拔除胃管的指征:患者无腹痛、腹胀,肠蠕动恢复,肠鸣音 4～5 次/min,有肛门排气。

**思考题 2**:金女士出院后饮食上应注意哪些事项?

金女士出院后饮食注意事项:①宜食营养丰富、高维生素、易消化吸收的食物,少食粗纤维食物和刺激性强的辛辣食物,不食不洁食物;②避免暴饮暴食,食量以进食后舒服为标准;餐后忌剧烈运动(如跳跃、奔跑等);③当出现便秘时,可通过调整饮食种类、腹部按摩等方法保持大便通畅,无效时可遵医嘱口服缓泻剂,避免用力排便。

**思考题 3**:若患者出院后出现诊断不明的腹痛,怎么办?

告知患者先暂时禁食,停止活动,卧床屈膝环腿,如厕大小便,按摩内关、足三里等穴。若经上述处理无好转,及时去医院诊治。

## 二、模拟练习

任务：情景准备，并通过角色扮演完成出院护理。

角色分配：患者、家属、医生、护士、主席、记录员、观察员。

主要护理项目：健康教育、执行出院医嘱、出院护理记录、床单位处理。

### 【观察与讨论】

1. 在模拟练习中，护士入院评估条理是否清晰？用词是否准确？体格检查的内容和手法是否准确？如何鉴别单纯性肠梗阻、绞窄性肠梗阻。

2. 护士执行医嘱是否正确？为患者实施的护理措施是否安全、有效？有无及时评估病情变化？病情变化时是否及时采取有效的应对措施？

3. 对患者宣教的内容是否全面？方法、时机是否合适？宣教是否有效？

4. 护理过程中是否体现人文关怀？有无违反无菌原则？操作动作是否规范、娴熟？

### 【案例拓展】

#### 堵！堵！堵！

凌晨 1 点，69 岁的惠大爷被家人搀扶着进了急诊室。老人的儿子告诉值班医生："我父亲有玩双杠的习惯，平时都是晚饭后 1h 去运动。今晚因远在外地的叔叔 8 点钟要到我家，于是父亲吃完饭没多久就去玩双杠了。饭后约 4h 出现肚子一阵阵地绞痛，大量呕吐胃内容物。"

查体：T 37.6℃，P 110 次/min，R 23 次/min，BP 122/78mmHg，$SpO_2$ 99%。神志清，痛苦面容，喜坐位及蜷伏，皮肤黏膜干燥。全腹胀满，腹式呼吸减弱，脐周见一肠型，右下腹有一陈旧手术疤痕。全腹拒按，有压痛、反跳痛，以脐周明显。全腹鼓音，肝浊音界缩小，肠鸣音减弱，移动性浊音阴性。

实验室及其他检查：血常规示 Hb 126g/L，WBC $10.1×10^9$/L，N 78%，PLT $230×10^9$/L。腹部平片检查可见孤立、突出的胀大肠袢。

拟"肠梗阻"收入外科，并急诊手术治疗（术中见回盲部肠扭转）。

请根据以上案例情景，开展基于问题的学习和模拟练习。

2-3-5-7 测试

（全忠英　郑云慧）

 推荐阅读文献

[1]Kothari A N，Liles J L，Holmes C J，et al."Right place at the right time" impacts outcomes for acute intestinal obstruction[J].Surgery,2015,158(4):1116-1127.

# 第四章

# 泌尿系统疾病患者的护理

　　泌尿系统由肾脏、输尿管、膀胱及尿道等器官组成。其中,肾脏是人体重要的生命器官,其主要功能是生成尿液,以排泄代谢产物及调节水、电解质和酸碱代谢的平衡,维持机体内环境的稳定。此外,肾脏还具有重要的内分泌功能。

　　近年来,慢性肾脏病的患病率呈明显上升趋势,已成为继心脑血管疾病、肿瘤、糖尿病之后又一个威胁健康的重要疾病。肾脏疾病分为原发性和继发性,后者为全身其他系统疾病(如糖尿病、高血压等)累及肾脏所致。当肾脏疾病致肾功能严重受损时,可发生肾衰竭。肾衰竭患者须进行肾脏替代治疗才能维持生命。因此,日常应重视对肾脏的保护,避免引起肾损害的各种原因。

## 主题一　急性肾小球肾炎患者的护理

　　急性肾小球肾炎(acute glomerulonephritis,AGN)简称急性肾炎,是一组起病急,以血尿、蛋白尿、水肿和高血压为主要临床表现的肾脏疾病,可伴有一过性肾功能损害。本病好发于儿童,男性多于女性,且多见于链球菌感染后。大多数患者预后良好,92%的儿童和60%的成人可获得临床完全康复。老年人、持续少尿、大量蛋白尿、并发高血压脑病及肾功能不全者预后较差。

### 【知识要点】

1.熟悉 AGN 的诊断和治疗要点。

2.掌握 AGN 的典型临床表现、主要护理问题及护理措施。

3.掌握 AGN 的饮食与活动原则。

2-4-1-1　知识导图

### 【临床情境】

#### 泡沫尿需谨"肾"

第一幕

　　**病史:**14 岁的初二学生康康是一名住校生。2 周前康康因"急性化脓性扁桃体炎"发热达39℃,经青霉素治疗后好转,体温恢复正常。3 天前发现双眼睑浮肿,想着可能是这两天复习得晚,睡少了,没在意。今日晨起自觉浑身乏力,双眼、双下肢肿胀明显,且有轻度恶心,上厕所时又见尿液如洗肉水样,上面还飘着一层泡沫久久不消散。这下可把康康吓坏了,立即拨打了妈妈的电话,在妈妈陪同下来到医院就诊。康康近 2 日尿量约 400ml/d。

　　**社会心理状况和日常生活形态:**康康,汉族,独子,性格内向,学习成绩优秀。对疾病无认识,恐惧。其父母经营一家农场,家庭经济条件好。

2-4-1-2 急
性肾炎发生
过程

**体格检查**:T 37.2℃,P 98 次/min,R 20 次/min,BP 150/105mmHg。双眼浮肿,双下肢呈中度水肿,双侧扁桃体Ⅱ°肿大,未见脓性分泌物,咽部充血不明显。颈软,颈静脉稍充盈,气管居中。右肺呼吸音较左侧低,心脏各瓣膜区未闻及病理性杂音,心包摩擦音(一)。腹平软,移动性浊音(一)。

**实验室及其他检查**:血常规示 WBC $7.2×10^9$/L,Hb 108g/L。尿常规示:蛋白(＋＋),隐血(＋＋),红细胞 20～50 个/HP,白细胞 10～15 个/HP。胸部X线片报告:右胸腔少量积液,心影无增大。心电图示窦性心律。

**初步诊断**:急性肾小球肾炎。

**补记**:次日,患者血液学检查报告血电解质、血糖正常,余见表 2-4-1-1。

表 2-4-1-1　血液学检查结果

| 项目 | 结果 | | 参考范围 |
| --- | --- | --- | --- |
| 总蛋白(g/L) | 60.9 | L | 65.0～85.0 |
| 白蛋白(g/L) | 35.4 | L | 40.0～55.0 |
| 尿素氮(mmol/L) | 10.7 | H | 3.10～8.00 |
| 肌酐($\mu$mol/L) | 126.8 | H | 54.00～124.00 |
| 血沉(mm/h) | 112 | H | 0～15 |
| 抗"O"(U) | 800 | H | 0～180 |
| 补体 C3(g/L) | 0.48 | L | 0.9～1.8 |

2-4-1-3 急
性肾小球肾
炎诊断标准

## 一、基于问题的学习

**思考题 1**:康康拟以"急性肾小球肾炎"收住肾内科。请问哪些证据支持这一诊断?

(1)病史特点:患者为少年男性,急性起病,发病前 2 周有"急性化脓性扁桃体炎"病史。本次以水肿、乏力、恶心、肉眼血尿、蛋白尿就诊。

(2)体检发现患者中度高血压(150/105mmHg),双眼睑浮肿,双下肢中度水肿,右肺呼吸音低于左侧,胸部 X线片提示右胸腔少量积液。以上这些提示水钠潴留严重。

(3)患者血清补体 C3(0.48g/L)明显下降,抗"O"滴度明显增高(800U),表明近期有链球菌感染。尿常规提示蛋白(＋＋),隐血(＋＋),红细胞 20～50 个/HP;血液学检测发现血尿素氮(10.7mmol/L)、肌酐(126.8$\mu$mol/L)轻度升高,结合近 2 日尿量约 400ml/d,提示肾功能受损。

从病史特点、临床表现及实验室检查结果看,康康为急性链球菌感染后肾小球肾炎(post-streptococcal glomerulonephritis,PSGN)。

**思考题 2**:入院后医嘱:卧床休息,低盐饮食,氢氯噻嗪 12.5mg po bid⋯⋯请分析氢氯噻嗪的作用以及使用中的注意事项。

氢氯噻嗪为临床最常用的噻嗪类利尿药(短效类,作用时间短于 12h)。主要抑制始段远曲小管 $Na^+$-$Cl^-$ 同向转运体,使 NaCl 重吸收减少,具有利尿、降压的作用。对肾性水肿疗效与肾功能损害程度有关,受损较轻者疗效较好。另外,氢氯噻嗪可增加 $HCO_3^-$ 的排出和 $K^+$

2-4-1-4 急
性肾小球肾
炎治疗要点

的分泌。服用此药后,尿中 $Na^+$、$Cl^-$、$K^+$、$Mg^{2+}$、$HCO_3^-$ 排出均有增加,久用可致低血钾、低血镁等。为减少不良反应,应从最小有效剂量开始,并宜间歇给药,同时监测血清电解质和酸碱平衡情况。

**思考题 3**:请问康康目前主要的护理问题有哪些?

通过对临床资料的分析,我们认为康康主要存在以下护理问题:

(1)体液过多:与肾小球滤过率下降致水钠潴留、大量蛋白尿致血浆蛋白减少有关。

(2)活动无耐力:与疾病所致高血压、水肿有关。

(3)有皮肤完整性受损的危险:与皮肤水肿有关。

(4)潜在并发症:高血压脑病、急性左心衰竭、急性肾损伤。

(5)恐惧、焦虑:与对疾病无认识、担心预后有关。

**思考题 4**:请问康康在饮食方面需要注意哪些事项?

(1)严格限制钠的摄入,以减轻水肿和心脏负担。予低盐饮食,每日盐的摄入量以 2～3g 为宜。避免进食腌制食品(如咸肉、咸蛋、香肠、酱菜、火腿、虾米等)、罐头食品、汽水、味精、面包等含钠丰富的食物,可使用醋、柠檬等增进食欲。待病情好转,水肿消退、血压恢复正常后,可由低盐饮食逐渐转为正常饮食(食盐＜6g/d)。为更好地把握食盐用量,告知家属购买 2g/勺的勺子。

(2)限制液体摄入:患者近 2 日尿量约 400ml/d,且有明显的水肿,需限制水的摄入。每天液体入量(包括饮食、饮水、服药等以各种形式或途径进入体内的水分)不应超过前一天 24h 尿量加上不显性失水量(500ml)。若患者尿量达 1000ml/d 以上,则无须严格限水,但不可过多饮水。

(3)避免高蛋白饮食:患者存在低蛋白血症,但同时伴有血尿素氮和肌酐的轻度升高,因此,暂时不宜高蛋白饮食,因为高蛋白饮食可增加肾脏负担而加重病情。建议选用牛奶、禽蛋、鱼类等优质蛋白,避免豆制品、杂豆等植物蛋白。可给患者提供一份常见食物蛋白质含量表。

(4)热量及其他:由于患者暂时限制蛋白质摄入,需补充足够的热量以免引起负氮平衡。每天摄入热量以不低于 30kcal/kg 为宜,同时鼓励患者进食富含维生素的食物。另外,根据患者血钾浓度、尿量情况选择是否限制含钾丰富的食物(如香蕉、柑橘、紫菜等)。

**思考题 5**:患者住院期间如何指导其休息与活动?

患者目前为急性期,水肿严重且伴有肉眼血尿、高血压和肾功能异常,应绝对卧床休息 2～3 周,以增加肾血流量,促进肾康复。卧床期间,可抬高下肢,变换体位。待肉眼血尿消失、水肿消退、血压恢复正常后,可起床活动,并逐步增加活动量,但应避免劳累。

**思考题 6**:本例中,患者及其母亲均有明显的紧张、焦虑、恐惧等负性情绪,该如何护理?

(1)首先评估这些负性情绪产生的原因。经了解,康康的负性情绪源于对疾病的恐惧以及担心影响学习成绩。其母因缺乏疾病相关知识不知如何照顾以及担心孩子疾病预后而忧心忡忡。

(2)告知患者及其母亲,本病预后良好,是自限性疾病,病程一般 2～4 周。镜下血尿和微量蛋白尿半年至 1 年后也可消失。绝大多数患者可获得临床完全康复。

(3)安排孩子的父母进行陪护,告知患者及家属有关饮食、休息、用药等方面的知识,强调合理饮食与休息的重要性,并督促执行。

(4)动态观察患者及其父母的情绪变化,鼓励其说出内心想法和顾虑,有针对性地进行指导。

**思考题7**：假如你是康康的责任护士，你将从哪些方面对其病情进行观察？

(1)监测患者的意识、生命体征、皮肤等情况，每日测量血压2～4次，每日定时、定秤测体重。观察患者身体各部位水肿的消长情况，特别注意呼吸音和呼吸变化以了解胸腔积液消退情况。警惕有无急性左心衰竭(如呼吸困难、心率增快、不能平卧等)和高血压脑病(如血压突然升高、剧烈头痛、呕吐、眼花等)的表现。

(2)记录24h出入量，密切监测尿液颜色、性状及量的变化，每周留晨尿2次查尿常规。如患者尿量持续减少，出现头痛、恶心、呕吐，需警惕急性肾损伤的发生。

(3)监测实验室检查结果，包括尿常规、肾小球滤过率、血尿素氮、血肌酐、血浆蛋白、血清电解质等。

(4)观察药物疗效和不良反应。

当出现异常表现时，应立即报告医生，并积极配合医生救治。

## 二、模拟练习

**任务**：情景准备，并通过角色扮演完成患者入院后护理。

**角色分配**：患者、患者母亲、医生、护士(甲)、护士(乙)、主席、记录员、观察员。

**主要护理项目**：生命体征测量、体重测量、体温单绘制、尿标本采集、病史询问与体格检查、入院宣教、心理护理。

第二幕

入院当晚12时，患者小便后突然出现剧烈头痛、视物不清、呕吐，呕吐呈喷射状。值班护士立即协助其卧床休息，测血压180/110mmHg，心率60次/min，呼吸18次/min，意识清楚，双侧瞳孔等大等圆，直径3mm，对光反射存在，四肢活动正常。患者情绪极度紧张。

## 一、基于问题的学习

**思考题1**：该病情变化提示何种临床问题？

从临床表现看，患者可能并发了高血压脑病。目前首优护理问题是：

(1)潜在并发症：意识障碍。

(2)焦虑：与担心疾病预后有关。

**思考题2**：假如你是值班护士，你会如何处理？

(1)立即将患者头部取高枕中立位，嘱绝对卧床休息，保持平静，告诫紧张或焦虑可致病情加重。拉好床栏，避免坠床。同时立即通知值班医生。

(2)立即予鼻导管氧气吸入(2L/min)，保持呼吸道通畅。告知患者呕吐时头偏向一侧，防止误吸。床边备好吸引器。

(3)立即建立静脉通路。

(4)床边心电、血压及氧饱和度监测，注意患者意识、瞳孔、头痛、呕吐情况。

**思考题3**：值班医生到达后，立即下达医嘱：硝普钠50mg＋5%葡萄糖溶液50ml，以1μg/(kg·min)速度微泵静脉注射。请问除常规注意事项外，为肾功能异常患者使用硝普纳还需注意什么问题？

肾功能异常患者，若硝普钠应用超过48～72h，须每天测定血浆中氰化物或硫氰酸盐，并保持硫氰酸盐不超过100μg/ml，氰化物不超过3μmol/ml，以防中毒。目前康康肾功能受损，使用中应加强观察。

**补记**：经硝普钠降压处理后，康康血压逐渐下降，次日晨停用硝普钠。

## 二、模拟练习

任务：情景准备，并通过角色扮演完成急性肾炎伴高血压脑病的护理。

角色分配：患者、值班护士和医生、主席、记录员、观察员。

主要护理项目：体位安置、血压测量、瞳孔观察、监护仪使用、吸氧、硝普钠微泵静脉注射、护理记录。

2-4-1-5　高血压脑病应急预案

第三幕

经过 2 周的治疗，康康肉眼血尿消失，水肿消退，血压、尿量恢复正常。血液学复查示肝肾功能、电解质正常，血沉下降；尿常规示"镜下血尿"。医生告诉康康可以出院了，并叮嘱家属及其本人，出院后务必注意休息、合理饮食，以防病程迁延。

### 一、基于问题的学习

**思考题 1**：康康很担心自己的学业，询问出院后是否可以马上上学？为此，该如何回答？

可告诉康康及其父母，从目前情况看，康康恢复得不错，但尚有"镜下血尿"，血沉也未达到正常标准。因此，出院后仍需监测尿液的变化，注意休息，患病后的 2 个月内限制活动量，并按照医生的嘱咐定期到医院复查。如果复查血沉正常了，就可以去上学了。但急性肾炎完全康复可能需 1～2 年。因此，病后的 1～2 年内应避免重体力劳动和劳累。康康是一名中学生，嘱其 2 年内避免打篮球、踢足球、长跑等剧烈活动，可参加打太极拳、慢跑、游泳等活动，但以不感到疲劳为原则。当小便 Addis 计数正常后可恢复正常活动。

**思考题 2**：为了让孩子好好休息，且不影响学业，康康母亲提出家中留取尿液，然后由家长送往医院。那么，该如何指导康康正确留取尿标本？

首先必须让康康及其父母理解正确留取尿标本的重要性，然后教会具体留取方法。

（1）尿常规标本：嘱患者将晨起第一次尿留于标本容器内。弃去前段尿，接取中段尿至少10ml。尿液采集后尽可能在 2h 之内送检，最长不超过 4h，以免影响检验结果的正确性。

（2）12 或 24h 尿标本：准备有盖广口容器，贴上检验标签，注明起止日期、时间。告知康康不可将粪便混于尿液中，盛尿容器加盖置阴凉处。①尿蛋白定量检查：嘱患者于晨 7 时排空膀胱，弃去尿液后开始留尿，至次晨 7 时留完最后一次尿，然后将 24h 的全部尿液送检。为避免尿液久放变质，告知康康在留取第一次尿液后，容器中加入甲苯（每 100ml 尿液加 0.5%～1% 甲苯 2ml，使形成薄膜覆盖于尿液表面）。②尿 Addis 计数：嘱患者记录 24h 尿量。留尿时间为晚上 7 时至次晨 7 时。为防止尿液中有机成分被破坏，在留取第一次尿液后，在容器中加入40% 甲醛 1ml，不可过量，否则会产生甲醛—尿素复合物沉淀，干扰计数。当全部尿液留取后，充分混匀，并取出 10ml 装入清洁容器送检。

为保证正确、及时留取尿标本，可为患者制作尿标本提示卡，即将各种尿标本具体的留取方法及注意事项、留取顺序、具体时间制成表格，用阿拉伯数字在相应栏内标记，这样可方便患者留取标本前查看。

### 二、模拟练习

任务：情景准备，并通过角色扮演完成患者的出院护理。

角色分配:患者、家属、医生、护士、主席、记录员、观察员。

主要护理项目:处理医嘱、出院宣教、出院病历排列、床单位处置及铺备用床。

## 【观察与讨论】

1.在模拟练习中,护士入院评估的内容是否完整?问诊条理是否清晰?用词是否准确?请解释水肿发生机制。

2.护士执行医嘱是否正确?为患者实施的护理措施是否安全、有效?有无及时评估病情变化?病情变化时是否及时采取有效的应对措施?有无及时完成护理记录?

3.对患者宣教的内容是否全面?方法、时机是否合适?宣教是否有效?

4.护理过程中是否体现人文关怀?有无违反无菌原则?操作动作是否规范、娴熟?

## 【案例拓展】

### 谁是"帮凶"?

李同学,12岁。因肉眼血尿1天伴头痛、乏力入院。患者半个月前背部长了个脓疱疮,经换药处理后好转。1天前发现小便呈洗肉水样,自觉头痛、乏力。体检:T 37℃,P 90次/min,R 20次/min,BP 150/105mmHg。神志清,眼睑浮肿,双下肢水肿,心肺(一),背部脓疱疮已结痂。

实验室及其他检查:血常规示 Hb 115g/L,WBC $9.8×10^9$/L,N 80%,PLT $245×10^9$/L。尿常规:蛋白(＋＋),RBC 30~50个/HP,WBC 12~15个/HP,颗粒管型 0~1个/HP,偶见红细胞管型。血生化:BUN 12.9mmol/L,Scr 145.60μmol/L,总蛋白 60.9g/L,白蛋白 35.4g/L,血沉 112mm/h,补体 C3 0.46g/L,抗"O" 800U。腹部 B 超示:双肾体积增大,左肾 112mm×65mm×50mm,右肾 110mm×63mm×56mm,结构大致正常。

请根据以上案例情景,开展基于问题的学习和模拟演练。

(崔　英　郑云慧)

2-4-1-6 测试

## 推荐阅读文献

[1]蔡金辉.肾内科临床护理思维与实践[M].北京:人民卫生出版社,2013.

[2]刘伏友,孙林.临床肾脏病学[M].北京:人民卫生出版社,2019.

[3]徐睿,崔文英,尹道馨.持续质量改进在提高慢性肾脏病患者低蛋白饮食依从性中的应用[J].中华护理杂志,2013,48(9):787-788.

[4]陈婕,娄小平,申红霞.回授法饮食管理对腹膜透析患者饮食依从性及营养状况的影响[J].中华护理杂志,2019,54(4):495-500.

[5]Chikamatsu C,Matsuda K,Takeuchi Y. Quantification of bleeding volume using computed tomography and clinical complications after percutaneous renal biopsy[J]. Clinical Kidney Journal,2017,10(1):9-15.

# 主题二　尿路感染患者的护理

尿路感染(urinary tract infection,UTI)是由各种病原微生物感染引起的尿路急、慢性炎症。尿路感染多见于育龄期女性、老年人、免疫功能低下及尿路畸形者。根据感染发生部位可分为上尿路感染和下尿路感染。前者系指肾盂肾炎(pyelonephritis),后者包括膀胱炎(cystitis)和尿道炎(urethritis)。留置导尿管或拔除导尿管48h内发生的感染称为导管相关性尿路感染(catheter-associated UTI)。

95%的尿路感染的致病菌源于上行感染,以革兰阴性杆菌为主,其中以大肠埃希菌最常见。经积极治疗,90%以上的尿路感染能痊愈,预后好;但伴有糖尿病、慢性肾脏疾病,存在尿路梗阻、畸形等易感因素者,若不进行系统、规范治疗可经常复发,并演变为慢性肾盂肾炎,甚至发展为慢性肾衰竭。

**【知识要点】**

1.熟悉尿路感染的易感因素。

2.熟悉尿路感染诊断要点、抗菌治疗注意事项及疗效评价标准。

3.掌握尿培养标本采集方法、尿路感染主要护理问题及常见症状护理。

4.掌握尿路感染患者康复出院防复发指导。

2-4-2-1　知识导图

**【临床情境】**

## "重女轻男"是何因?

### 第一幕

**病史**:周女士,49岁,公司高管。连着数天,周女士都在忙着筹备公司的一个重要会议,白天几乎很少喝水、上厕所,晚上很晚才睡觉。3天前她感觉身体有些不对劲,总有一种想排尿的感觉。担心自己可能尿路感染了(以前有过尿路感染),于是拿出抽屉中的诺氟沙星吃了2粒,又去忙工作了。可是第2天,周女士出现明显的尿频、尿急、尿痛症状,她还隐隐感到畏寒、右侧腰部酸痛。由于此次会议关乎公司一单大生意,实在无法腾出时间去医院就诊,于是继续自行服用诺氟沙星治疗。第3天上午,周女士感觉人很乏,头痛得厉害,实在撑不下去了,只好向公司董事长请了假,并在丈夫陪同下来了医院。周女士既往有"2型糖尿病"病史6年,服用"格列吡嗪1片 qd",血糖未定期监测。无药物过敏史。

**社会心理状况和日常生活形态**:周女士,汉族,本科学历。已婚,三口之家,家庭和睦。参加城镇职工医疗保险,家庭经济条件好。无烟酒嗜好,日常因公司业务繁忙很少运动。最近连续3天睡眠不佳。

**体格检查**:T 39.5℃(耳温),P 116次/min,R 21次/min,BP 139/87mmHg。营养中等,皮肤黏膜无水肿,浅表淋巴结未触及肿大。双肺呼吸清,心律齐,各瓣膜听诊区未闻及杂音。右侧肋脊角有压痛、叩击痛,NRS疼痛评分2分。

**实验室及其他检查**:尿常规报告示 WBC(+++),亚硝酸盐(+),尿蛋白(-),白细胞135个/HP,红细胞1个/HP。血常规见表2-4-2-1,随机末梢血糖15.1mmol/L。CT检查报告:右肾周渗出性改变。心电图示"窦性心动过速"。

表 2-4-2-1　血常规检查

| 项目 | 结果 | | 参考范围 |
| --- | --- | --- | --- |
| WBC($\times10^9$/L) | 19.7 | H | 3.5～9.5 |
| N(%) | 88.3 | H | 40～75 |
| RBC($\times10^{12}$/L) | 3.99 | L | 4.30～5.80 |
| Hb(g/L) | 127 | L | 115～150 |
| PLT($\times10^9$/L) | 115 | L | 125～350 |

初步诊断：①急性肾盂肾炎；②2 型糖尿病。

补记：入院次日，患者血液检查报告示 HbA1c 7.5%，乙肝表面抗原阳性。

2-4-2-2　急性肾盂肾炎发生过程

2-4-2-3　急性肾盂肾炎诊断标准

## 一、基于问题的学习

**思考题 1：**哪些证据支持周女士"急性肾盂肾炎"的判断？

（1）病史：中年、已婚，职业女性，由于工作紧张、长时间憋尿、饮水过少又缺乏运动，导致机体防御能力下降。加之患者有糖尿病史 6 年，血糖控制不佳（随机末梢血糖 15.1mmol/L，HbA1c 7.5%），高血糖的环境更利于细菌的生长繁殖。

（2）临床表现：急性病程，有膀胱刺激征（尿频、尿急、尿痛）、右腰部酸痛、肋脊角压痛和叩击痛等泌尿系统表现以及畏寒、高热（耳温 39.5℃）、乏力、头痛等全身表现。

（3）实验室及其他检查：CT 检查报告"右肾周渗出性改变"；血 WBC 增多（19.7×$10^9$/L），N 88.3%；尿检白细胞（+++），白细胞 135 个/HP，亚硝酸盐（+）。这些进一步证实了肾盂肾炎的判断，且多考虑大肠杆菌、副大肠杆菌感染所致。

**思考题 2：**为什么急性肾盂肾炎比较青睐女性？

女性泌尿系统的解剖特点决定了它的易感性。女性尿道口与阴道、肛门邻近，易被细菌污染；加之女性尿道短而直，当机体防御能力下降时，阴道、肛门处的细菌易于经尿道口进入膀胱，从而导致膀胱炎的发生。若不加重视，膀胱炎未得到有效控制，细菌很容易经膀胱逆行进入输尿管、肾脏，引起急性肾盂肾炎。女性在以下情形下尤其容易发生：①育龄期女性在长时间憋尿、饮水过少又缺乏运动、过于紧张时；②月经期护垫使用不当时；③新婚女性性生活过于频繁时；④产妇哺乳期过度疲劳时；⑤雌激素水平下降的绝经后女性；⑥机体免疫力低下者，如糖尿病患者、长期服用激素或免疫抑制剂者。

**思考题 3：**周女士本次发病以来睡眠差。有哪些因素会影响其睡眠？

影响周女士睡眠的因素有：①繁忙的工作占用了患者的休息时间，过度疲劳会使人入睡困难；②来自身体的不适：包括尿路刺激症状（尿频、尿急、尿痛）、右侧腰部酸痛、畏寒发热，这些都可能影响患者的睡眠质量；③心理因素：担心因自己患病而影响公司会议的进程及能否拿下那单大生意。

**思考题 4：**患者入院后，医嘱予静滴头孢曲松钠抗感染治疗。请阐述使用头孢曲松钠的理由。使用该药需注意哪些事项？

选用敏感抗生素是急性肾盂肾炎治疗的关键，但治疗初始通常不能及时获得血液或尿液培养结果,多采用经验性治疗。研究表明,尿中亚硝酸盐阳性多提示大肠杆菌、副大肠杆菌感染(85%以上);现有体外药敏结果显示,大肠埃希菌对喹诺酮类药物(如诺氟沙星、环丙沙星、左氧氟沙星等沙星类药物)的耐药率已经超过50%,而头孢类、青霉素类等药物对大肠埃希菌仍有较高的敏感率,临床疗效较好。头孢曲松钠是第三代头孢菌素类抗生素,该药在血液、尿液中浓度均较高,已作为治疗尿路感染的首选药物之一。本例中的周女士尿检亚硝酸盐阳性,服用诺氟沙星效果不佳,且有明显的全身症状,因此在尿液培养结果尚未出来前,选择头孢曲松钠静滴治疗是合理的。待获得尿培养结果后可根据药敏试验选药。

2-4-2-4　急性肾盂肾炎治疗要点

使用头孢曲松钠注意事项:①先留取尿细菌学检查标本,再行抗菌治疗,以提高细菌培养的阳性率。②使用头孢曲松钠前,向患者询问三史(用药史、过敏史、家族史)。无本药过敏史者行药物过敏试验,皮试结果阴性方可使用。③首选注射用水作为溶媒,使用时先将药物用注射用水溶解,然后加入生理盐水中静滴,防止用其他溶媒产生微粒。④使用中密切观察病情,注意药物疗效及有无过敏反应。

**思考题 5:**请问周女士目前主要存在哪些护理问题?

通过对患者资料的分析,我们认为该患者存在以下护理问题:

(1)潜在并发症:感染性休克、糖尿病酮症酸中毒、肾乳头坏死、肾周围脓肿等。

(2)体温过高:与急性肾盂肾炎有关。

(3)排尿障碍(尿频、尿急、尿痛):与尿路感染所致的膀胱激惹状态有关。

(4)焦虑:与疾病引起的不适及担心影响工作有关。

(5)睡眠型态紊乱:与膀胱刺激征、右腰部酸痛等有关。

(6)知识缺乏:缺乏急性肾盂肾炎防治相关知识及糖尿病自我管理知识。

**思考题 6:**患者入院后,首先应采取哪些护理措施?

(1)协助患者卧床休息,取屈曲位,嘱尽量勿站立。指导患者分散注意力的方法,以减轻焦虑等负性心理反应,因为焦虑、紧张可加重尿频,影响睡眠质量。

(2)遵医嘱正确留取尿培养标本(中段尿)和静脉血培养标本(因为入院时患者处于寒战、高热状态)送检。

(3)物理降温:可采用冰敷、酒精擦浴等措施进行物理降温。

(4)皮试,建立静脉通路,遵医嘱予抗炎、降血糖等治疗。

(5)缓解疼痛:指导患者进行膀胱区热敷或按摩,以缓解局部肌肉痉挛、减轻疼痛。

(6)指导患者多饮水,勤排尿,以达到不断冲洗尿路、减少细菌在尿路停留的目的。每日摄水量不应低于 2000ml,保证每天尿量在 1500ml 以上,且每 2~3h 排尿 1 次。另外,嘱患者继续做好糖尿病饮食管理以及做好口腔护理。

(7)监测患者的生命体征、热型、排尿活动、血糖、肾功能、动脉血气分析等的变化,观察药物疗效及不良反应。如患者高热持续不退或体温升高、腰痛加剧等,应警惕肾周脓肿、肾乳头坏死等并发症,及时通知医生。

**思考题 7:**如何指导患者留取尿培养标本?

患者尿培养标本的正确留取,有利于明确病原菌种类和数量,并通过药物敏感试验明确哪些抗菌药物有效。通过敏感抗生素的使用,使患者尽早康复。

在留取尿培养标本前,护士应向患者讲清正确留取尿培养标本的重要性;发放纸质宣教资料,给患者详细讲解操作要领;必要时协助患者正确留取。

操作关键点:①嘱患者在膀胱充盈时留取;②用洗手液洗净双手;③先用肥皂液或1:5000高锰酸钾溶液冲洗尿道口和会阴部(按照自上而下,由外向内的顺序),再用温水冲洗会阴,用无菌纱布轻轻擦干会阴;④排尿,先弃去前段尿,在尿流不中断的情况下用无菌培养瓶接取10ml中段尿,注意清洁的手不可触及培养瓶的内面、边缘和瓶盖的内面;⑤留取尿液后立即旋紧瓶盖,尽快送检,勿超过1h。

2-4-2-5 医护人员标准预防流程

## 二、模拟练习

任务:情景准备,并通过角色扮演完成患者入院后护理。

角色分配:患者、家属、医生、护士(甲)、护士(乙)、主席、记录员、观察员。

主要护理项目:生命体征测量、体温单绘制、冰袋降温、尿培养标本采集、血培养标本采集、皮试液配制、皮内注射法、静脉输液、病史询问与体格检查、入院宣教。

第二幕

入院当晚10时,患者出现头晕,胸闷不适,烦躁不安,面色苍白,BP 85/52mmHg,P 116次/min,律齐,R 22次/min,T 38℃(耳温),四肢皮肤湿冷。

## 一、基于问题的学习

**思考题 1:**该病情变化提示什么问题?

根据患者临床表现,考虑并发感染性休克。主要护理问题为:

(1)体液不足:与细菌及毒素所致外周血管扩张、血管床扩大有关。

(2)气体交换受损:与微循环障碍、缺氧和呼吸型态改变有关。

**思考题 2:**值班护士该如何紧急处置?

(1)立即通知医生。

(2)协助患者取仰卧中凹位,头胸部抬高20°~30°,下肢抬高15°~20°,以利呼吸和静脉血回流,同时安慰患者,注意保暖及床栏防护。

(3)立即经鼻导管高流量氧气吸入(6~8L/min),鼓励患者定时做深呼吸。

(4)迅速建立两条静脉通路,予快速补液。同时进行中心静脉压(CVP)监测,作为补液量和补液速度的参考。

(5)遵医嘱使用抗感染药物(联合使用抗生素)、血管活性药物等。

(6)观察病情变化:①定时监测患者意识、生命体征、CVP、皮肤色泽及温度、尿液等变化,准确记录出入量;②观察药物疗效及不良反应;③及时遵医嘱抽血查血糖、动脉血气分析,以便及时发现并纠正酸中毒。

**思考题 3:**感染性休克早期液体复苏的目标是什么?

感染性休克早期液体复苏的目标:①CVP 8~12cmH$_2$O;②MBP≥65mmHg;③SvO$_2$≥70%;④尿量≥0.5ml/(kg·h)。

**思考题 4:**救治过程中,护士遵医嘱予去甲肾上腺素2mg加入0.9%氯化钠注射液50ml中微泵持续静脉推注。请问感染性休克患者为什么首选去甲肾上腺素升压?使用该药时需注意哪些事项?

血管张力下降是感染性休克时低血压的主要特征。去甲肾上腺素为α$_1$、α$_2$肾上腺素受体激动药,可使全身小动脉和小静脉收缩,外周阻力增加,血压升高,冠状动脉血流增加以及反射性引起心率减慢。近年研究表明,去甲肾上腺素能有效改善感染性休克患者的组织灌注及氧合,其有效率显著高于多巴胺。此外,去甲肾上腺素对肾脏功能和肠道黏膜屏障具有保护作用。基于此,2014年感染性休克治疗指南中把去甲肾上腺素列入血管活性药物的首选,而非多巴胺。

静脉注射去甲肾上腺素注意事项:①从小剂量、低浓度、慢速度开始(4~10$\mu$g/min),同时予心电监护,每5~10min测1次血压,待血压平稳后改每15~30min测1次;②根据血压值调整药物推注速度;③最好从中心静脉导管给药,若外周静脉给药应严防药液外渗,一旦发现外渗或注射部位皮肤苍白,立即更换注射部位,并用0.25%普鲁卡因封闭穿刺处,以免发生皮下组织坏死;④当血压平稳后,逐渐减慢速度后撤除,以防突然停药导致血压骤然下降。

**补记**:本例患者经颈内静脉微泵注射去甲肾上腺素后2h血压回升,停用该药。

## 二、模拟练习

**任务**:情景准备,并通过角色扮演完成急性肾盂肾炎合并感染性休克的急救。

**角色分配**:患者、家属、医生、护士、主席、记录员、观察员。

**主要护理项目**:生命体征测量、体位安置、保护具的应用、吸氧、CVP监测、动脉血气分析、静脉输液、微泵使用、护理记录。

### 第三幕

入院第4天,周女士体温降至正常,尿频、尿急、尿痛、腰酸症状明显缓解。前期尿培养及血培养结果均报告"大肠埃希菌感染"。医生告诉周女士抗感染治疗有效,继续静滴头孢曲松钠。可周女士想着公司好多事务需要她去处理,询问是否可以出院自行服药。对此,医生进行了耐心解释,周女士同意继续住院治疗。2周后,复查尿菌阴性,医嘱予以出院。

## 一、基于问题的学习

**思考题1**:入院第4天,周女士体温降至正常,尿频、尿急、尿痛、腰酸症状明显缓解,但为什么医生不同意其出院服药(口服抗生素)的要求?

这是因为周女士为糖尿病患者,且入院后出现了明显的毒血症状,其抗生素的使用一定要做到足量、足够疗程。若未按疗程规范治疗,有可能造成体内耐药菌株的产生,导致病程迁延反复。因此,即使热退,尚需遵医嘱继续静脉滴注头孢曲松钠3天,再改口服抗生素治疗2周,以彻底杀灭体内的病原菌。此外,在抗感染治疗的同时,还应重视对周女士血糖的控制,因为糖尿病并发感染常导致难以控制的高血糖,而高血糖进一步加重感染,形成恶性循环,甚至可能导致坏死性肾乳头炎及肾功能损害。因此,周女士务必合理休息,积极配合治疗,争取早日痊愈。

**思考题2**:如何评价急性肾盂肾炎患者的治疗效果?

(1)治愈:治疗后尿菌转阴,停药后2周、6周复查尿菌均阴性。

(2)治疗失败:按疗程治疗后尿菌仍阳性;或治疗后尿菌阴性,但2周和6周复查尿菌阳性。

目前周女士经抗生素治疗后尿菌转阴,提示治疗有效。应提醒其出院后2周、6周来院复查,并留取中段尿培养。

**思考题3**:如何指导周女士预防肾盂肾炎再发?

周女士为糖尿病患者,急性肾盂肾炎也是糖尿病并发症。为此,应告知周女士肾盂肾炎的病因、临床特点和治愈标准,并嘱做好以下事项,以防肾盂肾炎再发:

(1)综合管理糖尿病:包括控制饮食总热量,保持正常体重,控制血糖,积极运动等。特别应嘱咐其养成运动的习惯(周女士日常因工作忙很少运动),餐后稍事休息应进行适量运动,以降低餐后血糖。此外,日常应重视血糖监测(过往周女士未能定期监测)与记录,并及时与医生联系,以便调整治疗方案,确保血糖稳定。

(2)按时、按量、按疗程服用抗生素,勿随意停药,并按医嘱定期随访。

(3)日常养成多饮水、勤排尿(2~3h 排尿 1 次)、不憋尿的习惯。

(4)注意个人卫生,每天用温水清洗会阴,勤换内裤,不穿不干透的内裤。避免不洁性生活,性生活后立即排尿并清洁外阴。

(5)保持心情舒畅,做到生活规律,避免劳累,确保有效的睡眠时间,增强机体抵抗力。

(6)一旦出现尿路感染的临床表现,尽快就诊。

## 二、模拟练习

任务:情景准备,并通过角色扮演完成患者的出院护理。

角色分配:患者、家属、医生、护士、主席、记录员、观察员。

主要护理项目:出院宣教、执行出院医嘱、出院护理记录、床单位的处理。

### 【观察与讨论】

1.在模拟练习中,护士入院评估的内容是否完整?问诊条理是否清晰?本例中,患者尿液常规检查有哪些异常发现?为什么会出现这些异常?

2.护士执行医嘱是否正确?为患者实施的护理措施是否安全、有效?有无及时评估患者的病情?病情变化时是否及时采取有效的应对措施?

3.对患者宣教的内容是否全面?方法、时机是否合适?宣教是否有效?

4.护理过程中是否体现人文关怀?有无违反无菌、隔离原则?操作动作是否规范、娴熟?

### 【案例拓展】

## 我的腰哎

"医生,我腰酸得都直不起来了,而且小便次数很多,大约 10min 就要解一次,每次只一点点,排尿时尿道口还烧灼样疼痛。"这位向刘医生诉说病情的是 52 岁愁容满面的萧女士。最近一段时间她一直出差在外。4 天前劳累后出现尿频、尿急、尿痛,无肉眼血尿,自服诺氟沙星,症状无明显缓解。1 天前出现畏寒、发热,自测最高体温 39.2℃,伴右侧腰部持续性酸胀。患者既往有慢性肾小球肾炎病史 3 年。查体:T 38.9℃,P 108 次/min,R 20 次/min,BP 121/72 mmHg,心肺(一)。腹平软,无压痛,肝脾肋下未扪及,右肾区叩击痛阳性,双下肢无水肿。实验室检查:血常规示 Hb 131g/L,WBC 13.9×10⁹/L,N 84%,PLT 250×10⁹/L。血生化检查:总蛋白 65g/L,Alb 38g/L,Cr 78μmol/L,BUN 6.5mmol/L。尿常规示蛋白(＋＋),亚硝酸盐(＋),白细胞 42 个/HP,红细胞 20 个/HP。

请根据以上案例情景,开展基于问题的学习和模拟练习。

2-4-2-6 测试

　　　　　　　　　　　　　　　　　　　　　　　(顾小红　郑云慧)

**推荐阅读文献**

[1]中华医学会重症医学分会.中国严重脓毒症/脓毒性休克治疗指南(2014)[J].中华内科杂志,2015,54(6):557-581.

[2]尿路感染诊断与治疗中国专家共识编写组.尿路感染诊断与治疗中国专家共识(2015版)——复杂性尿路感染[J].中华泌尿外科杂志,2015,36(4):241-243.

[3]Wang A,Nizran P,Malone MA,et al. Urinary tract infections[J]. Prim Care Clin Office Pract,2013,40(3):687-706.

# 主题三　慢性肾衰竭患者的护理

慢性肾衰竭(chronic renal failure,CRF)是指各种原发性或继发性慢性肾脏病进行性进展引起肾小球滤过率下降和肾功能损害,出现以代谢产物潴留,水、电解质及酸碱代谢失衡和全身各系统症状为表现的临床综合征。

随着人们生活方式的改变、代谢性疾病(如糖尿病、肥胖等)的增加以及人口老龄化,慢性肾衰竭患病率有逐渐增加的趋势。目前我国慢性肾衰竭患者数约有100多万,男女发病率分别占55%、45%,高发年龄为45~50岁。

慢性肾衰竭为不可逆病变,病程可长达数年,发展至尿毒症时死亡率较高,心血管病是其主要死亡原因。患者的预后受原发病治疗情况,是否存在加重肾损害的危险因素,血压、血糖、血脂控制情况,营养状况,并发症及替代治疗等多种因素影响。

## 【知识要点】

1.熟悉 CRF 急性加重的危险因素。

2.熟悉慢性肾脏病的分期、CRF 的诊断要点以及肾脏替代治疗方案。

3.掌握 CRF 患者的主要生理、心理变化及干预措施。

4.掌握终末期肾病一体化治疗方案,并能就饮食、用药、活动以及居家腹膜透析操作方法或血液透析动静脉内瘘自我护理等对患者进行指导。

2-4-3-1　知识导图

## 【临床情境】

### "肾"不由己

#### 第一幕

**病史:**"平时都还好好的,怎么就突然肾衰了呢?"当医生告诉王女士诊断结果时,48 岁的王女士有些懵了,口中重复着同一个问题,如祥林嫂一般。据了解,王女士平时很少看病,也不参加体检。10 年前,她有过一次医院就诊的经历。那次因头晕去医院,被诊断高血压,遵医嘱服用降压药。1 年后,她感觉没事了,就自行停了药,而且也没再复查。此次因恶心、纳差、疲乏伴活动后气短而就诊。问诊中,王女士突然想起一事,补充道:"此前有一段时间,晚上小便特别多,经常起来上厕所,想着可能是白天水喝多了,没在意。最近小便量似乎少了很多(具体说不清楚),起夜也少了,大便没什么问题,体重变化不大,只是最近 3 天睡眠不怎么好。"医生问她:"这么多年,你怎么不去查一下血压?"王女士道:"我没什么感觉呀。再说,平时家里家外事情太多,也没时间去医院。"

**社会心理状况和日常生活形态**:王女士,汉族,小学文化,服装厂工人。已婚,育有一子,家庭和睦。参加城乡居民医疗保险。无烟酒等不良嗜好。日常对自己的健康疏于管理,对所患疾病不甚了解。

**体格检查**:T 36.8℃,P 98 次/min,R 16 次/min,BP 168/108mmHg,SpO₂ 98%。神志清,发育正常,贫血貌,眼睑轻度浮肿,全身皮肤无瘀斑。咽部无充血,颈静脉无怒张。两肺呼吸音清,未闻及干、湿性啰音,心界不大,心率 98 次/min,律齐,各瓣膜听诊区未闻及杂音。腹平软,肝脾肋下未触及,双肾无叩痛,双下肢轻度水肿。

**实验室及其他检查**:血常规检查见表 2-4-3-1,静脉血气分析见表 2-4-3-2。尿常规示蛋白(＋＋),尿比重 1.010。腹部 B 超提示"双肾缩小"。

表 2-4-3-1　血常规检查

| 项目 | 结果 | | 参考范围 |
|---|---|---|---|
| WBC(×10⁹/L) | 5.93 | | 3.5～9.5 |
| N(%) | 72.2 | | 40～75 |
| Hb(g/L) | 76 | L | 115～150 |
| PLT(×10⁹/L) | 252 | | 125～350 |

2-4-3-2　慢性肾衰竭发生过程

表 2-4-3-2　静脉血气分析

| 项目 | 结果 | | 参考范围 |
|---|---|---|---|
| O₂ 分压(mmHg) | 42.7 | | 30.0～51.0 |
| CO₂ 分压(mmHg) | 40.1 | | 37.0～50.0 |
| pH 值 | 7.292 | L | 7.31～7.42 |
| 缓冲碱(mmol/L) | 38.1 | L | 45.0～52.0 |
| 实际碳酸氢盐(mmol/L) | 19.0 | L | 22.0～28.0 |
| 实际剩余碱(mmol/L) | −7.0 | L | −3.0～3.0 |
| 氧饱和度(%) | 70.8 | | 60.0～80.0 |

**入院诊断**:①慢性肾衰竭(尿毒症期);②高血压;③贫血。

**补记**:入院次日,血生化检查见表 2-4-3-3,乙肝三系各项指标检测均阴性。

表 2-4-3-3　血生化检查

| 项目 | 结果 | | 参考范围 |
|---|---|---|---|
| 总蛋白(g/L) | 61.3 | L | 65.0～85.0 |
| 白蛋白(g/L) | 34.9 | L | 40.0～55.0 |
| 球蛋白(g/L) | 26.4 | | 20.0～40.0 |
| 白球比 | 1.32 | | 1.20～2.40 |
| 钾(mmol/L) | 5.88 | H | 3.50～5.30 |
| 钠(mmol/L) | 142.5 | | 137.0～147.0 |

续表

| 项目 | 结果 | | 参考范围 |
|---|---|---|---|
| 氯(mmol/L) | 110.0 | | 99.0~110.0 |
| 钙(mmol/L) | 1.99 | L | 2.11~2.52 |
| 磷(mmol/L) | 1.65 | H | 0.85~1.51 |
| 镁(mmol/L) | 0.89 | | 0.75~1.02 |
| 乳酸脱氢酶(IU/L) | 220 | | 120~250 |
| 磷酸肌酶(IU/L) | 55 | | 50~310 |
| 肌酸激酶同工酶(IU/L) | 12 | | 0~24 |
| 总胆固醇(mmol/L) | 4.49 | | 3.10~5.70 |
| 甘油三酯(mmol/L) | 2.74 | H | 0.56~1.70 |
| 高密度脂蛋白胆固醇(mmol/L) | 0.80 | L | 0.90~2.27 |
| 低密度脂蛋白胆固醇(mmol/L) | 2.83 | | 1.50~3.37 |
| 肌酐($\mu$mol/L) | 780.1 | H | 44.0~117.0 |
| 肾小球滤过率估算值[ml/(min・1.73m²)] | 14 | L | 85~125 |
| 尿素氮(mmol/L) | 19.31 | H | 3.10~8.00 |
| 葡萄糖(mmol/L) | 4.46 | | 3.90~6.10 |

## 一、基于问题的学习

**思考题 1**：诊断王女士"尿毒症期"的依据是什么？

根据 GFR(肾小球滤过率)的下降程度，慢性肾脏病分为 1~5 期(表 2-4-3-4)。本例中，王女士 GFR 为 14ml/(min・1.73m²)，提示终末期肾病，即尿毒症期。患者出现全身多个系统的功能紊乱：①泌尿功能障碍：尿量由多渐少，尿比重下降(1.010)，尿蛋白(＋＋)，并出现明显的氮质血症；②水、电解质、酸碱代谢失衡：眼睑轻度浮肿、双下肢轻度水肿、高钾血症、高磷血症、低钙血症以及代谢性酸中毒；③脂肪、蛋白质代谢障碍：出现高甘油三酯血症、低蛋白血症；④消化系统症状：恶心、纳差；⑤心血管系统症状：2级高血压；⑥血液系统症状：中度贫血(Hb 76g/L,活动后气短)；⑦神经、肌肉系统：如睡眠欠佳、疲乏。该病例中，患者肾功能衰竭因高血压控制不良所致，长期的高血压、蛋白尿、低蛋白血症导致患者肾衰持续进展。

2-4-3-3 慢性肾衰竭诊断标准

表 2-4-3-4　慢性肾脏病的分期

| 分期 | 特征 | GFR [ml/(min・1.73m²)] |
|---|---|---|
| 1 | 肾损害,GFR 正常或稍高 | ≥90 |
| 2 | 肾损害,GFR 轻度降低 | 60~89 |
| 3a | GFR 轻到中度降低 | 45~59 |
| 3b | GFR 中到重度降低 | 30~44 |
| 4 | GFR 重度降低 | 15~29 |
| 5 | 终末期肾病 | <15(或透析) |

思考题2：入院后医嘱：缬沙坦胶囊80mg po bid，α-酮酸片4片 po tid，呋塞米针60mg＋0.9％氯化钠针20ml iv qd……请问医生为什么给王女士选择缬沙坦降压？

2-4-3-4　慢性肾衰竭治疗要点

本例中，高血压既是病因，也是慢性肾脏病的症状。严格、有效控制血压可延缓慢性肾衰竭的进展，降低心血管事件的发生风险，减少死亡率。

缬沙坦为血管紧张素Ⅱ受体拮抗剂，该药具有受体亲和力高、选择性强、口服有效、作用时间长、无激动效应等优点，具有良好的降压作用；同时该药还可有效降低肾小球内压、减轻蛋白尿，对肾功能具有保护作用。缬沙坦与袢利尿药（呋塞米）联合应用，可增强降压疗效。需要指出的是，慢性肾衰患者降压速度不可太快，以保证肾灌注压不下降，避免肾功能急剧恶化。我们将王女士血压控制目标定在140/90mmHg以下。

思考题3：王女士目前主要存在哪些护理问题？

通过对患者临床表现、检查结果和治疗情况的分析，该患者主要存在以下护理问题：

（1）营养失调：与食欲减退、消化吸收功能紊乱以及水、电解质和酸碱平衡失调等因素有关。

（2）活动无耐力：与疾病所致贫血、电解质和酸碱平衡失调等有关。

（3）潜在并发症：心律失常、心力衰竭、尿毒症性心肌病等。

（4）有感染的危险：与营养失调致机体免疫功能下降有关。

（5）有受伤的危险：与高磷、低钙血症有关。

（6）有皮肤完整性受损的危险：与皮肤水肿、营养不良等有关。

（7）知识缺乏：缺乏慢性肾脏病饮食、治疗及病情监测等知识。

思考题4：王女士的饮食有何要求？

饮食治疗在慢性肾衰竭的治疗中具有重要意义。合理的饮食控制可减少体内蛋白质的分解和氮代谢产物的积聚，维持氮平衡，增强机体抵抗力，延缓病情发展。王女士饮食原则：优质蛋白质、充足热量、低盐、低钾、低磷、低脂饮食。

（1）蛋白质：王女士应限制蛋白质的摄入，且饮食中50％以上的蛋白质应为优质蛋白，如鸡蛋、牛奶、瘦肉、鱼等。尽量减少花生、豆制品等植物蛋白，因为植物蛋白中含非必需氨基酸较多。蛋白质的具体摄入量应根据患者的GFR来调整。目前王女士GFR＜25ml/（min·1.73m²），蛋白质摄入量应控制在0.4g/（kg·d），与此同时遵医嘱补充α-酮酸。

（2）热量：供给患者足够的热量，以减少体内蛋白质的消耗。一般每天供应的热量为126～147kJ/kg（30～35kcal/kg），摄入热量的70％由碳水化合物供给。可选用热量高且蛋白质含量低的食物，如麦淀粉、藕粉、粉丝等。待透析时，改为透析饮食。

（3）其他：①钠：由于王女士存在高血压、水肿，故每日食盐摄入量应控制在2～3g，避免腌制食品。②钾：限制含钾高的食物摄入，如蘑菇、香蕉、海带、紫菜、菠菜、苋菜等，蔬菜经沸水煮后沥出可有效减少钾的含量。③磷：每日磷的摄入量＜600mg，避免含磷高的食物，如坚果、动物内脏、奶粉等。④补充水溶性维生素（如维生素C、维生素B₆、叶酸）。⑤补充矿物质和微量元素（如铁、锌等）。

为促进患者食欲，烹调时可加醋、番茄汁、柠檬汁等调料以改善食物口感。

思考题5：王女士为医院感染易感人群。对此，应如何预防？

（1）有条件时将患者安置在单人房间，病室定期通风并空气消毒。

（2）各项检查、治疗严格无菌操作，避免不必要的侵入性检查和治疗。

（3）加强生活护理，尤其应做好口腔及会阴部皮肤护理。有痰时指导其有效咳嗽。

（4）血透者乙肝发生率明显高于正常人群。若患者行血液透析，建议其接种乙肝疫苗（患者表面抗体阴性）。

（5）监测感染征象：遵医嘱正确留取血、尿、痰等标本送检，注意有无体温升高、寒战、疲乏无力、食欲下降、咳嗽、咳脓性痰、肺部湿啰音、尿路刺激征、白细胞计数增高等情况。若患者体温＞37.5℃，应警惕感染并查找原因。一旦感染，遵医嘱使用对肾无毒性或毒性低的敏感抗生素，并观察药物疗效和不良反应。

**思考题6**：应从哪些方面监测患者的病情？

王女士为终末期肾病患者，病变已累及全身多个系统，故应进行全面、系统的评估，包括患者的心理与意识状况、生命体征及呼吸音变化、心电图变化、进食情况及大便色泽、皮肤颜色及完整性、24h尿量及尿液性状、每日体重及活动能力等，观察药物疗效及不良反应，及时了解血常规、尿常规、肝功能、肾功能、血脂、血电解质、静脉血气分析等指标，发现异常及时报告医生。

## 二、模拟练习

任务：情景准备，并通过角色扮演完成该患者的入院护理。

角色分配：患者、家属、医生、护士（甲）、护士（乙）、主席、记录员、观察员。

主要护理项目：床单位准备、生命体征测量、体温单绘制、口服给药、静脉注射、静脉血标本采集、病史询问与体格检查、入院宣教。

### 第二幕

在对王女士的身体状况进行全面评估后，医生告诉她本人及家属须立即实施肾脏替代治疗。当听说需要透析治疗时，家属很疑惑："平时身体还可以啊，怎么突然病得这么重？"王女士则在一旁不断地落泪，什么话也没有说。

## 一、基于问题的学习

**思考题1**：肾脏替代治疗方法有哪些？

（1）血液透析（hemodialysis，HD）：简称血透，是将患者血液与含一定化学成分的透析液分别引入透析器内半透膜的两侧，根据膜平衡原理，经弥散、对流等作用，达到清除体内代谢废物及过多的液体，纠正水、电解质及酸碱平衡紊乱的一种治疗方法。

（2）腹膜透析（peritoneal dialysis，PD）：简称腹透，是利用人体自身腹膜的半透膜特性，将适量透析液引入腹腔并停留一段时间，借助腹膜毛细血管内血液及腹腔内透析液中的溶质浓度梯度和渗透梯度进行水和溶质的交换，以清除蓄积的代谢废物，纠正水、电解质、酸碱平衡紊乱。常见的腹膜透析方式有持续非卧床腹膜透析、间歇性腹膜透析、持续循环腹膜透析、夜间间歇性腹膜透析和自动腹膜透析等。目前以双连袋可弃式"Y"形管道系统（简称双联系统）的持续非卧床腹膜透析在临床应用最广。腹膜透析设备简单，可在家中自行操作。

（3）肾移植：成功的肾移植可使患者的肾功能恢复正常。通常先做一段时间的透析，待患者病情稳定并且与供肾者 ABO 血型配型和 HLA 配型合适的基础上可进行肾移植术。以髂窝内移植多见，一般情况下无须切除受者的病肾。肾移植后需长期使用免疫抑制剂。

**思考题2**：慢性肾衰竭患者在什么情况下需要实施肾脏替代治疗？

GFR 是慢性肾衰竭患者是否实施肾脏替代治疗的重要指标。当 GFR＜30ml/（min·

$1.73m^2$)时可开始替代治疗前准备(如自体动静脉内瘘成形术);当 GFR<20ml/(min·$1.73m^2$)且过去 6 个月以上存在 CKD(慢性肾脏病)进展且不可逆证据时,可考虑先期活体肾移植;当 GFR<15ml/(min·$1.73m^2$)时,根据原发病、残余肾功能、临床表现及并发症情况给予替代治疗。血液透析和腹膜透析可替代肾脏的排泄功能,疗效相近,但不能替代肾脏的内分泌和代谢功能。肾移植是目前治疗终末期肾病最有效的方法。

本例中,王女士双肾缩小,GFR 为 14ml/(min·$1.73m^2$),病情已发展至尿毒症期,符合替代治疗的指征。

**思考题 3**:针对王女士和家属的心理反应,医护人员该如何做他们的思想工作?

医护人员应耐心、细致地向王女士及家属解释:肾脏的代偿能力很强,慢性肾脏病早期常无症状或因症状轻微而被忽略,很多人在体检时才被发现。目前王女士的肾功能已很差,已发展至尿毒症期,病情已无法逆转,但也不要太悲观,因为目前有很多身处尿毒症期的患者通过肾脏替代疗法,极大延长了生存期。况且王女士正处中年,其他器官功能都还可以,替代治疗恰当的话,依然能够享有正常人的生活。肾脏替代疗法有血液透析、腹膜透析和肾移植。根据王女士的病情,可先行透析治疗,血液透析、腹膜透析各有其优缺点及相对适宜的人群。等透析治疗后病情稳定、各方面条件成熟了,还可以考虑肾移植。移植是最好的选择,但必须有匹配的肾源,可早期做好移植配型准备,在肾移植等候名单上登记……通过耐心倾听患者的感受,向患者及家属讲解有关疾病知识、国内外医学水平、治疗前景等,帮助患者调整心态,正确面对现实,以良好的情绪接受并积极配合治疗。

**思考题 4**:经过交流,患者及家人决定血液透析治疗。医生告诉他们,暂时先做个临时性血管通路进行血透,过段时间再做个永久性血管通路……还没等医生说完,患者家属提出能不能一步到位,直接做个永久性血管通路。假如你是那位医生,你会如何解释?

可告知患者家属:血管通路被称为血液透析患者的生命线。血管通路又称血液通路,是将血液从人体内引出至透析器,进行透析后再返回到体内的通路。血管通路分临时性和永久性两类。永久性血管通路需要事先做一个内瘘成形术,一般将桡动脉或肱动脉与头静脉或贵要静脉吻合(此处边说边画示意图)。内瘘的优点是感染发生率低,使用时间长;但缺点是手术后不能立即使用,须等内瘘成熟,一般术后 2~3 个月才能使用。临时性血管通路是从中心静脉(如颈内静脉、股静脉、锁骨下静脉)留置导管(此处边说边画示意图)。其优点是置管操作相对简单,可在床边完成,置管后可立即使用,提供的血液量充足;缺点是使用时间相对较短,因为感染发生率高。由于王女士过往未能到医院复查,致使就医时 GFR 已下降至 15ml/(min·$1.73m^2$)以下,因此必须立即透析治疗。永久性血管通路从准备、手术到内瘘成熟需要一定的时间,时间上不允许,故先选择临时性血管通路进行紧急透析。

**思考题 5**:交流中患者问道:"内瘘成熟是什么意思?"

可边画示意图边告诉患者:内瘘成形术是通过外科手术将表浅毗邻的动静脉直接吻合,使静脉血管血流量增加,管壁动脉化,形成皮下动静脉内瘘。内瘘成熟至少需要 1 个月。内瘘成熟的标志是:用手触摸吻合口的静脉端,可扪及震颤或搏动。两上肢比较,术侧局部血管明显增粗、管壁明显增厚且弹性良好,血管走形平直、表浅、粗细均匀且易于穿刺。

**思考题 6**:行内瘘成形术前,责任护士需做哪些准备工作?

一般选择非惯用侧上肢做动静脉内瘘。从术前 2 周开始,护士应有意识地保护该侧上肢,停止在该侧动静脉穿刺、静脉置管(包括锁骨下静脉置管、PICC 等),避免在术侧肢体测量血压,保持术侧上肢皮肤的清洁与完整。

**思考题7**：经过一段时间的准备，医生为患者顺利完成了自体动静脉内瘘成形术。请问：内瘘成形术后该如何护理？

（1）内瘘侧肢体的保护：①术后早期，将内瘘侧肢体抬高至30°以上，以促进静脉血回流，减轻肢体肿胀。②保持局部皮肤的清洁、干燥。③避免肢体暴露于过冷或过热的环境，避免碰撞内瘘侧肢体，睡眠时避免压迫内瘘侧肢体。禁止在内瘘侧手臂测血压、抽血、静脉注射、输液或输血、戴手表，勿穿紧袖衣服。

（2）密切监测血管杂音以判断内瘘血管是否通畅，观察手术部位有无渗血或血肿，吻合口远端的肢端有无苍白、发凉等。

（3）早期功能锻炼：为促进内瘘早日成熟，从术后第3天开始，嘱患者每天做握拳运动或手握橡皮握力圈，每次10～15min，每天3～4次。也可在吻合口上方近心端，轻轻加压至内瘘血管适度扩张充盈，同时进行握拳运动或握橡皮握力圈，1min后解除压力，然后再次加压，如此循环练习，每次10～15min，每天2～3次。

## 二、模拟练习

任务：情景准备，并通过角色扮演完成内瘘成形术前、后护理。

角色分配：患者、家属、医生、护士、主席、记录员、观察员。

主要护理项目：健康教育、术前准备、术后体位安置、功能锻炼、病情观察。

### 第三幕

经过一段时间的降压、血透等治疗和精心护理，王女士食欲明显好转，自觉也有力气了。医嘱予出院，同时嘱患者定期来院复查及进行血液透析治疗。

**思考题1**：出院前，责任护士向王女士强调了定期透析及合理饮食的重要性，并特别指出血透饮食和入院时饮食的不同之处。请问：对于血液透析患者，该如何指导其饮食？

血液透析患者的营养问题极为重要，营养状况直接影响患者的长期存活及生存质量的改善。为此，应加强饮食指导，帮助患者合理调配饮食。与透析前饮食不同的是，血透患者需增加每日饮食中蛋白质的供给，具体如下：

（1）热量：透析患者热量为每日147kJ/kg（35kcal/kg），其中碳水化合物占60%～65%，以多糖为主；脂肪占35%～40%。

（2）蛋白质：摄入量以1.2g/（kg·d）为宜，合并高分解状态的急性疾病时可增加至1.3g/（kg·d），其中50%以上为优质蛋白。

（3）控制液体摄入：两次透析之间，体重增加不超过5%或每天体重增加不超过1kg。每天水分摄入一般以前一天尿量+500ml计算。

（4）限制钠、钾、磷的摄入：食盐摄入一般控制在每日2～3g，慎食含钾高的食物，如蘑菇、海带、豆类、莲子、卷心菜、榨菜、香蕉、橘子等。磷的摄入量应控制在800～1000mg/d，避免含磷高的食物，如全麦面包、动物内脏、干豆类、坚果类、奶粉、乳酪、蛋黄、巧克力等。烹调前先将食物过沸水后捞出，可去除食物中的部分钾和磷。

（5）维生素和矿物质：透析时水溶性维生素严重丢失，需补充水溶性维生素（如维生素B、C等）。透析患者除膳食中的钙以外，一般要遵医嘱补充钙制剂和活性维生素D。

**思考题2**：残酷的患病现实让王女士深刻意识到自我健康管理和定期到医院检查的重要性。她主动询问责任护士，自己日常需注意些什么？多久来医院复查？复查时需要检查哪些项目？对此，护士该如何指导？

（1）向患者及家属讲解慢性肾衰竭防治相关知识，强调遵医嘱用药、定期血透、合理饮食、适度活动以及防范呼吸道感染的重要性，以增强患者的治疗依从性。

（2）病情自我监测指导：①指导患者准确记录每天的尿量和体重。②指导患者掌握自我监测血压的方法，每天定时测量，确保用药期间血压控制目标为 140/90mmHg 以下（因为王女士为 CKD5 期患者）。③监测体温变化，注意有无感染征象，特别是要保护好动静脉内瘘。④教会患者判断内瘘是否通畅的方法：用手触摸吻合口静脉端，扪及震颤提示内瘘通畅。要求每日检查。⑤每 1～3 个月返院复查，如出现下列情况应及时就医：体重迅速增加超过 2kg、水肿、血压显著增高、气促加剧或呼吸困难、发热、乏力或虚弱感加重、嗜睡或意识障碍。

（3）来院复查项目及具体时间告知：血常规、肝肾功能和电解质检查 1 次/月。血糖、血脂检测 1 次/（1～3 个月）。铁代谢指标、营养状况 1 次/3 月。乙肝、丙肝、梅毒、HIV 血清学指标：透析＜6 个月，为 1 次/（1～3 个月）；透析≥6 个月，为 1 次/6 月。心血管结构和功能（心电图、心脏彩超、周围血管彩色超声检查）1 次/（6～12 个月）。

## 二、模拟练习

任务：情景准备，并通过角色扮演完成出院护理。

角色分配：患者、家属、医生、护士、主席、记录员、观察员。

主要护理项目：出院医嘱处理、健康教育、出院护理记录、床单位处置及铺备用床。

### 【观察与讨论】

1. 在模拟练习中，护士入院评估时问诊内容是否完整？条理是否清晰？用词是否准确？体格检查的内容和手法是否准确？

2. 护士执行医嘱是否正确？为患者实施的护理措施是否安全、有效？

3. 对患者宣教的内容是否全面？方法、时机是否合适？宣教是否有效？

4. 护理过程中是否体现人文关怀？有无违反无菌原则？操作动作是否规范、娴熟？

### 【案例拓展】

## 高压之下

朱大伯，62 岁。有糖尿病史 10 余年，高血压病史 8 年，高脂血症史 6 年，但大伯从不把这当回事，既不控制饮食，又不规律治疗，想起来服上几天药，大部分时间服用某保健品。3 年前的一次体检，医生发现他血肌酐升高（具体数值他已不记得了），建议住院治疗，但大伯觉得医生小题大做了，自己吃得下，睡得着，拉得出，就没去医院治疗。4 个月前，大伯夜尿次数增多，老伴提议去医院查查，但被朱大伯拒绝了，大伯说自己年纪大啦，应该是前列腺增生了。1 个月前，大伯眼睑有些浮肿，4 天前因感冒出现了剧烈咳嗽、咳痰，胃口也越来越不好，而且双下肢出现凹陷性水肿，大伯这才意识到身体有些不对劲，于是前往当地医院就诊。抽血发现肌酐 612μmol/L，尿酸 719μmol/L，尿素氮 25.62mmol/L。B 超检查示双肾缩小。为进一步治疗至我院就诊。

查体：T 37.5℃，P 96 次/min，R 20 次/min，BP 160/100mmHg。神志清，贫血貌，双眼睑浮肿，睑结膜苍白。听诊双侧呼吸音粗，可闻及湿性啰音，心界不大，心率 96 次/min，律齐，各瓣膜区未闻及杂音。双侧肾区叩痛（—）双下肢中度水肿。

实验室检查：血常规示血红蛋白 79g/L，白细胞计数 11.2×10⁹/L，中性粒细胞 84%。尿常规示尿比重 1.008,蛋白（＋＋）,红细胞 15～20 个/HP。生化分析示尿素氮 25.1mmol/L,肌酐 662μmol/L,钙 1.49mmol/L,磷 2.32mmol/L,钾 5.51mmol/L,肾小球滤过率估算值为 12ml/(min·1.73m²)。静脉血气分析示代谢性酸中毒(pH 7.201)。

请根据以上案例情景,开展基于问题的学习和模拟练习。

（张玲芳　郑云慧）

2-4-3-5 测试

 **推荐阅读文献**

[1]中华医学会.临床诊疗指南:肾脏病学分册[M].北京:人民卫生出版社,2013.

[2]蔡金辉.肾内科临床护理思维与实践[M].北京:人民卫生出版社,2013.

[3]徐睿,崔文英,尹道馨.持续质量改进在提高慢性肾脏病患者低蛋白饮食依从性中的应用[J].中华护理杂志,2013,48(9):787-788.

[4]钱慧,高雅琨.自我管理模式在慢性肾脏病患者病情进展中的应用效果[J].中华现代护理杂志,2015,21(30):3673-3675.

[5]Inker LA,Astor BC,Fox CH,et al. KDPQI US commentary on the 2012 KDIGO clinical practice guideline for the evaluation and management of CKD[J]. Am J Kidney Dis,2014,63(5):713-735.

# 第五章

# 血液系统疾病患者的护理

血液系统疾病是指原发或主要累及血液、造血器官和组织的疾病,简称血液病。血液病的种类较多,主要包括各类红细胞疾病、白细胞疾病以及出血性疾病。其共同特点多表现为外周血中的有形成分(红细胞、白细胞、血小板)和血浆成分的病理性改变、出凝血机制功能紊乱以及机体免疫功能低下,还可出现骨髓、肝、脾、淋巴结等造血组织和器官的结构与功能异常。临床确诊有赖于实验室检查。近年来,随着联合化学治疗、造血干细胞移植、诱导分化及靶向治疗、免疫调节剂、单克隆抗体等在临床的应用,有效提升了血液系统恶性疾病的治愈率。在配合新技术、新疗法实施的过程中,血液病的专科护理也得到了较大的发展。

## 主题一　缺铁性贫血患者的护理

缺铁性贫血(iron deficiency anemia,IDA)是指机体对铁的需求与供给失衡,导致体内贮存铁耗尽,继之红细胞内铁缺乏,血红蛋白合成减少而引起的一种小细胞低色素性贫血。

缺铁性贫血是各类贫血中最常见的一种,好发于发展中国家和(或)经济不发达地区,尤以婴幼儿及育龄妇女多见。本病预后主要取决于缺铁性贫血的病因能否被去除或原发病能否得到彻底治疗。若能去除病因、根治原发病,通过饮食调理和补充铁剂,患者多能完全康复。

2-5-1-1　知识导图

【知识要点】

1. 熟悉 IDA 的好发人群及发生机制。

2. 掌握 IDA 的典型临床表现及贫血程度的划分标准。

3. 掌握 IDA 患者铁剂使用注意事项及饮食注意事项。

【临床情境】

### 蔡女士的烦恼

#### 第一幕

**病史:**蔡女士,49 岁,某外贸公司经理。5 年前体检发现子宫肌瘤,最近 2 年经期如常(5~6 天),但月经量增多。半年前出现头晕、乏力症状,到当地医院检查发现贫血(具体指标不详),医生建议其住院治疗。但当时公司事务繁多,蔡女士未住院,配了些药回家。服药一段时间后,头晕症状缓解,自行停服药物。10 天前蔡女士来月经,可这次经量特别多,经期延至第 10 天还未干净,人很乏,稍事活动即感胸闷、心悸,休息后缓解不明显。

**社会心理状况和日常生活形态:**蔡女士,汉族,大学本科学历。已婚,育有一女,三口之家关系和谐,家庭经济状况好。性格外向、独立、精明,平素无不良嗜好,无挑食习惯。对所患疾病有所了解,但因忙于公司业务未能及时就诊,此次因症状加重略显焦虑。

**体格检查**：T 36.5℃（耳温），P 108 次/min，R 23 次/min，BP 128/77mmHg，身高 162cm，体重 56kg。神志清，精神软，皮肤干燥，未见出血点和皮疹，面色苍白。颈软，胸骨无压痛，颈部、腋下、腹股沟浅表淋巴结未及肿大。双肺未闻及干、湿性啰音，HR 108 次/min，律齐，无杂音。腹部（－），双下肢无水肿。

**实验室及其他检查**：血液学检查结果见表 2-5-1-1。骨髓细胞学检查报告（图 2-5-1-1）：红系增生明显活跃伴内、外铁减少，提示缺铁。

表 2-5-1-1　血液学检查主要项目

| 项目 | 结果 | | 参考范围 |
|---|---|---|---|
| WBC($\times 10^9$/L) | 3.8 | | 3.5～9.5 |
| RBC($\times 10^{12}$/L) | 3.45 | L | 4.3～5.8 |
| Hb(g/L) | 53 | L | 115～150 |
| PLT($\times 10^9$/L) | 136 | | 125～350 |
| 红细胞平均体积(fl) | 78 | L | 82～100 |
| 平均血红蛋白含量(pg) | 23 | L | 27～34 |
| 铁蛋白(ng/ml) | 3.9 | L | 22～204 |
| 叶酸(ng/ml) | 7.2 | | 2.7～34.0 |
| 维生素 $B_{12}$(ng/ml) | 279.8 | | 189～883 |

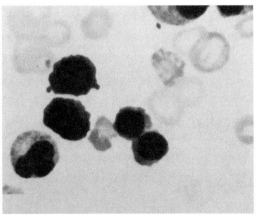

图 2-5-1-1　骨髓象

2-5-1-2 缺铁性贫血发生过程

2-5-1-3 缺铁性贫血诊断标准

初步诊断：缺铁性贫血。

# 一、基于问题的学习

**思考题 1**：蔡女士被诊断"缺铁性贫血"的依据是什么？

（1）病史特点：患者因子宫肌瘤致月经过多，铁丢失增加，出现头晕、乏力、纳差、胸闷、心悸等症状。

（2）实验室检查：血液学检查示 Hb 和 RBC 下降，而叶酸和维生素 $B_{12}$ 正常，故可排除巨幼细胞贫血。另外，铁蛋白下降（3.9ng/ml），骨髓象显示"红系增生明显活跃伴内、外铁减少"，提示贫血因缺铁所致。

**思考题 2**：请判断蔡女士贫血的严重程度。

本例中，蔡女士 Hb 为 53g/L，并且稍事活动即感胸闷、心悸，休息后缓解不明显。依据贫血的严重程度划分标准（表 2-5-1-2），患者为重度缺铁性贫血。

表 2-5-1-2　贫血严重程度划分标准

| 贫血的严重程度 | 血红蛋白浓度(g/L) | 临床表现 |
| --- | --- | --- |
| 轻度 | ＞90 | 症状轻微 |
| 中度 | 60～90 | 活动后感心悸气促 |
| 重度 | 30～59 | 静息状态下仍感心悸气促 |
| 极重度 | ＜30 | 常并发贫血性心脏病 |

**思考题 3**：入院后医嘱：交叉配血，氧气吸入 3L/min，0.9％氯化钠针 100ml＋蔗糖铁针 100mg ivgtt tiw……请分析静脉滴注蔗糖铁的目的。使用中应注意哪些事项？

2-5-1-4　缺铁性贫血治疗要点

本例中，蔡女士患有重度缺铁性贫血，通过静脉滴注蔗糖铁以补充铁剂，恢复铁贮存，促进血红蛋白形成。

蔗糖铁为多核氢氧化铁（Ⅲ）-蔗糖复合物，棕褐色胶体溶液。该药静脉滴注时需注意以下事项：①使用频次每周不超过 3 次（具体遵医嘱）。②使用时只能用 0.9％氯化钠注射液稀释，因为与其他溶液混合会影响蔗糖铁注射液的稳定性。③由于药液浓度过低会导致复合物分解，故每 5ml（100mg）蔗糖铁最多只能稀释到 100ml，即 1ml（20mg）蔗糖铁用 0.9％氯化钠注射液 20ml 稀释。④在 4～25℃ 的温度下，用 0.9％氯化钠注射液稀释后的本品应在 12h 内使用。⑤蔗糖铁有可能引起过敏反应，故首次使用时，可先给予一个小剂量（成人约 20～50mg 铁）进行测试，同时备好盐酸肾上腺素等急救物品。如果给药 15min 后无不良反应，继续给予余下的药液。⑥药液滴注速度：100mg 铁至少滴注 15min。⑦滴注过程中严防药液外渗。如发生静脉外渗漏，按以下步骤处理：将针头后撤，局部用少量 0.9％氯化钠注射液清洗，然后拔出针头。为加快铁的清除，可用黏多糖软膏或油膏涂在针眼处。禁止按摩，以避免药液进一步扩散。

**思考题 4**：蔡女士目前主要存在哪些护理问题？

通过对临床资料的分析，我们认为蔡女士主要存在以下护理问题：

(1)活动无耐力：与贫血引起全身组织缺氧有关。

(2)营养失调（低于机体需要量）：与子宫肌瘤所致月经过多、长期慢性失血有关。

(3)焦虑：与症状加重有关。

(4)潜在并发症：贫血性心脏病。

(5)有感染的危险：与严重贫血引起营养缺乏和衰弱有关。

(6)知识缺乏：缺乏子宫肌瘤相关知识。

**思考题 5**：为蔡女士采取的首要护理措施有哪些？

目前蔡女士的首要护理问题是活动无耐力，应重点围绕此问题实施护理。

(1)卧床休息。本例患者为重度贫血，缺氧症状明显，可予半坐卧位以缓解缺氧症状。下床时做好防范措施，以防跌倒发生。

(2)遵医嘱予鼻导管吸氧，流量 3L/min，鼓励患者深吸慢呼，并告知给氧注意事项。

(3)遵医嘱抽取静脉血 2ml，与填写完整的输血申请单和配血单一起送血库，作交叉配血试验。

（4）建立静脉通路，遵医嘱输液，特别是输注蔗糖铁时警防药液漏出血管外。

（5）心理护理：告知患者长期贫血的危害，安心休养，待血红蛋白正常后转妇科进一步治疗原发病（子宫肌瘤），因为这不仅是贫血治疗的关键，也是后续预防缺铁性贫血的重点。同时耐心告知患者缺铁性贫血是可以治愈的，胸闷、心悸等症状经过积极治疗后会很快消失，以解除患者心理压力，提高治疗依从性。

（6）病情监测：观察静息状态下患者的呼吸和脉搏变化，注意能否平卧。如发现患者呼吸和脉搏加快、不能平卧，多提示病情加重，应及时救治。

**思考题 6**：医嘱：悬浮红细胞 2U 静脉滴注 st。如何执行此医嘱？

（1）取血：根据输血医嘱，凭提血单到血库取血，与血库人员认真做好"三查八对"。三查：查悬浮红细胞在有效期内，输血装置完好，血液无变色，无血凝块、气泡和其他异常物质。八对：提血单与血袋标签、交叉配血单、血型单上的床号、姓名、住院号、血袋号、血型、血制品种类和剂量一致，交叉配血试验结果阴性。

（2）输血前：血液取回后不可剧烈震荡（以免红细胞被大量破坏造成溶血），不能加温（以防血浆蛋白凝固变性）。将血液在室温中放置 15～20min。输血前两名护士再次进行核对（三查八对），确认患者知情同意。

（3）输血：先输入少量生理盐水，再遵医嘱输入悬浮红细胞 2U（血液中不可加入药物）。开始输血速度宜慢（不超过 20 滴/min），观察 15min 无不良反应后适当调快滴速。考虑到本例患者贫血严重，输入速度应低于 1ml/(kg・h)，以防心脏负荷过重而诱发心力衰竭。操作完成后在医嘱执行单上签字。

（4）输血期间加强巡视，及时发现和处理输血反应。输血毕，再输入少量生理盐水。

（5）输完的血袋送回输血科保留 24h。

## 二、模拟练习

任务：情景准备，并通过角色扮演完成患者入院后护理。

角色分配：患者、家属、医生、护士（甲）、护士（乙）、主席、记录员、观察员。

主要护理项目：卧位安置、生命体征测量、吸氧、静脉血标本采集、静脉输液、静脉输血、病史询问与体格检查、入院宣教、入院护理记录。

第二幕

在即将输完悬浮红细胞时，蔡女士突然感觉身体明显不适，胸闷、心悸、气促，根本无法平卧。她紧张地叫醒了在一旁打瞌睡的丈夫："快叫医生，我快不行了。"其先生迅速按铃。患者脉搏 112 次/min，律齐，BP 147/87mmHg，$SpO_2$ 88%，呼吸 27 次/min，呼吸费力，两肺闻及湿性啰音。

## 一、基于问题的学习

**思考题 1**：该患者可能出现了什么问题？

从上述表现看，蔡女士很可能发生了急性左心衰竭。患者主要护理问题如下：

（1）低效型呼吸型态：与左心衰致肺淤血有关。

（2）焦虑：与病情加重有关。

**思考题 2**：出现此问题最可能的原因是什么？

　　蔡女士因子宫肌瘤长期慢性失血,致机体血红蛋白减少,体内没有足够的红细胞及血红蛋白去携带氧气。由于缺氧,活动后组织得不到充分的氧供,可出现一系列代偿现象,如心跳加快,血容量代偿性增加。此次输入红细胞,可能进一步加重了心脏前负荷,从而诱发急性左心衰竭。

　　**思考题 3:护士首先应采取哪些措施?**

　　(1)立即停止输血,改 0.9%氯化钠注射液缓慢静滴以维持静脉通路,同时通知医生。

　　(2)立即协助患者取端坐位,双腿下垂,以减少静脉回流,减轻心脏前负荷,同时嘱患者保持平静,告知情绪紧张可使呼吸困难加重。

　　(3)调高氧流量至 6~8L/min,以提高肺泡内压力,减少肺毛细血管渗出液的产生。

　　(4)待医生到达后,积极配合医生救治。本例患者遵医嘱予呋塞米针 20mg 静脉推注,并急查血常规、心肌酶谱、肌钙蛋白、脑纳肽等。

　　(5)予心电监护,密切监测患者病情变化。加强巡视,严密监测血压、心率、心律、呼吸变化,观察意识、精神状态、皮肤颜色与温度、肺部啰音、尿量,并做好记录。

　　**思考题 4:在抢救过程中,患者仍紧张不安,呼吸 30 次/min,心率 118 次/min,医生下达医嘱:吗啡 5mg 静脉推注。请问:医生给蔡女士使用吗啡的目的是什么?**

　　吗啡是治疗急性左心衰竭的重要药物之一。本例患者静脉推注吗啡的目的有三:①使患者镇静,避免因紧张、焦虑导致交感神经系统兴奋性增高;②扩张外周血管,降低外周阻力,减轻患者的心脏负荷,有利于消除肺水肿;③吗啡可降低呼吸中枢对 $CO_2$ 的敏感性,使患者的喘息症状得以缓解。

　　**补记:**经过紧急处置,蔡女士的情绪逐渐平静了下来,生命体征平稳,$SpO_2$ 99%。

## 二、模拟练习

2-5-1-5 输血并发急性肺水肿急救流程

　　任务:情景准备,并通过角色扮演完成患者因输血并发急性肺水肿的紧急处置。

　　角色分配:患者、家属、护士、医生、主席、记录员、观察员。

　　主要护理项目:卧位安置、给氧、生命体征测量、心肺听诊、心电监护、静脉注射、静脉血标本采集、口头医嘱处理、护理记录。

### 第三幕

　　经过一段时间的补铁、止血等治疗和护士们耐心的护理,蔡女士面色开始红润,头晕、乏力症状明显好转。先生说她面如桃花,变年轻了,蔡女士心情大好。复查 Hb 87g/L。医生告诉蔡女士,接下来改口服铁剂,并建议下一步到妇科进行病因(子宫肌瘤)治疗。

## 一、基于问题的学习

　　**思考题 1:如何指导蔡女士口服铁剂?**

　　(1)告知患者口服铁剂的不良反应及预防措施:因铁剂对胃肠道有刺激性,可引起胃肠不适、疼痛、恶心等反应,建议饭后或餐中服用。若反应强烈,告知医生调整剂量,从小剂量开始。

　　(2)为促进铁的吸收,避免与牛奶、咖啡、浓茶、抗酸药同服。因为牛奶会改变胃内的酸性环境,茶叶、咖啡中所含鞣酸与铁结合可形成不易吸收物质。

　　(3)口服液体铁剂时须使用吸管,避免牙齿染黑(目前临床上液体铁剂较少用)。

（4）告知患者服用铁剂期间粪便会变黑色，此为铁与肠内硫化氢作用而生成黑色的硫化铁所致，不必顾虑。

（5）强调遵医嘱按剂量、按疗程服药的重要性，并定期复查相关实验室指标，以保证有效治疗，补足贮存铁，同时避免药物过量引起铁中毒。

**思考题 2：**蔡女士出院后的饮食有何要求？

饮食要求：提倡均衡饮食，用铁锅烹饪食物。鼓励患者多吃含铁丰富且吸收率较高的食物（如瘦肉、蛋类、肝脏、血、木耳、海带等），但这些食物不可与牛奶、咖啡、浓茶同服，否则会妨碍食物中铁的吸收。此外，建议患者多食富含维生素 C 的食物，以增加食物铁的吸收。

## 二、模拟练习

任务：情景准备，并通过角色扮演完成患者的出院护理。

角色分配：患者、家属、医生、护士、主席、记录员、观察员。

主要护理项目：健康教育、出院医嘱处理、出院护理记录、病历整理、床单位处置及铺备用床。

### 【观察与讨论】

1.在模拟练习中，护士入院评估时问诊的内容是否完整？条理是否清晰？用词是否准确？体格检查的内容和手法是否准确？该患者重点查什么？

2.护士执行医嘱是否正确？用药期间是否及时观察药物的疗效及不良反应？为患者实施的护理措施是否安全、有效？病情变化时是否及时采取有效的应对措施？抢救结束医生有无补写医嘱？

3.对患者宣教的内容是否全面？方法、时机是否合适？宣教是否有效？

4.护理过程中是否体现人文关怀？有无违反无菌原则？操作动作是否规范、娴熟？

### 【案例拓展】

## 问题出在哪儿？

姜女士，31 岁，结婚 3 年，连续妊娠 2 次，分别足月分娩 1 女婴和 1 男婴，第 2 次分娩时阴道出血较多，目前仍在哺乳中。2 个月前家人发现其面色不如以前红润，但大家都以为是带孩子累的，也就没太在意。可最近 5 天，姜女士自觉头晕、乏力，上楼及活动后还有心悸的感觉及一过性耳鸣，于是在丈夫陪同下前往医院就诊。问诊中护士了解到，姜女士生完孩子后体形偏胖，为控制体重，日常食肉少，以素食为主。

体格检查：T 36.9℃，P 102 次/min，R 21 次/min，BP 122/76mmHg。神志清，精神软，贫血貌，睑结膜和口唇苍白，皮肤未见出血点和皮疹，浅表淋巴结未触及肿大。双肺呼吸音清，未闻及干、湿性啰音，心界不大，HR 102 次/min，律齐，心尖部闻及 2 级收缩期吹风样杂音。腹平软，无压痛，肝脾肋下未触及。双下肢无水肿。

实验室检查：血常规示 Hb 49g/L，WBC $6.5×10^9$/L，分类正常，PLT $313×10^9$/L。尿液检查（一），大便隐血（一）。

请根据上述案例情景，开展基于问题的学习和模拟练习。

（富琴燕　郑云慧）

2-5-1-6 测试

## 推荐阅读文献

[1]张之南,郝玉书.血液病学[M].北京:人民卫生出版社,2011.

[2]Zhang X,Chen WW,Huang WJ. Efficacy of the low-dose saccharumiron treatment of idiopathic restless legs syndrome[J]. Panminerva Med,2015,57(3):109-113.

# 主题二　再生障碍性贫血患者的护理

再生障碍性贫血(aplastic anemia,AA)简称再障,是一种可能由不同病因和机制引起的骨髓造血功能衰竭症。再障的年发病率在我国为 7.4/100 万人口,在日本为(14.7～24.0)/100 万人口,欧美国家为(4.7～13.7)/100 万人口。可发生于任何年龄段,老年人发病率较高,男、女发病率无明显差异。本病主要表现为骨髓造血功能低下,可见进行性贫血、出血、感染和全血细胞减少。临床通常根据患者的病情、血象、骨髓象及预后,将该病分为重型再障(SAA)和非重型再障(NSAA)。如治疗得当,NSAA 患者多数可缓解甚至治愈,仅少数进展为 SAA。以往 SAA 病死率极高(>90%),近年来随着免疫抑制疗法、造血干细胞移植的开展,SAA 患者预后明显改善,但仍有约 1/3 的患者死于重症感染和颅内出血。中性粒细胞减少的严重程度和持续时间与患者预后密切相关。

2-5-2-1　知识导图

## 【知识要点】

1.熟悉 SAA 和 NSAA 的鉴别要点。

2.熟悉 AA 的主要实验室指标、诊断要点和治疗原则。

3.掌握 AA 的主要护理问题、护理要点以及免疫抑制剂、雄激素使用注意事项。

## 【临床情境】

### 油漆工赵老汉

#### 第一幕

**病史**:赵老汉,60 岁。平日身体很好,既没有糖尿病,也没高血压。可 3 个月前开始出现头晕、乏力症状,近 1 周双腿又多了一堆红点点,就像蚊子咬后留下的痕迹,同时伴有牙龈出血。当地医院查血常规示 WBC $1.3\times10^9$/L,N 20%,L 70%,Hb 61g/L,RBC $2.91\times10^{12}$/L,PLT $22\times10^9$/L,遂来我院就诊。发病以来睡眠欠佳,胃纳正常,体重无明显变化,小便正常、大便颜色发黑。否认传染病接触史,无食物、药物过敏史。

**社会心理状况和日常生活形态**:赵老汉生于安徽黄山,15 年前移居嘉兴。汉族,初中文化,从事油漆工作 15 年。已婚,三口之家。父母及兄弟姐妹均体健。参加城乡居民医疗保险,能负担医疗自费部分费用。嗜烟,不饮酒,性格开朗,对本病知识不了解。

**体格检查**:T 36.9℃,P 91 次/min,R 20 次/min,BP 126/82mmHg。精神萎靡,贫血貌,睑结膜苍白,全身皮肤多处散在出血点、瘀斑,尤以双下肢为重,皮肤巩膜无黄染,浅表淋巴结未触及肿大。颈软,胸骨无压痛,双肺呼吸音清,心律齐,腹平软,肝脾肋下未触及。无杵状指(趾),双下肢无水肿,四肢肌力正常,病理反射未引出。

　　**实验室及其他检查**：血常规示 WBC $1.2 \times 10^9$/L，N 15％，L 75％，Hb 52g/L，RBC $1.86 \times 10^{12}$/L，PLT $19 \times 10^9$/L，网织红细胞百分数 0.002。骨髓涂片肉眼观察见脂肪滴，有核细胞增生极度低下，粒、红细胞均明显减少，全片未见巨核细胞，淋巴细胞及非造血细胞比例明显增多（图 2-5-2-1，A 为赵老汉骨髓象，B 为正常人骨髓象）。

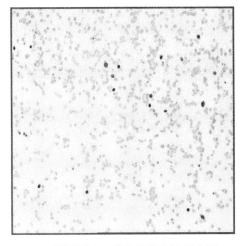
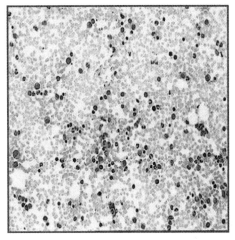

（A）再障骨髓象（核细胞增生极度减低）　　　　（B）正常骨髓象（核细胞增生活跃）

图 2-5-2-1　骨髓象分析

　　**初步诊断**：重型再生障碍性贫血。

　　**补记**：入院次日血液学检查报告：肝肾功能、血糖、血脂、电解质均正常。

2-5-2-2　再生障碍性贫血发生过程

# 一、基于问题的学习

　　**思考题 1**：赵老汉拟"重型再生障碍性贫血"收入血液科治疗。请问哪些证据支持这一诊断？

　　（1）病史特点：患者从事油漆作业 15 年，长期与苯及其衍生物接触。主诉头晕、乏力 3 月余伴皮肤、牙龈出血 1 周。

　　（2）体格检查：精神萎靡，贫血貌，睑结膜苍白，全身皮肤多处散在出血点、瘀斑，尤以双下肢为重。肝、脾、淋巴结无肿大。

2-5-2-3　再生障碍性贫血诊断标准

　　（3）血象：WBC $1.2 \times 10^9$/L，N 15％，L 75％，Hb 52g/L，RBC $1.86 \times 10^{12}$/L，PLT $19 \times 10^9$/L，网织红细胞百分数 0.002，提示患者全血细胞减少，且达到 SAA 的程度。

　　（4）骨髓象：骨髓涂片见有核细胞增生极度低下，粒、红细胞均明显减少，全片未见巨核细胞，淋巴细胞及非造血细胞比例明显增多。这是确诊再障的主要依据。

　　**思考题 2**：入院后医嘱：抗淋巴细胞球蛋白针（马）800mg ivgtt qd，环孢素胶囊 100mg po q12h，甲泼尼龙针 80mg ivgtt qd……请分析上述用药方案及马抗淋巴细胞球蛋白、环孢素使用注意事项。

　　从上述药物看，医生为赵老汉选择的是免疫抑制疗法，即抗淋巴细胞球蛋白（ALG）联合环孢素（CsA）治疗。该治疗方案是目前再障治疗的标准疗法之一，并被认为是 SAA 非移植治疗的一线方案。

　　（1）马抗淋巴细胞球蛋白：具有抑制 T 淋巴细胞或非特异性自身免疫反应的作用，可用于

2-5-2-4 再生障碍性贫血治疗要点

SAA 的治疗。该药治疗过程中可能会出现超敏反应（如寒战、发热、多型性皮疹、高血压或低血压）、血清病（如猩红热样皮疹、发热、关节痛、肌肉痛）、出血加重和继发感染的可能。因此，用药前需做皮肤过敏试验，用药期间遵医嘱联合应用糖皮质激素，全天剂量缓慢静滴 12～16h。

（2）环孢素：为钙调磷酸酶抑制剂，通过抑制钙调磷酸酶而抑制 T 细胞核因子的脱磷酸作用及其向细胞核易位，从而抑制 T 细胞的活化，具有抗自身免疫作用。使用环孢素期间，需配合医生监测患者的血药浓度、骨髓象、血象、T 细胞免疫学改变及药物不良反应（包括肝肾功能、牙龈增生及消化道反应）等，以利医生更好把握用药剂量及疗程。

**思考题 3**：根据所获得的临床资料，你认为患者主要存在哪些护理问题？

（1）潜在并发症：颅内出血、药物不良反应。

（2）有感染的危险：与粒细胞减少有关。

（3）活动无耐力：与贫血所致机体组织的缺氧有关。

（4）知识缺乏：缺乏有关再障治疗及预防感染和出血的知识。

**思考题 4**：患者入院后，首先应采取哪些护理措施？

目前赵老汉的血象呈重度全血细胞减少，应重点防范颅内出血和感染的风险。

（1）将患者安置在单人间，实施保护性隔离。

（2）协助患者卧床休息，测生命体征。

（3）常规氧气吸入，以改善组织缺氧。

（4）建立静脉通路，遵医嘱予免疫抑制剂及对症治疗。

（5）配合医生做好实验室检查标本的采集工作，如交叉配血等。

（6）健康教育：嘱患者绝对卧床休息，有事按铃呼叫。向患者扼要解释其所出现症状的成因，强调导致出血加重的因素并告知具体防范措施。做好安慰工作，舒缓患者的情绪，使其积极配合治疗与护理。

**思考题 5**：由于患者血小板计数低于 $20 \times 10^9/L$，有发生严重的自发性出血的风险。为此，该如何防范出血的发生？

（1）保持室内相对湿度 50％～60％，防止鼻黏膜干燥出血。

（2）嘱患者绝对卧床休息，协助做好各种生活护理。保持床单位平整、清洁、无碎屑，穿着柔软、宽松，各项护理操作动作轻柔。

（3）指导患者进食高蛋白、高维生素、适量纤维素、易消化的软食或半流质（如面条、馄饨、蒸蛋等），避免过热、过硬、煎炸、含骨刺的食物。进食细嚼慢咽，避免口腔黏膜损伤。便秘时酌情使用开塞露或缓泻药，以免排便时过于用力、腹压骤增而诱发内脏出血，尤其颅内出血。

（4）告知患者避免揉擦眼睛；不用手抠鼻及外耳道；不用硬毛牙刷刷牙，忌用牙签剔牙；避免搔抓皮肤，防止肢体碰撞；忌屏气用力，保证充足睡眠，避免情绪激动等。

（5）各种穿刺后延长按压时间，每次按压不少于 5min。

（6）严密观察患者的意识、生命体征、二便颜色，倾听患者的主诉，及时发现新的出血、重症出血及其先兆。

**思考题 6**：颅内出血是再障患者死亡的主要原因之一。患者出现哪些表现提示有颅内出血？

若患者突发头痛、视物模糊、呼吸急促、喷射状呕吐，甚至昏迷，双侧瞳孔变形不等大、对光反应迟钝,则提示有颅内出血,应立即告知医生,并积极配合抢救。

## 二、模拟练习

任务:情景准备,并通过角色扮演完成该患者的入院护理。

角色分配:患者、家属、医生、护士(甲)、护士(乙)、主席、记录员、观察员。

主要护理项目:生命体征测量、体温单绘制、吸氧、静脉输液、静脉血标本采集、病史采集与体格检查、入院宣教、入院护理记录。

第二幕

住院第 2 日下午 3 时,赵老汉右侧鼻腔出血,量约 20ml。查体:患者神情紧张,P 113 次/min,R 22 次/min,BP 120/80mmHg。

## 一、基于问题的学习

**思考题 1**:护士首先应采取哪些护理措施?

(1)立即帮助患者取半卧位,头部稍前倾,防止口咽部积血流入气道,同时通知医生,嘱患者勿将血液吞下。

(2)指压患者右侧鼻部,局部冰敷。与此同时,指导患者放松,告知紧张和躁动可能会加重出血。

(3)倾听患者主诉,观察患者神志、生命体征变化。

**思考题 2**:冰敷 10min 后,患者仍有鲜红色血液持续流出,并主诉有血液经鼻腔后部流入咽部。请判断该患者鼻腔出血的可能部位。

从患者表现看,考虑后鼻腔活动性出血,立即请五官科医生会诊。

**思考题 3**:经五官科医生会诊,确认为后鼻腔活动性出血,立即用凡士林油纱条行后鼻腔填塞术,并急查血常规。请问:后鼻腔填塞术后需注意哪些事项?

(1)告知患者填塞期间可能会出现轻微的头痛、流泪,不可自行拉出鼻腔填塞物。

(2)术后定时用无菌液体石蜡滴入,以保持黏膜湿润。

(3)3 天后可轻轻取出油纱条。若仍出血,需更换油纱条再予以重复填塞。

(4)加强口腔护理。由于后鼻腔填塞术后,患者常被迫张口呼吸,应每日至少两次口腔护理,以保持口腔清洁、湿润,增加患者的舒适感,并可避免局部感染。另外,鼓励患者少量多次饮用温开水,以改善因张口呼吸引起的口、咽部干燥。

**思考题 4**:急诊血常规报告:WBC $1.5 \times 10^9/L$,N 15%,L 83%,Hb 60g/L,PLT $8 \times 10^9/L$。医嘱:急诊输注血小板 10U。如何执行此医嘱?

(1)到血库取血小板前,应测量患者体温。如体温≥38.5℃,予降温处理。待体温降至 38℃ 以下,再到血库取血,以免因高热导致血小板输注无效。

(2)取血及输注时认真做好"三查八对"。血小板存活期短,以新鲜血为宜,22℃环境下保存,且须在 24h 内输入体内(从采血开始计时)。不可剧烈震荡,以免引起不可逆聚集。

2-5-2-5　送检输血标本及取血流程

(3)由于医嘱输注 10U 血小板,意味着患者将接受多位供血者的血液。为减少过敏反应的发生,可在输注前遵医嘱予抗过敏药物。

(4)输注血小板前后及两袋血之间需滴注少量生理盐水,以防发生不良反应。

（5）输注速度宜快，一般 80～100 滴/min。由于 1 袋血小板仅 25ml(1U)，数分钟即可滴完，故需严密监护，输毕及时更换。

（6）输注过程中加强巡视，注意保暖，倾听患者的主诉，监测体温、脉搏、呼吸、血压变化，及时发现和处理输血反应。

## 二、模拟练习

任务：情景准备，并通过角色扮演完成再障患者鼻出血的护理。

角色分配：患者、家属、医生、护士、主席、记录员、观察员。

主要护理项目：体位安置、生命体征测量、鼻腔填塞止血的配合、口腔护理、成分输血、护理记录。

### 第三幕

经过一段时间的治疗，赵老汉生命体征平稳，无再发牙龈出血和鼻腔出血，双下肢皮肤出血点逐渐退尽。复查血象：WBC $4.1 \times 10^9$/L，Hb 120g/L，PLT $99 \times 10^9$/L。医嘱明日出院。

## 一、基于问题的学习

2-5-2-6 现行再生障碍性贫血的治疗选择

思考题 1：如何判断再生障碍性贫血的治疗效果？

再生障碍性贫血疗效判断标准如下（前提：3 个月内未输血）：

（1）基本治愈：贫血和出血症状消失，血红蛋白达到男 120g/L、女 100g/L 以上，白细胞计数达到 $4 \times 10^9$/L 以上，血小板计数达到 $80 \times 10^9$/L 以上，随访一年以上无复发。

（2）缓解：贫血和出血症状消失，血红蛋白达到男 120g/L、女 100g/L，白细胞计数达到 $3.5 \times 10^9$/L 左右，血小板计数也有一定程度回升，随访 3 个月病情稳定或继续进步者。

（3）明显进步：贫血和出血症状明显好转，不输血，血红蛋白较治疗前 1 个月内常见值增长 30g/L 以上，并维持 3 个月不下降。

（4）无效：经充分治疗后症状和血象不能达到明显进步者。

思考题 2：出院前，责任护士应从哪些方面对患者开展指导？

（1）普及疾病常识：简介疾病的可能原因、临床表现及目前主要的诊疗方法，增强患者及家属的信心，积极配合治疗。

（2）疾病预防指导：嘱患者尽可能避免或减少与再障发病相关的药物、理化物质的接触，建议离开油漆岗位。饮食方面注意加强营养，避免油炸、干硬、过热以及辛辣、酒类等对消化道有刺激性的食物。学习自我调整心情，合理安排休息与活动，避免因睡眠不足、情绪激动、屏气用力而诱发颅内出血，也应避免过度运动增加机体耗氧量，甚至诱发心力衰竭。日常注意卫生，外出戴口罩，预防病菌感染。

（3）用药指导：向患者及家属详细介绍药物的名称、剂量、用法、疗程及不良反应。叮嘱患者必须遵医嘱按时、按量、按疗程用药，不可自行更改或停用药物。定期复查血象以利于医生疗效判断和及时调整治疗方案。日常感冒等用药亦须在医生指导下使用，避免服用对造血系统有损害的药物，如氯霉素、阿司匹林、安乃近等。

（4）病情监测指导：主要是贫血、出血、感染的症状、体征和药物不良反应的自我监测。如皮肤、黏膜有无苍白、出血，有无血尿、黑便、血便、咯血，有无发热、头晕、头痛、心悸、气促，有无突发视野缺损等。一旦出现上述症状或体征,应立即就医。

## 二、模拟练习

任务:情景准备,并通过角色扮演完成出院护理。

角色分配:患者、家属、医生、护士、主席、记录员、观察员。

主要护理项目:健康教育、执行出院医嘱、出院护理记录、床单位处置及铺备用床。

### 【观察与讨论】

1.重症感染是SAA患者死亡的重要原因。患者出现哪些症状提示有感染的存在?如何预防感染的发生?

2.在模拟练习中,护士入院评估的内容是否完整?问诊条理是否清晰?用词是否准确?体格检查的内容和手法是否准确?执行医嘱是否正确?为患者实施的护理措施是否安全、有效?病情变化时是否及时采取有效的应对措施?

3.对患者宣教的内容是否全面?方法、时机是否合适?宣教是否有效?

4.护理中是否体现人文精神?有无违反无菌或保护性隔离原则?操作动作是否规范、娴熟?

### 【案例拓展】

## 壮小伙病倒了

小冯是一位25岁的壮小伙,在一家制鞋厂上班。鞋厂的工作环境不太好,厂房里总弥漫着一股刺鼻的胶水味。最近几个月来,小冯总感觉累,脸色也不太好,干重活后气短、心跳得厉害,有时刷牙后牙龈有少量出血。开始以为是工作太忙造成的,没有太在意。今晨小伙突然鼻子流血不止,妈妈迅速用冷毛巾敷其头部止血。妈妈发现儿子的脸色很苍白,儿子告诉妈妈说自己一点力气也没有,特想睡觉。看来壮小伙真的病倒了,父母立即带他去了医院。

查体:T 37.9℃,P 115次/min,R 23次/min,BP 110/70mmHg。神志清,精神软,贫血貌,睑结膜、口唇苍白,浅表淋巴结未触及。双肺呼吸音清,心界不大,HR 115次/min,律齐。腹部未及异常。

实验室检查:血常规示 Hb 56g/L,RBC $1.82×10^{12}$/L,网织红细胞百分数 0.002,WBC $1.6×10^9$/L,N 15%,L 76%,PLT $18×10^9$/L,肝肾功能正常。

医生告诉小冯及其父母:“根据化验结果,初步诊断再生障碍性贫血。这是一种骨髓造血功能衰竭症,需要免疫抑制剂等系统治疗……”小冯父母就这么一个宝贝儿子,听了医生的一席话,心里那个急呀,立马办理了住院手续。

请根据以上案例情景,开展基于问题的学习和模拟练习。

(刘学英　郑云慧)

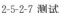

2-5-2-7 测试

## 推荐阅读文献

[1]胡豫.血液内科疾病临床诊疗思维[M].北京:人民卫生出版社,2014.

[2]Marsh JC,Ball SE,Cavenagh J,et al. Guidelines for the diagnosis and management of

aplastic anaemia[J]. Br J Haematol,2009,147(1):43-70.

[3]Babushok D V. A brief, but comprehensive, guide to clonal evolution in aplastic anemia [J]. Hematology American Society of Hematology Education Program,2018(1):457-66.

# 主题三　白血病患者的护理

白血病(leukemia)是一类造血干细胞的恶性克隆性疾病,其克隆中白血病细胞增殖失控、分化障碍、凋亡受阻而停滞于细胞发育的不同阶段。在骨髓和其他造血组织中,白血病细胞大量增生累积,并浸润其他组织和器官,而正常造血功能受到抑制。它以骨髓和外周血中出现大量原始和(或)早期幼稚细胞为特征。

白血病在我国的发病率约为(3~4)/10万,以急性白血病多见,男性略高于女性,各年龄组均可发病。急性白血病起病急、进展快,患者如不积极治疗常可死亡;慢性白血病则发展相对缓慢,不同患者病程长短不一,但当病程进入晚期时亦可出现急性白血病的表现而危及生命。

2-5-3-1　知识导图

【知识要点】

1.掌握急性白血病的临床表现和主要实验室指标。

2.掌握急性白血病患者各种并发症(如肿瘤溶解综合征、维甲酸综合征、颅内出血等)的观察、预防与护理。

3.掌握急性白血病患者保护性隔离要求、饮食护理、化疗护理要点及 PICC 管的维护。

【临床情境】

## 晴天霹雳
### 第一幕

**病史**:孙女士,28 岁。4 天前在家中无明显诱因下出现乏力、阵发性咳嗽,无痰。2 天前自行服用川贝枇杷露,症状无缓解,昨日自觉发烧(体温未测)、咳嗽加重,前往当地医院查血常规发现全血细胞减少,遂来我院就诊。患者既往体健,无食物、药物过敏史,无工业毒物、粉尘及放射性物质接触史。

**社会心理状况和日常生活形态**:孙女士,汉族,中专文化,超市收银员,参加城镇职工医疗保险。已婚,有一个健康的 3 岁女儿,三口之家其乐融融。孙女士的丈夫告诉医护人员,当检查出全血细胞减少后,本来性格内向的妻子变得更加沉默寡言,心理包袱很重。

**体格检查**:T 38.2℃(耳温),P 112 次/min,R 22 次/min,BP 114/70mmHg。神志清,精神软,面色、口唇苍白,全身皮肤未见瘀点、瘀斑,浅表淋巴结未及肿大。颈软,胸骨中下段有压痛。双肺呼吸音粗,未闻及干、湿性啰音,HR 112 次/min,律齐,未闻及杂音。腹平软,全腹无压痛及反跳痛,肝脾肋下未及,双肾区无叩击痛。双下肢无水肿,四肢肌力正常。

**血液学及其他检查**:血常规及血涂片分类检查报告见表 2-5-3-1。骨髓细胞学检查报告见图 2-5-3-1。白血病免疫分型结果:低 CD45 表达,低 SS 幼稚细胞群占 91%,呈髓系表达。基因学检查报告:PML-RARa(S)/ABI 阴性;PML-RARa(L)/ABI 阳性,定量 78.5%。

表 2-5-3-1　血常规及血涂片分类检查报告

| 项目 | 结果 | | 参考范围 |
|---|---|---|---|
| WBC($\times10^9$/L) | 2.35 | L | 3.5～9.5 |
| NEU($\times10^9$/L) | 1.3 | L | 1.8～6.3 |
| LYM($\times10^9$/L) | 0.5 | L | 1.1～3.2 |
| MONO($\times10^9$/L) | 0.5 | | 0.1～0.6 |
| M(%) | 23.0 | H | 3.0～10.0 |
| EOS($\times10^9$/L) | 0.01 | L | 0.02～0.52 |
| BASO($\times10^9$/L) | 0.00 | | 0～0.06 |
| RBC($\times10^{12}$/L) | 2.50 | L | 4.30～5.80 |
| Hb(g/L) | 80 | L | 115～150 |
| HCT | 0.226 | L | 0.400～0.500 |
| PLT($\times10^9$/L) | 16 | L | 125～350 |
| SGPLT($\times10^9$/L) | 18 | L | 125～350 |
| SGFL(%) | 55.0 | | 40.0～75.0 |
| SGFL1(%) | 23.0 | | 20.0～50.0 |
| SGFL2(%) | 20.0 | H | 3.0～10.0 |
| YZXB(%) | 2.0 | | |

| 细胞名称 | | 血片(%) | 参考值 | 髓片(%) |
|---|---|---|---|---|
| 粒细胞系统 | 原始血细胞 | | | |
| | 原始粒细胞 | | 0.64±0.33 | |
| | 早幼粒细胞 | | 1.57±0.60 | 78 |
| | 中幼粒细胞 | | 6.49±2.04 | 2 |
| | 晚幼粒细胞 | | 7.90±1.97 | |
| | 中性杆状核 | | 23.72±3.5 | 3 |
| | 中性分叶核 | | 9.44±2.92 | 3 |
| | 嗜酸中幼粒 | | 0.38±0.23 | |
| | 嗜酸晚幼粒 | | 0.49±0.32 | |
| | 嗜酸杆状核 | | 1.25±0.61 | |
| | 嗜酸分叶核 | | 0.86±0.61 | |
| | 嗜碱中幼粒 | | 0.02±0.05 | |
| | 嗜碱晚幼粒 | | 0.06±0.07 | |
| | 嗜碱杆状核 | | 0.06±0.09 | |
| | 嗜碱分叶核 | | 0.03±0.05 | |
| 红细胞系统 | 原始红细胞 | | 0.57±0.30 | |
| | 早幼红细胞 | | 0.92±0.41 | 1 |
| | 中幼红细胞 | | 7.41±1.91 | 3 |
| | 晚幼红细胞 | | 10.75±2.3 | 1 |
| | 早巨红细胞 | | | |
| | 中巨红细胞 | | | |
| | 晚巨红细胞 | | | |
| 淋巴细胞系统 | 原始淋巴细 | | 0.05±0.09 | |
| | 幼稚淋巴细 | | 0.47±0.84 | |
| | 成熟淋巴细 | | 22.78±7.04 | 9 |
| | 异常淋巴细 | | 0.03±0.06 | |
| 单核细胞系统 | 原始单核细 | | 0.01±0.04 | |
| | 幼稚单核细 | | 0.14±0.19 | |
| | 成熟单核细 | | 3.0±0.88 | |
| 浆细胞 | 原始浆细胞 | | 0.004±0.02 | |
| | 幼稚浆细胞 | | 0.104±0.16 | |
| | 成熟浆细胞 | | 0.710±0.42 | |
| 巨核细胞 | 原始巨核细 | | | |
| | 幼稚巨核细 | | | |
| | 颗粒型巨核细 | | | |
| | 产板型巨核细 | | | |
| | 裸核型巨核细 | | | |
| | 巨核细胞总数 | | 7-35 | 16 |
| 其它 | 组织细胞 | | | |
| | 吞噬细胞 | | 0.05±0.09 | |

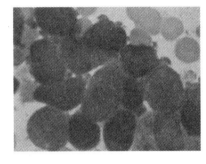

形态描述：
骨髓片
取材、涂片、染色佳，骨髓小粒丰富

整个涂片上细胞数：增生极度活跃

粒细胞系统增生极度活跃，以颗粒增多的异常早幼粒细胞增生为主，约占78%，该细胞外形类圆形，胞浆量尚丰富，着蓝色，可见内外浆，外浆无颗粒，内浆可见粗大的紫红色颗粒，部分可见柴捆样Auer小体，胞体类圆形，部分可见分叶状，核染色质较细致，部分可见核仁，其余阶段粒细胞比例减低。

红细胞系统增生减低，幼红细胞约占5%，部分可见巨幼样变、核出芽等。

成淋比例偏低，形态无殊。

巨核细胞全片约见16个，血小板散在分布可见。

POX：阳性

诊断意见：
形态学考虑急性早幼粒细胞白血病（M3a）之髓象，请结合白血病免疫分型及融合基因检测。

图 2-5-3-2　骨髓细胞学检查报告

医疗诊断:急性早幼粒细胞白血病($M_3$)。

## 一、基于问题的学习

2-5-3-2　急　　2-5-3-3　急
性白血病发　　性白血病诊
生过程　　　　断标准

**思考题 1:**孙女士被诊断"急性早幼粒细胞白血病"。请问其诊断依据是什么?

(1)临床表现:急性起病,乏力、咳嗽 4 天,加重 1 天伴发热。查体:精神软,面色、口唇苍白,胸骨中下段压痛。

(2)实验室检查:血象示三系减少(RBC $2.5\times10^{12}$/L、WBC $2.35\times10^9$/L、PLT $16\times10^9$/L)。血涂片分类检查发现幼稚细胞(2%)。骨髓细胞学检查显示粒细胞系统增生极度活跃,以颗粒增多的异常早幼粒细胞增生为主(占 78%),部分可见 Auer 小体(Auer 小体仅见于急性非淋巴细胞白血病(简称急非淋),有独立诊断的意义)。白血病免疫分型结果:低 CD45 表达,低 SS 幼稚细胞群占 91%,呈髓系表达。基因学检查报告示 PML-RARa(S)/ABI 阴性;PML-RARa(L)/ABI 阳性,定量 78.5%。上述检查结果提示孙女士为急非淋,$M_3$(APL-$M_3$)。

**思考题 2:**为什么孙女士的胸骨会出现压痛?

骨骼疼痛为白血病常见症状,这是由于患者的骨髓腔内有大量的白血病细胞增生,导致骨髓腔内压力增高,压迫骨膜所致。此外,白血病细胞侵犯骨膜神经,甚至造成骨膜破坏时,亦可引起疼痛。

**思考题 3:**请对孙女士的病情状况进行评估。

急性早幼粒细胞白血病是一种有着特异的染色体和基因改变(即 15 号染色体上的 PML 与 17 号染色体上的 RARa 形成 PML-RARa 融合基因)的特殊类型急性髓系白血病。其临床表现凶险,起病及治疗过程中易发生出血和栓塞而致死亡。近 30 年来,由于全反式维甲酸(ATRA)及砷剂的规范化临床应用,本病已成为基本不用进行造血干细胞移植即可治愈的白血病。

依据急性早幼粒细胞白血病病情分层标准(见表 2-5-3-2),结合孙女士的血常规检查结果(WBC $2.35\times10^9$/L,PLT $16\times10^9$/L),患者为急性早幼粒细胞白血病中危组,需及时用药,并密切观察其病情变化。

表 2-5-3-2　急性早幼粒细胞白血病病情分层标准

| 病情危险度 | 诱导治疗前血常规 |
| --- | --- |
| 低危组 | WBC$\leqslant10\times10^9$/L,PLT$>40\times10^9$/L |
| 中危组 | WBC$\leqslant10\times10^9$/L,PLT$\leqslant40\times10^9$/L |
| 高危组 | WBC$>100\times10^9$/L |

**思考题 4:**在明确疾病诊断后,医生为孙女士抗感染治疗的同时,采取了双诱导方案:维甲酸片 10mg po tid,0.9%氯化钠 500ml+三氧化二砷针 10mg ivgtt qd,5%葡萄糖 250ml+吡柔比星 20mg ivgtt qd……请说出上述药物的作用机制及主要不良反应。静脉输注三氧化二砷和吡柔比星时,需注意哪些事项?

(1)维甲酸:为细胞分化诱导剂。急性早幼粒细胞白血病($M_3$)特有的 PML-RAR 融合基因可以形成相应的 PML-RAR 融合蛋白,该融合蛋白的存在影响了正常的 RAR 信号通路,使细胞分化阻滞在早幼粒阶段。维甲酸通过与 RAR 结合,引起细胞周期蛋白依赖性激酶活化激酶与 RAR 的解离,导致 RAR 的低磷酸化,从而达到诱导 $M_3$ 细胞分化的作用,即在维甲酸的作用下,可以解除 PML-RAR 融合蛋白的抑制作用,RAR 信号通路恢复,使细胞向粒细胞终末分化成熟继而凋亡。维甲酸临床上主要用于治疗急性早幼粒细胞白血病。本品内服可产生头痛、头晕、口干、脱屑等副作用,控制剂量或同时服用谷维素、维生素 $B_1$、维生素 $B_6$ 等药物,可使头痛等反应减轻或消失。维甲酸综合征是该药诱导治疗急性早幼粒白血病($M_3$)时发生的最严重并发症。

2-5-3-4 急性白血病治疗要点

(2)三氧化二砷:为细胞分化诱导剂,是中药砒霜的主要有效成分。其主要通过降解 PML-RARa 融合蛋白,下调 Bcl-2 基因表达等选择性诱导白血病细胞凋亡。近年研究显示,三氧化二砷还可促进白血病细胞线粒体 DNA 突变和下调 let-7d 和 miR-766,从而增加白血病细胞凋亡。研究显示,三氧化二砷对复发性和难治性 $M_3$ 有效,而且不引起出血和骨髓抑制等毒副作用。其常见不良反应包括消化道不适、皮肤干燥、色素沉着、神经系统损害等,停药或相应处理后可消失。

(3)吡柔比星:为蒽环类抗生素,可嵌入 DNA 碱基对之间,并紧密结合到 DNA 上,阻止 RNA 转录过程,抑制 RNA 合成。吡柔比星属细胞周期非特异性药物,S 期细胞对它更为敏感,对急性白血病疗效较好。其主要不良反应包括骨髓抑制、心脏损害、消化道反应。

三氧化二砷和吡柔比星为静脉用药,输注时应注意:①知情同意。使用前严格执行告知制度,向患者或家属交代清楚输液中的注意点、可能出现的不良反应和并发症,并在化疗告知书上签字(本例患者当得知全血细胞减少后,心理包袱已很重,故先实施保护性医疗,与其家属沟通后暂时不告诉她所患疾病及所用药物为化疗药,由家属代签知情同意书)。②合理使用静脉,首选 PICC。如果应用外周浅表静脉,尽量选择粗直的静脉。③输注化疗药物前后用生理盐水冲管,以减轻药物对局部血管的刺激。④先输注对血管刺激性小的药物(三氧化二砷),再输注刺激性强的药物(吡柔比星)。⑤密切观察药物不良反应,一旦发现,及时处理。

**思考题 5:**根据临床资料,请问目前孙女士主要存在哪些护理问题?

(1)有感染加重的危险:与正常粒细胞减少、化疗等有关。

(2)有受伤的危险(出血):与血小板减少、白血病细胞浸润等有关。

(3)活动无耐力:与白血病引起代谢增高、贫血及化疗有关。

(4)悲观:与预感疾病预后不佳有关。

(5)潜在并发症:化疗药物的不良反应。

(6)知识缺乏:缺乏对疾病的认知和有关自我护理的知识。

**思考题 6:**孙女士入院后,首先应采取哪些护理措施?

(1)实施保护性隔离:将患者安排在消毒隔离病房,条件允许时住无菌层流病房。

(2)嘱患者绝对卧床休息。由于患者血小板计数低于 $20 \times 10^9 /L$(入院检查血小板计数为 $16 \times 10^9 /L$),可发生严重的自发性出血,特别是内脏出血,甚至是致命的颅内出血。故须告知绝对卧床休息的重要性,同时告知日常生活注意事项,以免增加出血的危险。

(3)配合医生做好实验室检查标本的采集工作,如交叉配血等。

(4)建立静脉通路,遵医嘱正确给药。本例患者采用 PICC(经外周中心静脉置管输液术)输注化疗药物。由于化疗后体内大量细胞被破坏,可致尿酸明显增加,故用药的同时嘱咐患者多饮水(饮水量约 3000ml/d)。

(5)加强病情监测:包括患者的情绪、意识、瞳孔、生命体征、皮肤黏膜及二便颜色等,并注意有无化疗不良反应及并发症。用药中每 30min~1h 巡视 1 次病房,做好床边交班。特别是化疗进行后的 24～48h 内,正确留取血液标本送检,监测肾功能和电解质变化,警惕肿瘤溶解综合征。

(6)做好保护性医疗,避免因突然的不良疾病信息引起患者情绪的剧烈波动,甚至意外伤害。在未确诊前,多数患者会表现出由怀疑而引起的焦虑;一旦确诊白血病,多数患者会产生强烈的恐惧、忧伤、悲观、失望等负性情绪,甚至企图轻生。本例中的孙女士性格内向,患病后更是沉默寡言。对此,护士首先应耐心倾听患者诉说,鼓励其表达内心情感,并帮助其认识到不良心理状态对身体的危害,做好心理疏导。当发现患者心理承受能力真的很差时,在使用化疗药物过程中暂时对其隐瞒疾病真相,仅对其家属直言相告,并请一些长期生存的患者向家属现身说法,以帮助家属及时调整情绪以及在患者面前控制好情绪。若患者表示自己已做好心理准备,明确能够坦然接受疾病真相时,可与家属一起,选择一个合适的交谈时间和交谈方式,如实向患者告知所使用的药物及白血病的可治性,并举例同种疾病患者良好预后的治疗经过及转归,以帮助患者正确对待疾病,树立战胜疾病的信心,积极配合治疗。另外,夜间还是要重视巡视和陪护,防止意外事件的发生。

**思考题 7**:孙女士住院期间,如何实施保护性隔离以避免新发感染?

(1)病室环境:限制人员探视,严格执行消毒隔离制度,防止交叉感染。保持病室清洁、空气新鲜,温度 18～22℃,相对湿度 50%～60%,早、晚各开窗通风 1 次,每次 30min。每日 2 次用含氯消毒液擦拭家具、地面。每日早、晚紫外线空气消毒,每次 30min。晨晚间护理时严格执行一床一刷一湿扫。

(2)向患者及家属解释实施保护性隔离的必要性,使其自觉配合。嘱患者戴口罩,预防受凉、感冒,并为其提供高蛋白、高热量、富含维生素的新鲜、卫生的饮食,必要时静脉补充营养素,以提高患者的抗病能力。

(3)加强口腔、皮肤、外阴的清洁卫生:①指导患者用海绵棒清洗牙齿,禁忌用硬毛牙刷刷牙和牙签剔牙,养成晨起、三餐后、睡前用生理盐水、朵贝液交替漱口的习惯,每次含漱 3min。②衣着松软,保持皮肤清洁、干燥,沐浴时避免水温过高及用力擦洗皮肤,剪指(趾)甲 2 次/周,避免损伤皮肤。③睡前、便后用 1∶5000 高锰酸钾溶液坐浴。保持大便通畅,避免用力排便诱发肛裂,增加局部感染的概率。

(4)血源性感染的预防:医护人员操作动作轻柔,侵入性操作应严格执行无菌技术操作规程。PICC 管需严格按照操作流程置管,并做好维护。

(5)密切观察患者的体温,并配合医生做好实验室检查标本的采集工作,特别是血液、尿液、粪便和痰液的细菌培养及药敏试验。

**思考题 8**:急性白血病患者饮食制作有无特别的要求?

急性白血病患者饮食制作中应注意如下几点:①食材新鲜、卫生,预防腹泻。②食物清淡、细软、易消化,忌辛、辣、硬、粗糙、有刺食物,可将鱼肉类剔骨刺制成圆子,虾类去壳制成虾仁等。③尽量采用蒸、煮、炖等制法,避免煎、炸等方法。④水果洗净后削皮,切成小块后食用,必要时可制成水果羹汤食用。

## 二、模拟练习

任务:情景准备,并通过角色扮演完成患者入院后护理。

角色分配:患者、家属、医生、护士(甲)、护士(乙)、主席、记录员、观察员。

主要护理项目:卧位安置、生命体征测量、体温单绘制、PICC 置管、静脉血标本采集、病史询问与体格检查、健康教育、入院护理记录。

第二幕

经过数天的抗感染治疗,孙女士体温恢复正常,咳嗽消失,呼吸音清晰。可是,在使用化疗药的第8天夜间,孙女士又出现咳嗽,咳嗽较剧、有痰,自觉发烧、胸闷、气急。查体:神情紧张,体温38.8℃,呼吸34次/min,呼吸困难,心率118次/min,律齐,血压130/70mmHg。听诊两肺闻及少量湿性啰音,SpO$_2$ 91%。急查血常规示 WBC 10.6×10$^9$/L,N 0.5×10$^9$/L,Hb 81 g/L,PLT 22×10$^9$/L。

## 一、基于问题的学习

**思考题1**:该病情变化应警惕什么问题?

根据患者临床表现结合血象,考虑并发维甲酸综合征(retinoic acid syndrome,RAS)。患者目前主要护理问题为:

(1)低效型呼吸型态:与服用维甲酸引起的不良反应有关。

(2)焦虑:与病情突然加重有关。

**思考题2**:夜班护士该如何处理?

(1)立即协助患者取端坐位,床栏保护,嘱患者保持平静。同时通知医生。

(2)立即高流量氧气吸入(注意氧气湿化),指导患者有效咳嗽,必要时备好气管插管用物和呼吸机。

(3)可配合物理降温(可冰敷前额及大血管经过的部位,如颈部、腋窝和腹股沟,但禁用酒精拭浴,以免局部血管扩张诱发出血)。

(4)检查静脉通路。本例中,遵医嘱予地塞米松10mg静脉注射。

(5)病情监测:注意体温、呼吸频率、深度和肺部呼吸音变化,监测血常规、尿常规、肾功能、电解质,测量并记录每日体重及24h出入量。

(6)嘱患者次日起暂时停服维甲酸,症状消失后可继续使用,一般不会再出现RAS。

**思考题3**:请问医生为什么给孙女士使用糖皮质激素(地塞米松)?

RAS是维甲酸治疗APL-M$_3$过程中最严重的不良反应。发病机制目前尚未明确,有研究显示RAS的病理基础是微血管的损伤,其发生与维甲酸诱导大量白血病细胞分化或细胞因子的大量释放和黏附分子表达增加有关。多发生于首次治疗后的2~21天,中位发病时间为7天。主要表现为发热、体重增加、身体下垂部位皮肤水肿、间质性肺炎、胸腔积液、呼吸窘迫、肾功能损害,偶见低血压、心包积液或心力衰竭,严重时需辅助机械通气。

通过大剂量糖皮质激素的应用,可抑制白血病细胞对组织的浸润及相关细胞因子的释放,同时增加血管紧张性、降低毛细血管通透性,减轻渗出和水肿。研究发现,及早发现并诊断RAS和应用地塞米松治疗,可以大大降低RAS相关死亡率。

## 二、模拟练习

任务:情景准备,并通过角色扮演完成化疗不良反应(维甲酸综合征)的处理。

角色分配:患者、护士、医生、主席、记录员、观察员。

主要护理项目:体位安置、生命体征测量、心肺听诊、吸氧、静脉注射、物理降温、心理疏导、血标本采集。

## 第三幕

化疗后的第 14 天,孙女士突感头昏、恶心,无呕吐。查体:意识清醒,双侧瞳孔直径均为 3mm,对光反射灵敏,四肢活动好,肌力正常,肌张力无亢进。血常规:WBC $1.1\times10^9$/L,Hb 52g/L,PLT $10\times10^9$/L。医嘱:输注悬浮红细胞 2U 和单采血小板 10U。

## 一、基于问题的学习

**思考题 1:**该病情变化提示发生何种问题? 如何做到早期发现?

本例中,患者神经系统检查阴性,全血细胞进一步减少(WBC $1.1\times10^9$/L,Hb 52g/L,PLT $10\times10^9$/L),且发生在化疗后第 14 天,应特别警惕化疗药物的不良反应——骨髓抑制。因为化疗药物对于急性白血病的治疗具有双重效应:它在彻底杀灭白血病细胞的同时,亦可造成骨髓抑制。严重的骨髓抑制可增加患者重症贫血、感染和出血的风险而危及生命。多数化疗药物骨髓抑制作用最强的时间为化疗后第 7～14 天,恢复时间多为之后的 5～10 天。因此,化疗期间应定期复查血象,初期为每周 2 次。一旦出现骨髓抑制现象,一方面应根据病情随时进行或增加检查的次数,另一方面需加强贫血、感染、出血的预防、观察和护理,协助医生正确用药。

2-5-3-5 颅内出血急救流程

**思考题 2:**急性早幼粒细胞白血病($M_3$)是出血倾向最明显的一种白血病。如果化疗期间患者出现头痛、恶心、呕吐、意识障碍等表现,应警惕何种并发症的发生? 一旦发生,如何处理? 如何防范?

(1)应警惕发生颅内出血。

(2)处理:一旦发生,应及时告知医生,并积极配合抢救。①立即去枕平卧,头偏向一侧,随时吸出呕吐物,保持呼吸道通畅;②立即氧气吸入;③迅速建立静脉通路,按医嘱快速滴注脱水剂以降低颅内压;④遵医嘱输注成分血;⑤留置尿管;⑥严密观察并记录患者的生命体征、意识状态、瞳孔及尿量变化,做好重病交接班,必要时做好急诊手术准备。

(3)防范措施:由于急性早幼粒细胞白血病患者血小板低下、凝血功能障碍,加之化疗所致骨髓抑制,可使全血细胞进一步下降,增加颅内出血的风险而危及生命。因此,做好防范非常重要。①嘱患者绝对卧床休息,起床时行动轻缓,遵循"三部曲",即先手臂撑起 30s,坐起 30s,站起 30s 后再行走。避免头部撞击和剧烈晃动,做好安全防护。②做好健康教育,告知保持情绪稳定,保证充足的睡眠,保持大便通畅,避免情绪激动、剧烈咳嗽、用力屏气等。③高热时及时而有效地降温。④遵医嘱予止血、抗感染、快速补充血小板等支持治疗,及时纠正 DIC。⑤床旁备好急救物品,做好随时应急的准备。⑥密切观察患者血压、脉搏、呼吸及瞳孔、血常规等变化,及时发现颅内出血征兆。

## 三、模拟练习

任务:情景准备,并通过角色扮演完成化疗不良反应(骨髓抑制)的防护。

角色分配:患者、家属、护士、医生、主席、记录员、观察员。

主要护理项目:生命体征及瞳孔观察、安全防护、吸氧、成分输血、健康教育。

第四幕

经过一个月的治疗和精心护理,孙女士生命体征平稳,胸骨压痛等不适症状均消失,胃纳明显好转,面色红润。复查血常规:WBC $7.6 \times 10^9/L$,Hb 102g/L,PLT $220 \times 10^9/L$。骨髓细胞学检查:早幼粒占 3%,无 Auer 小体,红细胞及巨核细胞系正常。孙女士对所患疾病也已知情。医生告诉孙女士及其家属,目前病情已得到控制,准备近期出院,但后续还需规范治疗,出院后务必定期来院复查。

## 一、基于问题的学习

**思考题 1:**诱导缓解治疗是 APL-$M_3$ 治疗的第一阶段,其目标是通过联合化疗,使患者病情尽可能在较短的时间内获得完全缓解。请问哪些征象提示完全缓解?

完全缓解指征:白血病的症状和体征消失,外周血中性粒细胞绝对值≥$1.5 \times 10^9/L$,血小板计数≥$100 \times 10^9/L$,白细胞分类中无白血病细胞;骨髓中原粒＋早幼粒≤5%,无 Auer 小体,红细胞及巨核细胞系正常;无髓外白血病。理想状态是患者初诊时免疫学、细胞遗传学、分子生物学异常标志均消失。

**思考题 2:**经历了一个月的治疗和期间的病情变化,孙女士很无奈地对责任护士说:"看来以后要与药物相伴,把医院当外婆家了。"是这样吗?

不完全如此。的确,急性白血病患者经过第一阶段的治疗达到完全缓解后,尚需进行第二阶段的治疗,这是由于患者的机体中仍有大量的白血病细胞,这些残留的白血病细胞称为微小残留病灶(minimal residual disease,MRD),是白血病复发的根源。因此,必须进一步巩固强化治疗,以降低 MRD,防止复发,争取长期无病生存(disease free survival,DFS),甚至治愈(DFS 持续 10 年以上)。

本例中,孙女士 28 岁,为 APL-$M_3$ 患者。目前该型白血病通过规范使用维甲酸及砷剂治疗,基本不用进行造血干细胞移植即可治愈。患者第二阶段治疗方案:在化疗获得完全缓解后,可采用化疗、维甲酸及砷剂等药物交替维持治疗 2 年。

针对孙女士所表现出来的情绪状态,责任护士应耐心向其解释她所患疾病病程、心理对病程的影响、缓解后治疗方法以及预后与长期生存的关系等,鼓励患者树立信心,保持良好的情绪状态,以促进疾病的康复。

**思考题 3:**孙女士带 PICC 管出院,护士应做好哪些方面的指导?

(1)穿刺部位保持干燥。避免游泳、盆浴等会浸泡到无菌区的活动。淋浴前用保鲜膜在肘弯处缠绕两三圈,上下缘用胶布贴紧,淋浴后检查贴膜下有无进水,有潮湿需及时来院更换敷料。

(2)每日观察导管情况:包括有无移位及外露长度,透明贴膜有无卷边、松动、潮湿,穿刺点有无渗血、渗液、红、肿、热、痛等,若有,及时与医院联系,让护士协助指导解决或来院处理。

(3)每 7 天到正规医疗卫生机构维护 PICC 管一次。

(4)日常不穿袖子过紧的衣服。穿脱衣服动作要轻巧,先穿带管侧,脱衣则相反。可将一段 20cm 长的丝袜做成袖套套住导管,利用其光滑性方便穿脱衣服。休息时适度抬高置管侧肢体,卧位时避免压迫置管侧肢体导致血流缓慢。

(5)置管侧肢体避免提重物(负重不超过 2kg,相当于一个热水瓶的重量),避免反复屈伸、举高及手臂大幅度运动的锻炼,以防导管移位或增加对血管内壁的机械性刺激。

(6)当置管侧肢体出现酸胀、疼痛等不适时,应立即告知医护人员或到医院就诊。若发生导管折断,应立即按住血管内导管残端,尽快到就近医院急诊处理。

## 二、模拟练习

任务:情景准备,并通过角色扮演完成患者的出院护理。

角色分配:患者、家属、医生、护士、主席、记录员、观察员。

主要护理项目:PICC 管维护、医嘱处理、健康教育、出院护理记录、床单位处置及铺备用床。

### 【观察与讨论】

1.在模拟练习中,护士入院评估时问诊的内容是否完整?条理是否清晰?用词是否准确?该患者体格检查时应重点查什么?

2.护士执行医嘱是否正确?用药期间是否及时观察药物的疗效及不良反应?为患者实施的护理措施是否安全、有效?患者病情变化时是否及时采取有效的应对措施?

3.对患者宣教的内容是否全面?方法、时机是否合适?宣教是否有效?

4.护理过程中是否体现人文关怀?有无违反无菌或保护性隔离原则?操作动作是否规范、娴熟?

### 【案例拓展】

## 小病不小

高先生,43 岁。6 天前无明显诱因下出现发热、咽痛伴轻度咳嗽、无痰,自以为感冒,小病一桩,在家服几片感冒药就好了。但 6 天过去了,服药效果不明显,全身酸痛、没力气,于是去当地医院做了血常规检测,发现血象异常(具体不详)后即来我院就诊。发病以来食欲略下降,大小便正常,睡眠差。高先生既往体健,无烟酒等不良嗜好,无药物过敏史。

查体:T 37.9℃,P 98 次/min,R 19 次/min,BP 105/70mmHg,SpO₂ 98%。神志清,精神软,轻度贫血貌,前胸和腹部皮肤可见散在出血点,双下肢有几处瘀斑,浅表淋巴结未及肿大。咽充血,扁桃体Ⅱ度肿大。颈软,胸骨压痛(＋),双肺呼吸音清,未闻及干、湿性啰音,HR 98 次/min,律齐,未闻及杂音。腹平软,无压痛,肝脾肋下未及。双下肢无水肿。

实验室检查:血常规示 WBC $10.4×10^9$/L,Hb 101g/L,分类见原始细胞占 0.25%,PLT $11×10^9$/L。尿常规(-),粪隐血(＋)。

请根据以上案例情景,开展基于问题的学习和模拟练习。

(徐海珍　郑云慧)

2-5-3-6　测试

## 推荐阅读文献

[1]中华医学会血液学分会,中国医师协会血液科医师分会.中国急性早幼粒细胞白血病诊疗指南(2014 年版)[J].中华血液学杂志,2014,35(5):475-477.

[2]周建芳,金钰梅,马燕萍,等.全反式维甲酸诱导联合化疗治疗急性早幼粒细胞性白血病并发症的护理[J].中华护理杂志,2012,12(47):1072-1073.

［3］Devillier R，Harbi S，Fürst S，et al. Poor outcome with nonmyeloablative conditioning regimen before cord blood transplantation for patients with hight-risk acute myeloid leukemia compared with matched related or unrelated donor transplantation［J］. Biol Blood Marrow Transplant，2014，20(10)：1560-1565.

# 第六章

# 内分泌与代谢性疾病患者的护理

内分泌系统疾病包括下丘脑、垂体、甲状腺、肾上腺等疾病，其他系统疾病或激素、药物的使用等也可引起内分泌系统疾病。代谢性疾病指机体新陈代谢过程中某一环节障碍引起的相关疾病，如糖尿病。内分泌和代谢性疾病种类繁多，很多为临床常见病和多发病，如甲状腺功能亢进症、糖尿病、骨质疏松症、痛风等。近年来，随着社会和医学科学的发展，不仅提出了代谢综合征等新的疾病概念及预防措施，同时该类疾病出现了多学科联合治疗的趋势。

## 主题一　甲状腺功能亢进症患者的护理

甲状腺功能亢进症(hyperthyroidism)简称甲亢，是甲状腺本身产生过多的甲状腺激素(TH)以致循环中TH异常增多，出现以神经、循环、消化等系统兴奋性增高和代谢亢进为主要表现的一组临床综合征。各种病因所致的甲亢中，以弥漫性毒性甲状腺肿(Graves病)最多见，其典型表现有TH分泌过多所致的高代谢综合征、甲状腺肿及眼征。

Graves病好发年龄为20~50岁，女性高发，男女比例为1∶(4~6)。本病病程较长，经积极治疗后预后较好，少数患者可自行缓解。抗甲状腺药物(ATD)治疗的患者缓解率差异较大，约为20%~60%。[131]I和手术治疗的缓解率高于ATD，且复发率低于ATD，但是永久性甲状腺功能减退症(甲减)的发生率高于ATD，部分甲减者需TH终身替代治疗。

2-6-1-1　知识导图

### 【知识要点】

1.熟悉Graves病的病因、诊断要点、治疗原则。

2.掌握抗甲状腺药物的常见不良反应及使用注意事项。

3.掌握甲亢患者的饮食护理要点、眼征的护理以及甲亢危象的临床表现、处理及预防。

4.掌握甲亢患者术前准备、术后护理要点以及术后并发症的处理。

### 【临床情境】

#### 判若两人

第一幕

**病史**：郁姑娘，举止娴静，可是2年前的一场病让她变了。当时无明显诱因下，郁姑娘脖子变粗，双目突出，畏光，易饥，多食，稍不顺心还和人吵架。门诊B超示"双侧甲状腺弥漫性肿大"，以"Graves病"收治入院。出院后长期口服"甲巯咪唑"。半年前，经多次复查甲状腺功能正常后停用药物治疗。1个月前，由于工作繁忙，郁姑娘常常很晚睡觉。半个月前，发现饭量有所增加，但体重却较前下降，以为是工作忙碌所致，未在意。近一周排便次数较前增多，3~4

次/日,软便,成形。月经来了 1 天就消失了,而且特别怕热,常常因小事与人争吵,难以自控。眼内异物感、畏光、流泪。郁姑娘担心甲亢复发,于是前往医院就诊。患者无其他疾病史,无药物过敏史。

**社会心理状况和日常生活形态**:郁姑娘,24 岁,汉族,中专文化,公司职员。已婚,未孕,家庭和睦,经济状况良好,参加城镇职工医疗保险。因为体像的改变而略显自卑。

**体格检查**:神志清,精神紧张。T 37℃,P 94 次/min,R 18 次/min,BP 130/76mmHg。突眼(+),眼睑肿胀,眼睑不能闭合。颈部、锁骨上、腋窝等浅表淋巴结未及肿大,颈软,无抵抗,甲状腺中度肿大,质地柔软,无压痛,随吞咽上下移动,局部触及震颤,可听到"嗡嗡"样血管杂音。双肺呼吸音清,心界不大,HR 94 次/min,律齐,各瓣膜听诊区未闻及杂音。腹部检查(一)。双下肢无水肿,神经系统检查未发现异常。

**实验室和其他检查**:入院后查血常规、电解质及肝肾功能无异常;甲状腺功能及抗体检测结果见表 2-6-1-1。颈部 B 超提示:甲状腺弥漫性肿大,不均质改变,血供丰富;甲状腺右叶结节。胸部 X 线片:未见异常。心电图:窦性心律,节律规则。

表 2-6-1-1　甲状腺功能及抗体检测

| 项目 | 结果 | | 参考范围 |
|---|---|---|---|
| $TT_3$(nmol/L) | 5.72 | H | 0.89~2.44 |
| $TT_4$(nmol/L) | 259.91 | H | 62.67~150 |
| $FT_3$(pmol/L) | 23.22 | H | 2.62~5.7 |
| $FT_4$(pmol/L) | 48.73 | H | 9.01~19.05 |
| sTSH($\mu$IU/ml) | 0.001 | L | 0.35~4.94 |
| TGAb(%) | 56 | H | <30 |
| TMAb(%) | 45.9 | H | <20 |
| TG(ng/ml) | 0.2 | | <64 |
| TRAb(U/L) | 64.93 | H | <1.5 |
| TPO-Ab(IU/ml) | 101.4 | H | <40 |

**医疗诊断**:①甲状腺功能亢进症(Graves 病);②甲状腺右叶结节。

# 一、基于问题的学习

**思考题 1**:郁姑娘被诊断"甲状腺功能亢进症(Graves 病)",有哪些依据?

(1)病史特点:青年女性,2 年前诊断为"Graves 病",口服"甲巯咪唑"18 个月后医嘱停药。半个月前因工作繁忙、睡眠少,再次出现多食、体重下降、排便次数增多(3~4 次/日,软便,成形)、月经稀少、易激动、易怒、畏光、流泪症状。

(2)体格检查:甲状腺中度肿大,质地柔软,无压痛,局部触及震颤,可听到"嗡嗡"样血管杂音。其中,触及震颤、闻及血管杂音为 Graves 病的特异性体征。此外,患者突眼(+),眼睑肿胀,眼睑不能闭合。

(3)实验室及其他检查:甲状腺功能及抗体检查示 $TT_3$、$TT_4$、$FT_3$、$FT_4$、TRAb、TGAb、TMAb、TPO-Ab 均升高,sTSH 降低。其中,sTSH 下降,$FT_3$、$FT_4$ 升高为诊断甲状腺功能亢进症最可靠的实验室指标。TRAb、TGAb、TMAb、TPO-Ab 阳性及 B 超报告"甲状腺弥漫性肿大,血供丰富",提示自身免

2-6-1-2
Graves 病
发生过程

2-6-1-3
Graves 病
诊断标准

疫性弥漫性甲状腺肿是引起郁姑娘甲亢的病因。

**思考题 2**：为什么郁姑娘会突眼？

这是由于 Graves 病产生的甲状腺抗体同时攻击了眼睛周围组织，突眼与发生于眶组织的自身免疫炎症反应有关。患者眼睑因此变得厚重，结膜充血水肿，周围软组织和眼肌变厚，将眼球顶出来，严重者不能闭眼。患者常主诉多泪、眼睛异物感、眼部静息或运动后疼痛、畏光、复视、视力下降等。症状轻者可自我缓解，严重者需要相应治疗。

**思考题 3**：请根据郁姑娘的基础代谢率判断其甲亢程度（注：次日晨 P 92 次/min，BP 130/74mmHg）。

甲状腺激素能促进物质代谢，表现为高代谢症状，由此可通过测定基础代谢率（BMR）来判断患者甲亢的程度。

常用计算公式为：基础代谢率（BMR）＝（脉率＋脉压）－111。以±10％为正常，＋20％～＋30％为轻度甲亢，＋30％～＋60％为中度甲亢，＋60％以上为重度甲亢。为确保结果的准确性，测定基础代谢率要在清晨、空腹和静卧时进行。

经计算，郁姑娘入院次日晨 BMR 值为 37％。根据评价标准，属于中度甲亢。

**思考题 4**：入院后医嘱：甲巯咪唑片 20mg po bid……请分析甲巯咪唑的作用机制和使用注意事项。

2-6-1-4 甲亢治疗要点

（1）甲巯咪唑为临床常用的抗甲状腺药物，其作用机制是：①通过抑制甲状腺过氧化物酶，进而抑制酪氨酸的碘化及耦联，使氧化碘不能结合到甲状腺球蛋白上，从而抑制甲状腺激素的生物合成，达到控制甲亢患者高代谢症状的目的。②抑制免疫球蛋白的生成，使血循环中甲状腺刺激性免疫球蛋白含量下降，起到一定的对因治疗作用。

（2）甲巯咪唑使用注意事项：①遵医嘱按剂量、按疗程服用，每 4 周复查甲状腺激素水平，至症状缓解或血 TH 恢复正常时减量，不可随意减量或停药。②定期检查血常规：甲巯咪唑可致粒细胞减少，一般发生在治疗后的 2～3 个月内，严重者可致粒细胞缺乏症，故服用甲巯咪唑的前 3 个月，每 1～2 周查一次。若用药后出现咽痛或发热，外周血白细胞低于 $3×10^9/L$ 或者中性粒细胞低于 $1.5×10^9/L$ 应停药，并遵医嘱给予促白细胞生成药。③观察有无皮肤瘙痒、团块状严重皮疹。一旦出现，立即停药，以免发生剥脱性皮炎。

**思考题 5**：根据临床资料，请问郁姑娘目前主要存在哪些护理问题？

通过对临床资料的分析，我们认为郁姑娘主要存在以下护理问题：

（1）潜在并发症：甲状腺危象。

（2）营养失调（低于机体需要量）：与基础代谢率增高导致代谢需求大于摄入有关。

（3）组织完整性受损：与浸润性突眼有关。

（4）有受伤的危险：与突眼造成的眼睑不能闭合以致角膜溃疡、感染、甚至失明有关。

（5）体像紊乱：与突眼、甲状腺肿大有关。

（6）应对无效：与体像紊乱、情绪改变有关。

**思考题 6**：请问郁姑娘在饮食方面有哪些需要注意的？

（1）予高热量、高蛋白、高维生素及矿物质丰富的饮食。这是由于患者处于高代谢状况，能量消耗大。主食应足量，可以增加奶类、蛋类、瘦肉等优质蛋白以纠正体内的负氮平衡，多摄取新鲜蔬菜和水果。

（2）鼓励患者多饮水。郁姑娘无心脏疾病史，可嘱其每天饮水 2000～3000ml 以补充出汗、排便、呼吸加快等所丢失的水分。

（3）告知禁止摄入刺激性食物及饮料，如浓茶、咖啡等，以免引起精神兴奋。

（4）嘱减少食物中粗纤维的摄入，以减少排便次数。

（5）忌食含碘丰富的食物，如海带、海鱼、紫菜等；慎食卷心菜、甘蓝等易致甲状腺肿的食物。

**思考题 7：**如何为郁姑娘做好眼部护理？

（1）睡眠或休息时，抬高头部，以减轻球后水肿和眼睛胀痛。

（2）定时滴注眼药水湿润眼睛，避免干燥；睡前涂抗生素眼膏；因郁姑娘眼睑不能闭合，可用无菌纱布或眼罩覆盖双眼。

（3）告诉患者当眼睛有异物感、刺痛或流泪时，勿用手直接揉搓眼睛。

（4）嘱患者外出戴深色眼镜，减少光线、灰尘和异物的侵害。

（5）定期至眼科行角膜检查。如患者主诉疼痛、视力改变等角膜炎、角膜溃疡先兆，立即请眼科医生诊治。

**思考题 8：**甲状腺危象的常见诱因有哪些？出现哪些征象提示发生甲状腺危象？

（1）常见诱因：①应激状态，如感染、手术、放射性碘治疗、严重精神刺激、过度劳累、急性创伤等。②严重躯体疾病，如心力衰竭、低血糖症、败血症、脑卒中、急腹症等。③口服过量 TH 制剂。④甲状腺手术准备不充分使甲亢症状未能很好控制或术中过度挤压甲状腺使甲状腺激素过量释放等。

2-6-1-5　甲状腺危象患者应急预案流程

（2）若原有甲亢症状加重，并出现高热（常在 39℃ 以上）、大汗、心动过速（心率 120 次/min 以上）、恶心呕吐、腹痛腹泻、烦躁不安、谵妄，甚至昏迷，提示甲状腺危象发生。若处理不及时或不当，患者常迅速死亡。死亡原因多为高热虚脱、心力衰竭、肺水肿、严重水和电解质代谢紊乱等。因此，一旦发现危象前兆，需立即报告医生并协助处理。

## 二、模拟练习

任务：情景准备，并通过角色扮演完成患者入院后护理。

角色分配：患者、家属、医生、护士、主席、记录员、观察员。

主要护理项目：卧位安置、生命体征测量、体温单绘制、医嘱处理、病史询问与体格检查、入院宣教、入院护理记录。

第二幕

郁姑娘原本准备停药 1 年以后怀孕，没想到甲亢复发了。在征求了医生建议后，一家人决定选择手术治疗。医生告诉郁姑娘及家人，为保证手术顺利进行和预防术后并发症的发生，暂时还不能马上手术，得先服用一段时间的药物，待甲亢症状得到基本控制后方可进行手术。

## 一、基于问题的学习

**思考题 1：**为什么郁姑娘暂时还不能马上手术，需要先行药物治疗？

手术应激是甲亢患者发生甲状腺危象的常见诱因。因此，通过药物降低基础代谢率是甲亢患者术前准备中不可或缺的重要环节。

本例中，郁姑娘遵医嘱先服用硫脲类药物（甲巯咪唑），复查血清甲状腺激素水平恢复至正常水平，甲亢症状基本控制（患者情绪稳定、睡眠好转、体重增加、脉率小于 90 次/min、基础代谢小于＋20％后,医嘱停用甲巯咪唑,改服碘剂(复方碘化钾溶液)。服碘剂2周后行手术治疗。

**思考题2**:为什么郁姑娘服用硫脲类药物后甲亢症状得到控制了还不能马上手术?

这是由于硫脲类药物能使甲状腺充血肿大,手术时极易发生出血,增加手术的困难和危险;而碘剂能减少甲状腺的血流量,减少腺体充血,使腺体缩小、变硬,因此停用硫脲类药物后,必须服碘剂2周,然后再行手术治疗。

**思考题3**:如何指导患者服用碘剂?

告知患者每日3次口服,第一日每次3滴,第2日每次4滴,依此逐日递增至每次16滴,然后维持此剂量至手术。

由于碘剂可刺激口腔和胃黏膜,引起恶心、呕吐、食欲不振等不良反应,可指导患者于饭后用冷开水稀释后服用,或在用餐时将碘剂滴在馒头或饼干上一同服用。

## 二、模拟练习

2-6-1-6 手术前患者护理流程

**任务**:情景准备,并通过角色扮演完成甲亢患者手术前护理。

**角色分配**:患者、家属、医生、护士、主席、记录员、观察员。

**主要护理项目**:用药指导、测定基础代谢率、手术体位训练、皮内注射、肌内注射。

第三幕

经过一段时间的准备,郁姑娘的基础代谢率降至正常范围。医嘱在全麻下行甲状腺大部切除术。

## 一、基于问题的学习

**思考题1**:请问郁姑娘术后可能出现哪些护理问题?

(1)潜在并发症:呼吸困难和窒息、喉返神经损伤、喉上神经损伤、手足抽搐、甲状腺危象等。

(2)清理呼吸道低效:与咽喉部及气管受刺激、分泌物增多及切口疼痛有关。

(3)疼痛:与手术切口、引流管放置有关。

(4)有感染的危险:与手术创伤有关。

**思考题2**:郁姑娘手术顺利,术后安返病房。术后如何护理?

(1)体位:患者回病房后取平卧位,待其麻醉清醒、血压平稳后取高坡卧位,以利呼吸和引流。指导患者保持头颈部于舒适体位,在变换体位、起身时用手固定后颈部,咳嗽时用手固定切口,以减少震动。避免颈部伸展、扭转等较大幅度的活动,防止出血。

(2)做好急救准备:床旁备无菌气管切开包、拆线包、吸引器、碘伏消毒液、灭菌手套,以备急用。

(3)保持呼吸道通畅:保持引流通畅,注意避免因引流管阻塞导致颈部积血、积液压迫气管而引起呼吸不畅。鼓励和协助患者进行深呼吸和有效咳嗽,必要时行超声雾化吸入,以助痰液及时排出。

(4)遵医嘱予补液、止血等治疗。术后6h开始,嘱患者继续服用碘剂(复方碘化钾溶液),每日3次,从16滴开始,逐日减少1滴,减至5滴,然后维持此剂量至停止此医嘱。

(5)加强巡视和病情观察:倾听患者主诉,术后密切观察患者的生命体征、发音和吞咽状况以及切口、引流情况,加强血钙浓度动态变化的监测,及早发现甲状腺术后常见并发症,并及时通知医生、配合抢救。

(6)引流管护理:告知患者一般引流会持续 48～72h,引流目的是为便于观察切口出血情况和及时引流切口内的积血,预防术后气管受压。此外,护士应定期观察引流是否有效。

(7)饮食指导:麻醉清醒后即可给予少量温或凉水,若无呛咳、误咽等不适,可逐步给予温凉流质饮食,并逐渐过渡到半流质及高热量、高蛋白质和富含维生素的软食,避免食物过热诱发手术部位血管扩张,加重创面渗血。

### 二、模拟练习

任务:情景准备,并通过角色扮演完成甲亢患者手术后护理。

角色分配:患者、家属、医生、护士、主席、记录员、观察员。

主要护理项目:体位安置、生命体征测量、静脉输液、切口护理、引流管护理、健康教育、超声雾化吸入、术后护理记录。

2-6-1-7　手术后患者护理流程

#### 第四幕

术后 7h,患者因服用碘剂呕吐 3 次,伴恶心。随后患者主诉颈部有压迫感及胸闷不适。检查:颈部肿胀,切口渗出鲜血,引流管内血液颜色鲜红,量约 35ml。患者呼吸 25 次/min,血氧饱和度 92%,心率 108 次/min,律齐,血压 156/83mmHg。

### 一、基于问题的学习

**思考题 1:**该病情变化提示什么问题?

根据患者主诉结合查体情况分析,患者可能因恶心、呕吐引起了切口内出血。护理问题:低效型呼吸型态:与切口内出血压迫气管有关。

**思考题 2:**此时该如何处理?

摇平床头,协助患者取平卧位,给予吸氧,并立即剪开缝线,敞开伤口,迅速除去血肿,结扎出血的血管,必要时送手术室作进一步检查、止血等处理。

**思考题 3:**局部处置后,医嘱:甲氧氯普胺注射液 10mg im st。请问该药的作用是什么?

甲氧氯普胺为增强胃动力药,一方面通过阻断延髓催吐化学感受区(CTZ)中的多巴胺(D₂)受体发挥镇吐作用;另一方面通过阻断多巴胺受体,增强胃肠运动,引起从食管至近端小肠的平滑肌运动增强,增加贲门括约肌张力,松弛幽门平滑肌,加速胃的正向排空,起到治疗恶心、呕吐的目的。

### 二、模拟练习

任务:情景准备,并通过角色扮演完成甲状腺术后并发症(窒息)的处理。

角色分配:患者、家属、医生、护士、主席、记录员、观察员。

主要护理项目:生命体征及血氧饱和度监测、卧位安置、吸氧、拆线、肌内注射、护理记录。

2-6-1-8　甲状腺术后患者并发窒息的应急预案

#### 第五幕

经过医护人员的精心治疗和护理,郁姑娘术后恢复良好。其颈部切口Ⅰ/甲愈合,切口拆线,次日出院。

### 一、基于问题的学习

**思考题 1**：拆线后，郁姑娘很开心地对其丈夫说道："这下终于解放了，我的脖子可以正常活动了。"是这样吗？

临床上，的确有很多甲亢术后患者和郁姑娘的想法一样，即以为拆线后颈部就可以正常活动了。事实上，颈部转动幅度过大、次数频繁会导致切口再出血的可能。因此，拆线后务必告诉患者，颈部转动幅度不可过大、次数不可频繁，可小幅度做抬头、左右转颈活动，以避免疤痕挛缩导致功能异常。出院后 1 个月内，不可开车（包括汽车、电瓶车、摩托车等）。

**思考题 2**：郁姑娘的婆婆特别疼爱她，出院前特意咨询了护士："我家小郁出院后是不是还得吃无碘盐？"请问你知道答案吗？

碘是人体制造甲状腺激素的必需原料。人体无法稳定储存体内的碘，必须通过食物中的碘来补充。而我国自然环境中碘的含量无法使人体达到"碘营养充足"的标准，因此，我国采用了全世界通用的食盐加碘法。这是最简便有效改善碘营养状态的方法。

在甲亢患者患病初期，其体内甲状腺激素存在合成、分泌过多的现象，需要食用无碘盐以限制饮食中碘的摄入。但经过药物和手术治疗，患者体内甲状腺激素合成、分泌处于正常状态时，是可以食用加碘盐的。在本例中，责任护士应根据郁姑娘的甲状腺激素水平进行明确告知。

**思考题 3**：甲亢术后门诊随访时间如何安排？

为准确了解甲亢患者术后甲状腺功能恢复程度，术后需要患者定期门诊随访。一般要求术后 1、3、6、12 个月及以后每年门诊复查 1 次，共 3 年。若期间出现心律失常、手足抽搐等症状应及时就医。

2-6-1-9 甲状腺术后颈部功能锻炼操

### 二、模拟练习

**任务**：情景准备，并通过角色扮演完成患者的出院护理。

**角色分配**：患者、家属、医生、护士、主席、记录员、观察员。

**主要护理项目**：医嘱处理、健康教育、出院护理记录、床单位处置及铺备用床。

**【观察与讨论】**

1. 颈部检查包括哪些内容？可采取的检查方法有哪些？触诊甲状腺时，为什么要让患者做吞咽动作？

2. 在模拟练习中，护士问诊条理是否清晰？执行医嘱是否正确？为患者实施的护理措施是否安全、有效？

3. 对患者宣教的内容是否全面？方法、时机是否合适？宣教是否有效？

4. 护理过程中是否体现人文关怀？有无违反无菌原则？操作动作是否规范、娴熟？

**【案例拓展】**

#### 为伊消得人憔悴

王同学，女，18 岁，高考备战中。2 个月前出现明显消瘦，同时有易饥、多食、怕热、多汗及心悸现象，经医生检查诊断为"甲亢"，予抗甲状腺药物治疗。由于王同学学业紧张，时常忘记服药,故病情未见明显好转。4天前着凉后出现发热、咽痛、咳嗽、流清涕,自服感冒药(具体不详)。10h前出现烦躁不安、大汗。在老师陪护下由120急救车送往医院急诊科。

查体:T 39.6℃,P 148次/min,R 26次/min,BP 132/64mmHg。患者烦躁,呼吸急促,大汗淋漓。突眼(一),双侧瞳孔等大等圆,直径约3mm,对光反射存在,口唇、甲床无发绀。咽红,双侧扁桃体无肿大。颈软,气管居中,颈动脉无异常搏动,颈静脉无怒张。甲状腺Ⅲ度肿大,质软,无结节,双侧上极可闻及明显的血管杂音。双肺呼吸音清晰,未闻及干、湿性啰音。心界不大,HR 148次/min,律齐,各瓣膜听诊区未闻及杂音。腹部未见明显异常。生理反射存在,病理反射未引出。

王同学1个月前的甲状腺功能检查显示:FT$_3$、FT$_4$及TRAb明显升高,TSH明显下降。请根据以上案例情景,开展基于问题的学习和模拟练习。

(周　莉　郑云慧)

2-6-1-10 测试

**推荐阅读文献**

[1]中华医学会内分泌分会,中华医学会围产医学分会.妊娠和产后甲状腺疾病诊治指南[J].中华内分泌代谢杂志,2012,28(5):354-444.

[2]Bahn R S. Graves'ophthalmopathy[J]. NEngl J Med,2010,362(8):726-738.

[3]Stagnaro-Green A, Abalovich M, Alexander E, et al. Guidelines of the American Thyroid Association for the diagnosis and management of thyroid disease during pregnancy and postpartum[J]. Thyroid,2011,21(10):1081-1125.

[4]De Groot L, Abalovich M, Alexander EK, et al. Management of thyroid dysfunction during pregnancy and postpartum: an Endocrine Society clinical practice guideline [J]. J Clin Endocrinol Metab,2012,97(8):2543-2565.

# 主题二　糖尿病患者的护理

糖尿病(diabetes mellitus,DM)是在遗传和环境因素长期共同作用下,由于胰岛素分泌绝对或相对不足引起的渐进性糖、蛋白质、脂肪、水和电解质代谢紊乱综合征,其中以高血糖为主要标志。典型临床表现为三多(多饮、多尿、多食)、一少(体重减轻)及皮肤瘙痒。随着病程进展,患者可出现眼、肾、神经、心脏、血管等多系统损害。重症或应激时还可发生酮症酸中毒、高渗高血糖综合征等急性代谢紊乱。

随着人口老龄化及人们生活方式的改变,糖尿病的患病率呈现快速上升趋势,成为继心脑血管疾病、肿瘤之后另一个严重危害人们健康的慢性非传染性疾病。2013年我国慢性病及其危险因素监测显示,18岁及以上人群2型糖尿病患病率为10.4%,已成为全球糖尿病患者最多的国家。更严峻的是,我国约有63%的糖尿病患者未被诊断;而已接受治疗者,糖尿病的控制状况也很不理想。此外,儿童和青少年2型糖尿病的患病率逐年增加。糖尿病已成为严重威胁我国人民健康的公共卫生问题。

2-6-2-1 知
识导图

【知识要点】

1. 熟悉 DM 诊断要点及治疗原则。

2. 掌握血糖正常值,DM 的典型临床表现与观察要点。

3. 掌握口服降糖药的分类、作用机制和使用注意事项。

4. 掌握胰岛素的常用种类、作用时间、注射技术和使用注意事项。

5. 掌握低血糖的症状、处理及预防。

6. 掌握糖尿病酮症酸中毒、高渗高血糖综合征预防、病情观察要点、急救配合与护理。

7. 掌握 DM 患者饮食护理要点。

【临床情境】

## 偏爱甜食的王先生

### 第一幕

**病史**:王先生,55 岁。4 年前因口干、多饮、多尿、多食、消瘦,被医院诊断为"2 型糖尿病",此后一直坚持口服"拜糖平"。但其饮食习惯并未改变,依然想吃啥就吃啥,尤其偏爱甜食。2 天前王先生受凉,出现咳嗽、咳痰,为少量白色黏痰,自服止咳化痰药。次日,出现口渴、多饮、多尿,当日下午 2 时许,王先生自觉人很乏,恶心、呕吐,并伴有头痛、烦躁。其妻迅即将他送往医院。王先生的母亲和大姐均患有糖尿病。

**社会心理状况和日常生活形态**:王先生,汉族,大专文化,企业中层干部,参加城镇职工医疗保险。家庭经济状况好,夫妻关系和睦,育有一女,体健。王先生性格豪爽,爱吸烟、爱喝酒、爱吃甜食,对本病的危害性认识不足。

**体格检查**:T 38.9℃,P 116 次/min,R 28 次/min,BP 110/64mmHg,$SpO_2$ 96%,身高 174cm,体重 56.5kg。患者形体消瘦,意识清,对答切题,双侧瞳孔等大等圆,对光反射灵敏,口唇干裂。呼吸深而快,呼出气体中偶有烂苹果味。听诊双肺呼吸音粗,可闻及少量湿性啰音,HR 116 次/min,律齐,未闻及心脏杂音。腹部(-),四肢肌力正常,足背动脉搏动正常,全身皮肤干燥、无破损。

**实验室及其他检查**:急查:血糖 30.1mmol/L,血酮体 5.31mmol/L,血钾 4.8mmol/L;尿糖(++++),尿酮(++),蛋白(-);血常规示 WBC $14.5×10^9$/L,N 91%;血气分析结果见表 2-6-2-1。肺部 CT 报告:双下肺可见炎性病变。心电图示窦性心动过速,节律规则。眼底检查未见异常。入院次日血生化检查报告:血糖 23.9mmol/L,HbA1c 12.8%,血钾 4.2mmol/L,血钠 135mmol/L,血氯 96mmol/L,BUN 13.9mmol/L,β-羟丁酸 5.1mmol/L,血脂、肝功能及心肌酶谱无异常。

表 2-6-2-1　动脉血气分析(未吸氧)

| 项目 | 结果 | | 正常值 |
|---|---|---|---|
| pH | 7.18 | L | 7.35~7.45 |
| $PaO_2$(mmHg) | 106 | H | 75~100 |
| $PaCO_2$(mmHg) | 13.7 | L | 35~45 |
| BE(mmol/L) | -18.7 | L | -3~3 |
| $HCO_3^-$(mmol/L) | 5.9 | L | 22~26 |

医疗诊断:①2 型糖尿病;②糖尿病酮症酸中毒;③肺部感染。

## 一、基于问题的学习

**思考题 1:**请问王先生入院诊断"糖尿病酮症酸中毒"的依据是什么？

(1)病史特点:患者母亲和大姐有糖尿病史,其本人有糖尿病史 4 年,日常坚持服药,但未能改变不良的生活方式,尤其偏爱甜食。本次发病始于感冒,其后相继出现口渴、多饮、多尿、乏力、恶心呕吐、头痛、烦躁表现,并且呼气中含有烂苹果味。

2-6-2-2 2 型糖尿病发生过程

(2)体格检查:①患者体温升高(38.9℃),双肺呼吸音粗,可闻及少量湿性啰音,提示本次发病与呼吸道感染相关。②患者全身皮肤干燥,呼吸深而快(28次/min),提示患者可能出现了代谢性酸中毒。

2-6-2-3 2 型糖尿病诊断标准

(3)实验室及其他检查:肺部 CT 报告"双下肺可见炎性病变"。急查血常规示白细胞和中性粒细胞升高(WBC $14.5\times10^9$/L,N 91%),血糖(30.1mmol/L)、血酮体(5.31mmol/L)升高,尿糖(++++)和尿酮(++),血液 pH 7.18。以上检查结果进一步提示王先生因肺部感染而诱发糖尿病酮症酸中毒,而次日生化检测中 HbA1c 值的升高(12.8%),说明王先生日常血糖控制不佳,这也是导致其病情加重的一个重要原因。

**思考题 2:**患者入院后,首先应采取哪些护理措施？

王先生因糖尿病合并肺部感染而诱发酮症酸中毒,若病情进一步进展,有出现急性意识障碍(糖尿病酮症酸中毒昏迷)的危险。为预防其发生,首先应落实以下护理措施:

(1)绝对卧床休息,注意保暖和床栏保护。

(2)予心电监护、持续低流量吸氧。

(3)立即开放两条静脉通路,准确执行医嘱:一路用于补液及胰岛素的输入,因为补液是糖尿病酮症酸中毒的首要和关键措施。只有在组织灌注得到改善后,胰岛素的生物效应才能充分发挥。开始 2h 内输入生理盐水 1000～2000ml,随后补液速度根据患者脱水程度、电解质水平、尿量、心肾功能进行调整。另一路先行输注抗生素(若肺部感染得不到及时控制,会影响血糖控制及酸中毒的纠正,形成恶性循环而影响预后)。

(4)密切观察并记录患者的意识、皮肤弹性、生命体征、血氧饱和度、心电图、血糖、电解质、血酮体、动脉血气分析值和 24h 出入量变化,注意倾听患者的主诉。

(5)关注患者的情绪变化,做好针对性的心理护理。待王先生病情稳定后适时开展饮食指导。

**思考题 3:**入院后医嘱:0.9%氯化钠 1000ml＋10%氯化钾 10ml 快速静滴,0.9%氯化钠 50ml＋常规人胰岛素注射液 50U 微泵静脉推注,0.9%氯化钠 100ml＋哌拉西林他唑巴坦钠 4.5g ivgtt q8h,0.9%氯化钠 100ml＋氨溴索针 15mg ivgtt bid,0.9%氯化钠 100ml＋奥美拉唑 40mg ivgtt qd……请问如何配合医生做好胰岛素治疗的护理？

胰岛素具有快速降血糖和抑制酮体生成的作用。其作用机制:①促进脂肪、糖原的合成和贮存;②加速葡萄糖的氧化和酵解;③抑制脂肪、糖原分解和糖异生;④增加脂肪酸和葡萄糖的转运。

本例中,遵医嘱首先予快速静脉滴注 0.9%氯化钠溶液,以利补充体内水分和排出酮体。与此同时用微泵以 0.1U/(kg·h)的速度静脉注入胰岛素(0.9%氯化钠 50ml＋常规人胰岛素注射液 50U),使血糖以 3.9～6.1mmol/(L·h)的速度下降,每 1～2h 监测一次血糖。鉴于王

2-6-2-4 2型
糖尿病治疗
要点

先生血钾为 4.8mmol/L,尿量＞40ml/h,为避免因酸中毒得到纠正及胰岛素应用后,$K^+$ 转入细胞内出现严重低血钾而诱发心律失常,故遵医嘱同步静脉滴注 10％氯化钾液,并密切监测血钾、心率和心电图变化(因为王先生尿素氮升高)。当患者血糖降至 13.9mmol/L 时,遵医嘱改 5％葡萄糖液＋短效胰岛素(按每 2 ～4g 葡萄糖加 1U 胰岛素计算),并以 0.05～0.1U/(kg·h)的速度继续微泵静脉注入,每 2～4h 监测一次血糖。

　　**思考题 4:**假如在补液及胰岛素治疗的过程中,患者出现四肢肌无力、腹胀,提示什么问题? 如何处理? 用药过程中需注意哪些事项?

以上表现提示患者有可能出现低血钾,应立即通知医生,并采集静脉血标本送检。如证实低血钾,应遵医嘱静脉输注或口服氯化钾。

补钾应注意以下事项:①见尿补钾,尿量超过 40ml/h 或 500ml/d 方可补钾;②量不宜过多,依据血清钾水平而定,总量一般不超过 6g/d;③控制补液中钾浓度和滴注速度:浓度不超过 0.3％,滴注勿快,成人一般不超过 40 滴/min;④禁止直接静脉推注;⑤短期内需大量补钾时,予心电监护,定期查血清钾浓度及心电图,如有异常立即告知医生。

2-6-2-5 糖
尿病酮症酸
中毒急救流
程

## 二、模拟练习

　　**任务:**情景准备,并通过角色扮演完成入院护理和糖尿病酮症酸中毒的急救。

　　**角色分配:**患者、家属、医生、护士(甲)、护士(乙)、主席、记录员、观察员。

主要护理项目:卧位安置、生命体征测量、体温单绘制、吸氧、静脉输液、微泵的使用、末梢血糖测定、静脉血标本采集、动脉血标本采集、病史询问与体格检查、心理护理、入院护理记录。

第二幕

经过治疗,患者尿酮体消失,医嘱停静脉滴注胰岛素,改皮下注射胰岛素。中午时分,王先生突发手抖、心慌、出冷汗、四肢无力感,家属急忙按铃呼叫。

## 一、基于问题的学习

　　**思考题 1:**值班护士该如何处理?

迅速评估患者意识,嘱患者平卧,并快速测末梢血糖。本例中,急测患者末梢血糖:3.2mmol/L。

　　**思考题 2:**该病情变化提示什么问题?

根据患者临床表现及末梢血糖值判断,王先生为低血糖反应(注:糖尿病患者血糖水平≤3.9mmol/L 为低血糖)。

　　**思考题 3:**此时值班护士又该如何处理?

本例中,王先生意识清楚,立即指导其进食 15g 葡萄糖,同时通知值班医生。

口服葡萄糖数分钟后,王先生上述症状逐渐消失,生命体征平稳。15min 后复测末梢血糖为 5.9mmol/L。待患者情绪平复后,值班护士又耐心地询问了事情发生的经过。原来,王先生此次低血糖的发生与皮下注射胰岛素后未及时进食午餐有关。考虑到患者还要继续使用胰岛素,值班护士向王先生及家属详细介绍了皮下注射胰岛素的注意事项、低血糖的症状、处理与预防。

**思考题 4:**处理完王先生的事情,值班护士回到护士站,问了实习护士小雷以下几个问题:

(1)糖尿病患者发生低血糖有哪些危害?

低血糖的危害:①对神经系统的危害:低血糖最主要的危害是对中枢神经系统的影响。大脑的能量供应主要来自葡萄糖。脑部不会制造也无法储存葡萄糖,必须依赖血液中的葡萄糖。当低血糖发生时,大脑的识别能力和判断功能下降,其严重程度与低血糖的程度、持续时间有关,严重时可出现低血糖昏迷。昏迷超过 6h 可造成永久性脑损伤甚至死亡。②对血管的危害:低血糖可加速糖尿病患者大血管和微血管病变的进程。若患者伴有较严重的动脉粥样硬化,因低血糖出汗较多使血容量减少,还可诱发急性心肌梗死或脑梗死,尤其是老年人。③其他:低血糖时,体内对抗胰岛素的激素分泌显著升高,因而每次低血糖后血糖升高,血糖的波动增加了治疗的难度。此外,反复发生低血糖会动摇患者对治疗的信心。

(2)如果患者出现低血糖,赶快吃个包子或来碗面条能否快速纠正低血糖?

吃包子或面条确实能给机体供能,但要等它们消化、吸收,过程太慢了。当出现低血糖时,首先应选择能让血糖上升最快的单糖,如果汁、白糖水、能很快嚼碎的糖块等,待症状缓解后可再吃包子、面条等。

(3)如果患者因低血糖出现中枢神经症状,饮用普通的含糖饮料能否快速纠正低血糖?

因低血糖出现中枢神经症状时,不能依靠饮用普通的含糖饮料来纠正低血糖,需立即静脉注射葡萄糖。对大多数患者用 50% 葡萄糖液 20～60ml 可纠正低血糖,约 5～10min 昏迷者通常可苏醒。随后根据患者病情酌情给予 5% 葡萄糖液维持治疗,直至低血糖纠正。

(4)如何正确保存胰岛素?

胰岛素为生物制剂,保存中应避免过冷、过热、阳光直射、剧烈晃动等,否则蛋白质会发生凝固变性而失效。未开封的胰岛素放于 2～8℃冰箱冷藏保存,正在使用的胰岛素可在常温(25～30℃)下保存,一般使用期限不超过 28 天,且不超过保质期(具体参照药品说明书中标注的有效期)。

(5)皮下注射胰岛素应注意哪些事项?

1)准确用药:熟悉各种胰岛素的名称、剂型及作用特点,严格遵医嘱精确剂量按时注射。使用胰岛素笔时,要注意笔和笔芯相互匹配,每次注射前确认笔内是否有足够剂量的胰岛素、药液有无变质等。注射毕须停留 10s 再拔针。

2)注射部位的选择与轮换:皮下注射胰岛素时,应选择皮肤疏松部位,如上臂外侧、大腿外侧、腹部、臀部等。腹部吸收胰岛素最快,其次为上臂、大腿及臀部。如参加运动锻炼时,不要选择大腿、上臂等活动的部位注射胰岛素。注射部位应经常轮换,长期注射同一部位可导致皮下脂肪萎缩或增生、局部硬结。尽量每天同一时间在同一部位注射,并进行腹部、上臂、大腿外侧、臀部的"大轮换";在同一部位注射时,也要进行"小轮换",即每次注射点相距 1cm 以上,选择无硬结的部位;如产生硬结,可热敷,但要避免烫伤。

3)防止感染。注射胰岛素应严格无菌操作,针头应一次性使用。同时教会患者正确废弃注射器材。

4)监测血糖:一般注射胰岛素的患者根据医生给出的方案进行血糖监测,必要时监测血糖 2～4 次/日,如发现血糖波动过大或持续高血糖,应及时告知医生。

5)观察有无胰岛素不良反应:包括低血糖反应、过敏反应、注射部位皮下脂肪萎缩或增生、视物模糊等。

**思考题 5:**当日傍晚,王先生的妻子告诉责任护士:"我家先生以前很开朗的,不知怎么了,

2-6-2-6 胰岛素泵治疗宣教

今天一个下午情绪都很低落,问他也不说。麻烦您帮我做做他的思想工作。"对此,责任护士该采取哪些措施?

王先生的上述情绪可能是抑郁的表现,此种负性情绪对糖尿病的治疗很不利。因为人在抑郁时,皮质醇分泌亢进,大量的皮质醇会降低葡萄糖的利用,促进糖异生,从而使血糖升高更为明显;同时还可通过拮抗胰岛素抑制血糖的利用。因此,做好王先生的心理护理很重要。为此,可采取以下措施:

(1)鼓励患者表达自己的感受,将内心的疑虑、担心倾诉出来,以使心理获得平衡。

(2)向患者提供糖尿病相关信息,纠正患者对糖尿病的错误认识,告知糖尿病并非不治之症,以解除其悲观情绪和精神压力,帮助患者树立战胜疾病的信心,同时教会患者自我放松技巧。

(3)维护患者的自尊和自信:做每项检查和操作前,均给予耐心的解释,并鼓励患者参与到饮食计划等的制订中来。

(4)建议心理科医生会诊,必要时药物干预。

## 二、模拟练习

2-6-2-7 糖尿病患者低血糖反应处理流程

任务:情景准备,并通过角色扮演完成低血糖的应急处理。

角色分配:患者、家属、医生、护士、实习护士、主席、记录员、观察员。

主要护理项目:胰岛素笔的使用、末梢血糖测定、心理疏导、健康教育、护理记录。

### 第三幕

经过一段时间的治疗,王先生病情稳定下来了(空腹血糖 5.9～5.6mmol/L,餐后 2h 血糖 10～8.2mmol/L)。医嘱停皮下注射胰岛素,改口服"拜糖平"。

## 一、基于问题的学习

**思考题 1:**请问拜糖平属于哪一类降糖药? 药物作用机制是什么? 何时服用? 主要不良反应是什么?

拜糖平为 α-葡萄糖苷酶抑制剂。食物中淀粉和蔗糖的吸收需要小肠黏膜上皮细胞表面的 α-葡萄糖苷酶。α-葡萄糖苷酶抑制剂通过抑制这类酶使食物吸收时淀粉转化为葡萄糖的速度减慢,从而使人体胰岛素的分泌量能够承受血糖升高的速度,达到降低餐后高血糖的目的。该药不增加体重,并且有使体重下降的趋势。单独服用不发生低血糖,并可减少餐前反应性低血糖的风险,是 2 型糖尿病的一线药物,尤其适用于空腹血糖正常(或偏高)而餐后血糖明显升高者。

拜糖平服用时间:进餐时服用,与第一口淀粉类食物同时嚼服。该药服用后可见腹胀、排气增多,从小剂量开始,逐渐加量可减少胃肠道不良反应。

**思考题 2:**数日后,医生告诉王先生可以出院了。出院前,责任护士再一次对王先生进行了详细的健康指导,之后打趣道:"以后这'五驾马车'就跟定您了。"请问"五驾马车"中,饮食和运动治疗各有哪些要求?

(1)饮食要求:饮食治疗是糖尿病治疗的基础,预防和控制糖尿病必不可少的措施。其目的是维持理想体重,使血糖、血脂达到或接近正常水平,减缓 B 细胞功能障碍的进展。

1)控制总热量,保持"收支"平衡。首先根据患者性别、年龄、理想体重[身高(cm)－105]、工作性质、生活习惯计算每天所需总热量。成年人每天、每公斤理想体重给予热量:休息状态下 25～30kcal,轻体力劳动 30～35kcal,中度体力劳动 35～40kcal,重体力劳动 40kcal 以上。

2)做到均衡营养,粗细搭配,注意低脂、少油、少糖、少盐。食物组成中,碳水化合物占饮食总热量的 50%～65%;脂肪占总热量的 20%～30%,且饱和脂肪酸不超过 7%;蛋白质占总热量的 15%～20%,并保证优质蛋白质比例超过 1/2。此外,每天摄入适量膳食纤维丰富的食物(膳食纤维 10～14g/1000kcal)。谷薯类、肉类以蒸、煮、炖为主要烹饪方式,也可根据个人习惯清炒、蒸煮。叶菜类、水果类在保证安全卫生的前提下可生吃。

3)少量多餐(3～6 餐/日),定时定量进餐。主食量可按早餐 1/5,午餐和晚餐各 2/5 或早、中、晚各 1/3 分配。

4)其他事项:①告知王先生戒烟限酒。每天的酒精量不可超过 25g,每周饮酒不超过 2 次,避免空腹饮酒。②严格限制各种甜食,如各种食用糖、糖果、饼干、含糖饮料等。可适当摄入非营养性甜味剂,如木糖醇、甜菊片等。当病情稳定(不经常出现高血糖或低血糖的情况),血糖控制在接近正常范围(空腹血糖<7mmol/L,餐后血糖<10.0mmol/L)后,可在两餐间或睡前加食水果,如苹果、橙子、梨等(将水果热量计入每日总热能内,并减去相应主食热量,每天可食用 3～5 种水果,总量不超过 200g)。③每周测量体重 1 次,若体重增加>2kg,应减少饮食总热量。超重/肥胖患者减重的目标是 3～6 个月减轻体重的 5%～10%。消瘦者应通过合理的营养计划达到并长期维持理想的体重。

(2)运动要求:糖尿病患者适度运动有利于减轻体重,提高胰岛素敏感性,改善血糖和血脂代谢,还可促进血液循环,改善心肺功能,减轻压力和紧张情绪。

1)运动疗法的原则:适量、经常性和个体化。运动治疗应在医生指导下进行。运动前要进行心肺功能和运动功能的医学评估,然后根据患者年龄、性别、体力、病情及有无并发症等安排适宜的运动,循序渐进,并长期坚持。

2)运动方式:以有氧运动为主,如快走、练太极拳、骑自行车、球类运动、慢跑、游泳、跳舞等。最佳运动时间是餐后 1h(从进食开始计时),因为此时血糖较高,运动时不易发生低血糖反应。

3)运动量:采用中等强度的有氧运动。合适的运动强度为活动时患者的心率达到个体 60%的最大耗氧量(心率＝170－年龄,自我感觉周身发热、出汗,但不是大汗淋漓,呼吸、心跳加快但不急促)。活动时间为每周至少 150min,每次 30～40min,且最好每天定时活动。

4)其他事项:①运动前后重视血糖监测。当空腹血糖>16.7mmol/L 时要减少运动,增加休息;运动不宜在空腹时进行,血糖<5.6mmol/L 时应适当进食后运动。如尿中出现酮体,禁止运动。②运动时随身携带应急食品,如几块糖或饼干、半瓶含糖果汁;穿宽松衣裤、柔软棉线袜、合脚运动鞋及必要的防护用具,避免出现运动伤害。切记不要赤脚走"石子健康路"。③运动中注意饮水,如出现心慌、乏力、头晕、胸闷、出虚汗等低血糖症状,立即原地休息并进食,若仍不缓解,及时就医。④建议结伴出行,告知同伴低血糖的处理措施。⑤运动结束后仔细检查双脚,若发现红肿、水疱等应及时请专业人员处理。⑥注意运动后的感觉,若出现持续性疲劳、运动当日失眠、运动后持续性关节酸痛等不适,表示运动量过大,测血糖,以便调整运动强度。

**思考题 3:** 待责任护士说完,王先生的妻子又问了责任护士以下几个问题:

(1)听我同学说,得了糖尿病不可以喝粥,是这样吗?

这是由于粥比其他主食更容易消化,导致人体血糖出现较大的波动。因此,我们不建议糖尿病患者喝粥,若实在想喝可选择杂粮粥,并且喝粥后进行适量运动。

(2)我家先生爱吃零食,尤其偏爱甜食。以后帮他买无糖食品,可不可以?

无糖食品虽然将食品中的蔗糖替换为甜味剂,但为保证口感,会在食品中加入一定的油脂。另外,无糖食品中碳水化合物含量与正常同类食品相同,有的甚至大于正常主食。以无糖沙琪玛为例,同等质量下,无糖沙琪玛的热量约是馒头的两倍。因此,糖尿病患者不可以常吃无糖食品。

(3)我家先生还爱抽烟。抽烟不利于血糖下降,对吧?

这是对的。研究发现,烟中的尼古丁会使人交感神经兴奋,儿茶酚胺增多,而儿茶酚胺有减弱人体胰岛素的作用,不利于血糖下降。另外,吸烟可引起糖尿病患者血管内皮功能障碍,导致大血管及微血管并发症。

2型糖尿病患者戒烟有助于改善代谢指标,降低糖尿病肾病、视网膜病变、糖尿病足等慢性并发症的发生。

(4)我家先生一般需要多久去医院检查?

每3~6个月复查HbA1c,每6~12个月监测1次血脂(目前王先生血脂正常)。每年全面体检1~2次(包括眼底检查、肾功能及心血管状况等),以便尽早防治慢性并发症。

此外,日常进行自我监测空腹、餐后2h血糖、体质指数,识别低血糖反应和酮症酸中毒(血糖<3.9mmol/L提示低血糖;>16.7mmol/L时警惕酮症),发现异常症状应及时就医。

**思考题4:**出院前,责任护士再三叮嘱王先生:务必坚持治疗,争取将血糖、血脂、血压、体重控制在理想范围。你知道我国2型糖尿病的控制目标吗?

我国2型糖尿病防治指南(2017)提出了具体控制标准,见表2-6-2-2。

表2-6-2-2 中国2型糖尿病综合控制目标

| 指 标 | 目标值 |
|---|---|
| 毛细血管血糖(mmol/L) | |
| 空腹 | 4.4~7.0 |
| 非空腹 | <10.0 |
| 糖化血红蛋白(%) | <7.0 |
| 血压(mmHg) | <130/80 |
| 总胆固醇(mmol/L) | <4.5 |
| 高密度脂蛋白胆固醇(mmol/L) | |
| 男性 | >1.0 |
| 女性 | >1.3 |
| 甘油三酯(mmol/L) | <1.7 |
| 低密度脂蛋白胆固醇(mmol/L) | |
| 未合并冠心病 | <2.6 |
| 合并冠心病 | <1.8 |
| 体质指数(kg/m²) | <24 |

摘自:中华医学会糖尿病学分会.中国2型糖尿病防治指南(2017)

## 二、模拟练习

任务:情景准备,并通过角色扮演完成出院护理。

角色分配:患者、家属、医生、办公护士、责任护士、主席、记录员、观察员。

主要护理项目:执行出院医嘱、健康教育、末梢血糖测试法、出院护理记录、床单位的处理。

2-6-2-8　糖尿病饮食宣教

### 【观察与讨论】

1.该患者入院评估的重点内容是什么?在模拟练习中,护士问诊条理是否清晰?用词是否准确?

2.护士执行医嘱是否正确?用药期间是否及时观察药物的疗效及不良反应?为患者实施的护理措施是否安全、有效?病情变化时是否及时采取有效的应对措施?护理记录书写是否完整、重点突出?

3.对患者宣教的内容是否全面?方法、时机是否合适?宣教是否有效?

4.护理过程中是否体现人文关怀?有无违反无菌原则?操作动作是否规范、娴熟?

### 【案例拓展】

## 家庭聚餐后

周同学,男,14 岁,住校生。最近 1 个月来,小周常常感到口干,每日饮水量约 3000~4000ml,小便次数也较前明显增多,夜尿 3~4 次/晚,无尿急、尿痛和排尿不尽感。由于没有特别不舒服的感觉,吃得下、睡得着,小周没太在意,也没有告诉爸爸妈妈。1 天前,小周周末回家,爸妈见孩子瘦了好多,想着可能是学校吃少了,就约了小周的爷爷奶奶和外公外婆一起去饭店聚餐。席间,大家不断给小周夹菜、倒饮料,希望他能多吃点。到了晚上 8 时,小周突然出现恶心、呕吐,呕吐物为胃内容物,无腹痛、腹泻,无发热。爸妈迅速带他前往医院就诊。

查体:T 36.7℃,P 108 次/min,R 26 次/min,BP 92/70mmHg。身高 170 cm,体重 49 kg,神志清楚,眼窝稍凹陷,皮肤干燥,弹性较差,浅表淋巴结未触及肿大。巩膜无黄染,甲状腺无肿大。呼吸深快,双肺呼吸音清晰,未闻及干、湿性啰音。心界不大,HR 108 次/min,律齐,各瓣膜听诊区未闻及杂音。腹平软,无压痛,肝脾肋下未触及。双下肢无水肿。

实验室检查:血常规示 WBC $8.2×10^9$/L,分类正常,Hb 131g/L,PLT $210×10^9$/L。尿常规示尿糖(+++),酮体(++),蛋白(-)。血生化检测:随机血糖 20.8mmol/L,$Na^+$ 122.5mmol/L,$Cl^-$ 82.6mmol/L,$K^+$ 4.6mmol/L。动脉血气分析报告:pH 7.095,$PaO_2$ 112 mmHg,$PaCO_2$ 12.8mmHg,BE-23.8mmol/L,$HCO_3^-$ 10.0mmol/L。

请根据以上案例情景,开展基于问题的学习和模拟练习。

(章美琪　郑云慧)

2-6-2-9　测试

 **推荐阅读文献**

[1]纪立农,郭晓蕙.中国糖尿病药物注射技术指南(2016 年版)[J].中华糖尿病杂志,2017,2(9):79-101.

［2］中华医学会糖尿病学分会.中国 2 型糖尿病防治指南（2017 年版）［J］.中华糖尿病杂志,2018,10(1):4-67.

［3］http://csca.chinastroke.net/

［4］http://cnstroke.com/

# 主题三　骨质疏松症患者的护理

　　骨质疏松症(osteoporosis,OP)是一种以骨量降低和骨组织微结构破坏为特征,导致骨骼脆性增加和易于发生骨折的代谢性疾病。其典型临床表现为骨痛、肌无力、脊柱变形及发生脆性骨折。很多患者早期常无明显的症状,往往在骨折发生后经 X 线或骨密度测量时才发现得了骨质疏松症,因此该病也被称为"寂静之病"。

　　OP 已成为全球性公共健康问题。各年龄段均可发病,但常见于老年人,尤其是绝经后的女性。影响本病预后的主要因素是骨折后相关并发症。因此,早期诊断,早期治疗,预防骨折至关重要。

2-6-3-1　知
识导图

## 【知识要点】

　　1.熟悉 OP 的病因、分类、临床特点以及预防措施。

　　2.熟悉 OP 的诊断要点、治疗原则及常用药物。

　　3.掌握 OP 患者的主要护理问题、用药护理及预防 OP 患者骨折的措施。

## 【临床情境】

### 腰酸背痛只因年纪大?

第一幕

　　**病史:**孙阿姨,66 岁。4 年前开始出现腰背酸痛,自以为年纪大了,没在意。1 年前,她感觉自己个儿变矮了,腰背痛症状较前加剧伴双下肢疼痛,久立、久坐及行走时疼痛更明显,休息后也未能缓解,诊断"骨质疏松症,胸 11 椎体压缩性骨折",经椎体成形术及口服利塞膦酸钠、碳酸钙 $D_3$ 后疼痛症状逐渐缓解。出院后,因自我感觉不错,孙阿姨便自行停了药物。3 天前,孙阿姨将 1 袋 10 斤的大米从一楼拿到三楼的家中,放下大米后发觉腰直不起来了,腰痛症状再度出现且较前明显加剧。孙阿姨在家人陪伴下来我院就诊。

　　**社会心理状况和日常生活形态:**孙阿姨,汉族,农民,小学文化,参加城乡居民医疗保险。丧偶,育有一儿一女,42 岁绝经。孙阿姨性格内向,无烟酒嗜好,喜高盐饮食。对本病知识了解甚少,重视度也不够(未经医生同意自行停药)。最近数日因腰背痛夜间睡眠不佳(失眠)。

　　**体格检查:**T 37.2℃,P 81 次/min,R 18 次/min,BP 138/82mmHg,身高 164cm,体重 46kg。驼背,行走缓慢。全身浅表淋巴结未及肿大,颈静脉无怒张。双肺呼吸音清,未闻及干、湿性啰音。心律齐,未闻及杂音。腹部体征(一)。$L_{1-4}$ 椎体处压痛(＋),四肢肌力 Ⅴ 级,肌张力正常。

　　**实验室及其他检查:**血、尿常规,肝、肾功能,血糖及甲状腺系列检查均正常。血钙 2.05mmol/L,血沉 20mm/h,N-端骨钙素 5.86ng/ml,25-羟维生素 D 20.3ng/ml。双能 X 线吸收测定法(DXA)正位脊柱 T 值＝－3.7SD。MRI 显示:腰 2 椎体压缩性骨折,邻近椎体骨髓水肿。

医疗诊断:①骨质疏松症;②腰 2 椎体压缩性骨折。

## 一、基于问题的学习

**思考题 1**:医生为什么给孙阿姨做骨密度测量?

骨密度测量是临床诊断骨质疏松症、预测骨质疏松性骨折风险、监测自然病程及评价药物干预疗效的最佳定量标准。孙阿姨年龄>65 岁(66 岁),绝经时间较早(42 岁),有骨质疏松症和脆性骨折史(胸 11 椎体压缩性骨折),3 天前又因负重再次出现腰痛加剧,故进行骨密度测量。目前临床常用双能 X 线吸收骨密度测定法。

2-6-3-2　骨质疏松症发生过程

**思考题 2**:请根据孙阿姨的临床资料,对其病情进行评估。

本例中,孙阿姨有腰背痛、驼背和骨折病史;实验室检查显示血钙(2.05mmol/L)、N-端骨钙素(5.86ng/ml)、25-羟维生素 D(20.3ng/ml)均下降;DXA 正位脊柱 T 值为−3.7SD,低于同性别峰值量的 2.5 个标准差以上。加之先后发生两处自发性骨折(1 年前胸 11 椎体压缩性骨折和此次腰 2 椎体压缩性骨折),提示孙阿姨患有严重的骨质疏松症。因此,住院期间应加强对患者及家属防跌倒知识和技能的宣教,增强预防跌倒的意识及能力。

2-6-3-3　骨质疏松症诊断标准

**思考题 3**:为什么骨质疏松症患者会反复出现疼痛?哪些情况下疼痛会加重?

骨质疏松性疼痛的原因是由于骨吸收增加,在吸收过程中骨小梁破坏、消失以及骨膜下皮质骨吸收,这些均可引起疼痛。疼痛多在清晨睡醒时加重或久坐不动后稍一活动即出现,而在充分活动后,疼痛可缓解。如果负荷过重过久,症状又复加重。另外,肌肉劳损也是引起疼痛的原因。由于骨质疏松后骨的负载能力减退,各种活动以及负荷常过多依赖肌肉,肌肉过度活动后即可出现痉挛和劳损,从而诱发或加重疼痛症状。

**思考题 4**:入院后医嘱:骨化三醇软胶丸 0.25μg po bid,骨肽注射液 75mg ivgtt qd,锝($^{99}$Tc)亚甲基二膦酸盐针 10mg ivgtt qd……请分析上述药物的药理作用。

(1)骨化三醇软胶丸:是维生素 D$_3$ 的最重要活性代谢产物之一,其主要生理作用是促进肠道对钙的吸收,升高血钙和血磷,有利于骨形成,适用于绝经后骨质疏松症。

2-6-3-4　骨质疏松症治疗要点

(2)骨肽注射液:本品含有多种骨代谢的活性肽类,具有调节骨代谢,刺激成骨细胞增殖,促进新骨形成以及调节钙、磷代谢,增加骨钙沉积的作用。用于促进骨折愈合和改善骨质疏松的症状。

(3)锝($^{99}$Tc)亚甲基二膦酸盐(云克):为我国拥有自主知识产权的药品,其中 $^{99}$Tc 是一种特殊的不具放射性的同位素,临床主要用于骨科疾病及自身免疫性疾病。由于云克对骨生成区、带有炎症的骨关节具有良好的靶向性,当其被骨关节吸收后,能够通过消炎、镇痛作用改善临床症状,同时不具有非甾体镇痛药和激素类药物的不良反应。另外,该药还具有破骨修复作用。

**思考题 5**:孙阿姨当前主要护理问题有哪些?

(1)有受伤的危险:与骨质疏松症导致骨骼脆性增加有关。

(2)疼痛(骨痛):与骨质疏松症有关。

(3)躯体活动障碍:与骨骼变化引起活动范围受限有关。

(4)营养失调(低于机体需要量):与饮食中钙、维生素 D 等的摄入不足有关。

（5）睡眠型态紊乱（失眠）：与腰背痛有关。

（6）知识缺乏：缺乏骨质疏松症相关知识。

**思考题 6：**针对孙阿姨存在的健康问题，重点应采取哪些护理措施？

目前，孙阿姨最主要的护理问题是疼痛和有受伤的危险，重点应围绕此问题实施护理。

（1）卧硬板床，定时轴式翻身。仰卧时可在骨折部位加枕垫，使脊柱过伸，以使骨折部位获得一定程度的复位。

（2）遵医嘱用药，定期复查骨标志物，观察药物疗效及不良反应。

（3）疼痛护理：采用视觉模拟评分法（此法老年人容易掌握）正确评估患者的疼痛程度。除了遵医嘱使用镇痛药外，疼痛部位可采用物理疗法。另外，佩戴腰围，以限制脊椎的活动度和给予脊柱支持，减轻疼痛。

（4）预防跌倒：保持病房环境安全，灯光明暗适宜和地面干燥，常用物品放在易取处，床头悬挂防跌倒警示标识并班班交接。嘱患者改变姿势时动作应缓慢，离床活动时穿防滑鞋，且有人陪同，必要时使用手杖或助行器。睡觉时将床栏拉起，加强巡视。在洗漱、用餐、如厕时段，应加强对意外的预防。由于孙阿姨属跌倒高危人群，需要特别加强对其本人及家属防跌倒的健康宣教，并评估陪护者的能力，督促落实好陪护工作。

（5）饮食护理：指导患者加强营养，保持膳食均衡。嘱孙阿姨调整饮食习惯，减少食盐摄入量，因为高盐饮食是引起骨质疏松症的危险因素。补充足够的蛋白质，但动物蛋白不宜过多，可多进食大豆等富含异黄酮的食物。适当增加含钙丰富食物的摄入，如乳制品、海产品等。增加富含维生素 D、维生素 A、维生素 C 的食物，以利钙的吸收。

（6）适时开展疾病知识的宣传，注意患者的心理反应，尽量减少对患者康复不利的心理因素。

## 二、模拟练习

**任务：**情景准备，并通过角色扮演完成患者入院后护理。

**角色分配：**患者、家属、医生、护士（甲）、护士（乙）、主席、观察员、记录员。

**主要护理项目：**卧位安置、生命体征测量、体温单绘制、病史询问与体格检查、长期医嘱的处理、静脉输液、口服给药、疼痛评估、跌倒预防宣教。

第二幕

住院次日夜间，孙阿姨如厕时因不愿意打扰他人，自行下地，不小心跌倒。意识清醒，无外伤、出血。

## 一、基于问题的学习

**思考题 1：**当发现患者跌倒后，该如何紧急处置？

老年人跌倒后，不要急于扶起。

（1）立即评估意识，测量血压、脉搏、呼吸，必要时查看瞳孔，同时安慰患者。

（2）检查确认伤情，汇报医生：①询问孙阿姨跌倒情况及对跌倒过程是否有记忆；②询问有无不适，如出现剧烈头痛或口角歪斜、言语不利、手脚无力等，提示可能为脑卒中，处理过程中避免加重脑出血或脑缺血；③检查有无骨折，如有无肢体疼痛、畸形、关节异常、感觉异常等。

（3）如病情允许，将患者移至床上。如患者试图自行站起，可协助其缓慢起立，坐位或卧床休息,确认无碍后方可放手,并继续观察。

(4)查找跌倒原因,进一步做好防范措施。

**思考题 2**:经检查,孙阿姨因跌倒致胫骨骨折,予手术切开复位内固定。术后主要护理问题是什么? 如何护理?

(1)术后主要护理问题:①有周围神经血管功能障碍的危险:与骨折固定不当有关。②潜在并发症:肌萎缩、深静脉血栓形成等。

(2)护理措施:①支持并保护患肢。维持患肢良好的血液循环,防止并发骨筋膜室综合征。注意观察患肢皮肤颜色、温度、有无肿胀及足背动脉搏动情况。若患肢出现剧痛或足部皮肤苍白、发凉、麻木,被动伸趾疼痛,足背动脉减弱或消失等缺血表现,应立即通知医生。②合理功能锻炼。伤后早期进行股四头肌的等长舒缩练习和髌骨的被动活动,同时活动足部及趾间关节,以促进静脉回流,防止肌萎缩、关节僵硬和深静脉血栓形成。

## 二、模拟练习

**任务**:情景准备,并通过角色扮演完成骨质疏松症患者跌倒后紧急处理。

**角色分配**:患者、家属、医生、护士、主席、记录员、观察员。

**主要护理项目**:跌倒后紧急处理、术前准备、术后病情观察与功能锻炼指导。

2-6-3-5　骨质疏松症患者院内跌倒应急预案流程

### 第三幕

孙阿姨术后恢复良好,骨痛症状亦明显改善。医生告诉孙阿姨,再观察数日就可以出院了。出院所带药物:利塞膦酸钠、碳酸钙 $D_3$。

## 一、基于问题的学习

**思考题 1**:何谓脆性骨折? 如何评价骨质疏松症治疗效果?

脆性骨折指的是站立或低于身高的高度摔倒或手提 2.5~5kg 重物导致的骨折。

骨质疏松症治疗效果评价指标:①骨痛减轻,体力增强,关节功能改善;②骨密度增加(3~6 个月为一复查周期);③骨标志物改变(1~3 个月检测一次)。

**思考题 2**:孙阿姨对自己未来的生活很是担忧。责任护士该如何开展健康教育?

(1)告知患者骨质疏松症是一种与人们生活方式、环境密切相关的慢性疾病。改变生活方式和饮食习惯对骨质疏松症的后续治疗有重要作用。

(2)日常生活指导:告知减少食盐摄入量,注意均衡饮食,保持合适的体重。孙阿姨标准体重应为 54.4kg[(164-100)×0.85],与标准体重比较,孙阿姨减少了 15.44%[(当前体重-标准体重)/标准体重],为消瘦,故应指导其补充足够的蛋白质,增加富含维生素和钙的饮食,但动物蛋白不宜过多。每天日照时间不低于 30min,日照方式选择阳光直射。坚持低强度运动(如散步),千万不可因为怕骨折而不敢多活动。因为运动可改善骨骼的血液循环,增强骨密度,特别是在户外阳光下活动,还可增强维生素 D 的合成与吸收,进而促进钙在体内的吸收与利用。

(3)安全指导:告知日常不弯腰,不取跪坐姿势,定期进行骨标志物和骨密度检查。告知防跌倒的各种措施(入院已指导,可请患者回答),以减少骨折风险。如已发生骨折,建议积极手术,因为保守治疗病程长,可增加压疮、肺部感染、血栓栓塞、肌肉萎缩等危险,同时加重失用性骨质疏松。

（4）用药指导。避免使用致 OP 的药物，遵医嘱用药。嘱碳酸钙 $D_3$ 在进食时服用，但不可和绿色蔬菜一起服用，以免形成钙螯合物而减少钙的吸收；服药期间增加饮水量，以增加尿量，预防泌尿系结石。利塞膦酸钠应晨起空腹服用，同时饮清水 $200\sim300ml$，服药后半小时内不能进食或喝饮料，也不能平躺，应采取立位或坐位，以减轻对食管的刺激；另外，不可咀嚼或吮吸药片，以防发生口咽部溃疡；如果出现咽下困难、吞咽痛或胸骨后疼痛，警惕可能发生食管炎、食管溃疡和食管糜烂等情况，应立即停药并就诊。

**思考题 3：**孙阿姨问责任护士："听朋友说多喝骨头汤能有效防止骨质疏松。出院后我是不是可以多喝些骨头汤？"对此，该如何告知？

可告知孙阿姨，其实这是一种误解。动物骨头里虽然含钙，但是很难溶于水。一碗骨头汤的钙含量大约为 $10mg$，而一碗牛奶的钙含量却有 $200mg$。另外，骨头汤溶解了大量骨内脂肪，对老年人而言，经常食用骨头汤可引起高脂血症。所以，喝骨头汤补钙的说法并不科学，不如喝牛奶，每天喝 $250\sim500ml$ 牛奶，就能够保证基本钙量的补充。

**思考题 4：**亲眼目睹了母亲患病后的痛苦，孙阿姨女儿咨询护士：有没有简单的骨质疏松自我筛查工具？

可向患者家属推荐骨质疏松症 1min 测试题（详见左侧二维码）或亚洲人骨质疏松自我筛查工具（Osteoporosis Self-assessment Tool for Asians，OSTA）。依据 OSTA 指数判断风险级别，高风险者建议到医院进一步检查。

2-6-3-6　骨质疏松症风险 1min 测试题

OSTA 指数＝（体重－年龄）×0.2。若 OSTA 指数＞－1，为低风险；－1～－4，为中风险；＜－4 为高风险。

## 二、模拟练习

任务：情景准备，并通过角色扮演完成出院护理。

**角色分配：**患者、家属、医生、护士、主席、记录员、观察员。

**主要护理项目：**医嘱处理、健康教育、出院护理记录、床单位的处理。

**【观察与讨论】**

1.在模拟练习中，护士入院评估的内容是否完整？问诊条理是否清晰？用词是否准确？该患者体格检查时应重点查什么？

2.护士执行医嘱是否正确？为患者实施的护理措施是否安全、有效？有无及时评估病情变化？

3.对患者宣教的内容是否全面？方法、时机是否合适？宣教是否有效？

4.护理过程中是否体现人文关怀？有无违反无菌原则？操作动作是否规范、娴熟？

**【案例拓展】**

### 三个喷嚏后……

张奶奶，76 岁，退休工人。5 年前负重后出现腰痛，伴活动受限，诊断"骨质疏松症、胸 12 椎体骨折"，经手术及口服阿仑膦酸钠片、阿法骨化醇软胶囊等后腰痛逐渐缓解。此后张奶奶便经常待在家中，不爱出门活动。近 2 年张奶奶腰痛时有发生，驼背症状也越来越明显，身高较前矮了 8cm。今晨起床，张奶奶连打三个喷嚏，此后便直呼腰痛，说腰好像断了。一挪步，右腿不小心又撞到了桌角，髋部突然一阵钻心的疼痛袭来。家人迅速将其送往医院。

入院检查：体温 36.9℃，脉搏 92 次/min，呼吸 22 次/min，血压 148/92mmHg，身高152cm，体重 40kg。双肺呼吸音粗，未闻及干、湿性啰音。心律齐，未闻及杂音。腹平软，无压痛，肝脾肋下未及，移动性浊音阴性，双肾无叩痛，腰椎及髋部压痛（＋）。

实验室和其他检查：血钙 2.1mmol/L，血沉 18mm/h，N-端骨钙素 5.26ng/ml。CT 显示：腰 1 椎体压缩性骨折，右股骨颈骨折。

请根据以上案例情景，开展基于问题的学习和模拟练习。

（吕　慧　郑云慧）

2-6-3-7 测试

 **推荐阅读文献**

［1］罗健，徐玉兰.风湿免疫科临床护理思维与实践［M］.北京：人民卫生出版社，2014.

［2］Camacho PM, Petak SM, Binkley N, et al. American Association of Clinical Endocrinologists and American College of Endocrinology clinical practice guidelines for the diagnosis and treatment of postmenopausal osteoporosis［J］. Endocr Pract, 2016, 22（Suppl 4）：1-42.

［3］时秋宽，石婧，孟丽，等.2008—2013 年中华系列杂志老年人骨质疏松文献分布和现状分析［J］.中华老年医学杂志，2015，34（4）：448-451.

［4］North American Menopause Society. The 2012 hormone therapy position statement of the North American Menopause Society［J］. Menopause, 2012, 19（3）：257-271.

［5］任惠珠，郑妙艳，单春艳，等.老年女性 2 型糖尿病患者睡眠障碍与骨质疏松症的关系［J］.中华医学杂志，2015，95（28）：2253-2257.

第七章

# 风湿性疾病患者的护理

风湿性疾病泛指病变累及骨、关节及其周围软组织(如肌肉、滑膜、肌腱、筋膜、神经等)的一组疾病。其主要表现为关节疼痛、肿胀、活动功能障碍,部分患者可出现脏器功能衰竭。本病属自身免疫性疾病,病因复杂,主要与感染、免疫、代谢、内分泌、地理环境、遗传、退行性变、肿瘤等因素有关,但机制未明。近年来随着链球菌感染的有效控制,与之相关的风湿热明显减少,但因人口老龄化及环境变化等,骨关节炎、痛风性关节炎、类风湿关节炎、强直性脊柱炎等的患病率日渐上升。本组疾病多呈现发作与缓解相交替的慢性病程,并逐渐累及多个器官和系统,只有早期诊断、合理治疗与防护才能改善患者的预后。

## 主题一 类风湿关节炎患者的护理

类风湿关节炎(rheumatoid arthritis,RA)是以侵蚀性、对称性多关节炎为主要临床表现的慢性、全身性自身免疫性疾病,多数缓慢隐匿起病,确切发病机制至今未明。可见于任何年龄,其中80%发病于35~50岁,女性患者约为男性的3倍。我国人群RA患病率为0.32%~0.36%。

RA是造成人类丧失劳动力和致残的主要原因之一,但近年来随着人们对RA认识的加深和以TNF-α拮抗药为代表的生物制剂的出现,RA的预后明显改善,经积极规范治疗,80%以上的RA患者可达到病情缓解,仅少数患者最终致残影响生活质量。不过,迄今RA尚不能有效根治。

2-7-1-1 知识导图

【知识要点】
1.熟悉RA的诊断要点、治疗原则及常用药物。
2.掌握RA关节表现及免疫学指标。
3.掌握晨僵的原因、预防及护理。
4.掌握RA的护理要点及失用综合征的预防。

【临床情境】

### 来自关节的困扰

第一幕

**病史**:贺女士,55岁。6年前不明原因出现双侧手指关节肿胀、疼痛,伴晨僵,休息了一段时间后症状缓解,未去医院诊治。此后,关节肿痛反复发生,并逐渐累及双腕、双肘、双肩和双膝关节。其间去过多家医院就诊,间断服用药物治疗(具体药名记不清),症状时有时无。半个月前因受凉出现发热、咳嗽,自行口服止咳、消炎药。近1周来自觉乏力伴阵发性干咳,四肢多关节肿痛加重,尤以双手近端指间关节(PIP)、双腕关节、双肩关节、左膝关节明显,晨僵时间达 1h 以上。贺女士既往无高血压、糖尿病及心、肝、肾疾病史,无药物过敏史。父母已故,生前无类似疾病史。

**社会心理状况和日常生活形态**:贺女士,汉族,小学文化,农民,长期种植蘑菇。已婚,育有一儿一女,家庭和睦。参加城乡居民医疗保险,无经济负担。无烟酒等不良嗜好。性格外向,大大咧咧,服药依从性差。

**体格检查**:T 37.0℃,P 98 次/min,R 20 次/min,BP 130/78mmHg,意识清,自主体位,轻度贫血貌。双肺呼吸音粗,未闻及干、湿性啰音;心律齐,未闻及病理性杂音。腹软,无压痛、反跳痛。双手 PIP 2～5、双腕、双肘、双肩及双膝关节压痛(＋),双手 PIP 2～3、右肘关节伸面可见类风湿结节,大小不一,最大的约 6mm,质硬,无压痛。

**实验室和其他检查**:血常规示 WBC $10.4 \times 10^9$/L,Hb 108g/L,PLT $336 \times 10^9$/L,血沉(ESR)22mm/h,超敏 C 反应蛋白(CRP)14mg/L,类风湿因子(RF)205.3IU/ml,抗环瓜氨酸肽(CCP)抗体 93.3U/ml,补体 C4 0.53g/L。双手正位片示双手、腕关节改变符合类风湿关节炎表现(图 2-7-1-1);双膝正位片见左膝关节髌上囊积液,滑膜增厚。肺部 CT 示两肺间质性肺炎(图 2-7-1-2)。心电图示窦性心律,规则。

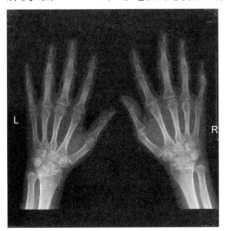

图 2-7-1-1 手部 X 线

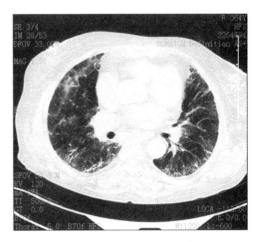

图 2-7-1-2 肺 CT

医疗诊断:①类风湿关节炎(活动期);②间质性肺炎;③慢性病性贫血。

## 一、基于问题的学习

2-7-1-2 类
风湿关节炎
发生过程

**思考题 1**:类风湿因子阳性即为类风湿关节炎,此话正确吗?

类风湿因子是类风湿关节炎诊断中一个重要的血清学指标,其滴度一般与类风湿关节炎的活动性和严重性成比例。很多类风湿关节炎患者可以出现类风湿因子阳性,但两者之间不能画等号,即不能仅凭类风湿因子阳性就诊断类风湿关节炎,在感染、病毒性肝炎(乙肝、丙肝)、肿瘤患者和一部分正常老年人中也可见到类风湿因子阳性;同样,类风湿因子阴性也不能排除类风湿关节炎的诊断。诊断类风湿关节炎需要根据患者的临床症状、体征和各项指标综合判断。

**思考题 2**:贺女士被诊断"类风湿关节炎(活动期)"的依据是什么?

(1)病史特点:中年女性。四肢反复出现对称性多关节(双手近端指间关节 2～5、双腕共

10 个小关节及双肘、双肩、双膝共 6 个大关节)肿胀、疼痛、晨僵,加重 1 周伴乏力、阵发性干咳。

(2)体格检查:双手 PIP 2～5、双腕、双肘、双肩及双膝关节压痛(＋),右肘关节伸面、双手 PIP 2～3 可见类风湿结节,大小不一,最大的约 6mm,质硬,无压痛。轻度贫血貌。

(3)实验室检查:Hb↓(108g/L),ESR↑(22mm/h),CRP↑(14mg/L),RF↑(205.3IU/ml),抗环瓜氨酸肽(CCP)抗体阳性(93.3U/ml)。其中,RF 和抗 CCP 阳性,有助于确诊;ESR 和 CRP↑,提示疾病处于活动期。

(4)影像学检查:双手正位片报告提示双手、腕关节改变符合类风湿关节炎表现。双膝正位片示左膝关节髌上囊积液,滑膜增厚。肺部 CT 示两肺间质性肺炎。以上提示除了多关节受累外,本病已累及呼吸系统。

**思考题 3**:入院后医嘱:甲氨蝶呤 7.5mg po qw,艾拉莫德 25mg po bid……请分析甲氨蝶呤的作用机制及其使用注意事项。

甲氨蝶呤为首选的 DMARDs,并可作为联合治疗的基本药物。该药通过对二氢叶酸还原酶强大而持久的抑制起到干扰蛋白质的合成,改善和延缓 RA 患者病情进展的作用,同时该药具有抗炎作用。每周顿服,4～6 周起效,可有效缓解类风湿关节炎患者的症状。

骨髓抑制为该药最突出的不良反应,可致白细胞、血小板减少;长期大量用药可致肝、肾功能损害。因此,用药期间应定期检测血常规及肝、肾功能等。

**思考题 4**:请问贺女士目前主要存在哪些护理问题?

通过对临床资料的分析,我们认为贺女士主要存在以下护理问题:

(1)疼痛(慢性关节疼痛):与关节炎性反应有关。

(2)自理缺陷:与乏力、关节疼痛等有关。

(3)潜在并发症:呼吸困难。

(4)有失用综合征的危险:与四肢关节反复肿痛致功能障碍有关。

(5)知识缺乏:缺乏 RA 相关知识。

**思考题 5**:贺女士入院后,其卧位有无特别的要求?

贺女士目前处于类风湿关节炎疾病活动期,除关节疼痛外,还有乏力、阵发性干咳等关节外症状,应嘱其卧床休息,减少体力消耗,保护关节功能,避免脏器受损,但不宜绝对卧床。对于受累关节应限制活动,保持关节功能位,如肩两侧可放置枕头以防肩关节外旋;体侧和肘间放置枕头以维持肩关节外展位;双手掌可握小卷轴,维持指关节伸展;髋关节两侧放置靠垫,预防髋关节外旋。平卧时膝下放一平枕,使膝关节保持伸直;足下放置足板,定时给予按摩和被动运动,防止足下垂。也可使用支被架支起盖被,以免疼痛部位受压。每天至少俯卧位 2～3次,每次 30min,以防髋关节屈曲挛缩。由于膝、腕、指、趾关节不易做到维持功能位,尤其夜间休息时,肌肉处于松弛状态,容易加重畸形,可于每晚睡前,使用可塑夹板固定受累关节,晨起拆除,日常梳洗、早餐后可再次固定夹板,并定时拆除夹板、局部按摩,待适度活动关节后再予固定。

**思考题 6**:晨僵是 RA 的典型症状。为什么 RA 患者会出现晨僵?如何预防与护理?

这是由于睡眠时活动减少所致。RA 患者受累关节周围组织渗液或充血水肿,引起关节周围肌肉组织紧张,关节活动受限,以致早晨起床时关节活动不灵活,有僵硬感,抓握困难。

RA 患者晨僵持续时间多在 1h 以上。

可鼓励患者晨起行温水浴或用热水浸泡僵硬的关节,然后活动关节。夜间睡眠时戴弹力手套保暖,亦可减轻晨僵程度。急性期后,应鼓励患者坚持每天定时进行被动和主动的全关节活动及功能锻炼,以逐步恢复受累关节功能,同时应加强相邻肌肉力量和耐力锻炼。

**思考题 7:**入院后,医生拟行关节腔穿刺。就此应如何向贺女士说明?

应向患者解释关节腔穿刺的必要性(通过关节腔穿刺,可明确关节腔内积液的性质,并可向关节腔内注药起到迅速缓解疼痛和局部治疗的目的),告知穿刺前准备工作(如抽血查出凝血时间、穿刺部位备皮等)、穿刺过程、穿刺可能的并发症(如关节腔感染、穿刺部位血肿或关节积血、关节软骨损伤、断针)及防范措施、穿刺后配合事项(如负重关节穿刺后,尽可能休息 1~2 天,尤其是接受抗凝治疗者,应制动 1~2 天;若关节腔有明显积液,穿刺后将用弹力绷带加压包扎;应保持穿刺处敷贴清洁干燥)等。如患者有疑问及时予以解答。在患者充分知情后签署知情同意书。

## 二、模拟练习

任务:情景准备,并通过角色扮演完成患者入院后护理。

角色分配:患者、家属、医生、护士、主席、记录员、观察员。

主要护理项目:体位安置、生命体征测量、体温单绘制、给药宣教、静脉输液、病史询问与体格检查、入院护理记录。

### 第 二 幕

入院次日晨,贺女士主诉胸闷、气急,咳嗽、咳痰较前明显,为黄白色黏痰。查体发现关节肿胀明显,NRS 疼痛评分 3 分,呼吸 28 次/min,心率 105 次/min,律齐,血压 145/89mmHg,体温 38.3℃。听诊双肺呼吸音粗,两肺闻及湿啰音,$SpO_2$ 89%。患者神情紧张。

## 一、基于问题的学习

**思考题 1:**该病情变化提示什么问题?

从患者表现看,我们考虑肺部感染引起的呼吸困难。目前患者主要护理问题为:

(1)低效型呼吸型态:与肺部感染有关。

(2)焦虑:与关节疼痛反复发作、病情加重有关。

**思考题 2:**值班护士该如何处理?

(1)协助患者取半卧位,并立即通知医生。

(2)予氧气吸入,配合肺部叩击、有效咳嗽等,将呼吸道分泌物排出,以保持呼吸道通畅。

(3)床边备吸引装置,必要时备好气管插管用物。同时安慰患者,解除紧张不安情绪。

(4)积极配合医生处置,观察并记录患者生命体征、血氧饱和度等变化。

**思考题 3:**医嘱予微泵静脉注射二羟丙茶碱。你知道二羟丙茶碱的作用吗? 使用二羟丙茶碱时需注意哪些事项?

二羟丙茶碱有直接松弛呼吸道平滑肌的作用,有助于改善患者的呼吸功能。

该药在静脉注射时应注意:①用 5% 或 10% 葡萄糖注射液稀释,注意注射浓度和速度,因为注射过快或浓度过高可兴奋心脏。②用药期间监测其不良反应,如恶心、呕吐、易激动、失眠、心动过速、心律失常。若出现心率过速和(或)心律失常,及时通知医生并遵医嘱用药。

## 二、模拟练习

**任务**:情景准备,并通过角色扮演完成类风湿关节炎患者并发呼吸困难的处理。

**角色分配**:患者、家属、医生、值班护士、主席、记录员、观察员。

**主要护理项目**:生命体征测量、心肺听诊、吸氧、肺部叩击、有效咳嗽的指导、微泵静脉注射、护理记录。

第三幕

数日后,贺女士关节疼痛减轻,NRS 疼痛评分 1 分,乏力、胸闷、气急、咳嗽、咳痰症状消失,两肺听诊呼吸音清,DAS28 评分 3.1。医生告诉贺女士,接下来准备采用英夫利昔单抗(类克)治疗。

## 一、基于问题的学习

**思考题 1**:DAS28 评分有何临床意义?

DAS28 评分即疾病活动评分(28-joint Disease Activity Score,DAS28),是欧洲风湿病联盟制定的疾病活动度评估方法。28 个关节分别指肩($n=2$)、肘($n=2$)、腕($n=2$)、掌指关节($n=10$)、近端指间关节($n=8$)、拇指指间关节($n=2$)、膝关节($n=2$)。

DAS28≤2.6 为疾病缓解,2.6<DAS28≤3.2 为轻度活动,3.2<DAS28≤5.1 为中度活动,DAS28>5.1 为高度活动。贺女士目前 DAS28 评分为 3.1,达到轻度活动标准。

**思考题 2**:类克属于哪一类药物?使用该药需注意哪些事项?

研究显示,生物制剂靶向治疗对快速发展的 RA 患者疗效显著。临床使用的生物制剂主要包括肿瘤坏死因子-α(TNF-α)拮抗剂、白细胞介素 1(IL-1)和 IL-6 拮抗剂、抗 CD20 单抗以及 T 细胞共刺激信号抑制剂等。

类克(英夫利西单抗)为 TNF-α 拮抗剂,是人-鼠嵌合性单克隆抗体,可抑制 TNF-α 与受体结合,从而使 TNF 失去生物活性。该药起效快,抑制骨破坏的作用明显,与甲氨蝶呤合用可增加疗效,减轻不良反应。该药使用注意事项如下:

(1)严格药物配制,配制后 1h 内使用。配制方法:先将 20ml 灭菌注射用水注入 200mg 药物中,待药液充分溶解后,再加入 30ml 0.9%氯化钠溶液(轻轻混合至 50ml)。配制时严禁震荡;如有泡沫,放置 5min;如出现不透明颗粒、变色等,禁忌使用。

(2)控制药物速度。注射器接延长管后连接专用过滤器。微泵静脉推注。微泵使用时间不得少于 3h。刚开始 30min 推注速度为 5ml/h,第 31～60 分钟增加至 10ml/h,第 61 分钟至结束增加至 20ml/h。

(3)用药期间严密观察疗效及不良反应。该药最常见的副作用是过敏反应,有些患者注射后马上发生,有的数天后发生。用药前可遵医嘱预防性使用抗过敏药物。使用中定时监测生命体征变化(要求:用药前、用药 30min、用药 1h 及用药结束分别测一次 T、P、R、BP、$SpO_2$,并做好记录),注意有无过敏反应,若发生严重过敏反应立即停止使用并通知医生。此外,该药还会增加各种机会感染、肿瘤风险,引起血液系统及肝肾功能异常,心功能不全者使用后可能引发心功能衰竭等。因此,治疗前应严格筛查,活动性感染患者需感染控制后使用。一些潜伏感染(如乙肝、结核)需排除或治疗后再使用。用药期间定期监测血常规、肝肾功能等,不可进行活疫苗接种。

**思考题 3**:出院前,贺女士的女儿告诉责任护士:"我妈从来都不忌口。"那么,得了 RA 是否需要忌口?

　　RA 是一种慢性消耗性炎症性疾病,日常应保证充足的营养,宜选用高蛋白、高维生素及容易消化的食物,如牛奶、蛋类、豆制品、蔬菜、水果等都对 RA 患者的身体健康有利。但应避免生冷、油腻、辛辣食物。食盐的摄入量也应比正常人少,因为盐摄入过多会造成水钠潴留,加重关节肿胀。另外,在确保营养供给充足的同时,也应避免肥胖,因为肥胖会使促炎细胞因子增多,抗炎因子减少,导致或加重全身炎症反应。

　　**思考题 4**:随着 RA 病程的进展,患者往往会出现手关节畸形。如何指导患者在日常生活中保护手关节?

　　(1)尽量不要提重物。在提手袋或托举物品时,尽量不用手指而用手掌、手肘、肩部等较大的关节。

　　(2)尽量避免拧毛巾、拧瓶盖等使掌指关节旋转的动作,以防加重尺侧偏斜。

　　(3)避免手指长时间屈曲(如写字、编织、打字、修理)。

　　(4)日常生活中使用有粗把的用具,如粗把勺、叉、笔、牙刷、长柄梳等。

　　(5)获得家属的支持。

　　(6)练习手指操。告知患者该训练可减少晨僵时间、缓解疼痛,具有提高双手功能、延缓双手畸形的作用。

　　**思考题 5**:如何指导 RA 患者练习手指操?

　　动作一:双臂平放桌面,手掌向下。第一步:以腕关节为支点,手向上抬起,姿势类似向别人打招呼,尽量摆动到最大幅度;第二步:以腕关节为支点,手逐渐放下,并低于腕关节平面,使前臂有向前牵拉的感觉。以上每个动作保持 6s,重复 4 次,然后放松。

　　动作二:肘关节支撑在桌面上,手背面向自己。第一步:以腕关节为支点,手向小拇指方向侧屈;第二步:以腕关节为支点,手向大拇指方向侧屈,姿势如同摇手。上述动作重复 4 次,然后放松。

　　动作三:肘关节支撑在桌面上,手背面向自己。第一步:用示指接触大拇指;第二步:用中指接触大拇指;第三步:用无名指接触大拇指;第四步:用小指接触大拇指。上述动作重复 6 次,放松。

　　动作四:握拳平展。第一步:五指屈曲,握成拳头状;第二步:五指放开,尽量伸直。上述动作重复 6 次,然后放松。

　　注意事项:①每天早晚至少各做 1 次手指操,持之以恒,但不急于求成。②运动前先将双手预热,冬天注意手指关节的保暖。③锻炼时尽可能达到关节最大的活动范围,如出现手指关节疼痛等不适,立即暂停活动。

## 二、模拟练习

　　任务:情景准备,并通过角色扮演完成患者的出院护理。

　　角色分配:患者、家属、医生、护士、主席、记录员、观察员。

　　主要护理项目:医嘱处理、健康教育、出院护理记录、床单位的处理。

　　**【观察与讨论】**

　　1.在模拟练习中,护士入院评估的内容是否完整?问诊条理是否清晰?用词是否准确?在该患者的评估中,应重点收集哪些资料?为什么?

2.护士执行医嘱是否正确？用药期间是否及时观察药物的疗效及不良反应？为患者实施的护理措施是否安全、有效？患者病情变化时是否及时采取有效的应对措施？

3.对患者宣教的内容是否全面？方法、时机是否合适？宣教是否有效？

4.护理过程中是否体现人文关怀？有无违反无菌原则？操作动作是否规范、娴熟？

## 【案例拓展】

### 此"风湿"非彼"风湿"

张大妈，68岁，年轻时身强力壮，干农活从来都不输男同胞。12年前，大妈不明原因出现多关节肿痛，伴双手晨僵。此后症状反复出现，时轻时重。想着周围的老姐妹嚷嚷关节痛的也挺多，觉得是闹"风湿"，也就没当回事儿。近1年来，大妈双手、双足关节疼痛发作较以往频繁，在朋友推荐下服用了一款治疗风湿的药酒。2个月前，大妈家喜得一宝贝孙女，她整天忙得不亦乐乎，全心全意地照顾着媳妇和小孙女。近2日，大妈双手、双足肿痛明显，自觉人很累，呼吸有些费力，胸口有些闷胀感，还伴有阵发性咳嗽，晚上无法躺下入眠。大妈有高血压病史10年。

查体：T 37.4℃，P 125次/min，R 32次/min，BP 154/82mmHg，$SpO_2$ 89%。神志清，神情疲倦，双侧肺底可闻及湿啰音，心界向左下移动，HR 125次/min，律齐。腹平软，无压痛，肝脾肋下未触及，移动性浊音（一）。四肢末端皮温低、潮湿。双手腕关节、近端指间关节、双足第2～5跖趾关节肿胀，压痛（＋），双腕和双手指畸形、活动受限。

实验室检查：血常规示 Hb 102g/L，WBC $12.8×10^9$/L，N 89%，PLT $183×10^9$/L。尿常规（一）。ESR 41mm/h，RF 316IU/ml。动脉血气分析（未吸氧）示 pH 7.39，$PaO_2$ 87mmHg，

$PaCO_2$ 29mmHg。肌钙蛋白阳性，脑钠肽 1300pg/ml。心脏彩超：肺动脉高压（PASP：33＋5＝38mmHg），三尖瓣轻度反流。

拟"类风湿关节炎，心力衰竭"收住入院。

请根据上述案例情景，开展基于问题的学习和模拟练习。

2-7-1-5 测试

（吴竹群　郑云慧）

## 推荐阅读文献

[1]陈红，梁燕，王英.风湿免疫科护理手册[M].北京：科学出版社，2011.

[2]中华医学会风湿病分会.2018中国类风湿关节炎诊疗指南[J].中华内科杂志，2018，57(4)：242-251.

[3]王莉，高超，朱笛，等.功能锻炼对类风湿关节炎患者效果评价的 meta 分析[J].北京大学学报（医学版），2018，50(6)：991-997.

[4]McInnes IB，Schett G. The pathogenesis of rheumatoid arthritis[J]. N Engl J Med，2011，365：2205-2219.

[5]http://ard.bmj.com/

[6]http://onlinelibrary.wiley.com/

# 主题二 系统性红斑狼疮患者的护理

系统性红斑狼疮(systemic lupus erythematosus,SLE)是一种具有多系统损害表现的慢性自身免疫性疾病。患者血清中含有以抗核抗体为代表的多种自身抗体,通过免疫复合物等途径,损害各个系统、脏器和组织。本病临床表现复杂多样,多数患者呈缓解与发作交替病程。

SLE 患病率因人群而异,全球平均患病率为(12~39)/10 万,我国为(30.13~70.41)/10万,以女性多见,尤其是 20~40 岁的育龄女性。汉族人 SLE 发病率位居全世界各种族第二。目前 SLE 尚不能根治,但预后已明显改善。经过规范化治疗和管理,患者 15 年生存率已上升至 80%,10 年生存率已达 90%。少数患者可无症状,长期处于缓解状态。SLE 急性期死亡的主要原因为多脏器严重损害和感染,尤其是伴有严重神经精神性狼疮和急进性狼疮性肾炎者;慢性肾功能不全、药物(尤其是长期使用大剂量激素)的不良反应及冠心病等是 SLE 远期死亡的主要原因。

【知识要点】

1.熟悉 SLE 病情活动度指数。

2.熟悉 SLE 的疾病特点、诊断要点、治疗原则。

3.掌握糖皮质激素用药指导。

4.掌握 SLE 的诱因、疾病观察与健康教育要点。

5.掌握狼疮脑病的急救护理。

2-7-2-1 知识导图

【临床情境】

## 又见红斑

**病史**:小王,女,25 岁。2 年前日光照射后出现颜面红斑。红斑位于鼻梁和双侧颊部,轻度瘙痒。医院检查发现其血清抗 dsDNA 抗体阳性,医嘱予口服甲泼尼龙治疗。服药一段时间后,小王面部的红斑逐渐消退,3 个月前自行停服甲泼尼龙。1 周前,天气晴朗,小王去田间劳作,次日颜面部红斑又现,同时伴手指关节肿痛、泡沫尿。患者家族中无类似疾病史。

**社会心理状况和日常生活形态**:小王,汉族,高中文化,参加城乡居民医疗保险,家庭经济状况良好。结婚 2 年,夫妻关系和谐。患者对本病有所了解,但重视程度不够。本次因泡沫尿的出现显得有些紧张。

**体格检查**:T 36.8℃,P 78 次/min,R 18 次/min,BP 132/85mmHg。意识清,自主体位,颜面、眼睑无浮肿,鼻梁和双侧颊部红斑明显,口腔黏膜完好。听诊两肺呼吸音清晰,未闻及干、湿性啰音,心律齐,各瓣膜听诊区未闻及杂音。腹平软,肝脾肋下未触及。双手第 2、3 指关节肿胀(+),压痛(+),双膝关节肿胀(+−),压痛(−)。神经系统未见异常。

**实验室及其他检查**:入院后血液学检查结果见表 2-7-2-1,抗体系列见表 2-7-2-2,24h 尿蛋白 2180mg。心电图示正常波形。

表 2-7-2-1　主要血液学检查项目

| 项目 | 结果 | | 参考范围 |
|---|---|---|---|
| WBC($\times 10^9$/L) | 7.89 | | 3.5～9.5 |
| N(%) | 78.4 | H | 40～75 |
| Hb(g/L) | 123 | | 115～150 |
| PLT($\times 10^9$/L) | 305 | | 125～350 |
| ESR(mm/h) | 46 | H | 0～20 |
| K(mmol/L) | 3.60 | | 3.50～5.30 |
| Na(mmol/L) | 138.6 | | 137.0～147.0 |
| Cl(mmol/L) | 104.5 | | 99.0～110.0 |
| Ca(mmol/L) | 2.38 | | 2.11～2.52 |
| P(mmol/L) | 0.95 | | 0.85～1.51 |
| Mg(mmol/L) | 0.83 | | 0.75～1.02 |
| CREA($\mu$mol/L) | 57.4 | | 44.0～117.0 |
| GFR[ml/(min・1.73m$^2$)] | 115 | | 75～115 |
| BUN(mmol/L) | 2.58 | L | 2.60～7.50 |
| UA($\mu$mol/L) | 280.1 | | 150.0～430.0 |
| $\beta_2$-MG(mg/L) | 1.13 | | 1.00～3.00 |

表 2-7-2-2　抗体系列(部分)

| 中文名 | 定量结果 | | 参考值 |
|---|---|---|---|
| 抗核抗体 | 阳性 | ↑ | 阴性 |
| 滴度 | ＞1∶1000 | | |
| 抗 SM 抗体 | 阴性 | | 阴性 |
| 抗 SSA 抗体 | 阳性 | ↑ | 阴性 |
| RO 52 | 阳性 | ↑ | 阴性 |
| 抗 SSB 抗体 | 阴性 | | 阴性 |
| 抗双链-DNA | 阳性(＋＋＋) | ↑ | 阴性 |
| 抗核小体抗体 | 阳性 | ↑ | 阴性 |
| 抗组蛋白抗体 | 阳性 | ↑ | 阴性 |
| 抗核糖体抗体 | 阴性 | | 阴性 |
| 抗线粒体抗体 | 阴性 | | 阴性 |
| 肾小球基底膜抗体 | ＜20.0 | | 0.0～20.0 |

医疗诊断:系统性红斑狼疮。

## 一、基于问题的学习

2-7-2-2 系统性红斑狼疮发生过程

**思考题 1**：诊断小王"系统性红斑狼疮"的依据是什么？

（1）病史特点：育龄女性（25 岁），光过敏。面颊部红斑 2 年，加重 1 周伴手指关节肿痛、蛋白尿。

（2）体格检查：鼻梁和双侧颊部红斑明显，双手第 2、3 指关节肿胀（＋），压痛（＋），双膝关节肿胀（＋－）。

（3）实验室检查：显示免疫学指标异常（抗核抗体、抗 dsDNA、抗 SSA 抗体阳性，抗核抗体滴度＞1∶1000）以及肾脏病变（尿蛋白 2180mg/24h 尿）。

2-7-2-3 系统性红斑狼疮诊断标准

依据美国风湿病学会（ACR）1997 年推荐的 SLE 分类标准，小王符合 6 项。在除外感染、肿瘤和其他结缔组织疾病后，诊断成立。

**思考题 2**：请对小王的病情状况进行评估。

SLE 疾病活动度指数（systemic lupus erythematosus disease activity index，SLEDAI）是目前最常用的 SLE 活动性判断标准（表 2-7-2-3）。根据患者 10 天内是否出现表中的症状而评估分数，并依据积分对 SLE 病情进行判断。总分 0～4 分为基本无活动，5～9 分为轻度活动，10～14 分为中度活动，≥15 分为重度活动。

依据该标准，目前小王的累计积分为 10 分，已达到 SLE 中度活动标准。本次复发与自行停服甲泼尼龙及日光照射有关。

**表 2-7-2-3　SLE 疾病活动度指数（SLEDAI）**

| 指标 | 临床表现 | 分值 |
| --- | --- | --- |
| 抽搐 | 新近发作的，除外代谢、感染、药物所致 | 8 |
| 精神异常 | 严重的认知障碍，包括幻觉、语无伦次、言语不连贯、语言空洞无物、思维不合逻辑、行为怪异、紧张、缺乏条理，除外尿毒症、药物影响 | 8 |
| 脑器质性症状 | 智力的改变伴定向力、记忆力或其他智力功能的损害，并出现反复不定的临床症状，至少同时有以下两项：感觉紊乱、不连贯的松散语言、失眠或白天瞌睡、精神运动性活动亢进或抑制，除外代谢、感染、药物所致 | 8 |
| 视觉异常 | SLE 视网膜病变，包括视网膜出血、脉络膜渗出或出血、视神经炎，除外高血压、感染、药物所致 | 8 |
| 颅神经受累 | 累及颅神经的新出现的感觉、运动神经病变 | 8 |
| 狼疮性头痛 | 严重持续性头痛或偏头痛，麻醉性止痛药无效 | 8 |
| 脑血管意外 | 新出现的脑血管意外，除外动脉硬化原因 | 8 |
| 血管炎 | 溃疡、坏疽、有触痛的手指小结节、甲周碎片状梗死、出血，经活检或血管造影证实血管炎 | 8 |
| 关节炎 | 2 个以上关节痛和炎性体征（压痛、肿胀、渗出） | 4 |
| 肌炎 | 近端肌痛或无力伴 CPK 增高，或肌电图改变或活检证实 | 4 |
| 管型尿 | 血红蛋白、颗粒管型或红细胞管型 | 4 |
| 血尿 | ＞5 个 RBC/HP，除外结石、感染和其他原因 | 4 |
| 蛋白尿 | ＞0.5g/24h，新出现或近期升高 | 4 |

续表

| 指标 | 临床表现 | 分值 |
|---|---|---|
| 脓尿 | >5 个 WBC/HP,除外感染 | 4 |
| 脱发 | 异常斑片状或弥散性脱发 | 2 |
| 新出现皮疹 | 炎症性皮疹 | 2 |
| 黏膜溃疡 | 口腔或鼻黏膜溃疡 | 2 |
| 胸膜炎 | 炎性胸痛伴胸膜摩擦音或渗出或胸膜肥厚 | 2 |
| 心包炎 | 心包痛伴心包摩擦音或积液或心电图或超声心动图证实 | 2 |
| 低补体血症 | CH50、C3、C4 降低,低于正常范围最低值 | 2 |
| 抗 dsDNA 滴度增加 | 间接免疫荧光法抗 dsDNA 滴度增加 | 2 |
| 发热 | >38℃,排除感染 | 1 |
| 血小板减少 | <100×10⁹/L,除外药物引起 | 1 |
| 白细胞减少 | <3.0×10⁹/L,除外药物引起 | 1 |

**思考题 3:**入院后医嘱:甲泼尼龙 40mg ivgtt bid,羟氯喹 0.2g po qd……请分析上述二药的作用。

2-7-2-4 系统性红斑狼疮治疗要点

糖皮质激素＋免疫抑制剂是目前 SLE 患者主要的治疗方案。

(1)甲泼尼龙:为糖皮质激素。该类药物通过抑制巨噬细胞和白细胞在炎症部位的集聚,起到抑制炎症反应、抑制抗原抗体反应的作用,可较快控制病情活动,达到诱导缓解。

(2)羟氯喹(HCQ):为免疫抑制剂,可控制皮疹,减轻光敏感。糖皮质激素＋免疫抑制剂,有利于更好地控制 SLE 活动,保护脏器功能,减少复发以及减少激素的剂量和不良反应。目前认为,羟氯喹应作为 SLE 的背景治疗,全程长期应用。

**思考题 4:**请问小王目前主要存在哪些护理问题?

通过对临床资料的分析,我们认为小王主要存在以下护理问题:

(1)疼痛(关节疼痛):与自身免疫反应有关。

(2)潜在并发症:慢性肾衰竭、狼疮脑病等。

(3)焦虑:与疾病反复发作、面容损毁等有关。

(4)皮肤完整性受损:与疾病所致的血管炎性反应等因素有关。

**思考题 5:**针对小王存在的健康问题,重点应采取哪些护理措施?

(1)休息:小王目前处于疾病活动期,应卧床休息,以减少消耗,保护脏器功能,预防并发症的发生。

(2)遵医嘱给药:用药前仔细核对医嘱,用药期间严密观察药物疗效及不良反应。

(3)帮助患者减轻疼痛:协助患者保持关节功能位,合理应用非药物性止痛措施,如放松疗法。

(4)心理护理:鼓励患者说出自身感受,并评估其焦虑程度;向患者委婉说明焦虑对身体状况可能产生的不良影响。教会患者及家属使用减轻焦虑的措施,如音乐疗法、放松训练、指导式想象等；介绍成功病例及治疗进展，鼓励患者树立战胜疾病的信心。

（5）皮肤护理及饮食指导：待患者情绪平复后，适时开展健康教育。①皮肤护理：保持皮肤清洁，每天用温水冲洗或擦洗皮肤，忌用碱性皂；面部红斑处避免涂用各种化妆品或护肤品，可遵医嘱局部涂用药物性软膏。②饮食指导：鼓励患者进食维生素丰富的饮食，摄入瘦肉、鸡蛋、牛奶等含优质蛋白的食物，忌食芹菜、无花果、蘑菇、烟熏食物及辛辣等刺激性食物。

（6）病情监测：定时测量生命体征、体重，观察意识、精神状态、皮肤及口腔黏膜、尿量及尿液性状、疼痛程度等，监测血清电解质、肌酐、尿素氮等的变化。

**思考题 6**：入院后，医生建议小王做肾组织穿刺活检术。这是一项侵入性检查，请问医生为什么建议患者做此项检查？该检查前后应注意哪些事项？

目前小王出现大量蛋白尿（尿蛋白 2180mg/24h 尿），提示肾脏病变。

肾组织穿刺活检术可进一步明确其肾脏受损的程度、病程阶段。该项检查对狼疮性肾炎的诊断、治疗和预后估计均有价值，尤其对指导狼疮性肾炎的治疗意义重大。

由于这是一项侵入性操作，故操作中应严格遵守无菌技术操作原则。此外，肾穿术前应训练患者床上大小便及屏气练习（每次屏气 10～15s，以配合穿刺时的屏气动作）。术后用腹带包扎穿刺处 6h，连续留取 5 次尿液做尿常规检测；嘱患者卧床休息 24h，多饮水；如出现腹痛、腰痛、血尿等，及时告知医护人员。

**补记**：小王肾组织活检报告：狼疮性肾炎Ⅳ期。

## 二、模拟练习

**任务**：情景准备，并通过角色扮演完成患者入院后护理。

**角色分配**：患者、家属、医生、护士、主席、记录员、观察员。

**主要护理项目**：卧位安置、生命体征测量、体温单绘制、口服给药、静脉输液、病史询问与体格检查、健康教育、入院护理记录、血标本采集、24h 尿标本采集。

第二幕

入院当晚 10 时，小王呕吐 1 次，为胃内容物，主诉头痛，无法入眠。查体：患者神情极度紧张，血压 156/90mmHg，呼吸 23 次/min，心率 108 次/min，律齐，血氧饱和度 99%，NRS 疼痛评分 2 分。双侧瞳孔正常，颈抵抗（＋），四肢偶有小抽搐。

## 一、基于问题的学习

**思考题 1**：该病情变化提示什么问题？

从患者主诉结合查体情况分析，患者可能为神经精神狼疮（neuropsychiatric lupus，NP-SLE）发作，即狼疮脑病。NP-SLE 的出现，提示患者疾病处于重度活动，病情危重。

2-7-2-5　神经精神狼疮发作急救流程

**思考题 2**：值班护士该如何处理？

立即通知医生。嘱患者保持平静，协助其平卧，头偏向一侧，床旁备好吸引装置，拉好床栏。同时立即予氧气吸入、建立静脉通路、心电监护。其间密切观察患者的血氧饱和度、生命体征、意识、瞳孔、抽搐等情况。待医生到达后，配合医生积极救治。

**思考题 3**：值班医生在评估了患者病情后，予大剂量甲泼尼龙静脉滴注。请问：大剂量使用甲泼尼龙需注意哪些事项？

甲泼尼龙为糖皮质激素，是治疗神经精神狼疮的重要药物之一。通过大剂量使用该药，能较快控制狼疮危象，达到诱导缓解。使用中注意以下几点：

（1）对本品及肾上腺皮质激素类药物有过敏史者禁用；有消化性溃疡、严重高血压、骨质疏松症或肾功能不全者慎用。

（2）严密观察药物不良反应。本品大剂量使用易引起糖尿病、消化道溃疡、骨质疏松、医源性库欣综合征等。故控制 24h 总量不超过 1.0g，缓慢静滴，每天 1 次，连用 3～5 天为一个疗程，需要时可于 1～2 周后重复使用。用药期间予低盐、低糖、高蛋白、高钾、高钙饮食，补充钙剂和维生素 D。监测血压、血糖、口腔黏膜、大便色泽等变化。

**思考题 4：**其间患者出现四肢抽搐，医嘱予地西泮针 10mg 静脉推注，然后将地西泮 20mg＋0.9％氯化钠溶液 50ml 以 6ml/h 的速度微泵静脉注射。请问使用地西泮的目的是什么？

地西泮脂溶性高，易透过血脑屏障。为小王静脉注射地西泮的目的是快速控制其抽搐的发作，同时还具有抗焦虑作用。该药推注速度宜慢（≤2mg/min），推注时应有专人床旁守护，并备好急救物品，以防呼吸、循环抑制。

## 二、模拟练习

**任务：**情景准备，并通过角色扮演完成狼疮脑病患者的急救护理。

**角色分配：**患者、家属、医生、护士、主席、记录员、观察员。

**主要护理项目：**意识及瞳孔观察、生命体征测量、吸氧、静脉输液、微泵的使用。

第三幕

经过一段时间的治疗，小王生命体征平稳，无再发头痛、呕吐、抽搐，面部红斑、关节疼痛症状减轻，尿色清，无泡沫。医嘱明日出院。医生特别叮嘱小王，出院后一定要记得服用激素（泼尼松）和免疫抑制剂（羟氯喹），千万不可擅自减量或停药。

## 一、基于问题的学习

**思考题 1：**如何对小王开展疾病知识指导？

健康教育是 SLE 综合治疗计划的重要环节，可提高患者的用药依从性。

（1）明确告知患者及家属，本病若能得到及时、正确的有效治疗，病情可长期缓解，正常生活。同时充分应用临床成功案例的暗示作用及同伴效应，带动起患者的积极情绪。

（2）指导患者学会有效的情绪调节方法和环境控制，减少或减轻 SLE 的发作。日常注意保持良好的心理状态，劳逸结合。避免过度劳累；避免一切可能诱发或加重病情的因素，如日晒、妊娠、分娩、口服避孕药、手术、用药（如普鲁卡因胺、异烟肼、氯丙嗪、甲基多巴等）、食用某些食物（如芹菜、烟熏食物、蘑菇、无花果等）。为避免日光刺激，外出时使用遮阳伞或戴宽边帽子，戴墨镜，穿长袖衣服及长裤。避免皮肤直接接触刺激性物品（如各种烫发或染发剂），接触厨房清洁剂及去污剂时戴手套。

（3）教会患者自我观察皮肤、关节肿痛、尿液、体温等的变化，让患者知道 SLE 复发时的表现以及何时需要紧急就诊。

**思考题 2：**患者此次发病前自行停服了甲泼尼龙。经了解，原来患者是因为惧怕激素的副作用而自行停药。请问如何做好该患者的用药指导？

（1）强调激素在治疗 SLE 中的作用（抗炎和免疫抑制作用），向患者说明不坚持用药疾病可能的发展（如出现多脏器、多系统损害、功能衰竭等）。

（2）强调停药反应：骤然停药可致医源性肾上腺皮质功能不全、反跳现象。

（3）告知长期服药的注意事项：①在医生指导下用药；②注意合理利用内源性糖皮质激素分泌的昼夜节律，嘱清晨服用糖皮质激素类药物；③用药期间低盐、高钾、高钙及优质蛋白饮食，可遵医嘱补充钙剂和维生素 D，同时辅以护胃；④如有感染，应遵医嘱使用抗生素以防感染扩散及加重。

（4）教会患者观察药物疗效及不良反应。

**思考题 3**：出院前，小王特别急切地想知道：得了 SLE 能否怀孕？治疗 SLE 的药物会不会影响宝宝的健康？对此，该如何向小王解释？

可告知小王：过去妊娠曾被列入 SLE 的禁忌证，而今大多数 SLE 患者在病情得到控制后可以安全妊娠并分娩出正常婴儿。但妊娠的前提是：无中枢神经系统、肾脏或其他脏器严重损害，病情处于缓解期达半年以上（最好 1 年以上），泼尼松用量每日小于 10mg，细胞毒免疫抑制剂（如环磷酰胺、甲氨蝶呤等）停药半年以上。如果在非缓解期妊娠，容易出现流产、早产、死胎，甚至诱发母体 SLE 活动。因此，非缓解期应做好避孕。如果你的病情已得到控制，备孕阶段请及时就医，医生会根据病情及时帮你调整用药或停药，如对胎儿有害的药物（甲氨蝶呤等）会停止使用；糖皮质激素类药物中的泼尼松经过胎盘时被灭活，可选用；羟氯喹可全程使用（目前认为羟氯喹对女性妊娠影响较小）。经过充分的备孕后，如果你怀孕了，建议每月到风湿科和产科门诊随访，复查血常规、肝功能、肾功能、补体、尿常规等指标。一定要记得在专科医师的指导下继续服药，千万不能随便停药，因为随意停药可造成病情加重，不仅会导致妊娠终止，甚至会威胁大人的生命。另外，产后避免哺乳。

## 二、模拟练习

任务：情景准备，并通过角色扮演完成患者的出院护理。

角色分配：患者、家属、医生、护士、主席、记录员、观察员。

主要护理项目：医嘱处理、健康教育、出院护理记录、床单位处置及铺备用床。

**【观察与讨论】**

1. SLE 患者免疫学检查包括哪些项目？

2. 在模拟练习中，护士执行医嘱是否正确？为患者实施的护理措施是否安全、有效？有无及时评估病情变化？患者病情发生变化时是否及时采取有效的应对措施？护理记录是否完整、准确、简要、清晰？

3. 对患者宣教的内容是否全面？方法、时机是否合适？宣教是否有效？

4. 护理过程中是否体现人文关怀？有无违反无菌原则？操作动作是否规范、娴熟？

**【案例拓展】**

### 旅游归来

小林的姐姐 2 天前去了一趟武夷山，回家后发现鼻梁和双侧颊部蝶形红斑再现。次日出现咳嗽、流涕、咽痛等不适，今天上午咳嗽加剧，咳痰明显伴发热、活动后气促，双腕关节和双手指关节肿痛。在小林陪同下前往医院就诊。据其姐回忆，3 年前一个阳光灿烂的日子，自己和小姐妹去理发店烫了头发，到超市买了很多无花果。就在那天晚上，自己的双侧颊部莫名其妙出现了一块红斑。从此就与药结缘了，这些年一直在遵医嘱服药。最近半年来，自行把激素药停了,但羟氯喹和霉酚酸酯(骁悉)继续在服用。

　　查体:T 39.1℃,P 122 次/min,R 30 次/min,BP 118/72mmHg,SpO$_2$ 93%。神志清,半坐卧位,呼吸促,口唇、指甲微绀,鼻梁和双侧颊部见蝶形红斑,舌尖部见 2mm×2mm 溃疡。颈静脉无怒张,双肺可闻及细湿啰音。心浊音界未扩大,心律齐,未闻及病理性杂音。双腕关节、双手第 2、3 指关节肿胀(+),压痛(+),腹部(-),双下肢无水肿。血常规示 WBC 14.5×10$^9$/L,N 83.2%,RBC 4.12×10$^{12}$/L,Hb 129g/L,PLT 373×10$^9$/L。血沉 61mm/h,血清抗双链 DNA 阳性。胸部 CT(图 2-7-2-1)报告:两肺间质性肺炎。心电图报告:窦性心动过速,律齐。

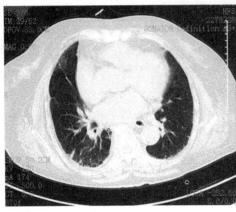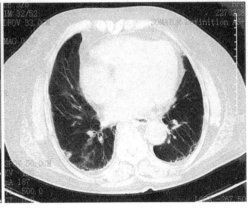

图 2-7-2-1　胸部 CT

请根据上述案例情景,开展基于问题的学习和模拟练习。

2-7-2-6 测试

（马娟妹　郑云慧）

## 推荐阅读文献

　　[1]孙欣,徐莉莉,邓艳红,等. 系统性红斑狼疮并发感染危险因素的 Meta 分析[J].中华护理杂志,2015,50(7):828-835.

　　[2]Lin J,Chen JI,Kuo ML,et al. Effect of interleukin-15 on CD11b,CD54 and CD62L expression on natural killer cell and natural killer T-like cells in systemic lupus erythematosis[J]. Mediators of Inflammation,2016:9675861.

　　[3]Zhu H,Mi W,Luo H,et al. Whole-genome transcription and DNA methylation analysis of peripheral blood mononuclear cells identified aberrant gene regulation pathways in systemic lupus erythematosus[J]. Arthritis Res Ther,2016(18):162.

　　[4]http://ard.bmj.com/

　　[5]http://onlinelibrary.wiley.com/

# 第八章

# 神经系统疾病患者的护理

　　神经系统是人体最精细、结构和功能最复杂的系统。神经系统疾病是指神经系统和骨骼肌由于血管病变、感染、变性、肿瘤、外伤、中毒、免疫障碍、遗传、先天发育异常、营养缺陷和代谢障碍等引起的疾病。其主要临床表现为运动、感觉和反射障碍，如病变累及大脑，常出现意识障碍与精神症状。神经系统疾病具有起病急、病情重、症状广泛而复杂的特点，是导致人类死亡和残疾的主要原因之一。据统计，脑血管病位居我国城市居民主要疾病死亡率第二，仅次于恶性肿瘤。近年来随着神经疾病诊断、治疗技术与康复护理的长足发展，脑卒中等神经系统疾病的抢救成功率明显提高。但神经科学的发展依然面临许多严峻的问题，如怎样做好脑血管疾病的一级预防以减少其发病率？如何落实卒中患者的早期康复干预以减轻致残？这些都需要我们不断探索。

## 主题一　脑梗死患者的护理

　　脑梗死（cerebral infarction）又称缺血性脑卒中，指各种原因引起的脑部血液供应障碍，使局部脑组织发生不可逆性损害，导致脑组织缺血、缺氧性坏死。动脉粥样硬化性血栓性脑梗死是脑梗死最常见的临床类型，其次为脑栓塞。

　　动脉粥样硬化性血栓性脑梗死（atherosclerotic thrombotic cerebral infarction）即脑血栓形成（cerebral thrombosis，CT），是在脑动脉粥样硬化等动脉壁病变的基础上，脑动脉主干或分支管腔狭窄、闭塞或形成血栓，造成该动脉供血区局部脑组织血流中断而发生缺血、缺氧性坏死，引起偏瘫、失语等相应的神经系统症状和体征。脑血栓形成是临床最常见的脑血管疾病。脑血栓形成急性期病死率约为10%，致残率达50%以上，存活者中约40%可复发，且复发次数与病死率和致残率正相关。

　　脑栓塞（cerebral embolism）是指血液中的各种栓子（如心脏内的附壁血栓、动脉粥样硬化的斑块、脂肪、肿瘤细胞、空气等）随血流进入脑动脉而阻塞血管，当侧支循环不能代偿时，引起该动脉供血区脑组织缺血性坏死，出现局灶性神经功能缺损。该病起病急，症状常在数秒至数分钟内达高峰，是所有急性脑血管病中发病速度最快者。脑栓塞急性期病死率为5%～15%，多死于严重脑水肿所致脑疝、肺部感染和心力衰竭。脑栓塞易复发，10%～20%的患者在10天内发生第二次栓塞，复发者病死率更高。

　　随着人们生活方式和环境的改变，诸如脑血栓形成等脑血管疾病的发病有年轻化倾向。循证医学证据表明，对脑血管疾病的危险因素进行早期干预，可显著降低其发病风险。

2-8-1-1　知
识导图

【知识要点】

1. 熟悉脑部血液供应特点、Willis 环的意义以及脑血管疾病的危险因素。
2. 熟悉吞咽功能评定方法及洼田饮水试验分级标准。
3. 掌握脑血管疾病一级预防内容。
4. 掌握急性脑梗死的临床表现、救治原则、护理要点。
5. 掌握吞咽功能障碍患者饮食护理要点及偏瘫者下肢深静脉血栓的预防。

【临床情境】

# 时间就是大脑

## 第一幕

**病史**：最近连续数天,71 岁的张老伯白天总是哈欠连连。2h 前,老伯从沙发上欲站起来,发觉右腿使不上劲,说话也有些口齿不清楚。幸好当天女儿、女婿回家探望老人。女婿是一名牙科医生,立即将其送往医院。张老伯有高血压病史 10 余年(最高血压达 185/110mmHg),长期服用降压药;高脂血症病史 5 年,但未服降血脂药。无风湿性心脏病及房颤病史,无糖尿病史,无药物过敏史。父母已故,其母有脑卒中病史。

**社会心理状况和日常生活形态**：张老伯,本地人,汉族,小学文化,退休工人,享受城镇职工医疗保险。育有一子一女,均体健。儿女们平时很忙,但双休日一定会回家探望老父亲。老伯性格外向,大大咧咧,平日无头痛、头晕等不适,自我感觉身体状况很好。因此,40 年来每天喝白酒 1 两、抽烟 1 包的习惯始终未改。儿女们多次劝其戒烟酒,但老伯总是回答:"适量喝点酒可以活活血,饭后一支烟,赛过活神仙。如果烟酒都戒了,那生活还有什么乐趣。"老伯日常还喜欢吃腌制食物和大肉。

**体格检查**：T 36.6℃(耳温),P 68 次/min,R 18 次/min,BP 165/90mmHg,身高 158cm,体重 70kg。意识清楚,神情有些紧张,言语不利。颈软,双眼球活动正常,双侧瞳孔直径 2.5mm,对光反射灵敏。右上肢远端肌力 3 级,近端肌力 4 级,右下肢肌力 3 级,右侧巴宾斯基征(+)。左侧肢体无异常。美国国立卫生研究院脑卒中量表(NIH Stroke Scale, NIHSS)评分 7 分。洼田饮水试验 2 级。

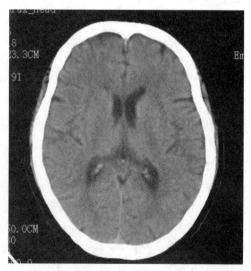

图 2-8-1-1　头颅 CT

**实验室及其他检查**：急查头颅 CT:未见明显异常(图 2-8-1-1)。

初步诊断:①脑血栓形成;②高血压 3 级,很高危;③高脂血症。

**补记**：入院后血液学检查报告:出凝血时间、肝肾功能、血糖均正常,余见表 2-8-1-1。

2-8-1-2　脑
血栓形成发
生过程

表 2-8-1-1　血液检查主要项目

| 项目 | 结果 | | 参考范围 |
| --- | --- | --- | --- |
| WBC($\times10^9$/L) | 7.72 | | 3.5～9.5 |
| N(%) | 78.2 | H | 40～75 |
| Hb | 152 | | 130～175 |
| PLT($\times10^9$/L) | 238 | | 125～350 |
| 凝血酶原时间(s) | 11.9 | L | 12.0～14.0 |
| 纤维蛋白原(g/L) | 4.12 | H | 2.0～4.0 |
| D-二聚体(ng/ml) | 600 | | <1500 |
| 总胆固醇(mmol/L) | 6.16 | H | 3.10～5.70 |
| 甘油三酯(mmol/L) | 2.44 | H | 0.56～1.70 |
| HDL-C(mmol/L) | 1.24 | | 0.90～2.27 |
| LDL-C(mmol/L) | 4.62 | H | 1.50～3.37 |
| 载脂蛋白 $A_1$(g/L) | 1.23 | | 1.00～2.05 |

## 一、基于问题的学习

**思考题 1：** 张老伯被诊断"脑血栓形成"的依据是什么？他发病的可能原因是什么？

（1）病史特点：患者母亲有脑卒中病史。患者本人为老年男性，肥胖（BMI 28.04kg/$m^2$），有高血压病史 10 余年，高脂血症病史 5 年，且有烟酒嗜好和高盐、高脂饮食史，血压、血脂控制不佳（入院血压 165/90mmHg，总胆固醇 6.16mmol/L，甘油三酯 2.44mmol/L，LDL-C 4.62mmol/L）。

2-8-1-3　脑血栓形成诊断标准

（2）静息状态下出现局灶性神经功能缺损的症状和体征，如言语不利，自觉右侧肢体无力。查体见右上肢远端肌力 3 级，近端肌力 4 级，右下肢肌力 3 级，右侧巴宾斯基征（＋），NIHSS 评分 7 分。

（3）辅助检查：患病后急查头颅 CT 未见明显异常，可排除脑出血。

从临床表现看，张老伯病变部位在左侧。脑动脉粥样硬化可能是其发病的基本病因。由于长期吸烟喝酒、高盐饮食、肥胖以致血压控制不佳，加之长期高脂血症未治疗且持续高脂饮食，进一步加速了脑动脉粥样硬化的进程，并最终导致动脉粥样硬化性血栓性脑梗死的发生。

**思考题 2：** 医生对张老伯的女婿道："幸亏你们发现及时，赶在了脑卒中最佳治疗时间窗。"请问：何谓治疗时间窗？为什么脑梗死患者特别强调黄金时间窗？

治疗时间窗是指脑梗死后最有效的治疗时间。

急性脑梗死病灶由中心坏死区及其周围的缺血半暗带组成。缺血半暗带是围绕在缺血中心坏死区以外的可逆性损伤组织，其内存在大动脉残留血流和（或）侧支循环，脑缺血程度较轻，尚有大量可存活的神经元，如血流能得到迅速恢复，神经细胞可存活并恢复功能；反之，若血流得不到及时灌注，随着缺血程度的加重和时间的延长，缺血半暗带逐渐缩小，中心坏死区逐渐扩大。

溶栓治疗被认为是目前最重要的恢复脑血流灌注、抢救半暗带组织的措施，但溶栓治疗效果受时间窗的限制,一般认为,有效抢救半暗带组织的时间窗为发病后 4.5h 或 6h 内,过了这个治疗的窗口期,很多脑细胞已经死亡,再进行溶栓治疗效果已经不大,反而增加出血的危险。其中,发病后的 3～4.5h 被认为是最佳治疗时机,即黄金时间窗。

**思考题 3:**医嘱予重组组织型纤溶酶原激活剂(rt-PA)行溶栓治疗。请说出 rt-PA 的作用机制及使用方法。

Rt-PA 是我国目前使用的主要溶栓药物之一。该药可与血栓中的纤维蛋白结合成复合体,后者与纤溶酶原有高度亲和力,使之转变为纤溶酶,溶解新鲜的纤维蛋白。

一次用量 0.9mg/kg,最大剂量 90mg。本例中,张老伯体重 70kg,先予 10% 的剂量(6.3mg)在最初 1min 内静脉注射,其余剂量(56.7mg)持续静脉滴注 1h。

**思考题 4:**请问目前张老伯主要存在哪些护理问题?

从临床资料分析,我们认为张老伯主要存在以下护理问题:

(1)潜在并发症:脑水肿。

(2)躯体活动障碍:与运动中枢受损致肢体瘫痪有关。

(3)语言沟通障碍:与语言中枢受损有关。

(4)焦虑:与躯体活动障碍、言语不利、担心疾病预后有关。

(5)有失用综合征的危险:与偏瘫所致自理能力缺陷有关。

(6)知识缺乏:缺乏疾病预防与康复相关知识。

**思考题 5:**张老伯入院后首先应采取哪些护理措施?

(1)安排患者入卒中单元,加强安全管理,防止坠床与跌倒。床旁准备吸氧和吸引装置以备急需。

(2)安置体位及心电、血压、氧饱和度监测。协助患者取平卧位,以保证脑部血液供应,减轻脑组织缺血。嘱绝对卧床休息 24h。

(3)立即遵医嘱溶栓治疗和脑保护治疗。静脉注射和滴注 rt-PA 时使用微泵,以确保药液在规定时间内进入体内。(注意:输入 rt-PA 期间避免留置胃管、导尿管;溶栓后 24h 内避免使用阿司匹林等抗血小板药物,避免放置中心静脉导管或进行动脉穿刺,静脉穿刺拔针后适当延长按压时间。)

(4)心理护理:由于突如其来的肢体瘫痪、言语不利,张老伯产生了焦躁情绪。应鼓励其采用任何交流方式表达自己的需求,告知不要着急,慢慢说,可重复自己的要求。同时向其耐心解释右侧肢体使不上力、说话吐词不清的原因,并提供有关疾病预后的确切信息。注意强调正面效果,避免任何不良刺激以及挫伤患者自尊的言行。

(5)密切观察患者的病情变化:①监测患者的意识、瞳孔、血压、脉搏、呼吸、体温变化。开始静脉溶栓的 2h 内,每 15min 测量血压 1 次,然后每 30min 测量血压 1 次,持续 6h,以后每小时测量血压 1 次直至治疗后 24h。如患者出现血压和体温升高、脉搏和呼吸减慢、剧烈头痛、喷射性呕吐、意识障碍等高颅压征象,须警惕脑水肿。②观察药物疗效及不良反应,及时评估患者肌力、语言功能、吞咽功能等,监测出凝血时间和凝血酶原时间,注意有无出血征象(如有无黑便、牙龈出血、皮肤瘀点等)。

2-8-1-6　危重患者入院护理流程

## 二、模拟练习

任务:情景准备,并通过角色扮演完成患者入院护理。

角色分配:患者、家属、医生、护士(甲)、护士(乙)、主席、记录员、观察员。

主要护理项目:卧位安置、生命体征测量、静脉输液、微量注射泵及微量输液泵的使用、病史采集与体格检查、心理护理、入院护理记录。

第二幕

次日上午,张老伯发觉自己的右侧下肢无法抬离床面,只能在床上平移,神情又紧张了起来,口齿含糊地对儿子说道:快去找医生,右脚完全瘫痪了。护士一边安慰老伯,一边急测血压:170/100mmHg。医生开出急诊头颅 CT 检查,报告"未发现颅内出血"。医生向老伯及其儿子解释了右下肢肌力下降的可能原因,并嘱咐护士继续观察后离开了病房。突然,张老伯的儿子对责任护士大声吼道:"血压这么高也不吃一粒降压药,你们这些医生护士太不负责任了,我要去投诉!"

## 一、基于问题的学习

**思考题 1**:此时护士该如何与患者家属沟通?

首先护士应主动换位思考,充分理解患者家属的心情,并耐心、细致地向患者家属解释暂时不用降压药的原因:脑梗急性期,需要维持血压于较平时稍高水平,以保证脑部灌注,防止梗死面积扩大。只有当收缩压>200mmHg 或舒张压>120mmHg 时才考虑用降压药物。目前张老伯血压 170/100 mmHg,所以暂时不予应用降压药。不过我们会经常巡视病房,关注老伯的血压、肢体活动情况。医生也会根据老伯的病情状况及时调整药物。请不要过分担忧,一般1 周后病情会渐渐趋于稳定。

与此同时,护士应针对老伯焦虑、紧张的情绪进行疏导。

**思考题 2**:张老伯的右下肢真的如他所说"完全瘫痪"了吗?

瘫痪是指肌力下降或丧失导致的运动障碍。

肌力的评估采用 0～5 共 6 级肌力记录法。①0 级:肌肉无任何收缩,完全瘫痪;②1 级:肌肉可轻微收缩,但不能产生动作;③2 级:肌肉收缩可引起关节活动,但不能抵抗自身重力,即无力抬起;④3 级:肢体能抵抗重力离开床面,但不能对抗阻力;⑤4 级:肢体能做抗阻力动作,但未达到正常;⑥5 级:肌力正常。

肌力完全丧失(即 0 级),称为完全瘫痪;而张老伯目前右侧下肢肌力为 2 级,属于肌力减弱,为不完全性瘫痪。

**思考题 3**:因张老伯右侧肢体偏瘫,护理时需注意哪些问题?

(1)注意良肢位的摆放,并尽量避免在右侧肢体静脉输液。

(2)勤翻身,避免右侧肢体受压。

(3)重视右侧肢体的刺激,如在右侧肢体测量血压、脉搏,协助擦浴、进食等,根据肌力状况对右侧肢体进行被动或主动活动,以防关节挛缩、肌肉萎缩等。

(4)观察下肢有无疼痛、肿胀、皮温升高、感觉异常等情况。

## 二、模拟练习

任务:情景准备,再现护患冲突与护患沟通情境。

角色分配：患者、患者儿子、医生、护士、主席、记录员、观察员。

主要护理项目：血压测量、肌力评估、良肢位的摆放、护患沟通。

第三幕

入院第 2 日上午 11 时，家属喂张老伯吃饭。张老伯突然出现剧烈咳嗽，口唇发绀、呼吸急促，监护仪显示 $SpO_2$ 78％。这一情形正巧被巡视病房的护士小王发现。

## 一、基于问题的学习

**思考题 1**：该病情变化提示什么问题？应如何处理？

患者可能是食物误入呼吸道。应立即将患者头侧向一边，检查口腔有无食物，若有，先用手指将口腔食物清除，然后用吸引器吸引，以及高流量氧气吸入，同时立即通知医生。必要时备好气管插管用物，积极配合医生救治。其间密切注意患者的意识、面色、口唇、呼吸、血压及氧饱和度等变化。

**思考题 2**：经过积极处理，张老伯 $SpO_2$ 升至 97％，呼吸平稳。晚餐前，护士再一次采用洼田饮水试验对张老伯的吞咽功能进行评估。请问如何实施洼田饮水试验？

方法：协助患者取坐位，先让患者依次喝下 1～3 汤匙水，如无问题，再让患者像平常一样喝下 30ml 温开水，观察所需时间和呛咳情况。

1 级：5s 之内能 1 次顺利地将水咽下。

2 级：5s 内分 2 次以上将水咽下而无呛咳。

3 级：5s 内能 1 次咽下，但有呛咳。

4 级：5～10s 内分 2 次以上咽下，并有呛咳。

5 级：10s 内不能将水全部咽下，并频繁呛咳。

评价：1 级为吞咽功能正常；2 级为可疑正常；3～5 级为吞咽功能异常。

做洼田饮水试验时，不要告诉患者，以免紧张影响试验分级。喂水时，剂量要准确，并根据患者平时呛咳的情况决定喝水的方法，以免给患者造成不适感。

**思考题 3**：经评估，张老伯洼田饮水试验 3 级。护士应从哪几方面指导患者和家属预防进食时的误吸、呛咳？

张老伯洼田饮水试验 3 级，提示其吞咽功能异常，有误吸和噎呛的风险。为此，护士应在患者床旁做好防误吸与噎呛的标识，床旁继续备好吸引用物，并做如下饮食指导：

（1）体位的选择：进食前，协助患者取仰卧位，并将床头抬高 30°，头下垫枕使头部前屈。待病情稳定后，协助坐位下进食，头略前屈。此种体位下进食，食物不易从口腔中漏出，又有利于食团向舌根运送，减少误吸的危险。

（2）食物选择与喂食方法：食物要柔软，密度与性状均一；不易松散、有一定黏度，但又不易粘在黏膜上；能够变形，利于顺利通过口腔和咽部。可将食物调成糊状或通过烹调时勾芡的方式使食物形成食团以利于吞咽。操作者把食物放在患者健侧舌根部，小口慢喂。

（3）吞咽方法的选择：教会患者侧方吞咽或点头样吞咽法，将空吞咽和吞咽食物交替进行。①侧方吞咽：吞咽时头侧向健侧肩部，防止食物残留在患侧梨状隐窝内。②点头样吞咽：吞咽时配合头前屈、下颌内收如点头样的动作，加强对气道的保护，利于食物进入食管。

（4）其他：①告知患者进食前注意休息，因为疲劳有增加误吸的危险；②减少进餐时分散注意力的干扰因素，如关闭电视机；③进餐时不说话；④不用吸管饮水，因为吸管饮水需要比较复杂的口腔肌肉功能。用杯子饮水时，保持水量在半杯以上，以防患者低头饮水增加误吸的危险。

## 二、模拟练习

任务：情景准备，并通过角色扮演完成吞咽障碍患者喂食护理及误吸的紧急处置。

角色分配：患者、家属、医生、护士、主席、记录员、观察员。

主要护理项目：生命体征及氧饱和度监测、吸氧、吸痰、洼田饮水试验、饮食护理。

### 第四幕

经过一段时间的治疗，张老伯生命体征平稳，言语较入院时清晰。右侧上、下肢肌力均为3级，肌张力增高，医嘱继续康复治疗。但张老伯突然提出不想做康复训练了，说最近两天无论是别人帮助活动还是自己锻炼，右侧肩关节都痛得受不了。查体：肩部、上肢、腕部、手部未见肿胀等异常现象。医生一方面耐心向张老伯解释，另一方面请康复科医生为张老伯积极治疗肩痛，同时鼓励张老伯一定要积极配合，争取恢复到最好。

## 一、基于问题的学习

**思考题 1**：张老伯的"肩痛"是怎么回事？

脑卒中患者在康复训练中出现肩痛应警惕肩关节损伤和半脱位的发生。脑卒中早期肩胛带肌肉软瘫、肌张力下降，上肢自身重力作用使得肩部关节囊和周围韧带过度牵拉。当进入恢复期后，患侧肢体由软瘫期进入痉挛期，肌张力增高。屈曲痉挛模式的出现会进一步加重肩关节对位异常、肩周软组织等的损伤，或由于关节周围肌肉缺乏主动运动，使得静脉血和淋巴液淤滞，血液循环缓慢，发生组织水肿，内有浆液纤维性渗出物，产生关节囊和肌腱、肌肉粘连，从而出现肩痛。肩痛不仅导致上肢康复训练停滞，还会加重患者的焦虑、抑郁等情感障碍。因此，一旦发生肩痛，应积极治疗，有效预防关节粘连、挛缩、僵硬的发生。

**思考题 2**：卒中患者如何防治"肩痛"？

（1）早期预防及减少肩关节损伤和半脱位，是防止肩痛发生的基础。脑卒中早期应注重患侧肩关节的保护，避免粗暴、过度活动上肢，并注意患肢体位的摆放。这不仅有利于肩关节的保护，而且可以抑制异常运动模式的发展，减少肩痛的发生。

（2）积极进行上肢功能训练，改善痉挛模式是治疗卒中后肩痛的主要手段。①主动运动疗法：如患侧上肢的等张或等长收缩，或健手以 Bobath 握手方式带动患肢在无痛范围内活动，可不同程度刺激肌肉收缩，促进静脉血和淋巴液回流。②患侧负重：这是一种减低患肢异常肌张力和增加本体感觉刺激的有效方法，可在很短时间内降低患侧上肢异常的肌张力，同时可起到防治肩痛的作用。③适量被动活动：可促进静脉血和淋巴液回流，预防组织水肿。④使用肌电反馈训练装置：这不仅可提高肌张力低的肌群活动，还可抑制肌张力高的肌群，达到主动、有效控制肌痉挛的目的。⑤针灸配合按摩：可起到"脉通血通，气血乃行"和"通则不痛"的效果。

**思考题 3**：经过积极康复治疗，医生告诉张老伯可以出院了。针对脑梗死复发率高的特点，护士应从哪些方面指导患者和家属预防脑梗死的再发？

首先护士应全面评估患者及家属对疾病相关知识的掌握程度，然后再有针对性地开展健康教育。

（1）有效控制高血压，使血压稳定在 150/90mmHg 以下（如能耐受，可降至 140/90mmHg 以下）。在表扬张老伯坚持遵医嘱服用降压药的前提下，告知只有同步改变不良的生活方式，血压才能得到有效控制。如做到戒烟限酒，不吃或少吃腌制食物，每日食盐摄入量不超过 6g，减少膳食中脂肪的含量,坚持合理运动,减轻体重(将体质指数控制在 28kg/m² 以下或腰围/臀围<1,波动范围<10%),保持平和的心态等。

(2)遵医嘱服用降血脂药物:由于张老伯患有高脂血症,嘱其在低脂饮食、适度运动的基础上,应遵医嘱坚持服用他汀类药物(本例中医嘱予阿托伐他汀钙片),并告知他汀类药物在降低血脂、保护血管壁的同时,也有一个比较明显的副作用,即肌肉酸痛。服药中若出现肌肉酸痛,可同时服用辅酶 Q-10(一种膳食补充剂,为保健品)100~200mg,可明显降低肌肉酸痛的副作用,提高对他汀类的耐受性。

(3)遵医嘱服用抗血小板聚集药物(本例中医嘱予阿司匹林):告知张老伯在坚持服用阿司匹林时,应注意观察有无黑便、牙龈出血、皮肤瘀点瘀斑等出血表现。一旦有上述情形,暂停用药,并及时就诊。

(4)教会患者及家属识别脑梗死。向患者及家属解释溶栓时间窗的重要意义。当发生一侧肢体无力或麻木,一侧面部麻木或口角歪斜,说话不清或理解语言困难等任一症状,往往提示脑梗死再发,须立即拨打 120 急救电话,及早到有溶栓能力的医院就诊。千万不可等子女下班回来再说,或晚上发病等天亮了再说,以免错过治疗的黄金时间窗。

## 二、模拟练习

2-8-1-7 脑卒中患者康复宣教

任务:情景准备,并通过角色扮演完成出院护理。

角色分配:患者、家属、医生、护士、主席、记录员、观察员。

主要护理项目:出院医嘱处理、出院宣教、出院护理记录、床单位处置及铺备用床。

【观察与讨论】

1.该患者神经系统检查的重点是什么?体格检查的手法是否正确?

2.护士执行医嘱是否正确?用药期间是否及时观察药物的疗效及不良反应?为患者实施的护理措施是否安全、有效?对于该患者,护理记录中应重点记录哪些情况?

3.请你根据该患者的特点,为其设计出院教育计划。

4.护理过程中是否体现人文关怀?有无违反无菌原则?操作动作是否规范、娴熟?

【案例拓展】

### 痴迷"保健品"的李奶奶

"医生!医生!快救救我妈呀!"随着断断续续的哭声和叫喊声,70 岁的李奶奶从救护车上被抬了下来。李奶奶的女儿边哭边告诉医生:"我妈今天上午 9 点左右去菜场买菜回来说有点头痛。我想这几天外面都是 37℃的高温,可能老太太年龄大、累了,就让她躺沙发上休息。11 点左右她说一边手脚有点发麻,想起来走走。谁知没走两步就跌倒了。我赶紧上去扶她,发现她嘴巴歪了,话也说不出来了,右侧手脚一点都不会动了,接着又呕吐了 1 次。我吓坏了,急忙拨打'120'。我妈得糖尿病 10 年了,去年胆结石住院手术的时候查出来有房颤,出院后一直在服药、复查,病情也还稳定,自己感觉也蛮好。可是自 2 个月前小区来了个推销保健品的,我妈和邻居张阿姨就经常去听他们的讲座,说吃了××保健品可以降血糖、保心脏,于是服药就不那么规律了,有一顿没一顿的。我们子女多次劝她不要相信,告诉她这些都是骗人的,但老太太不听我们呀……"医护人员在安慰家属的同时,迅速为李奶奶做了检查:T 36.9℃(耳温),P 74 次/min,R 18 次/min,BP 145/90mmHg。意识清楚,失语,双侧瞳孔等大等圆,直径 3mm,对光反射灵敏,右侧鼻唇沟变浅,伸舌略右偏。听诊双肺呼吸音清,未闻及干、湿性啰音,心率 128 次/min,心律不齐,第一心音强弱不等。右侧肢体肌力 0 级,左侧肢体肌力 5 级。头颅 CT 未发现明显异常,心电图提示异位心律(心房颤动)。

请根据以上案例情景,开展基于问题的学习和模拟练习。

(徐建红 郑云慧)

2-8-1-8 测试

## 推荐阅读文献

[1]中华医学会神经病学分会脑血管病学组.中国急性缺血性脑卒中诊治指南 2014[J].中华神经科杂志,2015,48(4):246-257.

[2]常红,许亚红,陈琳.缺血性脑卒中患者阿替普酶静脉溶栓出血并发症的研究进展[J].中华护理杂志,2015,50(4):459-462.

[3]Sacco RL,Kasner SE,Broderick JP,et al. An updated definition of stroke for the 21st century:a statement for healthcare professionals from the American Heart Association/American Stroke Association[J]. Stroke,2013,44(7):2064-2089.

[4]http://csca.chinastroke.net/

[5]http://cnstroke.com/

# 主题二 蛛网膜下腔出血患者的护理

蛛网膜下腔出血(subarachnoid hemorrhage,SAH)又称原发性蛛网膜下腔出血,是指脑底部或脑表面血管破裂后,血液流入蛛网膜下腔引起相应临床症状的一种脑卒中。本病临床表现差异较大,轻者可无明显的临床症状和体征,重者可突然昏迷甚至死亡,典型表现为突发异常剧烈的头部胀痛或爆裂样疼痛、呕吐、脑膜刺激征阳性。

引起 SAH 最常见的病因是颅内动脉瘤(约占 50%～85%)。导致颅内动脉瘤破裂出血的主要危险因素包括高血压、吸烟、饮酒过量、既往有动脉瘤破裂史、动脉瘤体积较大等。本病预后与病因、出血量、出血部位、有无并发症及是否得到及时恰当的治疗有关,而发病后的时间间隔及意识水平是影响预后最重要的因素。未经外科治疗者约 20% 死于再出血,且多数发生于出血后最初数日;昏迷者 6 个月时的病死率为 71%(清醒者为 11%)。2/3 的 SAH 患者可存活,但其中 50% 会遗留永久性残疾(主要为认知功能障碍);90% 的颅内动静脉畸形破裂者术后可恢复,再出血风险较小。

【知识要点】

1.熟悉 SAH 的病因与主要危险因素。

2.熟悉 SAH 的诊断要点、治疗原则。

3.掌握 SAH 的临床特点、并发症及护理要点。

2-8-2-1 知识导图

## 【临床情境】

### 头痛欲裂
#### 第一幕

**病史**：王先生，52 岁，有高血压病史 6 年，一直遵医嘱服用降压药和阿司匹林。3h 前，正在家中锻炼的王先生突感左枕部剧烈疼痛，随即意识丧失，两眼上翻，无口吐白沫、抽搐现象，家属立即将其送往医院。在送医院的途中王先生渐渐苏醒，主诉后颈部僵硬，整个头都很痛，感觉脑袋要"爆炸"了。醒来后共呕吐 5 次，呕吐物为胃内容物。过往无类似头痛史，无食物、药物过敏史。

**社会心理状况和日常生活形态**：王先生，汉族，已婚。本科学历，高中化学教师，参加城镇职工医疗保险，家庭经济状况良好。日常性情温和，无烟酒等不良嗜好，饮食比较清淡。最近因学生复习迎考，作为班主任的他工作非常忙碌。

**体格检查**：T 37℃，P 76 次/min，R 18 次/min，BP 150/95mmHg。神志清，合作，回答切题，眼底视盘边界清，眼球各方向转动自如，双侧瞳孔等大等圆，直径 3mm，对光反射灵敏。颈项强直，克氏征（＋），布氏征（＋）。四肢肌力、肌张力正常，腱反射对称（＋＋），感觉、共济运动均正常。

**实验室和其他检查**：急诊头颅 CT：脑桥前池、外侧裂高密度影。

**初步诊断**：①蛛网膜下腔出血；②原发性高血压。

**补记**：入院次日，血常规示 WBC $10.62 \times 10^9$/L，N 79.7％，Hb 132g/L，PLT $259 \times 10^9$/L。出凝血时间、肝肾功能、电解质、血糖等生化指标均正常。

2-8-2-2 蛛网膜下腔出血发生过程

2-8-2-3 蛛网膜下腔出血诊断标准

### 一、基于问题的学习

**思考题 1**：请问诊断王先生"蛛网膜下腔出血"的依据是什么？

（1）病史特点：中年男性，有高血压病史 6 年。活动中突发左枕部剧烈疼痛、呕吐伴短暂意识障碍。

（2）体格检查：脑膜刺激征阳性（颈项强直，克氏征及布氏征阳性），无局灶性神经体征（四肢肌力、肌张力正常）。

（3）实验室及其他检查：急诊头颅 CT 发现脑桥前池、外侧裂高密度影。

**思考题 2**：临床上有些患者高度怀疑 SAH，但急性期头颅 CT 检查阴性。这些患者确诊 SAH 最有价值的辅助检查是什么？该项检查如何定位？如何正确解读该项检测值？

对于高度怀疑 SAH，但头颅 CT 检查阴性的患者，腰椎穿刺进行脑脊液检查对确诊 SAH 最具诊断价值和特征性。

**腰椎穿刺定位**：嘱患者去枕侧卧，背齐床沿，屈颈抱膝，使脊柱尽量前屈。将两侧髂嵴最高点连线，此连线与脊柱中线相交处为第 4 腰椎棘突，其上为第 3～4 腰椎间隙，其下为第 4～5 腰椎间隙。穿刺点选择第 3～4 或第 4～5 腰椎棘突间隙。

如果患者脑脊液压力升高（＞200mmH₂O），连续留取 3 管脑脊液，呈均匀一致血性，镜检可见大量红细胞，则为脑脊液检查阳性，可协助诊断。

**思考题 3**：入院后医嘱：20％甘露醇 125ml ivgtt q12h，尼莫地平针 10mg＋0.9％氯化钠注射液 50ml 以 2ml/h 的速度微泵静脉注射，吡拉西坦 20g＋0.9％氯化钠注射液 100ml ivgtt qd

……请分析使用尼莫地平的目的。

脑血管痉挛是 SAH 患者死亡和残疾的重要原因,一旦发生,可导致迟发性缺血性损伤,继发脑梗死,出现局灶神经体征,如偏瘫、失语等。

2-8-2-4　蛛网膜下腔出血治疗要点

尼莫地平属于双氢吡啶类钙通道阻滞药,易通过血脑屏障而作用于脑血管和神经细胞,具有选择性扩张脑血管,缓解血管痉挛,增加脑血流量,改善脑部氧供应的作用,同时还具有促进损伤神经再生的作用。该药可降低 SAH 病死率,改善患者神经功能。

**思考题 4:** 输液前,护士检查发现甘露醇内有结晶,怎么办? 甘露醇静脉滴注时,每分钟滴速是多少?

(1)甘露醇遇冷易结晶,使用前应仔细检查。如发现有结晶,可用热水浴(80℃),振摇溶解后再使用。也可用专用甘露醇加热袋进行加热。

(2)甘露醇应快速静脉滴注。为王先生输注的 125ml 液体须在 15min 内滴完,即 125 滴/min(按照输液器点滴系数 15 滴/ml 计算)。

**思考题 5:** 目前王先生主要存在哪些护理问题?

通过对患者临床表现、检查结果和治疗情况的分析,我们认为王先生主要存在以下护理问题:

(1)疼痛(头痛):与血液刺激脑膜、颅内高压有关。

(2)潜在并发症:再出血、脑血管痉挛、脑积水。

(3)焦虑:与剧烈头痛、担心疾病预后有关。

(4)自理缺陷:与医源性限制有关。

**思考题 6:** 患者入院后,首先应采取哪些护理措施?

(1)安置体位及心电监测:抬高床头 15°~20°,以减少脑血流,减轻脑水肿。嘱患者绝对卧床休息,直到病因解除。

(2)立即建立静脉通路,遵医嘱正确用药。如快速静滴甘露醇以降低颅内压,微泵缓慢静脉推注尼莫地平以防治脑血管痉挛。

(3)缓解头痛:严重头痛影响患者的情绪和睡眠,甚至引起血压升高。可通过指导患者缓慢深呼吸、引导式想象等方法以缓解头痛,必要时遵医嘱使用镇痛、镇静药。

(4)健康教育:告知患者和家属疾病的过程和预后。耐心向患者解释头痛发生的原因和可能持续的时间,使患者了解随着出血停止和血肿吸收,头痛会逐渐缓解,从而消除紧张、焦虑心理,主动配合。告知可诱发再出血的各种危险因素,使患者了解遵医嘱绝对卧床、保持情绪稳定的重要性。

(5)加强巡视,密切监测病情变化,包括患者的意识、瞳孔、生命体征、大便颜色等变化,记录 24h 出入量,定时抽血复查电解质、血糖等生化指标。特别注意在患者症状、体征好转后,若再次出现剧烈头痛、呕吐、意识障碍加重等表现,需警惕再出血;若出现偏瘫、失语等局灶神经体征,应警惕脑血管痉挛的发生。

## 二、模拟练习

**任务:** 情景准备,并通过角色扮演完成该患者的入院护理。

**角色分配:** 患者、家属、医生、护士(甲)、护士(乙)、主席、记录员、观察员。

**主要护理项目:** 卧位安置、生命体征测量、心电监测、微泵静脉注射、静脉输液、疼痛评估、病史采集与体格检查、健康教育、入院护理记录。

第二幕

入院次日下午，医生与王先生及其家人充分沟通后，下达医嘱：数字减影脑血管造影（DSA）检查。

## 一、基于问题的学习

**思考题 1：** 医生给王先生行 DSA 检查的意义何在？

数字减影脑血管造影（digital subtraction angiography，DSA）是经肱动脉或股动脉插管，在颈总动脉或椎动脉注入含碘显影剂，分别在动脉期、毛细血管期和静脉期摄片。

通过对造影剂所显示的颅内血管的形态、分布和位置的观察，有助于明确王先生发生 SAH 的病因以及有无脑血管痉挛等，为下一步治疗方案的制定提供科学依据。

该项检查宜在发病 3 天内或 3 周后进行，以避开脑血管痉挛和再出血的高峰期。

**思考题 2：** DSA 检查前需做哪些准备？

（1）评估患者的文化水平和对造影检查的知晓程度，向患者解释该项检查的目的、注意事项、造影过程中可能发生的危险与并发症，并征得家属的签字同意和患者的合作。

（2）完善各项检查：如肝肾功能、出凝血时间、血小板计数；遵医嘱行碘过敏试验。

（3）皮肤准备：按外科术前要求在穿刺侧腹股沟部位备皮。

（4）嘱患者术前 4～6h 禁食、禁水，术前 30min 排空大小便，必要时留置导尿管等。

（5）术前 30min 遵医嘱用药（本例中，医嘱予静脉滴注尼莫地平）。

（6）用物准备：备好造影剂、麻醉剂、生理盐水、肝素钠、股动脉穿刺包、无菌手套、沙袋及抢救药物等。

**思考题 3：** DSA 术中病情观察重点有哪些？

DSA 术中应密切观察患者的意识、瞳孔及生命体征变化，注意有无头痛、呕吐、抽搐、失语、打哈欠、打鼾以及肢体活动障碍，发现异常及时报告医生处理。

**思考题 4：** DSA 术后如何护理？

（1）卧床休息：术后平卧，穿刺部位按压 30min，用 1kg 沙袋压迫局部 6～8h，穿刺侧肢体制动（取伸展位，不可屈曲）2～4h。穿刺后 8h 可行侧卧位。24h 内卧床休息，限制活动。卧床期间协助生活护理，并嘱患者多饮水，以促进造影剂排泄。

（2）加强巡视：术后注意有无因导管刺激导致的脑血管痉挛或脑出血表现；密切观察双侧足背动脉搏动和肢体远端皮肤颜色、温度等，防止动脉栓塞；注意局部有无渗血、血肿，若出现咳嗽、呕吐情况，按压穿刺部位，避免因腹压增加致伤口出血。一般术后 2h 内，每 15min 观察 1 次。若无特殊情况，2h 后改 1 次/2h，连续 6 次。

## 二、模拟练习

**任务：** 情景准备，并通过角色扮演完成 DSA 术前及术后护理。

**角色分配：** 患者、医生、护士、主席、记录员、观察员。

**主要护理项目：** 碘过敏试验、备皮、静脉输液、平车搬运、术后体位安置、病情观察与指导、护理记录。

第三幕

经过 DSA 检查，证实王先生为颅内血管畸形所致。由于病变部位位于功能区，医嘱予脑血管内介入治疗。

## 一、基于问题的学习

**思考题1:**何谓脑血管内介入治疗? 脑血管内介入治疗术后观察重点有哪些?

脑血管内介入治疗(cerebral intravascular interventional therapy)指在X线下,经血管途径借助导引器械(针、导管、导丝)递送特殊材料进入中枢神经系统的血管病变部位,治疗颅内动脉瘤、颅内动-静脉畸形及其他脑血管病。相比常规的开颅手术,具有创伤小、恢复快、疗效好的特点。

术后观察重点:①每2h监测一次意识、瞳孔及生命体征变化,连续6次正常后停测;②密切观察患者的四肢活动、语言状况等,并与术前比较,以便早期发现颅内高压、脑血栓形成、颅内血管破裂等并发症;③密切观察患者双侧足背动脉搏动和肢体远端皮肤颜色、温度等,防止动脉栓塞;④注意局部有无渗血、血肿;⑤使用肝素、华法林的患者,注意监测凝血功能及有无药物不良反应。

**思考题2:**数周后,王先生症状好转,头部CT检查证实出血基本吸收。医嘱予出院。假如你是王先生的责任护士,你会从哪些方面对王先生开展健康指导?

(1)预防再出血指导:向患者及家属介绍本病的基本病因、主要危险因素(如高血压、精神紧张、情绪激动、剧烈咳嗽、用力排便、屏气等)。在肯定王先生良好生活习惯的同时,告知日常继续遵医嘱服用降压药,但须经常监测血压。保证充足的睡眠和适量的运动,避免体力或脑力过度劳累和突然用力过猛。饮食做到低盐、低脂、高蛋白、高维生素。养成定时排便的习惯,保持大便通畅,避免用力排便。

(2)病情监测指导:教会患者及家属测量血压的方法和对心脑血管疾病早期表现的识别。若发现血压异常波动或出现剧烈头痛、恶心、呕吐等症状,应及时就医。

## 二、模拟练习

任务:情景准备,并通过角色扮演完成患者的出院护理。

角色分配:患者、医生、护士、主席、记录员、观察员。

主要护理项目:出院宣教、医嘱处理、出院病历排列、护理记录、床单位处置及铺备用床。

**【观察与讨论】**

1.不同意识障碍患者的临床表现有何特点? 如何判断? 该患者突出症状是什么? 如何采集脑脊液标本?

2.在模拟练习中,护士入院评估内容是否完整? 问诊条理是否清晰? 用词是否准确? 执行医嘱是否正确? 用药期间是否及时观察药物的疗效及不良反应? 为患者实施的护理措施是否安全、有效?

3.对患者宣教的内容是否全面? 方法、时机是否合适? 宣教是否有效?

4.护理过程中是否体现人文关怀? 有无违反无菌原则? 操作动作是否规范、娴熟?

**【案例拓展】**

### 劝君莫劝酒

龚先生,48岁,公务员。1h前在朋友的生日宴会上,因朋友不断劝酒,喝下了许多白酒。

突然,龚先生抱着自己的脑袋说头很疼,后脑勺要炸了。话音刚落,又出现了恶心、呕吐,全身直冒冷汗,呕吐呈喷射状。没多久,龚先生变得异常烦躁,说话语无伦次,随后不省人事。从龚先生家人那儿了解到,患者平素身体不错,但有高血压病史3年,一直服用缬沙坦。日常吸烟(约10支/天),偶饮酒。查体:T 37.1℃,P 88次/min,R 20次/min,BP 175/98mmHg,体形肥胖,被动体位。压眶有痛苦表情,双侧瞳孔等大等圆,直径2.5mm,直接和间接对光反射存在但略迟钝,双侧眼球向左凝视。颈项强直,克氏征(+),布氏征(+)。急诊头颅CT:蛛网膜下腔出现高密度影。

请根据以上案例情景,开展基于问题的学习和模拟练习。

2-8-2-5 测试

(华秀凤　郑云慧)

## 推荐阅读文献

[1]陈璐,王芳.疼痛管理流程在蛛网膜下腔出血重症患者护理中的应用效果[J].中华现代护理杂志,2016,22(16):2287-2290.

[2]魏大伟,刘家传,王春琳.腰大池持续外引流对创伤性蛛网膜下腔出血患者脑CT灌注成像的影响[J].中华神经医学杂志,2015,14(2):181-184.

[3]Benavente OR,Coffey CS,Conwit R,et al. Blood pressure targets in patients with recent lacunar stroke:the SPS3 randomised trial[J]. Lancet,2013,382:507-515.

# 主题三　癫痫患者的护理

癫痫(epilepsy)是一组由不同病因导致的脑部神经元高度同步化异常放电的临床综合征,以发作性、短暂性、重复性及刻板性为临床特点。由于异常放电的神经元位置不同及放电波及范围有差异,导致患者发作的形式多种多样。每次发作称为痫性发作,反复多次发作所引起的慢性神经系统病症则称为癫痫。

流行病学资料显示,癫痫的患病率为7.0‰,可见于各年龄组,青少年和老年是发病的两个高峰阶段。迄今为止,癫痫的病因和发病机制尚未完全阐明。尽管如此,约80%的患者应用目前的抗癫痫药物能完全控制发作。经正规治疗后,50%的患者终身不再发作。因此,癫痫是一种可治疗性疾病。但同时癫痫也是一种潜在致死性疾病,因为癫痫发作时患者可能发生猝死和意外死亡。因此,对于病情未得到良好控制的癫痫患者,做好安全防护非常重要。

**【知识要点】**

1.熟悉癫痫持续状态的诱发因素以及癫痫患者EEG典型表现。

2.掌握癫痫发作的主要特征以及痫性发作的临床表现。

3.掌握抗痫药物使用注意事项。

4.掌握癫痫持续状态的体位要求与安全护理。

2-8-3-1 知识导图

**【临床情境】**

# 有一种偏见叫癫痫

## 第一幕

**病史**：孙大伯，66岁。今日午饭后，因拆迁房装修问题与儿子发生了争执。当孙大伯气呼呼坐在沙发上休息的时候，突然双上肢及右侧眼脸、口角不由自主地抽动起来，持续约5min后自行缓解。之后上述症状再发2次，每次持续约10min，无意识障碍。家人立即将他送往医院。孙大伯有高血压病史15年，长期服用降压药（缬沙坦1片 qd），血压维持在125～165/78～96mmHg。无脑炎、脑外伤、脑肿瘤等病史，未到过疫区。家族中无类似疾病发作史。

**社会心理状况和日常生活形态**：孙大伯，农民，汉族，小学文化，参加城乡居民医疗保险。日常和儿子、媳妇、老伴一起居住，无烟酒嗜好。当医生告知其初步诊断时，大伯及其儿子差不多异口同声道："羊癫疯？是不是诊断错了？"

**体格检查**：T 36.3℃（耳温），P 90次/min，R 20次/min，BP 152/92mmHg，SpO$_2$ 97%。意识清楚，对答切题。双侧瞳孔等大等圆，直径3.0mm，直接和间接对光反射灵敏，双侧鼻唇沟对称，口腔有活动性义齿一枚。心肺无殊，腹部（一）。脑膜刺激征（一），左侧肢体肌力Ⅴ$^-$级、右侧肢体肌力Ⅴ级，肌张力正常，深浅感觉、复合感觉、共济运动检查正常。

**辅助检查结果**：脑电图（图2-8-3-1）示两半球基本电活动为10～11Hz低幅α节律波；双侧散在和大量阵发性低-超高波幅2.5～4.5Hz尖-慢波、不规则棘-慢波（其中少量多棘-慢波），持续1～3s不等。头颅MRI示两侧基底节新近脑梗死灶。心电图示窦性心律，规则。

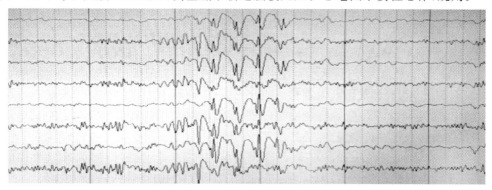

图2-8-3-1 脑电图

初步诊断：①继发性癫痫；②高血压病。

## 一、基于问题的学习

**思考题1**：在走进脑电图室，看到那个"怪吓人"的脑电图检查仪时，孙大伯有些紧张，忙问检查的医生："这个东西有没有辐射？这个检查能不能不做？"假如你是那位检查的医生，你会如何与之沟通？

2-8-3-2 癫痫发生过程

可告知孙大伯：脑电图检查和心电图检查的道理是一样的，脑电图检查是用来记录脑电波的。这个仪器貌似很吓人，事实上它并没有对大脑施加任何外界干扰，仅仅是记录大脑的（电）活动而已。因此，检查本身不会引发任何异常感觉和不适，是一项无创伤性脑功能检查，不仅对于成人安全，对儿童也安全。

（可结合实物讲解）具体方法是将金属制成的电极片贴在头皮上,电极片连接导线,通过精密仪器的处理,将脑电波最终变成电脑上医生可以看见的波形。这种被记录下来的起伏的波形,就是脑电图。通过对波形的分析,结合症状和其他检查结果,医生可以作出最终的诊断并制定治疗方案。对于您的病情而言,脑电图检查有助于明确您是否患有癫痫以及癫痫的分型,它是诊断癫痫最重要的辅助检查方法。

**思考题 2:** 请问诊断孙大伯"癫痫"的依据是什么?

2-8-3-3 癫痫诊断标准

（1）病史特点:有发作性、短暂性和间歇性的特点（突然双上肢及右侧眼睑、口角不由自主地抽动起来,持续约 5min 后自行缓解,之后上述症状再发 2 次,每次持续约 10min）。

（2）脑电图检查有痫性放电表现:出现尖-慢波、不规则棘-慢波（其中少量多棘-慢波）。这是诊断癫痫最重要的证据。

（3）头颅 MRI 提示张老伯本次发病与两侧基底节新近脑梗死灶密切相关,因情绪激动而诱发。

**思考题 3:** 入院后医嘱:地西泮针 20mg＋5％葡萄糖生理盐水 50ml 以 5ml/h 的速度用微泵静脉注射 st;丙戊酸钠 0.5g bid po;吡拉西坦针 20g＋0.9％氯化钠注射液 100ml ivgtt qd……请问确诊癫痫后,是否必须马上用抗癫痫药治疗? 如果使用抗癫痫药,需遵循哪些原则?

2-8-3-4 癫痫治疗要点

药物治疗是癫痫治疗的主要方法。对于大部分患者来说,在确诊后应马上用抗癫痫药进行治疗,即药物治疗是确诊癫痫后首选治疗方法。只有在很少数情况下,即那些仅在晚上发病,评估后发现造成继发损害比较小的患者,可以暂时观察。

药物治疗原则:①根据癫痫发作类型和药物不良反应情况选择药物。②尽可能单药治疗,且从小剂量开始,缓慢增加至能最大限度控制癫痫发作而无不良反应或不良反应很轻的最低有效剂量。③合理联合用药:对于在两种单药治疗后仍不能控制发作的患者,需要考虑合理的联合用药,但应尽可能减少不良反应的发生。④长期规律用药:控制发作后必须坚持长期服药,不宜随意减量或停药。

上述医嘱中,地西泮用以预防再次发作;丙戊酸钠为常用抗癫痫药,为阵挛性发作的首选药;吡拉西坦为脑代谢改善药。

**思考题 4:** 根据临床资料,请问孙大伯主要存在哪些护理问题?

（1）舒适的改变（抽搐）:与脑部神经元异常放电有关。

（2）有窒息的危险:与癫痫发作时可能意识丧失、喉痉挛、口腔和气道分泌物增多有关。

（3）有受伤的危险:与癫痫发作时可能意识突然丧失、判断力失常、肢体抽搐等有关。

（4）焦虑:与癫痫首次发作,缺乏对癫痫的正确认知有关。

**思考题 5:** 患者入院后,首先应采取哪些护理措施?

患者目前有癫痫再发的可能,应重点做好安全护理。

（1）给患者创造安全、安静的休养环境,保持室内光线柔和、无刺激。

（2）协助患者卧床休息,取下口腔活动性义齿,告知有前驱症状时立即平卧。

（3）床旁备好吸引器,加保护性床档,床旁桌上不放置热水袋、玻璃杯等危险物品。

（4）建立静脉通路,遵医嘱进行原发病和抗癫痫治疗。

（5）加强病情监测,包括患者镇静水平评估,意识、瞳孔、生命体征监测等。注意有无瞬间疲劳、麻木、恐惧或无意识动作等先兆表现,警惕癫痫大发作。

(6)待患者情绪平复,适时开展入院须知和疾病相关知识教育,并向患者介绍同类疾病成功获治的案例,让患者明白癫痫不是不治之症,只要积极配合治疗,就有治愈的希望。

**思考题6：**当明确是"癫痫"时,孙大伯的内心很是沮丧。其老伴问责任护士:"我家老头祖祖辈辈都没这个病,怎么就突然得了'羊癫疯'呢?"责任护士该如何解释?

在民间,人们将癫痫称作"羊癫疯",认为是妖魔鬼怪附身。由于其发作不分时间、地点、场合,容易使人产生自卑心理;加之根深蒂固的社会偏见、歧视,更加重了患者的精神负担。责任护士经过与患者及家人深入沟通后了解到,正是上述原因让孙大伯很沮丧。

对此,责任护士应从患者角度出发,言谈举止体现出理解二字,以热情、周到的接待来消除患者对住院环境的陌生感,以耐心细致的服务来取得患者的信任,并告知患者及家属:确实,现实中有一些人对癫痫抱有偏见,这是由于人们对这种疾病缺乏足够的了解所致。大伯得的病和遗传关系不大,因为磁共振检查发现大伯脑内有新近脑梗死灶,这应该和本次发病密切相关。而脑梗死灶的出现又与大伯的高血压病息息相关。因此,日常维持血压的稳定很重要,遇事要控制好情绪,以平和的心态去处理问题。入院时医生已向你们介绍了疾病的相关信息和治疗计划,对吧?癫痫是一种可治疗性疾病,大多数人预后较好。目前最主要的是放下思想包袱,安心养病,积极配合治疗。

## 二、模拟练习

**任务:**情景准备,并通过角色扮演完成患者入院后护理。

**角色分配:**患者、患者家属、医生、护士(甲)、护士(乙)、主席、记录员、观察员。

**主要护理项目:**卧位安置、生命体征测量、体温单绘制、微泵使用、静脉输液、病史询问与体格检查、入院宣教。

### 第二幕

入院日傍晚,家属在协助孙大伯进餐。突然大伯双眼上翻,意识丧失,口吐白沫,牙关紧闭,口角不自主抖动,四肢强直后呈阵挛性抽搐,小便失禁。约3min后上述症状缓解,主诉头痛、疲乏无力。

## 一、基于问题的学习

**思考题1：**该病情变化提示什么问题?

说明癫痫尚未得到控制,患者出现了全面强直-阵挛发作。发作时有窒息和受伤的危险。

**思考题2：**护士该如何配合医生进行抢救?

(1)立即置患者于平卧位,头偏向一侧,迅速松开衣扣,解开腰带。嘱家属保持冷静,勿强压患者肢体,以免骨折、脱臼等意外发生。

(2)立即清除口腔食物残渣和口、鼻腔分泌物,保证呼吸道通畅。

(3)立即氧气吸入。必要时配合医生气管插管建立人工气道。

(4)确保有效静脉通路,遵医嘱用药。

(5)对患者进行心电、血压、呼吸、意识、瞳孔监测。记录发作起始及持续时间。发作停止后,更换床单,协助做好皮肤护理,给予心理疏导。

**思考题3：**医生下达口头医嘱:地西泮针10mg静脉推注。请问静脉推注地西泮应注意哪些事项?

（1）一般以不超过 2mg/min 的速度静脉推注地西泮。专人守护，并备齐急救物品。

（2）及时评估患者的镇静水平，监测药物不良反应。一般以镇静分级（Ramsay）2～3 级较合适。由于地西泮偶尔会抑制呼吸，一旦呼吸抑制需立即停止注射，必要时使用呼吸兴奋剂。

2-8-3-5 癫痫发作应急流程

## 二、模拟练习

**任务**：情景准备，并通过角色扮演完成癫痫发作时的处理。

**角色分配**：患者、家属、医生、护士、主席、记录员、观察员。

**主要护理项目**：体位安置、吸痰术、氧气吸入术、心电监测、意识与瞳孔观察、口头医嘱处理、静脉注射、护理记录。

第三幕

从入院第二天始，孙大伯癫痫未再发。复查脑电图：两半球基本电活动为 10～11Hz 低中幅 α 活动，各区域见少量散在低幅 β 活动。数天后，医生告知大伯可以出院了，并叮嘱出院相关注意事项。

## 一、基于问题的学习

**思考题 1**：孙大伯有些担心地问医生："我刚才看了下药品说明书，上面写了好多副作用。出院后能不能改用中医中药治疗？"面对大伯的担忧，该如何与之沟通？

生活中有很多患者和孙大伯一样，担心长时间服药会有很多的副作用。可告知大伯：所有批准上市的药品，说明书上都会详细列举自该药开发以来所有曾出现过的副作用，即使几万人中只有 1 人出现过，也会标明。的确，我们看到抗癫痫药的说明书上列出了很多的副作用，但在临床工作中，我们观察到许多长时间服用抗癫痫药的患者并未出现副作用或副作用很小，这是因为医生会根据每个人的具体情况综合考量，使药物的剂量尽量调整到既控制发作的目的，又能将副作用降低至最小。近些年还陆续上市了多种毒副作用小的新型抗癫痫药，这样，我们选择药物的余地就更大了。目前由于研究手段、纯化工艺等多方面的原因，中草药还不能发挥抗癫痫作用，仍有待进一步研发。一些不正规的药厂在中药里简单地掺入抗癫痫药的做法，会因重复用药而导致患者药物中毒。

**思考题 2**：护士把出院所带药物交给患者时，该如何指导其用药？

（1）向患者和家属详细介绍所用药物名称、剂量、用法及常见不良反应。

（2）强调用药注意事项：①告知餐后服用以减轻胃肠道反应，因为抗癫痫药多数为碱性。②强调遵医嘱坚持用药的重要性，告知少服、漏服、自行停药、减药或更换药物行为是导致癫痫发作、甚至成为难治性癫痫或发生癫痫持续状态的最重要的危险因素。③遵医嘱定期来院复诊。④用药监测：建议患者每天做健康记录，记下当天的用药情况，是否有发作。若用药过程中病情复发或出现发热、皮疹等情况，应及时就诊。

**思考题 3**：责任护士在告知孙大伯用药注意事项时，特别叮嘱服药期间一定要遵医嘱来门诊定期复查。这是为什么？

一般癫痫患者出院后复查时间安排如下：首次服药后 5～7 天到医院查抗癫痫药物的血药浓度、血尿常规及肝、肾功能；以后每月检测血、尿常规，每季度检测肝、肾功能，每季度到半年复查血药浓度。通过定期门诊复查，可动态观察抗癫痫药物的血药浓度和药物不良反应，有利于医生判断所选药物效果如何，剂量是否合适，有无毒副作用，是否需要逐渐减少药量直至停药；同时还可对患者的心理状况、生活等问题进行现场指导。

**思考题 4：**趁着孙大伯去医生办公室的空隙，大伯的儿子悄悄问护士："章护士，万一我爸在家里又发癫痫了（指的是意识丧失、口吐白沫），我们该怎么办？"对此，章护士该如何指导？

可告知家属：除了癫痫持续状态，一般每个患者的癫痫发作持续时间相对固定，发作强度也会自行减弱、逐渐平息。目前尚无发作时的临时措施能立即中止发作，正确做法是：

（1）防止受伤。首先保持镇定，迅速移开附近可能伤害患者的物品（如开水、火源、尖锐物等）。如果发现患者有无意识动作等先兆症状，可让其迅速平卧床上，防止摔伤；如果坐位或站立时大发作，顺其自然扶其躺下以免摔伤、骨折等，在头颈部下方垫上柔软物体，以防剧烈抽搐时头部撞击地面受伤；同时让患者的头转向一侧，避免呼吸道分泌物及呕吐物流入气管引起呛咳甚至窒息。摘除老花镜，取下假牙，速将衣领、裤带松开，以利呼吸。千万不要强行制止其抽搐，类似拼命按住患者身体、掐人中等做法，不仅无法减缓或终止癫痫发作的进程，反而可能给患者造成伤害。

（2）记录发作视频，以此作为最珍贵的病史资料提供给医生，以利于病情诊断、抗癫痫药物选择和预后判断。如果没法记录视频，可用文字记录发作时间、发作表现、持续时间等，作为就诊时重要的病史资料供医生诊疗参考。

（3）发现以下任一情形，立即呼叫救护车：①发作持续超过 5min；②频繁的抽搐发作且抽搐间歇未清醒；③癫痫发作持续时间超过平常发作；④出现呼吸困难；⑤出现外伤；⑥清醒后本人要求就医。

## 二、模拟练习

**任务：**情景准备，并通过角色扮演完成患者的出院护理。

**角色分配：**患者、家属、医生、护士、主席、记录员、观察员。

**主要护理项目：**医嘱处理、健康教育、出院护理记录、床单位处置、铺备用床。

**【观察与讨论】**

1. 在模拟练习中，护士问诊条理是否清晰？体格检查的内容和手法是否准确？为患者实施的护理措施是否安全、有效？

2. 在患者病情变化时是否及时采取有效的应对措施？抢救结束有无及时完成护理记录？

3. 对患者宣教的内容是否全面？方法、时机是否合适？宣教是否有效？

4. 护理过程中是否体现人文关怀？有无违反无菌原则？操作动作是否规范、娴熟？

**【案例拓展】**

### 颅脑手术 1 年后

救护车将一位意识不清的女患者送入医院急诊科。据患者女儿介绍，其母 62 岁，一年前因车祸致颅内出血做过开颅手术，手术非常顺利，住院一个半月。出院后恢复也不错。可是不晓得什么原因，2h 前突然四肢抽搐，意识不清，口吐白沫，大小便失禁。

入院后查体：T 37.1℃（耳温），P 105 次/min，R 21 次/min，BP 143/81 mmHg，$SpO_2$ 97%。浅昏迷，双侧瞳孔等大等圆，3.0mm，对光反射存在，眼球向右凝视，双侧鼻唇沟对称。双肺呼吸音粗，未闻及干、湿性啰音，心律齐。四肢阵发性痉挛性抽搐，双侧巴氏征阴性。脑电图示两半球基本电活动为 8～10Hz 低幅 α 波，各区域见中等量散在 6～7Hz 低幅 θ 波、不规则棘-慢波。

2-8-3-6 测试

请根据以上案例情景,开展基于问题的学习和模拟练习。

(丁美华　郑云慧)

 **推荐阅读文献**

[1]常琳,王小姗.中国癫痫流行病学调查研究进展[J].国际神经病学神经外科学杂志,2012,39(2):161-164.

[2]刘丽华,王婷,万媛.抗癫痫药物所致药物超敏综合征的护理[J].中华护理杂志,2010,45(6):564-565.

[3]宋杰,李真,许阳,等.癫痫患者羞耻感现状调查及影响因素分析[J].中华护理杂志,2016,51(1):40-44.

[4] Kharatishvili I, Pitkänen A. Posttraumatic epilepsy [J]. Current Opinion in Neurology,2010,23(2):183-188.

# 第九章

## 妇产科疾病患者的护理

女性健康水平是社会发展和文明的标志。女性出生后经历新生儿期、儿童期、青春期、性成熟期、绝经过渡期和绝经后期6个阶段,每一阶段女性生殖生理、生殖内分泌功能和心理-社会发生的变化均有可能异常,同时也会因各种内、外因素的影响而出现妊娠和分娩异常、生殖器官肿瘤、感染性疾病等。护士应运用所学的知识和技能维护女性的健康和母婴安全。

## 主题一　产后出血产妇的护理

产后出血(postpartum hemorrhage)是指胎儿娩出后24h内,阴道分娩者出血量超过500ml,剖宫产者超过1000ml。子宫收缩乏力、胎盘因素、软产道裂伤及凝血功能障碍是引起产后出血的主要原因,其中子宫收缩乏力是最常见的原因。

产后出血是分娩期严重并发症,居我国产妇死亡原因的首位,发生率占分娩总数的2%～3%,其中80%以上发生于产后2h内。其预后随失血量、失血速度及孕产妇的体质不同而异。短时间内大量失血可迅速发生失血性休克、死亡,存活者可因休克时间过长引起垂体缺血坏死,继发严重的腺垂体功能减退——Sheehan综合征(Sheehan syndrome)。因此,应高度重视产后出血的防治和护理,以降低产后出血发生率及孕产妇死亡率。

【知识要点】

1.熟悉产后出血的病因评估。

2.掌握产后出血的临床表现、出血量估计方法及处理原则。

3.掌握产后出血的急救与护理。

【临床情境】

2-9-1-1　知识导图

### 生命保卫战

第一幕

**病史**:王女士,32岁,已婚,日常体健。因怀孕9月余,阵发性腹痛4h急诊入院。王女士停经3个月内无发热、咳嗽等不适,无阴道流血史,无药物服用史和放射性物质接触史。停经4月余自觉胎动,持续至今。怀孕期间定期产检,胎心、胎位、血压、血糖、肝肾功能等均无异常。食欲、睡眠佳,大小便如常,体重逐渐增加。

**社会心理状况和日常生活形态**:王女士,山东人,高中文化。4年前来嘉兴,与丈夫一起经营一家水果店,家庭经济状况好。无不良嗜好。13岁月经初潮,5～7/28±3天,量中等,无痛经史。26岁结婚,非近亲结婚,0-0-0-0。对妊娠知识有一定的了解。

**体检**:T 37.2℃,P 98次/min,R 20次/min,BP 110/70mmHg。一般情况好,双肺呼吸音

清晰,心律齐,未闻及病理性杂音。腹膨隆,宫高 35cm,腹围 100cm,胎心 154 次/min,宫缩规则,宫缩 30～35s/5min,骨盆外测量无异常。宫颈管消退 80%,宫颈外口扩张一指尖,先露头,－3cm,宫颈评分 9 分,胎膜未破。

**实验室及其他检查:**血常规示 WBC $9.2×10^9$/L,RBC $3.7×10^{12}$/L,Hb 112g/L,PLT 250 $×10^9$/L。1 周前彩超:BPD 94mm,FL 78mm,AFI 90mm,S/D 2.41,胎盘附着在子宫前壁,Ⅲ级,LOA,单活胎。

医疗诊断:G1P0 孕 38 周 LOA 临产。

## 一、基于问题的学习

**思考题 1:**王女士目前处于产程的哪一阶段?

王女士妊娠 9 月余,阵发性腹痛 4h,现已出现有规律的宫缩(30～35s/5min),宫颈管已消退 80%,宫颈外口扩张一指尖,胎头颅骨最低点尚在坐骨棘平面上 3cm。这些信息提示王女士目前处在第一产程的潜伏期。

**思考题 2:**此时王女士主要的护理问题是什么?

(1)分娩疼痛:与逐渐增强的子宫收缩有关。

(2)焦虑:与宫缩痛及担心自己和胎儿的安全有关。

**思考题 3:**目前应为王女士采取哪些护理措施?

(1)介绍待产室环境,鼓励产妇在宫缩间歇少量多次进食高热量、易消化、清淡的食物,并在室内适当走动。

(2)为产妇剃除阴毛,并用温肥皂水、温开水清洗会阴。鼓励产妇每 2～4h 排尿 1 次。

(3)在宫口扩张小于 4cm 时行温肥皂水灌肠,以清除粪便,避免分娩时排便致接产区污染。

(4)消除产妇的紧张情绪,提供良好的心理支持:不要让产妇独处一室,尽量陪伴产妇,倾听其诉求,给予有针对性的心理支持。可耐心向产妇讲解正常分娩过程,及时提供产程中发生的相关信息及应对措施。教会家属特别是其丈夫通过语言、按摩等表达对产妇的理解、关心和爱。

(5)减轻疼痛:指导产妇在宫缩时深呼吸、按摩腹部或手握空拳压迫腰骶部以减轻不适感。在宫缩间歇期放松休息,恢复体力。也可通过听音乐、谈话等方法转移产妇的注意力,减轻其疼痛的感觉。必要时遵医嘱采用药物镇痛。

(6)加强巡视:从临产开始到宫口开全,一般初产妇约需 11～12h。由于第一产程时间长,可发生各种异常,须每隔 4～6h 测 1 次生命体征,并密切关注产程进展情况。

**思考题 4:**假如你是王女士的责任护士,你将重点从哪些方面观察其产程的进展?

(1)胎心监测:可采用胎心听诊器或胎儿监护仪监测。胎心音听诊应在宫缩间歇期完成,注意胎心的频率、节律、强弱及宫缩后胎心有无变异。潜伏期每小时听胎心 1 次,活跃期每 15～30min 听诊胎心 1 次,每次听诊 1min。如胎心率<110 次/min 或>160 次/min 或不规律,均提示胎儿宫内缺氧,应立即给产妇吸氧并通知医师。

(2)观察宫缩:用手触诊或胎儿监护仪监测。潜伏期每 2～4h 观察 1 次,活跃期每 1～2h 观察 1 次,一般连续观察至少 3 次宫缩。记录宫缩持续时间、间歇时间及强度。若产程进展慢、子宫收缩欠佳应及时处理。

(3)观察宫口扩张和胎头下降程度:通过阴道检查了解。记录宫口扩张和胎先露下降程度、速度。临产初期，一般每隔 4h 查 1 次，宫缩频者检查间隔应缩短。为便于细致观察产程进展情况，可采用产程图来描记和反映宫口扩张及胎头下降的情况。

（4）观察胎膜是否破裂及羊水情况：正常胎膜多在宫口近开全时自然破裂，前羊水流出。一旦胎膜破裂，应立即听诊胎心，观察羊水颜色、性状、流出量及有无宫缩，同时记录破膜时间。如羊水呈黄绿色，混有胎粪，应立即阴道检查，注意有无脐带脱垂。若破膜超过 12h 未分娩者，应遵医嘱使用抗生素预防感染。

如果第一产程中发现头盆不称、可疑胎儿窘迫或活跃期停滞，应立即通知医生，及时施行剖宫产。

**思考题 5**：假如你是王女士的责任护士，你会如何向她介绍无痛分娩？

可告诉王女士，分娩疼痛是每一位产妇都要经历的最主要身体不适，其疼痛性质多为痉挛性、压榨性、撕裂样疼痛，由轻、中度疼痛开始，随宫缩的增强而逐渐加剧。分娩疼痛源于宫缩，但疼痛不只限于下腹部，会放射至腰骶部、盆腔和大腿根部。多数产妇会身不由己地呻吟、愁眉苦脸、咬牙、坐立不安等。疼痛还可引起出汗、心率加快、血压升高、呼吸急促等生理反应，并影响产妇的情绪，产生烦躁、恐惧，甚至绝望感。

无痛分娩是一项减轻产妇临产后疼痛感受的技术，它选用药物性镇痛方法，起效快，镇痛作用可靠，对产妇及胎儿不良作用小。此法不会影响产程进展，甚至还可加速产程，能满足产妇整个产程镇痛要求。目前认为只要没有药物性分娩镇痛禁忌，当开始规律宫缩，疼痛 VAS 评分＞3 时，产妇提出要求即可开始药物性分娩镇痛。

## 二、模拟练习

任务：情景准备，并通过角色扮演完成产妇入院后的护理。

角色分配：产妇、家属、医生、护士（甲）、护士（乙）、主席、记录员、观察员。

主要护理项目：生命体征测量、病史询问与体格检查、备皮、会阴冲洗、灌肠、疼痛和焦虑状况评估、健康教育、产程观察。

### 第二幕

入院后王女士下腹部宫缩痛逐渐加强，其产程进展见表 2-9-1-1。

表 2-9-1-1　产程进展

| 时间 | 宫缩持续/间隔时间、强度 | 宫口扩张（cm） | 胎先露下降（cm） | 胎心（次/min） | 胎膜 | 处理 |
|---|---|---|---|---|---|---|
| 10:00 | 30～35″/5～6′中等 | 0.5 | －3 | 144 | 未破 | |
| 12:00 | 20～35″/4～5′中等 | 1 | －2.5 | 148 | 未破 | |
| 14:00 | 25～30″/4～5′中等 | 1.5 | －1.5 | 140 | 未破 | 建议无痛分娩，遭拒绝 |
| 16:00 | 35～40″/3～4′中等 | 3 | 0 | 136 | 羊膜囊鼓 | 人工破膜，羊水清，100ml |
| 18:00 | 45～50″/2～3′较强 | 4.5 | ＋1 | 150 | 羊水清，量少 | 因尿潴留予导尿 |
| 20:00 | 40～45″/1～2′中等 | 8 | ＋3 | 140 | 羊水清，量少 | |

**续表**

| 时间 | 宫缩持续/间隔时间、强度 | 宫口扩张 cm | 胎先露下降 cm | 胎心（次/min） | 胎膜 | 处理 |
|---|---|---|---|---|---|---|
| 21:00 | 25～30″/5～6′较弱 | 10 | +4 | 136 | 羊水清,量少 | 静滴缩宫素 |
| 21:30 | 45～50″/2～4′中等· | 10 | +4.5 | 130 | 羊水清,量少 | |
| 22:30 | 45～55″/2～3′中等 | 10 | +5 | 106 | 羊水黄绿色,量少 | |

其间,王女士因疼痛大喊大叫,焦躁不安,不想吃东西,但仍然拒绝用药物镇痛。

## 一、基于问题的学习

**思考题1**:请问王女士何时开始进入第二产程?如何缩短第二产程?

晚上9时,王女士宫口开全,提示第二产程开始。此时指导产妇正确使用腹压是缩短第二产程的关键。方法:双足蹬在产床上,两手握住产床把手,深吸一口气屏住,如解大便样向下用力。

**思考题2**:王女士的产程进展有无异常?其可能原因有哪些?

从表2-9-1-1中我们发现,王女士出现了第二产程延长。造成此结果的原因为子宫收缩乏力,与以下因素有关:①分娩疼痛。产妇因疼痛大喊大叫导致其体力消耗明显,加之不愿进食,机体能量得不到及时补充,体质虚弱。②情绪焦躁。产妇精神过度紧张、焦虑可导致子宫收缩乏力,影响分娩进程。③其间产妇有过尿潴留,亦可影响到宫缩。

**思考题3**:静滴缩宫素应注意哪些事项?

缩宫素用于产程延长且协调性宫缩乏力、胎心良好、胎位正常、头盆相称者。治疗原则为以最小浓度获得最佳宫缩。一般将缩宫素2.5U加入5%葡萄糖溶液500ml内静脉滴注,从4～5滴/min开始,在确定无过敏后,根据胎心、血压、宫缩强弱逐渐增加滴速。

静滴缩宫素期间必须专人监护,每15min观察1次子宫收缩、胎心、血压、脉搏及产程进展,并予以记录。若子宫收缩不强,可逐渐加快滴速,最大剂量以子宫收缩达到持续40～60s,间隔2～4min为好。若10min内宫缩≥5次,宫缩持续1min以上或胎心异常,应立即停止滴注缩宫素,以免子宫收缩过强而发生子宫破裂或胎儿窘迫等严重并发症。

## 二、模拟练习

**任务**:情景准备,并通过角色扮演完成接产准备。

**角色分配**:产妇、家属、医生、护士、主席、记录员、观察员。

**主要护理项目**:阴道检查、胎心听诊、绘制产程图、静脉输液、输液泵使用、卧位安置、洗手、戴无菌手套、穿手术衣、会阴消毒。

**第三幕**

入院当日22:30,王女士宫缩45～55″/2～3′,强度中等,先露头,+5cm,胎心106次/min,羊水呈黄绿色,量少,给予产妇吸氧并上台接生。22:40阴道助产娩出一女婴,体重3450g,Apgar评分6分,胎盘自娩,完整,检查软产道无裂伤,阴道出血量约300ml。

## 一、基于问题的学习

**思考题 1：**Apgar 评分 6 分说明什么？

Apgar 评分用于判断有无新生儿窒息及窒息的严重程度。以出生后 1min 内的呼吸、心率、肌张力、喉反射及皮肤颜色共 5 项体征为依据，每项 0～2 分，满分 10 分（表 2-9-1-2）。若评分为 8～10 分，属正常新生儿；4～7 分为轻度窒息；0～3 分为重度窒息。对缺氧严重的新生儿，应在出生后 5min、10min 再次评分，直至两次评分均≥8 分。

1min 评分反映的是胎儿在宫内的情况，5min 及以后评分反映复苏效果，与预后关系密切。评分越低，酸中毒和低氧血症越严重，如 5min 评分＜3 分，提示新生儿死亡率及今后发生脑部后遗症的机会明显增加。本例中，Apgar 评分 6 分，说明新生儿有轻度窒息。

**表 2-9-1-2　新生儿 Apgar 评分法**

| 体征 | 0 分 | 1 分 | 2 分 |
|---|---|---|---|
| 每分钟心率 | 0 | ＜100 次/min | ≥100 次/min |
| 呼吸 | 0 | 浅慢，且不规则 | 佳，哭声响 |
| 肌张力 | 松弛 | 四肢稍屈曲 | 四肢屈曲，活动好 |
| 喉反射 | 无反射 | 有些动作 | 咳嗽、恶心 |
| 皮肤颜色 | 全身苍白 | 身体红，四肢青紫 | 全身粉红 |

**思考题 2：**如何对王女士的宝宝进行急救？

（1）将宝宝放置于红外线辐射保温床上，以减少氧耗。

（2）清理呼吸道，保持呼吸道通畅：将新生儿仰卧，肩下垫起，头后仰，用吸管吸尽鼻咽及口腔黏液、羊水，吸引负压不超过 30mmHg，吸引时间 10s/次。由于王女士的宝宝娩出时羊水呈黄绿色，必要时可行气管插管吸引胎粪。

（3）清除呼吸道分泌物后不能有效呼吸者，可进行人工呼吸，同时予常压给氧。必要时给予正压通气（气囊面罩或气管插管气囊给氧）。

（4）若新生儿心率＜60 次/min，在正压通气的同时进行胸外心脏按压（拇指法或双指法），建立有效静脉通路，遵医嘱予肾上腺素（首选脐静脉给药）等。

（5）密切观察并记录患儿呼吸、心率、皮肤颜色、血氧饱和度、肌张力、神志等变化，随时评价患儿情况。新生儿出生后 5min Apgar 评分有利于判断疗效和预后。

（6）整个复苏过程中都应重视保暖，及时撤去湿巾，擦干宝宝全身，保持直肠温度 36.5～37℃。

**补记：**急救期间，王女士的宝宝心率降至 80 次/min，经过积极抢救，宝宝转危为安。

**思考题 3：**王女士为阴道分娩产妇，产后应重点采取哪些措施以预防其产后出血的发生？

（1）产后留产房密切观察 2h。产后 2h 是发生产后出血的高峰期，重点观察血压、脉搏、呼吸、子宫收缩情况、宫底高度、膀胱是否充盈、阴道流血量及会阴伤口情况。

（2）督促并协助产妇及时排空膀胱，以免影响宫缩。

（3）加强心理支持：因为王女士的宝宝由于轻度窒息而在急救中，所以此时应特别关注她的心理状态，尽量陪伴她，倾听其诉求，予针对性的心理支持以稳定其情绪。

（4）轻度窒息复苏后的新生儿，如反应好、吸吮力好，可直接母乳喂养，以刺激子宫收缩，减少阴道出血。

(5)考虑到王女士因宫缩乏力致第二产程延长,注意保持静脉通路,充分做好急救的准备。

## 二、模拟练习

任务:情景准备,并通过角色扮演完成接产及新生儿窒息的急救。

角色分配:宝宝、产妇及其丈夫、医生、护士、主席、记录员、观察员。

主要护理项目:接产、吸痰术、人工呼吸、氧气吸入、静脉用药、辐射保暖床的使用。

第四幕

产后2h,王女士变得有些烦躁不安。查体:面色苍白,四肢湿冷,血压88/60mmHg,脉搏112次/min。宫底在脐上二横指,质软,轮廓不清,按压宫底约有500ml暗红色积血和部分血块……

2-9-1-2　产后出血发生过程

## 一、基于问题的学习

**思考题1:** *产妇发生了什么情况?是什么原因导致的?*

结合王女士的临床表现及休克指数(SI=脉率/收缩压=1.27),提示发生了产后出血伴失血性休克。按照休克指数估计出血量为1000～1500ml,占总血容量的20%～30%(表2-9-1-3)。

鉴于王女士平素体健,血小板、肝肾功能正常,产后胎盘自娩、完整,软产道无裂伤,排除了胎盘因素、软产道裂伤和凝血功能障碍因素所致产后出血。由于王女士生产时焦躁不安、不愿进食且因分娩痛大喊大叫,体力消耗明显,一度出现了子宫收缩乏力、第二产程延长。产后又因新生儿轻度窒息而在急救中,担心孩子的生命安危,进一步加剧了王女士的焦虑和恐惧感。此外,检查发现王女士子宫体软,轮廓不清,血液色暗红,有凝血块,符合宫缩乏力性产后出血的特点。因此,我们考虑王女士因子宫收缩乏力造成产后出血。

表2-9-1-3　休克指数与估计出血量

| 休克指数 | 估计出血量(ml) | 占总血容量的百分比(%) |
|---|---|---|
| <0.9 | <500 | <20 |
| 1.0 | 1000 | 20 |
| 1.5 | 1500 | 30 |
| 2.0 | ≥2500 | ≥50 |

**思考题2:** 目前王女士主要存在哪些护理问题?

(1)体液不足:与子宫收缩乏力致产后大出血有关。

(2)恐惧:与大量失血担心自身安危及担心新生儿健康有关。

(3)有感染的危险:与失血后机体抵抗力降低及手术操作有关。

**思考题3:** 针对这些问题,该如何处理?

(1)去枕平卧、吸氧、保暖。

(2)迅速建立两条静脉通路,遵医嘱快速静脉输液、输血。

(3)配合医生迅速止血:加强宫缩是最迅速、有效的止血方法。可先行子宫按摩、使用宫缩剂止血。若上述处理无效,予宫腔内填塞纱条或结扎血管等。若以上处理仍无效,危及产妇生命时,需行子宫次全切除或子宫全切除术,应遵医嘱迅速做好切除子宫的术前准备。

（4）密切观察并记录产妇意识、生命体征、皮肤颜色与温湿度、尿量、子宫收缩情况以及恶露量、色、气味与会阴伤口情况。

2-9-1-3　产后出血处理原则

（5）积极做好产妇及家属的安慰、解释工作,为产妇提供安静的休养环境。

（6）预防感染:严格无菌操作,加强会阴护理,遵医嘱给予抗生素预防感染。

（7）待病情稳定,鼓励产妇进食营养丰富易消化的食物,多进食富含铁、蛋白质、维生素的食物,如瘦肉、鸡蛋、牛奶、绿叶蔬菜、水果等,注意少量多餐。

**思考题4:** 经过子宫按摩、使用宫缩剂止血及补液治疗,王女士生命体征平稳,情绪稳定,安然度过了危险期。宝宝 Apgar 评分 10 分。医嘱予明日出院。责任护士应从哪些方面对其进行指导?

（1）告知产妇继续观察子宫复旧及恶露的变化情况,发现异常及时就诊。

（2）做好产褥期卫生指导及产后避孕指导,告知产妇产后 6 周禁止盆浴和性生活。

（3）做好乳腺炎预防指导。

（4）再次强调母乳喂养的重要性,在评估产妇母乳喂养知识和技能后予针对性指导。

（5）做好日常生活指导,使其注意合理休息、运动与营养。

（6）做好产后复查指导,告知出院后 3 日内、产后 14 日、产后 28 日会有社区医疗保健人员做产后访视以及访视内容,同时告知产妇于产后 42 日带孩子一起来医院进行一次全面检查。

## 二、模拟练习

**任务:**情景准备,并通过角色扮演完成产后出血的急救护理及出院护理。

**角色分配:**产妇及其宝宝、家属、医生、护士、主席、记录员、观察员。

2-9-1-4　产后出血急救流程

**主要护理项目:**卧位安置、吸氧、静脉输液、子宫按摩、病情监测与护理记录、心理护理、出院宣教、出院医嘱处理、床单位处置。

**【观察与讨论】**

1.假如你是责任护士,你计划如何开展问诊?护士体格检查的内容和手法是否准确?

2.护士为产妇实施的护理措施是否安全、有效?接产前准备是否完善?协助胎儿娩出的方法是否正确?当发现宝宝和产妇病情变化时,所采取的应对措施是否及时、有效?抢救结束有无及时完成护理记录?

3.对产妇宣教的内容是否全面?方法、时机是否合适?宣教是否有效?

4.护理过程中是否体现人文关怀?有无违反无菌原则?操作动作是否规范、娴熟?

**【案例拓展】**

## 愿花好月圆

刘女士,产后半个月,因阴道突然大量流血被送至急诊科。急诊科医生一边紧急抢救,一边询问病史。刘女士主诉:"刚出院后的数天都挺好,恶露不多,色淡红色,母乳喂养。前几天丈夫出差,独自一人在家中带宝宝,感觉有些累,胃口也不太好。今晨起床,突然一阵阴道大量流血,伴血块,差一点晕倒。"

检查:T 37.1℃,P 102 次/min,R 18 次/min,BP 90/60mmHg。神志清,面色苍白,心率

102 次/min,律齐,双肺呼吸音清,未闻及干、湿性啰音。腹部微膨隆,宫底耻上 1 横指,质地中等,无压痛。外阴已婚已产式,阴道畅,见暗红色血液及小血块;宫颈光,口闭,见暗红色血液自宫颈管内流出,内诊未做。

血常规示 RBC $2.8×10^{12}$/L,Hb 86g/L,WBC $8.9×10^9$/L,N 70%,PLT $230×10^9$/L。

请根据上述案例情景,开展基于问题的学习和模拟练习。

2-9-1-5 测试

(张梅光　郑云慧)

## 推荐阅读文献

[1]曾倩,杨晓红,宁立钊,等.Bakri 球囊预防与治疗产后出血患者的护理[J].中华护理杂志,2015,50(8):1023-1024.

[2]赵菁,徐杨,丛雪,等.产后出血预警评估指标体系的构建[J].中华护理杂志,2019,54(5):654-657.

[3]杨怡珂,漆洪波,段涛.产后出血风险管理[J].中国实用妇科与产科杂志,2019,35(9):978-982.

[4]曹静,穆春华,梁升连,等.33 例孕产妇产后出血死亡相关因素分析[J].中国妇幼保健,2014,29(33):5386-5388.

# 主题二　子宫肌瘤患者的护理

子宫肌瘤(myoma of uterus)是女性生殖器官中最常见的良性肿瘤,多见于育龄妇女。一般认为其发生与生长可能与女性性激素长期刺激有关。子宫肌瘤常为多发性,多数患者无明显症状,仅在体检时偶然发现。临床最常见的症状是月经改变,即经量增多与经期延长。肌瘤小、症状不明显或已近绝经期的妇女可随访观察,若肌瘤明显增大或出现症状可考虑进一步治疗,其中手术是目前子宫肌瘤的主要治疗方法。

【知识要点】

2-9-2-1　知识导图

1.熟悉子宫肌瘤的分类、临床表现及处理原则。

2.掌握子宫肌瘤围术期的护理要点。

【临床情境】

### 谈瘤色变

#### 第一幕

**病史:**何女士,45 岁。平素月经规则,15 岁月经初潮,经期 5~7 天,周期 27~29 天,经量中等,无痛经史。近 2 年来月经量逐渐增多,听人说"月经量多可以排毒",故从未就医,也不参加妇科体检。近半年来月经量明显增多,伴有血块,经期延长至 10 余天,月经周期无明显变化。本次因头晕、乏力伴活动后心悸、气促来院检查。自发病以来,食欲、睡眠佳,大小便如常。患者无高血压、糖尿病等病史,无药物过敏史。6 年前因带环妊娠在当地医院行人工流产术,术后无异常。

**社会心理状况和日常生活形态**：何女士，初中文化，超市营业员，参加城乡居民医疗保险。无烟酒等不良嗜好。24 岁结婚，1-0-1-1，丈夫身体健康。当医生告知其得了子宫肌瘤时，何女士以为是恶性肿瘤，刹那间变得异常紧张。

**体格检查**：T 36.9℃，P 94 次/min，R 18 次/min，BP 120/75mmHg，神志清，精神软，贫血貌，面色萎黄。心肺检查无异常发现。腹软，肝脾未及，下腹正中扪及包块，质硬，边界清，无压痛。

**妇科检查**：外阴已婚已产式，阴道通畅，宫颈Ⅱ度糜烂样改变，子宫增大约 3 个月妊娠大小、质硬、表面不规则，两侧附件未触及包块。

**实验室及其他检查**：血常规示 Hb 82g/L，RBC 2.86×10$^{12}$/L，WBC 8.8×10$^9$/L，N 65%，L 35%，PLT 260×10$^9$/L。B 超检查：子宫形态失常，大小约 85mm×76mm×73mm，子宫右前壁近宫底处肌壁间可见 60mm×50mm×45mm 低回声区，前壁偏左侧肌壁间可见 25mm×30mm×25mm 低回声区，子宫左后壁肌壁间可见 35mm×30mm×25mm 低回声区，前壁和后壁可见数个 15mm×10mm×8mm、10mm×8mm×7mm、7mm×6mm×5mm 低回声区。

2-9-2-2　子宫肌瘤发生过程

医疗诊断：①多发性子宫肌瘤；②中度贫血。

## 一、基于问题的学习

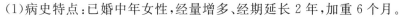

2-9-2-3　子宫肌瘤诊断标准

**思考题 1**：何女士被诊断"多发性子宫肌瘤"收入妇科病房。请问该诊断的依据是什么？

（1）病史特点：已婚中年女性，经量增多、经期延长 2 年，加重 6 个月。

（2）体格检查：贫血貌，面色萎黄，精神软。腹软，下腹正中扪及包块，质硬、边界清，无压痛。

（3）妇科检查：子宫增大约 3 个月妊娠大小、质硬、表面不规则。

（4）实验室及其他检查：血常规示 Hb 下降（82g/L）。B 超示子宫形态失常，探及多个大小不等的低回声区。

**思考题 2**：何女士从"不以为然"到"谈瘤色变"，再到医生告知其在用药纠正贫血的基础上，将择期行全子宫切除术时，她又惴惴不安，担心切除子宫后会引起早衰、变得"不男不女"、影响今后的夫妻关系……请对何女士的上述表现作出护理判断。

从上述表现中，我们发现何女士存在以下护理问题：

（1）知识缺乏：缺乏子宫肌瘤相关知识。

（2）应对无效：与选择子宫肌瘤治疗方案的无助感有关。

**思考题 3**：针对何女士的上述问题，该如何护理？

护士应运用自己的专业知识，采用通俗易懂的语言耐心解答患者的疑问，为其提供支持。

（1）告诉患者子宫肌瘤是女性最常见的良性肿瘤，并非恶性肿瘤的先兆，消除其不必要的顾虑，增强康复信心。

（2）向患者解释保持女性特征的器官是卵巢，而非子宫。单纯子宫切除不会引起人体的早衰，绝不会变得"不男不女"。术后除了不再来月经之外，卵巢会像术前一样分泌激素并作用于外阴、阴道、乳房等器官，故不会出现乳房萎缩、阴道干涩及潮热、出汗、烦躁等症状。此外，子宫全切术后的阴道长度与手术前基本相同，因此也不会对性生活造成障碍。

（3）通过连续性护理活动与患者建立良好的护患关系，让患者相信在医院现有条件下她将得到最好的治疗和照顾，能够顺利度过手术全过程。

## 二、模拟练习

**任务**：情景准备，并通过角色扮演完成患者入院后护理。

**角色分配**：患者、家属、医生、护士（甲）、护士（乙）、主席、记录员、观察员。

**主要护理项目**：床单位准备、生命体征测量、体温单绘制、病史询问与妇科检查、心理疏导、入院宣教、入院护理记录。

第二幕

经过相关治疗与检查后，医生与患者及其家属就下一步治疗方案进行了商讨，最后决定在全麻腹腔镜下行全子宫切除术。

2-9-2-4 子宫肌瘤治疗要点

## 一、基于问题的学习

**思考题 1**：尽管签署了手术知情同意书，但何女士对腹腔镜下手术还是有些担心。该如何与之沟通？

（1）告诉患者腹腔镜手术的优点：切口小、出血少，术后痛苦小，恢复快，住院时间短，术后腹腔粘连发生率低。

（2）耐心细致向患者讲解麻醉方式、手术过程、治疗效果及术后注意事项。

（3）邀请已顺利进行腹腔镜下子宫肌瘤手术且即将出院的患者现身说法，消除患者的思想顾虑，使其能积极配合手术治疗。

**思考题 2**：为什么子宫切除术患者术前要进行肠道准备？如何进行肠道准备？

这是由于手术部位在盆腔，且子宫与肠道毗邻，肠道准备可以防止术中由于肠管膨胀而致误伤；亦可防止因术中麻醉引起肛门括约肌松弛，导致患者可能排便于手术台上而影响手术。

方法：①术前 1 日中午口服 20％甘露醇或番泻叶导泻，排便至少在 3 次以上或排出物中无粪便残渣；②术前 1 日晚进流质；③术前 8h 禁食，术前 4h 禁水；④手术日晨再用 0.2％肥皂水行大量不保留灌肠。

**思考题 3**：为什么拟行全子宫切除术的患者术前要进行阴道准备？如何进行阴道准备？

阴道正常情况下不是无菌环境。对于拟行全子宫切除术的患者，为了防止微生物经阴道侵入手术部位，应在术前 3 天开始阴道准备，一般常用 2‰碘伏液行阴道冲洗，2 次/日。术晨再用消毒液消毒宫颈、阴道，特别注意阴道穹隆的消毒，消毒后用大棉签拭干。用 1％甲紫涂宫颈及阴道穹隆，以作为手术者切除子宫的标记。

**思考题 4**：请运用已学知识解释子宫切除术前留置导尿的目的。

（1）从解剖及手术安全性看，膀胱位于子宫前方，一方面膀胱充盈会影响子宫位置及影响手术视野；另一方面，膀胱充盈可能造成手术进腹时误伤膀胱。因此，术前留置导尿便于局部手术，并避免术中误伤膀胱。

（2）从解剖及病情观察角度看，在子宫颈外侧约 2cm，子宫动脉自外侧向内跨越输尿管前方，在子宫切除术中有可能伤及输尿管，而一旦输尿管损伤，可出现血尿、尿量减少等情况，因此留置导尿后就可以通过尿液的颜色、量观察有无损伤输尿管。

## 二、模拟练习

任务:情景准备,并通过角色扮演完成全子宫切除术术前准备。

角色分配:患者、家属、医生、护士、主席、记录员、观察员。

主要护理项目:药物过敏试验、交叉配血、备皮、阴道准备、肠道准备、术前用药、留置导尿管、术前宣教。

第三幕

经过充分术前准备,何女士接受了全麻腹腔镜下全子宫切除术,手术顺利。

2-9-2-5　洗手护士工作流程

## 一、基于问题的学习

**思考题 1**:手术完毕,患者被送到麻醉苏醒室,此时如何护理?

(1)安置患者:在患者尚未清醒前,协助取平卧,头偏向一侧,以免呕吐物、分泌物呛入气管。

(2)立即予氧气吸入,同时床旁备吸引用物。

(3)立即为患者测量血压、脉搏、呼吸,注意患者的呼吸频率与深度,检查输液、腹部伤口等情况,与手术室护士或麻醉师做好床边交班,详尽了解术中情况。

(4)每 15min 协助患者腿部运动,防止下肢静脉血栓形成。

(5)专人守护,通常每 15~30min 观察一次血压、脉搏、呼吸,每小时观察 1 次尿液,注意尿量及尿色,并做好记录。其间有异常及时处置。

**思考题 2**:30min 后患者完全苏醒,生命体征平稳,被安全送回病房。请问术后如何护理?

(1)体位:患者麻醉清醒后可取低半坐卧位,次日取半卧位。指导患者活动肢体。

(2)生命体征观察:心电监护 6h,注意观察患者血压、脉搏、呼吸变化及面色、精神状况。

(3)保持各管路通畅。遵医嘱静脉输注药液。留置尿管 48h 后拔出,尿管留置期间观察并记录每小时尿量、颜色及性状,以期尽早发现输尿管或膀胱损伤。

(4)会阴护理:子宫全切后,患者阴道残端有伤口,注意观察阴道分泌物的性质、量、颜色,以便判断阴道残端的愈合情况。用 0.5% 碘伏擦洗会阴,2 次/天。

(5)疼痛护理:一般术后 24h 内伤口疼痛最明显,可根据患者情况采取止痛措施,如分散注意力、遵医嘱及时给予足量止痛药物、应用自控镇痛泵等,同时注意观察用药后的止痛效果。如患者出现上腹部及肩部疼痛,多为 $CO_2$ 气腹对膈肌刺激所致,告知患者术后数日症状可减轻。

(6)饮食指导:一般腹腔镜手术后 8h 即可进流质饮食,但禁止奶类和糖类,饮食不可过量。待肛门排气后,可改半流质,肠蠕动完全恢复后可进普食。告知患者术后应加强营养,增加蛋白质及维生素的摄入,以促进伤口更快地愈合。

**思考题 3**:腹腔镜下手术有可能因术中损伤血管或手术部位止血不彻底而引起腹腔出血。请问术后出现哪些征象提示有腹腔内出血的可能?

如果患者术后每小时尿量少于 30ml,伴血压逐渐下降、脉搏细数、烦躁不安或诉说腰背疼痛、肛门处下坠感等,应考虑腹腔内出血的可能,立即报告医师,及时处理。

**思考题 4**:患者术后恢复良好,数天后医嘱出院。责任护士应从哪些方面进行出院指导?

(1)嘱患者术后 2 个月内避免提举重物。

(2)避免从事会增加盆腔充血的活动,如跳舞、久站等。

(3)按医嘱如期返院接受追踪检查。当医生检查确定伤口完全愈合后可恢复性生活及盆浴,否则会影响阴道残端的愈合,甚至引起感染。

(4)若出现阴道流血、异常分泌物及时就医。

### 三、模拟练习

2-9-2-6 巡回护士工作流程

任务:情景准备,并通过角色扮演完成手术中、手术后护理及出院护理。

角色分配:患者、家属、医生、护士、主席、记录员、观察员。

主要护理项目:卧位安置、吸氧、生命体征测量、会阴护理、留置尿管的护理、出院宣教、出院医嘱处理、铺备用床。

【观察与讨论】

1.在模拟练习中,护士入院评估内容是否完整? 问诊条理是否清晰? 用词是否准确? 体格检查的内容和手法是否准确?

2.护士执行医嘱是否正确? 为患者实施的护理措施是否安全、有效? 有无及时评估患者的心理变化? 是否及时进行心理疏导?

3.对患者宣教的内容是否全面? 方法、时机是否合适? 宣教是否有效?

4.护理过程中是否体现人文关怀? 有无违反无菌原则? 操作动作是否规范、娴熟?

【案例拓展】

#### 孕肚?

周女士,46岁,已婚,育有1女。10年前体检发现子宫内有2个肌瘤,由于肌瘤较小,也没有任何不适,医生建议她随访、定期B超复查。刚开始周女士每半年去医院检查一次,后来发现子宫肌瘤的存在没有给她的生活造成任何影响,于是就不再去检查。本次就诊是因为停经12周,且腹部逐渐增大,尤其是最近半个月,排便习惯和粪便性状也发生了改变。查体:T 37.0℃,P 84次/min,R 18次/min,BP 126/82mmHg,一般情况好,心肺检查无异常。腹膨隆,如5个月妊娠大小,无明显压痛、反跳痛。血常规、肝肾功能、凝血功能等均正常。B超提示:

宫内早孕,存活;子宫多发实性结节,较大者约66mm×60mm,考虑肌瘤可能。

请根据上述案例情景,开展基于问题的学习和模拟练习。

(张梅光　郑云慧)

2-9-2-7 测试

### 📖 推荐阅读文献

[1]谢璇丞,范宏杰,赵卫,等.子宫肌瘤介入治疗现状及研究进展[J].介入放射学杂志,2019,28(9):905-909.

[2]谈诚,钱惠勤,王彦洁,等.全子宫切除术对子宫肌瘤患者下尿路症状影响的前瞻性研究[J].中国妇产科临床杂志,2018,19(4):315-318.

[3]陈宏,赵小红,汪莎.音乐干预时长对子宫肌瘤患者术前焦虑情绪的影响[J].护理学杂志,2018,33(13):65-67.

[4]雷晓芳.品管圈活动在提高子宫肌瘤护理流程管理中的应用分析[J].中华肿瘤防治杂志,2018,25(S2):229-230.

# 第十章

## 急危重症患者的护理

急危重症患者的特点是发病急、病情严重且变化快,随时可能出现危及生命的征象。因此,需要密切监测病情变化,护士必须从思想上、组织上、物质上、技术上做好充分的准备。遇有急危重症患者,要争分夺秒、全力以赴地配合医生进行抢救。同时,由于危重患者身体极度虚弱,抵抗力差,因病情起伏还会出现各种各样的心理问题,因此,护士应全面、细致地做好患者的身心整体护理,预防并发症,减轻其痛苦,促进其早日转危为安。此外,护士还应重视对患者家属进行指导、教育,提高其危机应对能力,因为家属是急危重症患者支持系统中最重要的组成部分,对患者的身心康复起着至关重要的作用。

## 主题一　心搏骤停患者的护理

心搏骤停(cardiac arrest)是临床上最危重的急症,是指心脏有效射血功能的突然终止。心搏骤停发生后,由于大脑和全身重要器官血流突然中断、缺血缺氧,救治不及时将迅速发生不可逆的生物学死亡。心律失常是诱发心搏骤停的主要因素,其中尤以心室颤动多见。因此,心搏骤停发生后立即施行胸外心脏按压和电击除颤,对提高患者的存活机会和改善复苏后生活质量具有重要意义,是避免生物学死亡的关键。

【知识要点】

1.掌握心搏骤停的识别及处理。

2.掌握心肺复苏术(CPR)的施救步骤和有效指征。

3.掌握电除颤的剂量及电击后护理要点。

4.掌握复苏时常用急救药物、剂量及给药注意事项。

2-10-1-1 知
识导图

【临床情境】

### 生死竞速

第一幕

秦大伯,60岁,平时经常骑电动三轮车帮人送货。30min前,秦大伯收工回家,自觉胸部不适,家人立即陪他到医院就诊。大伯既往有类似症状到医院就诊过,但心电图未见明显异常,之后亦未进行系统检查与治疗。秦大伯由家人搀扶着步入急诊科。接诊后,预诊护士立即用轮椅将患者推至诊查床旁。当护士协助秦大伯至诊查床上,准备测量生命体征并通知医生为其诊查时,秦大伯突然发生抽搐,随之瘫倒在诊查床上。

## 一、基于问题的学习

**思考题 1**：该患者很可能发生了什么情况？

从临床表现看，秦大伯很可能发生了心搏骤停。

2-10-1-2 心
搏骤停发生
过程

**思考题 2**：预诊护士应立即采取哪些措施？

（1）评估患者反应：呼之无反应，大动脉搏动消失，无呼吸。

（2）立即按铃呼叫医护团队准备抢救车和除颤仪。

（3）立即开始 30 次胸外心脏按压和 2 次人工呼吸的复苏周期。

**思考题 3**：当其他医护人员到达后，该如何救治？

（1）当除颤仪到位后，立即予以除颤。

（2）第一次除颤毕，立即给予 5 个循环 30∶2 的高质量 CPR，尔后检查脉搏和心律。

2-10-1-3 心
搏骤停诊断
标准

（3）在进行胸外心脏按压的同时，立即气管插管或球囊面罩给氧，并每 6s 进行 1 次通气（10 次/min），予高浓度或 100％氧（$FiO_2=1.0$）。

（4）立即连接心电监护仪或除颤仪等心电示波装置进行持续心电监测，及时发现并准确辨认心律失常。（注：本例中，在 5 个循环 30∶2 的 CPR 后，心电监护仪示无脉性室性心动过速，予再次电击除颤。）

（5）在不中断 CPR 和快速除颤的前提下，迅速建立静脉通路，并遵医嘱使用复苏药物。如果静脉穿刺无法快速完成，可通过气管给予某些复苏药，以赢得抢救时间。

（6）密切监测患者颈动脉搏动，评价心肺复苏效果。

**思考题 4**：在为秦大伯实施抢救的过程中，如何实现高质量 CPR？

（1）保证按压频率和按压深度：按压频率为 100～120 次/min（15～18s 完成 30 次按压），按压深度至少为 5cm，但不超过 6cm，避免过度按压和按压深度不够。

2-10-1-4 心
搏骤停急救
要点

（2）按压期间，保证胸廓完全回弹：按压放松时，手掌根部既不要离开胸壁，也不要倚靠在患者胸壁上施加任何压力，以使胸廓充分回弹。

（3）尽量减少胸外按压中断的次数及缩短每次中断的时间。胸外按压中断时间限制在 10s 以内。

（4）不应给予过频过多的通气：在秦大伯尚未置入高级气道时，按压与通气之比为 30∶2；当置入高级气道后，则每 6s 给予 1 次通气（每分钟 10 次）。

**思考题 5**：在心肺复苏过程中，为什么不可过度通气？

在心肺复苏过程中，人工通气的目的是维持足够的氧合和充分清除二氧化碳，但不可过度通气，这是因为 CPR 期间，肺血流量大幅减少，为维持正常的通气/血流比例，通气量不宜过大。另外，过频、过多的通气将增加胸腔内压力，减少静脉回心血量，降低心输出量。过多通气还可导致胃胀气，胃内容物反流，误吸性肺炎的风险加大。此外，胃胀气使膈肌抬高，限制肺的活动，降低呼吸系统的顺应性。

**思考题 6**：在对秦大伯实施抢救的过程中，患者出现哪些征象提示心肺复苏有效？

（1）停止按压后，可触及颈动脉搏动，说明患者自主循环已恢复。按压期间，每一次按压可以摸到一次大动脉搏动,说明按压有效。

（2）出现自主呼吸。

（3）瞳孔由散大开始回缩。

（4）患者面色、口唇、指甲及皮肤等色泽由发绀转为红润。

（5）有眼球活动,睫毛反射、对光反射出现,甚至手脚开始抽动,肌张力增加。

**思考题 7**：抢救过程中应准备哪些药物?

（1）肾上腺素：是 CPR 的首选药物。该药主要通过兴奋 α-肾上腺素受体的作用,收缩外周血管,提高血压,增加冠状动脉和脑等重要脏器的灌注量。及早给予肾上腺素可以增加自主循环恢复（ROSC）成功率、存活出院率和神经功能完好存活率。

（2）胺碘酮：该药能够抑制心脏多种离子通道（如钠、钾、钙通道）,明显延长心肌细胞动作电位时程和有效不应期。当给予 2～3 次除颤＋CPR＋肾上腺素之后仍是室颤/无脉性室速时,可使用胺碘酮。该药能改善自主循环的恢复率和入院存活率,是一线抗心律失常药物。

（3）利多卡因：可降低心室肌传导纤维的自律性和兴奋性,相对地延长心室有效不应期,提高室颤阈值。对于室颤/无脉性室速导致的心搏骤停,在自主循环恢复后,应立即开始或继续使用利多卡因。

（4）硫酸镁：该药能有效终止尖端扭转型室速。如果室颤/无脉性室速心搏骤停与尖端扭转型室速有关,可给予硫酸镁。需要注意的是,发生尖端扭转型室速时应立即高能量电击治疗,硫酸镁仅是辅助用药。

（5）阿托品：是副交感神经拮抗剂,可以解除迷走神经对心脏的抑制,从而提高窦房结的自律性,促进心房和房室结的传导,加快心率。阿托品可作为救治血流动力学不稳定的心动过缓的措施之一。

（6）碳酸氢钠：在复苏初期（15～20min 内）产生的代谢性酸中毒通过改善通气常可得到改善。一般地,胸外心脏按压、除颤、气管插管及血管收缩药物等治疗方法均无效时推荐使用碳酸氢钠。注意：静脉用碳酸氢钠时,应根据动脉血气分析结果及时调整补给量,维持患者 pH $\geq$7.25 即可,以防碱中毒。

**思考题 8**：抢救小组在给患者实施 CPR 2min 后,若静脉通路已建立,首选的药物是什么?剂量是多少? 注射时应注意什么?

首选肾上腺素,1mg 静脉注射,可每 3～5min 重复一次。注射时首选上肢的大血管（肘正中静脉,将肾上腺素 1mg 快速静脉注射后,再迅速静脉注射 20ml 生理盐水,并抬高手肘 30°,维持 10～20s,有利于药液迅速到达心脏,发挥药效。

**思考题 9**：如果此时静脉通路尚未建立,而气管插管已成功,你将如何从气管内给药?

自气管内给药的剂量为静脉给药的 2.0～2.5 倍,因为较低的浓度可产生短暂性 β-肾上腺素能效应（血管舒张作用）,导致低血压、低冠状动脉灌注压和血流,降低 ROSC 的可能性。使用时用 5～10ml 生理盐水稀释肾上腺素,将细的吸痰管插至气管导管的底部,再从此管注入药液,然后用简易呼吸器用力挤压 2 次,以利于药液弥散到两侧支气管和肺内。

## 二、模拟练习

**任务**：情景准备,并通过角色扮演完成心搏骤停患者的紧急处置。

**角色分配**：患者、家属、医生、护士（甲）、护士（乙）、主席、记录员、观察员。

主要护理项目:轮椅运送、CPR、除颤术、气管插管、心电监护、静脉给药、血标本采集、护理记录。

第二幕

经过紧急救治,秦大伯自主循环恢复,血压 86/58mmHg。

## 一、基于问题的学习

**思考题 1:**秦大伯恢复了自主循环,接下来该采取哪些救治措施?

(1)优化通气和吸氧。自主循环恢复后,心搏骤停患者可存在不同程度的肺功能障碍。因此,应注意优化通气和吸氧,促进自主呼吸,及时监测动脉血气分析结果和二氧化碳波形图。为避免秦大伯在自主循环恢复后发生低氧血症,应加强气道管理,及时清除呼吸道分泌物,保持气道通畅,维持血氧饱和度在 94% 及以上,维持 $PaCO_2$ 在正常高值(40～45mmHg)。当血氧饱和度达到 100% 时,应降低氧浓度,并注意避免过度通气。

(2)维持有效的循环功能。若患者出现低血压(SBP<90mmHg),遵医嘱补液,使用血管活性药、正性肌力药、增强心肌收缩力药物等。

(3)寻找心搏骤停的原因。立即描记 12 导联心电图,以确定是否存在急性 ST 段抬高,同时遵医嘱及时采集血标本送检。

(4)密切监测患者的体温、脉搏、心率、心律、血压、呼吸、瞳孔等变化,并做好记录。

**补记:**本例患者心电图未见 ST 段抬高。

**思考题 2:**经过紧急救治,秦大伯恢复了意识。请问医生最有可能为秦大伯实施何种检查与治疗?

引起心搏骤停的最常见原因是心血管疾病和冠状动脉缺血。考虑到秦大伯因胸部不适就诊,且既往有类似症状,本次步行入急诊科后发生心搏骤停,高度怀疑患者为急性心肌梗死(AMI)。医生最有可能为秦大伯紧急施行冠状动脉造影(coronary arterial angiography,CAG)+经皮冠状动脉介入治疗(percutaneous coronary intervention,PCI)。因为 CAG 可提供冠状动脉病变部位、性质、程度、范围、侧支循环状况等的准确资料,有助于选择最佳治疗方案和判断预后,是临床诊断冠心病的"金标准"。PCI 则可使狭窄甚至闭塞的冠状动脉管腔得以再通,从而改善心肌血流灌注,改善预后。本例中,尽管患者心电图未发现 ST 段抬高,但仍应做好急诊 CAG 及 PCI 的准备。

**思考题 3:**为明确病情,在家属知情同意下医生拟行 CAG,准备经桡动脉穿刺置入心导管。为此,术前进行了 Allen 试验。该试验有何临床意义?

Allen 试验:操作者先同时按压患者的桡、尺动脉,嘱患者连续伸屈五指至掌面苍白时松开尺侧。如 10s 内患者掌面颜色恢复正常,提示尺动脉功能好,可经桡动脉介入治疗。注意避免在术侧上肢留置静脉套管针。

**补记:**行经皮冠状动脉造影,术中见左回旋支血管闭塞,即刻开通左回旋支后予植入支架一枚,术后秦大伯收住 CCU 继续治疗。

**思考题 4:**秦大伯 CCU 治疗期间,心里老有挥之不去的阴影,总感觉自己命不久矣。对此,护士该怎么做?

心肺脑复苏成功后,患者死里逃生,其治疗意愿和自我感觉往往会发生变化。由于担心心搏骤停再次发生,患者常通过躯体化症状的表达,以寻求帮助或给自己在生活或社会活动中的挫折感一种合理解释。因此对患者要同情,并接纳其痛苦体验,切不可说"这是你脑子想出来的",否则会影响护患之间的沟通。对于本案中的秦大伯,可采取认知行为疗法,使其认识到自己这些想法的不合理之处,并给予诚恳、耐心的关怀和细致的解答,使其重拾信心,积极配合治疗与护理。同时,告知家属给予患者更多的关心和心理安慰,让患者感受到家庭的温暖,并由此获得自信和力量,减缓焦虑。

## 二、模拟练习

任务:情景准备,并通过角色扮演完成心搏骤停后即时处置。

角色分配:患者、医生、护士、主席、记录员、观察员。

2-10-1-7 成人心搏骤停后即时治疗流程

主要护理项目:生命体征监测、吸痰、动脉血标本采集、静脉给药、描记 12 导联心电图、Allen 试验、PCI 术前准备、心理疏导、护理记录。

### 【观察与讨论】

1. 预诊护士所采取的措施是否正确? 抢救制度是否有效落实? 团队配合是否合理? 是否及时记录? 是否及时补记医嘱?

2. 操作中是否体现人文关怀? 有无违反操作原则? 操作动作是否规范、娴熟?

3. CAG＋PCI 术前与患者、家属的沟通方式、沟通内容是否合适? 准备工作是否完善?

### 【案例拓展】

#### 白金十分钟

72 岁的李伯伯近来出现站立不稳、吐词不清等症状,在儿子的陪伴下,从外地赶到某知名医院神经内科就诊。医生看后,建议李伯伯先做检查。因检查预约在第二天,李伯伯只好在医院附近酒店暂住一晚,等待第二天检查。然而,等待的夜晚并不安宁。当晚 12 点多,李伯伯突然呼之不应,李伯伯的儿子立即联系医院急诊科。2min 后,李伯伯呼吸、心跳停止。这突如其来的事件并没有让李伯伯的儿子惊慌失措,他在等待医护人员前来的白金 10min,对父亲进行了紧急心肺复苏。原来,李伯伯的儿子曾参加过当地医疗机构给普通百姓开展的急救技能培训班,没想到这一次居然派上了用场。医护人员到达后迅速将李伯伯转入抢救室……

请根据上述案例情景,开展基于问题的学习和模拟练习。

（沈　卉　郑叶平　郑云慧）

2-10-1-8 测试

## 推荐阅读文献

[1]美国心脏协会.基础生命支持(实施人员手册)[M].杭州:浙江大学出版社:2016.

[2]齐志江,李春盛.2015 CPR 指南更新后心肺复苏研究新进展[J].中华急诊医学杂志,2017,26(1):7-10.

[3] Nichol G, Leroux B, WangH, et al. Trial of continuous or interrupted chest compressions during CPR[J]. N Engl J Med,2015,373(23):2203-2214.

## 主题二　多发性创伤患者的护理

多发性创伤(multiple injuries)简称多发伤,是指在同一致伤因素作用下,人体同时或相继有两个或两个以上解剖部位的损伤,其中至少有一处损伤危及生命。多发伤不是各部位创伤的简单叠加,而是伤情彼此掩盖、互相作用的综合征,其伤情复杂且变化快,休克、严重低氧血症、感染、多器官功能障碍等发生率高,死亡率高。因此,必须快速、标准地进行伤情评估和早期救治与护理。

2-10-2-1 知
识导图

【知识要点】

1.掌握多发伤患者的伤情评估及观察重点。

2.掌握多发伤患者的救治原则、程序及护理重点。

3.掌握多发伤患者深静脉血栓的预防。

【临床情境】

### 惊心动魄

第一幕

黄先生,41 岁,汉族,小学文化,建筑工人。因"高处坠落致全身多处疼痛 3h 余"入院。3h前,黄先生不小心从 9m 高处坠落,当即感全身多处疼痛,颜面部多处擦伤,被急送至当地医院,CT 示"头颅平扫未见明显出血,两肺挫伤,心包积液,纵隔少量气体影,腹腔未见明显出血及游离气体",X 线摄片示"左腓骨小头骨折,腰椎未见骨折",二维超声心动图显示"心包积液",考虑"心脏破裂",遂转上级医院。

2-10-2-2 多
发伤的临床
特点

### 一、基于问题的学习

思考题 1:黄先生因高处坠落伤被送至医院时,首先需重点收集哪些资料?在收集资料的过程中应注意什么?

(1)气道和颈椎评估。由于很多创伤机制都有可能造成伤者脊髓损伤,注意评估时让患者仰卧位,固定颈椎位置,严禁让患者自己活动。

(2)评估患者的呼吸:暴露患者的胸腹部,观察呼吸形式、频率,胸廓起伏、胸廓软组织及骨骼的完整性,听诊呼吸音,同时查看是否存在气管移位、颈静脉怒张、胸廓塌陷、反常呼吸等。

(3)判断患者的循环状况:通过触摸大动脉判定脉搏强度(正常、微弱、强烈)和频率(正常、慢、快),测量血压,观察是否有明显的外出血、皮肤颜色和温度、毛细血管再充盈情况。

(4)评估伤者的意识水平、瞳孔大小和对光反应,检查手指和脚趾的感觉、活动情况以了解患者有无偏瘫或截瘫。

在上述资料收集的过程中要注意:①体格检查和询问病史同步进行。病史询问内容包括患者受伤的具体经过,受伤时的着力部位,受伤后有无意识丧失、恶心、呕吐等情况,当地医院采取了哪些救治措施,做过哪些检查及其报告结果;目前有哪些不适,疼痛的部位、性质、程度等;有无其他重要病史,如癫痫、高血压、糖尿病等;询问有无药物过敏史。②在评估过程中,一旦发现患者存在致命性损伤,应即刻救治。

**思考题2**:转入急诊科时,患者体温36.5℃,脉搏78次/min,呼吸20次/min,血压91/52mmHg,神志清,精神软,因意外受惊感到害怕。双侧瞳孔等大等圆,对光反射灵敏。颜面部多处擦伤,口唇无发绀,颈软,颈静脉无怒张,双肺未闻及明显的湿性啰音,心律齐,心音中等。腹平软,全腹无压痛,无反跳痛,无肌卫,移动性浊音阴性,肠鸣音正常。左下肢近膝盖处疼痛、肿胀。神经系统检查阴性。血常规示Hb 89g/L,WBC 11.75×10$^9$/L,N 84.7%,PLT 124×10$^9$/L。复查超声心动图:心包积液。医疗诊断:①高处坠落伤;②心包积液,心脏破裂?③肺挫伤;④左腓骨小头骨折;⑤软组织挫伤。请问黄先生目前主要存在哪些护理问题?首先应采取哪些护理措施?

(1)黄先生目前主要护理问题:①潜在并发症:休克、心脏压塞、严重低氧血症、感染、腓总神经损伤等。②疼痛:与创伤有关。③恐惧:与意外损伤的打击和担心预后等有关。④皮肤完整性受损:与创伤有关。

2-10-2-3 多发伤的救治程序

(2)首先应采取以下护理措施:①协助患者取仰卧位,注意保护颈椎。维持左下肢良好的血液循环,支持并保护患肢。②迅速建立两条静脉通路,快速补液。③立即血型鉴定及交叉配血试验,做好输血准备。④做好剖胸探查术前准备:包括备皮、留置导尿、术前用药等;通知手术室。⑤严密监测患者的意识、呼吸频率、呼吸音、心率、心律、心音、血压、动脉血氧饱和度等变化,注意有无血胸、气胸、心脏压塞、休克等征象,同时注重人性化关怀,做好心理疏导。⑥对颜面部伤口进行清创、包扎。

**思考题3**:护士如何评估患者是否发生了心脏压塞?

当患者短期内出现大量心包积液时可引起心脏压塞,表现为窦性心动过速、血压下降、脉压变小和静脉压明显升高,出现Beck三联征,即低血压、心音低弱、颈静脉怒张。

## 二、模拟练习

**任务**:情景准备,并通过角色扮演完成多发伤患者入院护理。

**角色分配**:患者、家属、医生、病房护士(甲)、病房护士(乙)、手术室护士、主席、记录员、观察员。

2-10-2-4 多发伤患者入院抢救流程

**主要护理项目**:卧位安置、生命体征测量、静脉输液、静脉血标本采集、留置导尿、备皮、术前用药、患者转运技术、与手术室护士交接、入院护理记录。

第二幕

完善各项术前准备后予急诊手术。术后入ICU监护。入室时患者全麻未醒,带入经口气管插管、右颈内静脉置管、心包引流管1根、纵隔引流管1根、左手桡动脉置管、留置导尿管、左手及右手浅静脉留置针3路,带入硝酸甘油针组微泵8ml/h,PCA止痛泵1个。入室后予机械通气PC模式(PC压力13cmH$_2$O,FiO$_2$ 40%),予心率、呼吸、血压、血氧饱和度、中心静脉压(CVP)及有创血压监测,同时予抗炎、止血等补液治疗。

## 一、基于问题的学习

**思考题1**:作为监护病房护士,患者入室后应对患者做哪些评估?

(1)与手术室人员交接,了解患者术中情况:包括麻醉方式、术中转流、循环阻断时间和术中各系统器官功能状况。本例患者在全麻下施行"右股动静脉体外循环转流下行心脏破裂修补术",术中顺利,安返病房。

(2)术后病情评估:①全麻后患者的意识清醒程度,注意有无躁动及躁动的原因;②观察生命体征、血氧饱和度、有创血压及 CVP 值,听诊呼吸音,观察呼吸机的工作状态和各参数设置情况,注意有无缺氧表现及气管插管、右颈内深静脉置管位置;③观察心包引流管、纵隔引流管、导尿管内引流液的量、色及固定情况;④观察动脉置管、静脉留置针局部情况以及微泵用药情况;⑤待患者清醒后了解其疼痛程度,观察 PCA 止痛泵的参数及是否处于启用状态。

**思考题 2**:CVP 的正常值及监测的临床意义是什么?

CVP 指的是胸腔内上、下腔静脉的压力,严格地说,是指腔静脉与右心房交界处的压力,反映右心收缩前负荷。正常值为 $5\sim12cmH_2O$。

临床意义:CVP 监测对了解循环血量和右心功能具有十分重要的意义,可作为指导临床输液、治疗的重要参考。CVP 小于 $2\sim5cmH_2O$ 表示右心房充盈不良或血容量不足;大于 $15\sim20cmH_2O$ 表示右心功能不良或血容量超负荷。不过应注意,当患者出现左心功能不全时,单纯监测 CVP 则失去意义。

**思考题 3**:什么是 PCA? PCA 的副作用有哪些?

PCA 是 patient controlled analgesia 的缩写,是指由患者根据疼痛程度按压镇痛泵的启动键,自行给予由医生预先设定剂量的止痛药物。此方法可满足患者不同疼痛强度下的镇痛需求,并可使药物在体内持续保持最小镇痛药物浓度。

相比传统的大量低频给药法,PCA 这种小量频繁给药的方法镇痛效果更好,也更安全。尽管如此,不同患者在使用 PCA 时,还是会出现不同形式的副作用,其中最主要的副作用有恶心、呕吐、皮肤瘙痒、低血压、呼吸抑制、尿潴留、肠蠕动减弱等。因此,护士应及时评估患者的用药情况,并作出有针对性的处置。

**思考题 4**:患者入室后 15min,有创血压 164/101mmHg,医嘱予以生理盐水+硝酸甘油针组以 10ml/h 的速度微泵静脉推注。请问使用硝酸甘油时需注意什么?

硝酸甘油具有扩张血管,改变血流动力学,减少心肌耗氧量,保护心肌细胞以及抑制血小板聚集的作用。静脉使用硝酸甘油时须注意避光。另外,一些塑料输液器可吸附硝酸甘油,故需采用非吸附本品的输液装置。使用过程中应严密监测患者血压的变化,告知患者改变体位时动作宜缓慢,以防体位性低血压。患者如果出现视物模糊或口干应停药。

**思考题 5**:黄先生的父母在监护室外焦急等待的过程中,反复询问医护人员:"我儿子什么时候能好?会不会留下后遗症?会不会影响以后的生活?"假如你是监护室护士,你会如何对待黄先生的父母?

首先应理解家属的心情。一方面,多发伤患者病情危重、变化迅速,随时有死亡风险,其家属承受的心理压力及治疗需求常常高于一般创伤患者家属;另一方面,监护室采取封闭式管理模式,限制了患者家属的探视,亦造成家属强烈的心理反应。因此,作为监护室护士,在对黄先生开展优质护理的同时,也应关注其父母的心理感受,对黄先生的病情状况、所采取措施、下一步诊治计划等及时、耐心地告知其父母或作出解释,让其父母及时、动态、全面、客观地了解儿子的病情,从而缓解紧张情绪,减少不必要的疑虑与担心。其次,护士要学会容忍家属的适当宣泄,不可置之不理,并尽可能为家属提供休息场所和必要的设施,以减少体力消耗,减轻疲劳。必要时可开展心理护理,鼓励家属说出自己的担心和焦虑,并及时给予心理疏导或援助。此外,也可建立相关疾病患者家属的微信群、QQ 群,为家属提供交流经验和解决问题的平台,以帮助家属更好地舒缓压力,积极配合医生、护士应对应激事件。

## 二、模拟练习

任务:情景准备,并通过角色扮演完成该患者由手术室至重症监护室的交接与病情评估。

角色分配:患者、麻醉医生、手术室护士、重症监护室护士(甲)、重症监护室护士(乙)、主席、记录员、观察员。

主要护理项目:患者转运技术、床边交班、心电监护、中心静脉压监测、有创血压监测、引流管护理、护理记录。

第三幕

入院第 6 日,患者腹部 CT 检查接到危急值,CT 显示"脾破裂,包膜完整,脾周未见明显积液"。医嘱:绝对卧床休息,严密观察病情变化。同时医生告诉黄先生家属,如出现出血征象,需急诊手术。

## 一、基于问题的学习

**思考题 1**:患者目前暂时实施保守治疗。此期间病情观察的重点是什么?

(1)及时倾听患者的主诉,如有无腹痛、腹胀等不适,腹痛的性质和持续时间。观察有无腹膜刺激征,腹部有无移动性浊音。

(2)定期观察和记录患者的生命体征、意识、面色和末梢循环情况,注意患者有无烦躁、面色苍白、出冷汗、脉搏细速、脉压减小等休克的早期征象。

(3)及时遵医嘱抽血查血常规,注意血红蛋白有无进行性下降等。

**思考题 2**:入院第 10 日凌晨,患者突然感到左腹剧痛,大汗淋漓,面色苍白,主诉头晕。测血压 97/65mmHg,心率 92 次/min,立即加快补液速度。急诊床边 B 超,并抽血查血常规。请问患者目前首要护理问题是什么?

从上述表现看,患者很可能发生了脾被膜破裂,即发生了真性脾破裂,腹腔内大出血。因此,患者目前首要护理问题是:

体液不足:与脾破裂致腹腔内大出血有关。

**思考题 3**:床边 B 超示"脾破裂,腹腔内大出血"。予紧急手术治疗,术中及术后共输注红细胞悬液 4U、血浆 290ml。请问:当患者术后麻醉清醒,生命体征平稳后予安置何种卧位?为什么?

当患者麻醉清醒,生命体征平稳后予半坐卧位。一方面此卧位可减轻患者腹部切口缝合处的张力、疼痛,有利于切口愈合;另一方面,可使腹腔残留液体流入盆腔,避免膈下脓肿的形成。

**思考题 4**:脾切除术后第 3 日,血液学检测报告:纤维蛋白原 5.82g/L,D-二聚体＞4.4mg/L,超敏 C 反应蛋白 59.25mg/L,红细胞计数 $3.02×10^{12}$/L,血红蛋白 91g/L,血小板计数 $624×10^9$/L。请问:从患者的凝血功能及血小板计数看,患者很可能发生什么问题?如何预防?(注:该患者有吸烟、饮酒史 20 年,每天 1 包烟,一瓶啤酒)

该患者很有可能发生静脉血栓栓塞症,表现为下肢深静脉血栓形成和(或)肺栓塞。预防措施包括:

(1)基本措施:抬高患肢,指导及鼓励患者活动踝关节,进行股四头肌的舒缩锻炼。做深呼吸或吹气球以及有效咳嗽动作。戒烟戒酒,多饮水,保持大便通畅,在病情允许的情况下早期下床活动等。

(2)物理措施:穿弹力袜,应用足底泵、间歇加压充气装置。

(3)药物预防:遵医嘱予抗凝药。

**思考题 5**:医嘱:阿司匹林肠溶片 0.1g po qd。请叙述该患者口服阿司匹林肠溶片的作用及需要注意的事项?

血小板在血栓栓塞性疾病的形成中具有重要的病理生理学意义。由于黄先生脾切除术后血小板急剧升高超过 $500 \times 10^9 / L$，故医嘱予口服阿司匹林肠溶片，以抑制血小板聚集，阻止血栓形成。

阿司匹林的副作用有恶心、呕吐、腹部不适、出血倾向。应告知患者须定期检查血常规，日常注意有无皮肤淤青、刷牙易出血、黑便等情况，如有，应及时联系医生。若服药过程中遇到拔牙、手术，须告诉医生，术前一周须停服。

## 二、模拟练习

2-10-2-5 预防下肢静脉血栓操

任务：情景准备，并通过角色扮演完成脾切除术后护理。

角色分配：患者、家属、护士（甲）、护士（乙）、主席、记录员、观察员。

主要护理项目：患者转运技术、体位安置、心电监护、引流管护理、术后宣教、术后护理记录。

【观察与讨论】

1. 在模拟练习中，病情评估是否快速、标准？术前准备是否及时、完整？与手术室的交流是否通畅？患者手术完毕入监护病房时，双方的交接是否准确、全面？

2. 危重患者转运途中有哪些风险？应如何防范？

3. 术后有无及时评估患者的病情变化？是否采取及时、正确的应对措施？有无及时记录？

4. 宣教的内容、时机、方法是否妥当？是否达到预期的效果？

5. 操作中是否体现人文精神？有无违反操作原则？操作动作是否规范、娴熟？

【案例拓展】

### 意外坠楼酿悲剧

周大妈，64 岁，有高血压病史。某日在家中阳台晾晒衣服时不慎从 3m 高处坠落，当即感颈部疼痛，伴肢体活动障碍、感觉障碍，无昏迷，无逆行性遗忘病史，由"120"急救车送至当地人民医院，完善相关检查后收住入院。因颈椎 MRI 示"颈髓损伤"，次日转上级医院，急诊科拟"脊髓损伤"收入重症监护病房。

入室时查体：体温 38.1℃，心率 96 次/min，呼吸 23 次/min，血压 107/70mmHg，血氧饱和度 96%。神志清楚，精神软，双瞳等大等圆，直径 3mm，对光反射灵敏，言语清楚，对答切题。颈部外固定，喉头可及痰鸣音，两肺呼吸音粗，两下肺闻及少量湿性啰音，无哮鸣音。腹软，肝脾肋下未及，移动性浊音阴性，肠鸣音 3 次/min。双乳平面以上胸壁感觉存在，刺痛感觉对称，双乳平面以下感觉障碍，腹壁浅反射存在，骨盆分离挤压征不配合，四肢骨骼无畸形，皮肤无挫伤，四肢感觉障碍，肌力 0 级，肌张力减弱，肢端血运良好，病理反射未引出。

2-10-2-6 测试

头颈胸 CT：颅脑未见明显外伤性改变。颈椎 1 椎体及环枕关节处骨折、右侧肋骨多发性骨折。

初步诊断：颈髓损伤伴高位截瘫，环枕关节骨折，吸入性肺炎，右侧多发肋骨骨折，高血压病。

请根据以上案例情景，开展基于问题的学习和模拟练习。

（蔡仁美　阮丽萍　郑云慧）

## 推荐阅读文献

[1]张连阳,王正国.多发伤定义的演进[J].中华创伤杂志,2015,31(9):802-804.

[2]傅一牧,荆尧,李冬冬,等.多发伤患者急性下肢深静脉血栓形成的危险因素分析[J].上海交通大学学报(医学版),2019,39(3):278-281.

[3]孙健平,王鹏飞,薛汉中,等.多发伤患者围手术期深静脉血栓形成的发生及危险因素[J].中华创伤骨科杂志,2019,21(1):39-43.

# 主题三 中暑患者的护理

中暑(heat illness)是指人体在高温环境下,由于水和电解质丢失过多、散热功能障碍所引起的以中枢神经系统和心血管功能障碍为主要表现的热损伤性疾病。临床上可分为先兆中暑、轻症中暑和重症中暑。其中,重症中暑是一种威胁生命的急症,可因中枢神经系统和循环功能障碍导致死亡、永久性脑损害或肾衰竭,施救者必须对患者病情作出快速反应、准确判断和有效救治。

**【知识要点】**

1.掌握中暑的病因及临床表现。

2.掌握中暑急救原则及护理措施。

3.掌握预防中暑的措施。

**【临床情境】**

2-10-3-1 知识导图

### 暑热难挡

第一幕

**病史**:李大伯,65岁,是一位闲不住的老人,在江南8月持续高温的天气下,他依然要到田间去劳作。家人劝过他好多次,但他总是乐呵呵说自己耐热,多晒晒太阳身体更硬朗。8月的某一天,李大伯在田间劳作后回家的途中,突感头晕、头胀、恶心、呕吐,但还是硬撑着回了家。刚踏进家门,李大伯便觉四肢发软,晕倒在地,同时伴有小便失禁。家属发现他浑身很烫,呼之不应,呼吸急促,迅速拨打"120",一边为他扇风、用凉水毛巾敷额头,一边等待"120"将其送至医院急诊科。大伯平时身体健康,没有高血压、糖尿病等慢性病史,无农药接触史。

**社会心理状况和日常生活形态**:李大伯,汉族,小学文化,长期从事农作物种植。参加城乡居民医疗保险,无经济负担。日常和老伴、儿子、儿媳一起生活,一家人非常和睦。大伯本人无烟酒等不良嗜好。家属对本病知识有所了解。

**体格检查**:T 40.3℃,P 116次/min,R 32次/min,BP 12/8kPa。呼之不应,双侧瞳孔等大等圆,直径约2mm,对光反射迟钝。面色潮红,全身皮肤干燥、灼热而无汗。颈软,颈静脉无怒张。双肺呼吸音粗,心律齐,未闻及病理性杂音。腹平软,无压痛,肝脾肋下未触及。小便失禁。

2-10-3-2 中暑发生过程

**实验室及其他检查**：血常规示 WBC 12.6×10⁹/L；血生化检查：Na⁺ 128 mmol/L，Cl⁻ 100mmol/L，K⁺ 3.2mmol/L。肝肾功能和凝血功能无异常。血气分析：pH 7.41，PaO₂ 49mmHg，PaCO₂ 31mmHg，HCO₃⁻ 19mmol/L，BE 0.71 mmol/L。头颅 CT（－）。

医疗诊断：①中暑；②Ⅰ型呼吸衰竭，呼吸性碱中毒；③低钠、低钾血症。

## 一、基于问题的学习

**思考题 1**：请分析李大伯的病情状况。

2-10-3-3 中暑诊断标准

本例中的李大伯为老年人，本次发病与其长时间在高温环境下劳动有关。其表现为忽感头晕、头胀、恶心、呕吐，回家后忽然晕倒、神志不清伴小便失禁。查体：面色潮红，全身皮肤干燥、灼热而无汗，高热（40.3℃），心动过速（心率 116 次/min），血压在正常低值（90/60mmHg），呼之不应。鉴于李大伯日常体健，无高血压、糖尿病等慢性病史，亦无农药接触史，且头颅 CT（－），双侧瞳孔等大等圆，直径约 2mm，可基本排除农药中毒和脑血管意外可能。另外，患者血液学检查提示低钠（128mmol/L）、低钾（3.2mmol/L）血症和Ⅰ型呼吸衰竭、呼吸性碱中毒（pH 7.41，PaO₂ 49mmHg，PaCO₂ 正常，HCO₃⁻ 19mmol/L，BE 0.71mmol/L）。因此，从病史、临床表现和相关检查结果可判断李大伯为重症中暑，并且存在高热、无汗、意识障碍"三联症"，提示热射病，病情危急。

**思考题 2**：急诊医嘱：5%葡萄糖盐水（4℃）2000ml 静脉滴注（30～40 滴/min），氯丙嗪 50mg＋5%葡萄糖盐水（4℃）500ml 静脉滴注，地塞米松针 5mg 静脉推注……请分析此处使用氯丙嗪的目的。

2-10-3-4 中暑救治原则

热射病是中暑最严重的类型，其病死率与体温过高及持续时间密切相关。因此，应在 10～40min 内将患者的核心体温迅速降至 39℃以下，2h 降至 38.5℃以下。

氯丙嗪又称冬眠灵，对下丘脑体温调节中枢有很强的抑制作用。与解热镇痛药不同，该药不但可以降低发热机体的体温，也能降低正常体温。本例中，通过氯丙嗪 50mg＋4℃的 5%葡萄糖盐水 500ml 在 2h 内输入静脉，以期达到减少机体产热、扩张血管、松弛肌肉、降低重要脏器氧耗的作用。氯丙嗪降温效果与环境温度紧密相关，环境温度越低，氯丙嗪降温作用越显著；另外，氯丙嗪与物理降温同时应用还具有协同降温作用。因此，在静脉使用氯丙嗪的同时，可配合使用空调降室温及使用冰帽、冰毯机等物理降温法，同时注意监测血压，低血压时禁用。

**思考题 3**：根据临床资料，请问李大伯主要存在哪些护理问题？

通过对临床资料的分析，我们认为李大伯主要存在以下护理问题：

（1）体温过高（高热）：与体温调节中枢功能障碍有关。

（2）意识障碍：与高热所致脑功能障碍等有关。

（3）清理呼吸道无效：与患者意识障碍、咳嗽反射消失有关。

（4）有受伤的危险：与高热致意识障碍、低钠血症致肌肉痉挛有关。

（5）潜在并发症：心律失常、休克、急性肾衰竭、DIC 等。

**思考题 4**：针对李大伯存在的健康问题，护士应立即采取哪些护理措施？

目前李大伯存在的首要护理问题是体温过高和意识障碍，重点应围绕此问题实施护理。

（1）将患者安置于 20～24℃的空调房间；迅速松解或脱去外衣；协助其取平卧位，头偏向一侧，保持气道通畅。床边备好吸引用物，并固定好床栏。

（2）予储氧面罩吸氧（6L/min），注意氧气的湿化。

（3）迅速建立两条静脉通路，遵医嘱静脉滴注 4℃的 5％葡萄糖盐水、氯丙嗪等，以助患者迅速降温。注意：静滴 4℃葡萄糖盐水时，开始 5min 为 30～40 滴/min，以免诱发心律失常。待患者适应低温后再加快滴速。同时配合物理降温，如头戴冰帽或前额、头顶、体表大血管流经处（如颈部、腋窝、腹股沟等）放置冰袋，酒精擦浴，有条件时使用冰毯机。

（4）予留置导尿，保持床单位清洁干燥。

（5）监测患者的 BP、HR、R、$SpO_2$、动脉血气、每小时尿量及尿色，必要时监测中心静脉压。根据血压、脉搏、尿量及时调整输液速度。输液速度控制在使尿量（无肾功能异常）保持 200～300ml/h。

**思考题 5**：采用冰袋、冰帽、酒精擦浴等物理方法降温时，如何才能保持有效降温？

（1）冰袋位置放置准确，及时更换，避免同一部位长时间接触导致冻伤。冰袋切忌直接置于心前区，以免引起心脏骤停。

（2）使用冰帽及冰槽头部降温时，及时添加水和冰块。

（3）酒精擦浴前在前额放置冰袋、足底放热水袋（注意控制热水袋的温度，以防烫伤），采用拍打式，顺着动脉走向进行，体表大血管流经处应延长停留时间，以提高降温效果。禁止擦拭胸部、腹部、后项处。

**思考题 6**：假如你是李大伯的责任护士，将重点从哪些方面观察其病情变化？

（1）降温效果的观察：①降温过程中密切监测直肠温度，每 15～30min 测量一次，根据直肠温度调整降温措施。②观察末梢循环情况。如患者高热而四肢末梢发绀、厥冷，提示病情加重；经治疗后体温下降、四肢末梢转暖、发绀减轻或消失，则提示治疗有效。当直肠温度降至38℃左右时可考虑终止降温，但应注意防止体温复升。

（2）并发症的监测：①监测尿量、尿色、尿比重，以观察肾功能状况。若尿液呈深茶色，应警惕横纹肌溶解。②密切监测血压、心率，有条件者监测中心静脉压、肺动脉楔压、心排血量以及体外循环阻力指数等，警惕休克或补液过量而引起肺水肿。降温时，应维持收缩压在90mmHg 以上，注意有无心律失常出现。③监测动脉血气、神志、瞳孔、呼吸变化，备好呼吸机等物品。④监测水、电解质。⑤严密监测凝血酶原时间、凝血活酶时间、血小板计数和纤维蛋白原，注意皮肤黏膜、穿刺部位有无出血倾向，有无脏器出血，警惕 DIC。

（3）伴随症状观察：注意有无与高热同时存在的其他症状，如寒战、大汗、咳嗽、呕吐、腹泻、出疹等，以协助明确诊断。

## 二、模拟练习

任务：情景准备，并通过角色扮演完成中暑患者的紧急处置。

角色分配：患者、家属、医生、护士（甲）、护士（乙）、主席、记录员、观察员。

主要护理项目：卧位安置、生命体征测量、心电监护、吸氧、静脉输液、血标本采集、留置导尿、冰帽使用、护理记录。

第二幕

当护士为李大伯完成留置导尿后，发现其口角抽搐，牙关紧闭，四肢肌张力增高，口唇无发绀。

## 一、基于问题的学习

**思考题 1**：该病情变化提示什么问题？

从患者表现看，初步考虑高热惊厥。此时重点需解决的护理问题是：

(1)有窒息的危险：与患者意识丧失、抽搐有关。

(2)有受伤的危险：与口角抽搐、牙关紧闭、四肢肌张力增高有关。

**思考题 2**：此时该怎么做？

(1)首先确保呼吸道通畅，并放置口咽通气管，防止舌根后坠、舌咬伤。

(2)拉起床栏，做好防护，以防坠床、撞伤等的发生，但不可强力按压抽搐的肢体。

(3)立即通知医生，遵医嘱用药(本例患者予地西泮 10mg 静脉缓慢推注)。

(4)加强病情监测。

**思考题 3**：请问静脉推注地西泮的目的及注意事项是什么？

地西泮脂溶性高，易透过血脑屏障。针对李大伯的病情，静脉推注地西泮的目的是抗惊厥及起到中枢性肌肉松弛的作用，以快速缓解其口角抽搐，牙关紧闭，四肢肌张力增高的问题。

静脉推注地西泮时，注意速度不可过快，可用微泵静脉推注。静脉注射速度过快可引起呼吸和循环功能抑制，严重者可致呼吸、心跳停止。

## 二、模拟练习

任务：情景准备，并通过角色扮演完成高热惊厥的处理。

角色分配：患者、医生、护士、主席、记录员、观察员。

主要护理项目：口咽通气管的使用、心肺听诊、微泵注射、护理记录。

第三幕

入院后 40min，李大伯停止抽搐，T 38.6℃，P 108 次/min，BP 110/68mmHg，SpO$_2$ 98％，呼吸平稳，呼之有反应，但反应迟钝，回答问题部分切题。医嘱转入内二病区继续观察与治疗。数日后，李大伯意识清楚，对答切题，能下床活动，食欲好。体温正常，脉搏、呼吸、血压平稳，听诊双肺呼吸音清，尿量约 2000ml/d，血液生化检测指标正常。主治医生告诉李大伯及家人，大伯的身体素质不错，恢复得很好，可以出院了。但回家后，还应继续休息，尤其要记得高温天气尽量不要外出干农活。

## 一、基于问题的学习

**思考题 1**：李大伯问责任护士："小张护士，医生说我这次得的是热射病。这太阳真的是很毒啊！你能不能简单告诉我这是个什么病？"

可告知李大伯：热射病又称中暑高热，是中暑最严重的类型，病情危急，病死率高，多发生于气温高、热辐射强、相对湿度大的环境下。目前认为主要是体温调节功能衰竭，机体产热大于散热或散热受阻，体温不断升高。当体温达 42℃以上时，可使人体蛋白质变性，超过 50℃数分钟细胞即死亡。此次大伯您还是挺幸运的，您的家人及时将您送到医院，并且在等待"120"的过程中，为您扇风、用凉水毛巾敷额头，这些处置非常及时且正确，为您后续救治的成功赢得了时间。以后可要多听听家人的建议，他们是最关心您的人哦。

**思考题 2**：为了避免类似问题重演，责任护士特意向李大伯强调了预防中暑的措施。你知道具体内容有哪些吗?

(1)高温天气里应尽量在室内活动。如需外出或劳作,时间尽量安排在早晨或傍晚,避开上午 10 时到下午 4 时这一时间段,穿着合适宽松的衣服并注意遮光防护。

(2)高温天气里,不应等到口渴时再喝水。在高温环境下劳动,注意补充盐分和矿物质(每 2~5L 水加盐 20g),注意每小时喝 2~4 杯凉水(500~1000ml),不饮用含大量糖分的饮料和过凉的冰冻饮料。

(3)注意饮食与休息。每日膳食中适当补充热量、蛋白质,少食高脂食物,多吃新鲜蔬菜和水果。养成午休的习惯,保证充足的睡眠。

(4)备好防暑药。高温天气外出时,可随身携带人丹、十滴水、藿香正气液等解暑药。一旦出现头晕、头痛、恶心、乏力、注意力不集中、视物不清、耳鸣或出现轻微发热等,可口服解暑药以缓解病情。如未缓解,应紧急就医。

(5)每年入暑前做一次健康检查,早期发现和治疗基础疾病,并增强防护意识。

**思考题 3:**每到夏天,人们常常会制作预防中暑的食物。你知道有哪些吗?

日常百姓家制作的预防中暑的食物有西瓜汁、西瓜翠衣(西瓜鲜外皮)汤、酸梅汤、绿豆汤、金银花茶、菊花茶、薄荷凉茶、荷叶凉茶等。

## 二、模拟练习

**任务:**情景准备,并通过角色扮演完成患者的出院护理。

**角色分配:**患者、家属、医生、护士、主席、记录员、观察员。

**主要护理项目:**出院医嘱处理、出院宣教、出院护理记录、床单位处置及铺备用床。

**【观察与讨论】**

1.在模拟练习中,护士入院评估问诊的内容是否合理?体格检查的内容和手法是否准确?为该患者体格检查时应重点查什么?

2.当患者病情突变时,抢救制度是否有效落实?护士是否采取及时、有效的应对措施?抢救结束有无及时补记医嘱?

3.健康教育的内容、方法是否符合实际?是否达到预期效果?

4.操作中是否体现人文关怀?有无违反操作原则?操作动作是否规范、娴熟?

**【案例拓展】**

## 小心"秋老虎"出没

虽已出伏,但南方某市依然高温肆虐,在车间连续工作 4h 的刘大伯突然晕倒了,四肢抽搐,由"120"急救车送入抢救室。入病室时,患者口唇无发绀,口角抽搐,牙关紧闭,口角旁及衣服上可见较多呕吐物,四肢阵发性抽搐,全身无汗,呼之不应,处于浅昏迷状态。双侧瞳孔等大等圆,直径约 1.8mm,对光反射迟钝。T 40.1℃,HR 120 次/min,R 29 次/min,BP 130/71 mmHg,SpO_2 88%。大小便失禁。抽血测血糖 12.4mmol/L。头颅 CT 平扫未见明显异常。

请根据上述案例情景,开展基于问题的学习和模拟练习。

2-10-3-5　测试

(王　云　贾亚平　郑云慧)

**推荐阅读文献**

[1]全军重症医学专业委员会.热射病规范化诊断与治疗专家共识(草案)[J].解放军医学杂志,2015,40(1):1-7.

[2]魏捷,杜贤进,晏晨,等.改良早期预警评分在中暑患者病情及预后评估中的应用[J].中华急救医学杂志,2017,26(8):914-918.

[3]倪啸晓,刘志锋,谢秋幼,等.中暑脑损伤机制及高压氧治疗作用的研究进展[J].中华危重病急救医学,2017,29(6):572-576.

[4]马莉,杜兰芳,马青变,等.北京市护理人员对心脏骤停患者目标体温管理的现状调查[J].中华护理杂志,2019,54(9):1373-1378.

# 主题四 淹溺患者的护理

淹溺(drowing)又称溺水,是人淹没于水或其他液体中,呼吸道被液体、污泥、杂草等物堵塞或咽喉、气管发生痉挛所致窒息;同时吸收入血液循环的水引起血液渗透压改变、电解质紊乱和组织损害。淹溺分为干性淹溺与湿性淹溺。根据浸没介质不同,湿性淹溺又可分为淡水淹溺和海水淹溺两种类型。

在我国,淹溺通常发生在湖泊或河流多的水域以及夏季,多见于儿童、青少年和老年人,是我国人群意外伤害致死第3位死因,儿童伤害死亡的首位原因。缺氧是淹溺者最重要的表现,其主要致死原因为急性肺水肿、急性脑水肿、心力衰竭等。

2-10-4-1 知识导图

**【知识要点】**

1.掌握淹溺的发生机制与临床表现。

2.掌握淹溺患者现场救护原则。

3.掌握淹溺患者医院内救护措施。

**【临床情境】**

**步步惊心**

第一幕

张同学,20岁。3h前在河里游泳时意外淹溺,被同伴救起。救离水面时意识丧失,呼之不应,口鼻处充满污泥,全身皮肤发绀伴多处擦伤,四肢厥冷,腹部膨隆。同伴迅速清除其口、鼻腔污物,并立即拨打了急救电话。在开放气道的基础上又紧急施行口对口人工呼吸及胸外心脏按压。约4min后张同学恢复自主呼吸与心跳,意识模糊,呼吸急促,由"120"急救车紧急送入医院急诊科。

## 一、基于问题的学习

**思考题1:**此案例中,张同学的同伴所采取的救护措施是否妥当?

经了解,张同学的同伴在学校参加了相关急救技能的培训。当他将张同学救离水中后,首先检查了患者反应,发现无反应,迅速清除患者口、鼻腔异物,并迅速拨打了急救电话,同时紧急实施心肺复苏术。整个过程符合淹溺现场救援程序,而且心肺复苏有效。

**思考题 2**:为什么淹溺者初始复苏首先从开放气道和人工通气开始?

这是因为淹溺所致死亡主要是由于缺氧。缺氧时间和程度是决定淹溺预后最重要的因素。大多数淹溺者在缺氧后会持续心搏骤停,纠正缺氧可促使患者自主呼吸或循环的恢复。因此,对呼叫无反应,呼吸不正常的淹溺者,应尽快对其进行通气和供氧,即采用"ABC"策略。在气道畅通后,首先给予 5 次口对口人工呼吸。5 次人工通气后,评估生命征象,如患者仍无反应,实施 30∶2 的胸外心脏按压/人工呼吸。

**思考题 3**:作为现场抢救者,实施口对口人工呼吸时应注意什么?

保持气道通畅,每次吹气约 1s,并能看到胸廓有效的起伏运动。由于淹溺者肺顺应性降低以及高气道阻力,通常需要更长时间吹气。但应注意吹气压越高可能会造成胃的膨胀,增加反流,并降低心输出量。

**思考题 4**:目前主张实施心肺复苏前不需要为淹溺者控水。为什么?

目前主张心肺复苏前不需要为淹溺者控水的理由有:

(1)干性淹溺者因声门闭锁未吸入水,因此无水可控。

(2)对于湿性淹溺者来说,进入呼吸道的水量通常不是很多。另外,多数患者为淡水淹溺(属于低渗淹溺),这些患者即使通过呼吸道吸入了大量水分,这些水分也已进入血液循环。

(3)诸多文献报道,控水时容易引起胃内容物反流和误吸,引起呼吸道堵塞和肺部感染。

(4)实施控水措施会造成心肺复苏的时间延后,进而使患者丧失最佳的复苏时间。

## 二、模拟练习

任务:情景准备,并通过角色扮演完成淹溺现场复苏。

角色分配:患者、同伴、"120"医护人员、主席、记录员、观察员。

主要护理项目:开放气道、口对口人工呼吸、胸外心脏按压、"120"转运前患者的准备、转运过程中患者的监测。

2-10-4-2 淹溺现场复苏流程

第二幕

"120"急救车将患者迅速转运至医院急诊科,经初步处理后,拟"淹溺、心肺复苏术后"送入EICU。

**体格检查**:神志模糊,双侧瞳孔等大等圆,直径 3mm,对光反射灵敏。头面部及全身皮肤多处擦伤,口唇略发绀,T 38.1℃,P 133 次/min,R 28 次/min,BP 97/68mmHg,$SpO_2$ 91%。呼吸运动两侧对称,听诊双肺呼吸音粗,两肺散在湿性啰音,心律齐,未闻及病理性杂音。腹平软,肝脾肋下未及,移动性浊音阴性,双侧病理征阴性。

**实验室及其他检查**:急诊血液学检测结果见表 2-10-4-1。末梢血糖 6.8mmol/L。血气分析提示低氧血症($PaO_2$ 65mmHg),乳酸性酸中毒(pH 7.24,乳酸 11.8mmol/L)。心电图示:窦性心动过速,律齐。胸部 CT 示:两肺吸入性肺炎。

表 2-10-4-1　血液学检查项目

| 项目 | 结果 | | 参考范围 |
| --- | --- | --- | --- |
| WBC($\times10^9$/L) | 10.12 | H | 3.5～9.5 |
| N(%) | 81.6 | H | 40～75 |
| 总胆红素($\mu$mol/L) | 46.5 | H | 3.0～22.0 |
| 间接胆红素($\mu$mol/L) | 39.6 | H | 0.0～19.0 |
| 谷丙转氨酶(IU/L) | 41 | | 0～60 |
| 总蛋白(g/L) | 60.9 | L | 65.0～85.0 |
| 白蛋白(g/L) | 37.3 | L | 40.0～55.0 |
| 钾(mmol/L) | 5.90 | H | 3.50～5.30 |
| 钠(mmol/L) | 135.3 | L | 137.0～147.0 |
| 氯(mmol/L) | 98.1 | L | 99.0～110.0 |
| 钙(mmol/L) | 2.11 | | 2.11～2.52 |
| 尿素(mmol/L) | 3.6 | | 2.9～8.2 |
| 尿酸($\mu$mol/L) | 725.6 | H | 208～428 |
| 活化部分凝血活酶时间(s) | 23.3 | L | 30～45 |
| 纤维蛋白原(g/L) | 1.84 | L | 2～4 |
| D-二聚体(mg/L) | 3.45 | H | <0.3 |

2-10-4-3 淹溺发生过程

2-10-4-4 淹溺诊断标准

医疗诊断:(1)湿性淹溺,心肺复苏术后;(2)吸入性肺炎;(3)乳酸性酸中毒。

## 一、基于问题的学习

**思考题 1:** 请根据张同学的临床资料对其病情状况进行评估。

依据溺水持续时间、临床表现、器官损害程度等,可将淹溺者分为轻、重、危重三类。本例患者被救离水面时,曾意识丧失,呼吸停止,心跳停搏,故为危重者。经紧急心肺复苏后,患者恢复自主呼吸与心跳,但意识模糊,呼吸急促。入院后查白细胞升高(WBC $10.12\times10^9$/L),存在低氧血症($PaO_2$ 65mmHg)、乳酸性酸中毒(pH 7.24,乳酸 11.8mmol/L)、高钾(5.9mmol/L)血症,肝肾功能异常(总胆红素 46.5$\mu$mol/L,间接胆红素 39.6$\mu$mol/L,总蛋白 60.9g/L,白蛋白 37.3g/L,尿酸 725.6$\mu$mol/L)。此外,患者纤维蛋白原降低(1.84g/L),D-二聚体升高(3.45mg/L)。胸部 CT 显示两肺吸入性肺炎。为此,需警惕患者随时可能发生心律失常、心跳呼吸骤停、急性脑水肿、肺部感染、急性呼吸窘迫综合征、急性肾功能衰竭、心力衰竭、DIC 等并发症。

**思考题 2:** 入院后医嘱:高流量氧气吸入、甘露醇 250ml ivgtt、尼可刹米 1.875g 微泵静脉注射、5%碳酸氢钠溶液 100ml ivgtt……请问上述药物输入中应如何调节输液速度? 为什么?

张同学为淡水淹溺患者,经呼吸道和胃肠道进入其体内的水可迅速进入血液循环,造成血容量剧增,从而引起肺水肿和心力衰竭。故入院后应限制水的摄入,严格控制输液速度,从小剂量、低速度开始,防止短时间内进入大量液体,加重血液稀释和肺水肿。但同时应快速静脉输入甘露醇,以防治脑水肿。

**思考题 3**:根据临床资料,请问张同学主要存在哪些护理问题?

通过对临床资料的分析,我们认为张同学主要存在以下护理问题:

(1)低效型呼吸型态:与淹溺所致肺泡通气、换气功能障碍有关。

(2)潜在并发症:心室颤动、急性肺水肿、急性呼吸窘迫综合征、急性脑水肿、急性肾功能衰竭、DIC 等。

(3)体温过高:与淹溺所致吸入性肺炎、脑水肿等有关。

(4)皮肤完整性受损:与淹溺时外力损伤有关。

**思考题 4**:针对张同学的健康问题,重点应采取哪些护理措施?

(1)维持呼吸功能。安置患者于仰卧位,头偏向一侧,按需吸痰,保持呼吸道通畅,同时予储氧面罩高浓度氧气吸入。必要时配合医生气管插管并做好机械通气准备。

(2)维持循环功能。立即建立静脉通路。患者曾有心跳呼吸骤停史,在心跳恢复后可发生血压不稳定或低血压状态,应加强监测,根据病情及时调整输液速度和量。必要时行 CVP 监测,将 CVP、动脉压和尿量三者结合起来指导输液治疗。发现心室颤动时,应紧急电除颤。

(3)遵医嘱给药,积极纠正高钾血症、酸中毒,防治脑水肿、感染、急性肾衰竭等并发症。

(4)留置胃管和导尿管。

(5)密切观察并记录患者意识、瞳孔、体温、心率、心律、血压、呼吸音、呼吸频率与节律、痰液颜色及性状、尿液颜色及量的变化,及时抽血查血气分析、血清电解质、肝肾功能、活化部分凝血活酶时间、纤维蛋白原、D-二聚体等,及早发现并发症。

(6)做好基础护理。包扎皮肤伤口,每 2h 协助翻身、拍背,加强肢体按摩。

(7)及时联系家属,随时与家属沟通。

## 二、模拟练习

**任务**:情景准备,并通过角色扮演完成医院内救护。

**角色分配**:患者、同伴、医生、护士(甲)、护士(乙)、主席、记录员、观察员。

**主要护理项目**:卧位安置、心电监测、吸痰、吸氧、血标本采集、静脉输液、微泵使用、留置导尿、留置胃管、入院护理评估、护理记录单书写。

2-10-4-5 淹溺医院内救护

### 第三幕

在 EICU 期间,张同学因室颤经历了 2 次电除颤,同时经历了气管插管＋呼吸机辅助呼吸。一周后,张同学的病情终于稳定下来了。患者神志转清,自主呼吸平稳,心跳有力、节律规则,血气分析、电解质等指标均恢复正常,转入普通病房。又一周,张同学康复出院。

## 一、基于问题的学习

**思考题 1**:室颤的心电图有哪些特征?

心室颤动的心电图特征:监护导联呈形态、振幅各异的不规则波动,QRS-T 波群消失,见图 2-10-4-1。

**思考题 2**:请判断张同学发生室颤的原因。

患者入院前有淹溺、心跳呼吸骤停史,由此导致心肌缺血缺氧而发生室颤。此外,患者为淡水淹溺,大量低渗液体进入血液循环可致红细胞肿胀、破裂,大量钾离子释放入血。高钾血症可致心室颤动及心搏骤停。

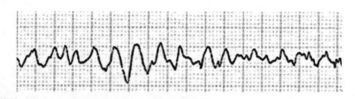

图 2-10-4-1　心电图

**思考题 3：**对患者实施电除颤后，护理上应注意什么？

(1)及时将患者胸部的导电胶除去，检查皮肤有无灼伤。

(2)将除颤仪充电备用，并补充好其他抢救物品。

(3)密切监测心电图变化。

(4)密切监测患者生命体征、心肺功能和意识状态的变化，在电击后 1h 内至少每 15min 监测 1 次，病情稳定后改每小时监测 1 次。

**思考题 4：**你知道不同人群气管插管的深度吗？

气管插管时深度应合适，太浅易脱出，太深易插入右总支气管，造成仅单侧肺通气，影响通气效果。置管深度，从门齿起计算，男性为 22～24cm，女性为 20～22cm。气管导管顶端距气管隆嵴约 2cm。小儿插管深度(cm)＝年龄÷2＋12。

本例中，张同学插入的深度：距门齿 23cm，插管后予妥善固定，并且每班检查导管置入长度。

**思考题 5：**气管内吸引是一种具有潜在损害的操作，不可把吸引作为常规。那么，哪些情况下须为张同学施行气管内吸引？

气管内吸引指征：

(1)在气管导管内看见明显分泌物。

(2)患者频繁或持续呛咳。

(3)在气管和支气管处听诊有明显痰鸣音。

(4)呼吸机流速-时间曲线呼气相出现震动。

(5)呼吸机出现高压或低潮气量报警。

(6)可疑为分泌物引起的 $SpO_2$ 降低。

(7)患者突发呼吸困难等。

**思考题 6：**护士在患者呼吸机脱机时应关注哪些指标？

(1)观察患者的心率、血压、呼吸频率与节律、呼吸类型、脉搏、血氧饱和度、气道湿化效果。

(2)脱机 30min 后查动脉血气，包括氧分压、二氧化碳分压、血氧饱和度、pH 及乳酸等。

**思考题 7：**张同学是一名游泳爱好者。他告诉护士，此次溺水是由于小腿抽筋造成的。他还说此事件不会在他心里留下阴影，他依然会去游泳。对此，护士应如何宣教？

可告知张同学：当游泳中遇到小腿抽筋，身边没人时，首先要镇静，取仰卧位，注意呼气要浅，吸气要深，使身体漂在水面上，同时用抽筋腿对侧的手抓住脚趾向身体方向牵拉，另一手向下压膝盖，使患肢膝关节尽量伸直，如此可使腿后部伸展，较快缓解肌肉的痉挛。千万不可紧张，不要将手臂上举乱扑动，否则会下沉更快。一旦抽筋有所缓解，可缓慢向岸边靠近，切勿大幅度游动，以免再度引发抽筋。

另外，向张同学建议：避免在情况复杂的自然水域游泳或在浅水区跳水或潜泳。避免在水温较低水域游泳。夏天大量排汗后应及时补充水和盐；游泳前不可饮酒；下水前可进行一些拉伸活动;下水时备好救生器材。游泳时间不可过长,否则腿部过度疲劳会引发腿部抽筋。

## 二、模拟练习

任务:情景准备,并通过角色扮演完成淹溺者病情突变的急救。

角色分配:患者、患者母亲、医生、护士(甲)、护士(乙)、主席、记录员、观察员。

主要护理项目:心电监测、除颤术、气管内插管、呼吸机管道安装、微泵使用、气管内吸引、病情监测、心理护理、书写护理记录单。

### 【观察与讨论】

1.在模拟练习中,院前急救是否及时、有效?入院后重点检查哪些?手法是否正确?

2.当患者病情突变时,护士是否采取及时、有效的应对措施?抢救制度是否有效落实?抢救结束是否及时补开医嘱?

3.健康教育的内容、方法是否符合实际?是否达到预期效果?

4.操作中是否体现人文关怀?有无违反操作原则?操作动作是否规范、娴熟?

### 【案例拓展】

#### 命悬一线

某个夏日的夜晚,一家大型房产公司的高管们在酒店聚餐。饭后,陈经理趁着酒兴去酒店游泳池游泳。不知何故,在水中呛了几口水。被拉上岸时,这位经理情况还好,不过同行的同事谨慎,硬是让他去酒店附近的医院检查一下。谁知到了医院,好好的人突然呼吸急促,并咳出粉红色血痰。经对症处理,患者症状未改善,并且很快进入昏迷状态。BP 80/45mmHg,HR 160 次/min,$SpO_2$ 40%,迅速予气管插管机械通气、升压等治疗。患者胸部 CT 示"两肺斑片状浸润",血常规示 WBC $12 \times 10^9$/L,动脉血气分析示 pH 6.80,氧分压 35mmHg。

请根据上述案例情景,开展基于问题的学习和模拟练习。

（贾亚平　余丽萍　郑云慧）

2-10-4-6 测试

 推荐阅读文献

[1]中国心胸血管麻醉学会急救与复苏分会.淹溺急救专家共识[J].中华急诊医学杂志,2016,25(12):1230-1236.

[2]王立祥.海水淹溺特殊化心肺复苏[J].中华灾害救援医学,2014,2(6):305-307.

[3]Zhang Y, Zhang B, Xu DQ, et al. Tanshinone IIA attenuates seawater aspiration-induced lung injury by inhibiting macrophage migration inhibitory factor[J]. Biol Pharm Bullet,2011,34(7):1052-1057.

[4]Schmidt AC, Sempsrott JR, Hawkins SC, et al. Wilderness medical society practice guidelines for the prevention and treatment of drowning[J]. Wilderness & Environmental Medicine,2016,27(2):236-251.

# 第三篇　技术篇

# 预防与控制医院感染技术

## 技术 1　手卫生

手卫生技术(hand hygiene technology)是洗手、卫生手消毒和外科手消毒的总称,主要是针对医护人员在工作中存在交叉感染风险而采取的措施,是医院感染控制的重要手段。通过手卫生,可以有效降低医院感染发生率。

**【临床情境】**

赵先生,腹部手术后置腹腔引流管引流。术后第二天,护士为其更换引流袋。

任务:操作后洗手及卫生手消毒。

**【操作前准备】**

(1)护士:服装、鞋帽整洁,举止端庄。

(2)评估环境:清洁、宽敞。

(3)用物:流动水洗手设施、清洁剂、干手物品(如擦手纸)、速干手消毒剂。

3-1-1 手卫生

**【操作步骤】**

| 操作流程 | 图片 |
|---|---|
| 评估准备<br>　(1)评估环境:清洁、宽敞<br>　(2)备齐并检查洗手及卫生手消毒所需用物 | |
| 调水温<br>　打开水龙头,调节水流和水温 | |
| 七步洗手法<br>　(1)湿润双手:流动水下充分淋湿双手;关闭水龙头。<br>　(2)涂清洁剂:取适量清洁剂涂抹至整个手掌、手背、手指和指缝,必要时涂抹至手腕上10cm。<br>　(3)洗手掌:掌心对掌心,手指并拢,揉搓(图1)。<br>　(4)洗背侧指缝:掌心对手背,手指交错,指缝相互揉搓,两手交替进行(图2)。<br>　(5)洗掌侧指缝:掌心相对,手指交错,指缝相互揉搓(图3)。<br>　(6)洗指背:弯曲一手手指关节,在另一手掌心中旋转揉搓,两手交替进行(图4)。 | 图1　　　　图2<br><br>图3　　　　图4 |

续表

| 操作流程 | 图片 |
|---|---|
| (7)洗拇指：一手握另一手大拇指旋转揉搓，两手交替进行（图5）。<br>(8)洗指尖：五个手指指尖并拢，在另一手掌心中旋转揉搓，两手交替进行（图6）。<br>(9)洗手腕：一手握住另一手手腕回旋揉搓，两手交替进行（图7）。<br>(10)冲净：打开水龙头，调节水流量，流动水下彻底冲净双手，关闭水龙头。<br>(11)干手：用擦手纸巾（毛巾、干手器）擦干双手，一手一巾，将擦手纸巾丢入医用垃圾桶。 | 图 5　　　　图 6<br>图 7 |
| 卫生手消毒 | |
| (1)涂剂：按七步洗手法洗净双手、干手后，取适量速干手消毒剂于手掌心，均匀涂抹至整个手掌、手背、手指和指缝，必要时涂抹至腕上10cm。<br>(2)揉搓：按七步洗手步骤揉搓双手，直至手部自然干燥。 | |
| 做好相关记录 | |

**【注意事项】**

1. 以下情况应先洗手，再进行卫生手消毒：①接触患者的血液、体液、分泌物以及被传染性致病微生物污染的物品后。②直接为传染病患者进行检查、治疗、护理后。

2. 手部没有肉眼可见污染时，可使用速干手消毒剂消毒双手代替流动水下洗手。

3. 无感应水龙头时，用手肘开关水龙头。

4. 双手揉搓时方法应正确，注意洗净指甲、指尖、指缝、指关节、手部尺侧等易污染部位。

（蔡仁美　周　丹　郑云慧）

**推荐阅读文献**

[1]施丽莎,许春娟,贾红兵,等.医院工作人员手卫生状况的调查研究[J].中华护理杂志,2015,50(3):296-298.

[2]李洪兰,何述梅,梁静,等.对护理专业实习学生进行手卫生教育干预的效果观察[J].中华护理教育,2013,10(2):69-71.

[3] Duri Kim, Ogcheol Lee. Effects of audio-visual stimulation on hand hygiene compliance among family and non-family visitors of pediatric wards：a quasi-experimental pre-post intervention study[J]. Journal of Pediatric Nursing,2019,46：e92-e97.

# 技术2　无菌技术基本操作

无菌技术（aseptic technology）是在医疗护理操作过程中，保持无菌物品、无菌区域不被污染,防止病原微生物入侵人体的一系列操作技术。无菌技术是预防医院感染的一项重要而基础的技术,每个医护人员都必须熟练掌握并严格遵守,以确保患者安全。

**【临床情境】**

张阿姨,80岁。脑梗死后遗症,在家卧床3月余,拟"尾骶部压疮(Ⅲ期)"收入院。医嘱:尾骶部创面换药。

任务:铺无菌盘(准备换药用物);戴脱无菌手套(换药前后)。

**【操作前准备】**

(1)护士:保持环境清洁;规范洗手,戴好口罩;核对医嘱,明确目的与任务;备齐用物,合理放置。

(2)用物:

1)治疗车上层:医嘱执行单、手消毒液、无菌持物钳包、无菌包、无菌容器、无菌溶液。

2)治疗车下层:黑色和黄色两种垃圾袋。

3-1-2 无菌技术基本操作

**【操作步骤】**

| 操作流程 | 图片 |
|---|---|
| 核对准备<br><br>(1)与第二人核对医嘱、执行单,确认无误后签字。<br>(2)评估治疗室环境:清洁、宽敞,操作台清洁、干燥。<br>(3)操作者准备:修剪指甲,洗手、戴口罩。<br>(4)备齐并检查换药所需用物,物品放置有序。 | |
| 铺无菌盘<br><br>(1)查对:查对无菌包名称、有效期、灭菌指示胶带;包布无潮湿、破损。<br>(2)开包:放无菌包于清洁、干燥、平坦的操作台上,打开无菌包。<br>(3)检查:检查无菌包内灭菌指示卡,达到灭菌效果。<br>(4)取钳:一手打开盛放无菌持物钳的容器的盖,另一手持无菌持物钳上1/3处,闭合钳端,将钳移至容器中央,竖直取出,钳端不可触及容器口边缘(图1)。<br>(5)取巾:用无菌持物钳夹取一块治疗巾,放入治疗盘内。使用无菌持物钳时,保持钳端向下,在腰部以上肩部以下视线范围内活动,不可倒转向上(图2)。<br>(6)放钳:放无菌持物钳时,闭合钳端,竖直放回,不可触及容器口边缘。<br>(7)回包记录:未用完的无菌包按原折痕包好,干胶标签注明开包日期及时间,精确到分钟(图3);若已用完,将包布折叠放在治疗车下层。<br>(8)铺巾:双手捏住治疗巾一边外面两角,轻轻抖开,由近侧向对侧双折铺于治疗盘上,上层半幅呈扇形折叠到对侧,开口边向外,使治疗巾内面构成一无菌区(图4)。 | 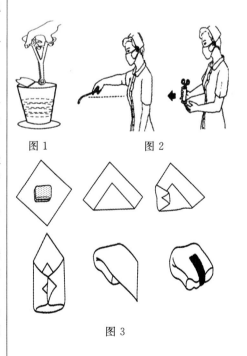<br>图1　　　　图2<br><br>图3 |

续表

| 操作流程 | 图片 |
| --- | --- |
| (9)检查:检查无菌容器的名称、有效期、灭菌指示胶带以及容器盖是否紧闭。<br><br>(10)取钳开盖:取无菌持物钳,打开容器盖,内面向上置于稳妥处或拿手中,检查无菌容器内灭菌指示卡的灭菌效果(图5)。<br><br>(11)取物关盖:从容器内夹取无菌弯盘,并立即将无菌容器盖盖严;将所夹取的物品放入备好的无菌区内。<br><br>(12)放钳:无菌钳钳端闭合,竖直放回,松开轴节,关闭盛放无菌持物钳容器的盖(图6)。<br><br>(13)检查:核对无菌溶液名称、浓度、有效期,瓶盖无松动,瓶身无裂痕,对光检查溶液无沉淀、浑浊、变色、絮状物。<br><br>(14)持瓶开塞:一手握无菌溶液瓶的标签面,另一手揭开瓶塞(图7)。<br><br>(15)冲洗瓶口:倒少量溶液旋转冲洗瓶口,液体倒入弯盘内(图7)。<br><br>(16)倒液:由所冲洗的瓶口处,倒出所需量溶液于无菌弯盘内。倒完液体后,立即盖严瓶塞。<br><br>(17)覆盖:双手捏住上层治疗巾外面两角,遮盖于物品上,对齐上下层边缘;将开口处向上折叠两次,两侧边缘分别向下折一次,露出治疗盘边缘。<br><br>(18)记录:若无菌容器内用物未用完,干胶标签注明开包日期及时间,同时注明无菌盘铺盘日期、时间及签名。 | 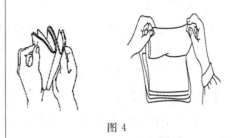<br>图4<br><br>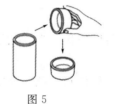 <br>图5　　　　图6<br><br>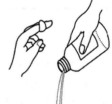<br><br>图7 |
| **换药前准备**<br>携用物至患者床旁,评估后做好换药前的解释及患者卧位的安置。 | |
| **戴无菌手套(图8)**<br>(1)查对:查对无菌手套包外的号码、灭菌日期,灭菌包装完整、干燥。<br><br>(2)将无菌手套包在操作台上平放、打开。<br><br>(3)取手套:两手同时掀开手套开口处,用左手拇指、示指同时捏住两只手套的反折部分,取出无菌手套,对准五指。<br><br>(4)戴右手:右手对准右手套戴好。<br><br>(5)戴左手:戴好手套的右手指插入左手套的反折面(手套外面),戴好左手套。<br><br>(6)调整:右手四指插入左手套反折处,将反折边扣套于工作服衣袖外面;左手四指插入右手套反折处,将反折边扣套在工作服衣袖外面。戴好手套的双手交叉检查是否漏气并调整手套位置。 | 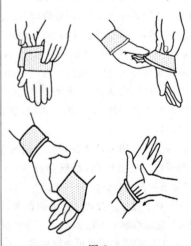<br>图8 |

续表

| 操作流程 | 图片 |
|---|---|
| ↓ 按无菌要求进行创面冲洗、换药。 | |
| 脱手套<br>　(1)脱左手:戴着手套的右手捏着左手套污染面的边缘,翻转脱下(图9)。<br>　(2)脱右手:将脱下手套的左手,插入右手套内,将右手套翻转脱下(图10)。 | 图9　　　　　图10 |
| 安置告知<br>↓ 协助患者取舒适卧位并交代注意事项。 | |
| 处理用物<br>↓ 用物按院感要求分类处理。 | |
| 洗手记录 | |

## 【注意事项】

1.严格遵守无菌技术操作原则。

2.使用无菌持物钳时,始终保持钳端向下,并在腰部以上视线范围内活动。不可夹取油纱条,不可夹取未灭菌物品,不可用无菌持物钳换药或消毒皮肤。夹取物品距离较远时,应将无菌持物钳与盛放的容器一起移到物品旁,就地使用。

3.首次打开无菌容器、无菌包时,若物品未用完需记录打开日期、时间,打开后24h有效。但若出现污染、包布潮湿,应重新灭菌。

4.无菌物品一经取出,不可再放回无菌容器或包内。移动无菌容器时,手应托住容器底部。

5.不可将无菌物品伸入无菌溶液瓶内蘸取溶液,也不可直接接触瓶口倒取或蘸取溶液;倒取无菌溶液时,瓶口至容器上缘距离10cm为宜;倒出的溶液不可倒回瓶内。

6.铺好的无菌盘必须保持清洁干燥,有效期4h。

7.戴手套前注意修剪指甲,以免刺破手套。未戴手套的手不可触及手套的外面(清洁面),已戴手套的手不可触及手套的内面(污染面)以及未戴手套的手。如可疑污染或破损立即更换。脱手套时应翻转脱下,手套外面不可触及皮肤。

（蔡仁美　郑云慧　周　丹）

### 推荐阅读文献

[1]Gould DJ,Chudleigh J,Purssell E,et al. Survey to explore understanding of the principles of aseptic technique:Qualitative content analysis with descriptive analysis of confidence and training[J]. Am J Infect Control,2018,46(4):393-396.

# 技术 3　穿脱隔离衣

隔离衣(isolation gown)是用于保护医务人员避免受到血液、体液和其他感染性物质污染,或用于保护患者避免感染的防护用品,分为一次性隔离衣和布制隔离衣。一次性隔离衣通常用无纺布制作,由帽子、上衣、裤子组成,可分为连身式、分身式两种。通常根据患者的病情、隔离种类和隔离措施,确定是否穿隔离衣,并选择其型号。

**【临床情境】**

李先生,49岁,因耐甲氧西林葡萄球菌感染入住隔离病房。护士遵医嘱为李先生静脉留置针输液。现液体即将输完,准备行留置针封管。

任务:操作前后穿脱隔离衣。

3-1-3　穿脱
隔离衣

**【操作前准备】**

(1)护士:衣帽整洁;戴口罩;修剪指甲,取下手表;卷袖过肘、洗手。

(2)用物准备:隔离衣、挂衣架、衣夹、消毒手设备、污衣袋。

(3)环境准备:环境安全、整洁、宽敞,物品放置合理。

**【操作步骤】**

| 操作流程 | 图片 |
|---|---|
| 准备工作<br>(1)环境:整洁、宽敞。<br>(2)自身:衣帽整洁,戴口罩(帽子遮住全部头发),修剪指甲,取下手表;卷袖过肘、洗手。<br>(3)穿隔离衣前备齐患者护理所需用物。 | |
| 穿隔离衣<br><br>(1)取衣:手持衣领取衣,清洁面朝向自己,衣领两端向外折齐,肩缝对齐,露出肩袖内口。<br>(2)穿袖:右手持衣领,左手伸入袖中;右手将衣领上拉,露出左手(图1);换左手持衣领,右手伸入袖中,举双手抖袖(注意勿触及面部)(图2)。<br>(3)系领:两手持衣领,由衣领中央顺领边向后系好领带(注意面部勿触碰隔离衣)(图3)。<br>(4)系袖口(图4)。<br>(5)系腰带:在腰带下5cm处捏住衣襟向前拉,见到边缘捏住(图5);同法捏住另一侧边缘(图6);双手在背后将两侧衣边对齐(图7)后向一侧折叠,一手按住折叠处,另一手将腰带拉至背后折叠处(图8),将腰带在背后交叉,回到前面打一活结系好(图9)。 | 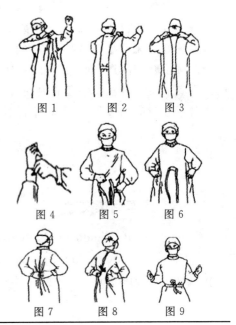<br>图1　　图2　　图3<br>图4　　图5　　图6<br>图7　　图8　　图9 |

续表

| 操作流程 | 图片 |
| --- | --- |
| 戴手套,完成相应护理操作后<br>　↓　离开病房。 | |
| 脱手套<br>　↓ | |
| 脱隔离衣<br>　(1)解腰带:解开腰带后在前面打一活结(图10)。<br>　(2)解袖口:解开袖口,在肘部将部分衣袖塞入工作衣袖袢内,充分暴露双手前臂(图11)。<br>　(3)消毒双手:按前臂—腕部—手背—手指—指缝—指甲顺序刷洗(每只手刷30s,用流动水冲净,换刷同法刷另一只手;按上述顺序再刷一遍,共刷2min,擦干。<br>　(4)解开衣领(图12)。<br>　(5)脱衣袖:右手伸入左手腕部袖内拉下袖子过手(图13);用遮盖着的左手握住右手隔离衣袖子的外面,拉下右侧袖子(图14);双手转换,逐渐从袖管中退出,脱下隔离衣(图15)。<br>　(6)挂衣钩:如隔离衣还可使用,双手持领,将隔离衣两边对齐后挂衣钩。污染面向外悬挂污染区;若悬挂在潜在污染区,则污染面向里(图16)。 | 图10　图11　图12<br>图13　图14　图15<br>图16 |
| 卫生处置<br>　(1)隔离衣:不再使用时,将脱下的隔离衣,污染面向内,卷成包裹状,放入回收污衣袋中。<br>　(2)卫生手消毒。<br>　(3)脱口罩:用手捏住系带将口罩丢入医疗垃圾袋。<br>　(4)脱帽子。<br>　(5)用物按院感要求分类处理。 | |
| 洗手记录 | |

**【注意事项】**

1.穿隔离衣指征:①接触经接触传播的感染性疾病患者(如肠道感染、多重耐药菌感染、皮肤感染等)。②可能受到患者血液、体液、分泌物和排泄物喷溅时。③对患者实行保护性隔离时(如大面积烧伤患者、骨髓移植等患者的诊疗及护理时)。

2.穿隔离衣前要评估隔离衣,长短必须全部遮盖工作服。

3.隔离衣内面及衣领为清洁区,穿脱隔离衣过程中应避免污染面部、帽子、衣领和衣服内面,隔离衣也不可触及其他物品。

4.穿好隔离衣后,双臂保持在腰部以上,视线范围内。只限在规定区域内活动,不可进入清洁区。

5.脱下的隔离衣如挂在污染区,污染面向外;如挂在潜在污染区,则污染面向里。

6.隔离衣每日更换,如发现潮湿、污染、破损,应立即更换。接触不同病种患者时应更换隔离衣。

(王佳平　朱志红　郑云慧)

 **推荐阅读文献**

[1]王浪,王汕珊,张佳瑜,等.新型隔离衣的设计与应用[J].全科护理,2015,13(20):1932-1934.

# 病情观察技术

## 技术1 体温、脉搏、呼吸、血压测量

生命体征(vital signs)是体温、脉搏、呼吸及血压的总称,是衡量机体身心状况的可靠指标。正常人体生命体征在一定范围内相对稳定,变化很小。而在病理情况下,其变化极其敏感。护理人员应通过认真仔细地观察生命体征,获取患者生理状态的基本资料,为预防、诊断、治疗及护理提供依据。

【临床情境】

王先生,32岁,因咳嗽、咳痰、发热3天,拟"支气管肺炎"收入院。入院后,责任护士为其测量生命体征。

任务:体温、脉搏、呼吸及血压测量。

【操作前准备】

(1)护士:①服装、鞋帽整洁,举止端庄,态度和蔼,语言恰当,微笑服务,修剪指甲,流动水下按七步洗手法洗手,戴口罩;②双人核对医嘱;③核对患者床号、住院号、姓名,确认患者;④自我介绍;⑤向患者/家属解释操作目的及配合要点;⑥评估病室环境,保持合适的室温与光线充足、病室安静;⑦评估患者的病情、心理状态、生活自理能力。

(2)患者与家属:通过护士的告知,了解体温、脉搏、呼吸、血压测量的目的、操作方法、注意事项和配合要点。

(3)用物:

1)治疗车上层:手消毒剂、容器盒2个(一个盛放已消毒的体温计,另一个盛放测温后的体温计)、纱布(独立包装)、表(有秒针)、血压计、听诊器、记录本、笔、污物杯。若测肛温,则另备润滑油、卫生纸。

2)治疗车下层:黑色和黄色两种垃圾袋。

【操作步骤】

3-2-1 体温、脉搏、呼吸、血压测量

| 操作流程 | 语言沟通 |
| --- | --- |
| **评估解释**<br><br>(1)评估环境:安静、室温适宜、采光良好。<br>(2)核对患者床号、住院号、姓名(采用两套身份识别系统)。<br>(3)评估患者年龄、病情、治疗情况。<br>(4)向患者解释测量生命体征的目的及配合要点。<br>(5)排除影响生命体征测量值的生理因素。 | 护士:您好!王先生。核对下您的信息,请说下您的名字。您刚入院,需要给您测量体温、脉搏、呼吸、血压,以便为下一步治疗、护理方案的制定提供依据。您现在感觉如何?30分钟内您有没有吃过冷或过热的食物?您需要上卫生间吗?好,您稍休息,我去准备下用物就过来。 |
| **准备工作**<br><br>(1)护士自身准备:修剪指甲、洗手、戴口罩。<br>(2)备齐并检查生命体征测量用物,物品放置有序。 | |
| **核对**<br><br>携用物至床旁,核对患者床号、住院号、姓名。 | 护士:王先生,核对下您的信息,请说下您的名字。请把手伸出来,看下您的腕带。 |
| **测腋温**<br><br>(1)擦拭腋下汗渍。<br>(2)检查体温计,将体温计水银端放于患者腋窝深处,贴紧皮肤,屈臂过胸,夹紧。<br>(3)看时间,测量10min。 | 护士:现在给您测腋温,帮您擦干腋下。体温计水银端放于您腋窝深处,贴紧皮肤,屈臂过胸,夹紧。时间10min。 |
| **测脉搏与呼吸**<br><br>(1)嘱患者手腕伸展,手臂放舒适位置。<br>(2)操作者以示指、中指、无名指指端按压桡动脉处,按压力量适中,以能清楚测得脉搏搏动为宜。注意脉律、脉搏强弱等情况。正常测30s,乘以2;异常测1min。<br>(3)操作者似诊脉状,眼睛观察患者呼吸型态、强弱、节律等。正常测量呼吸30s(一起一伏为1次呼吸),乘以2;异常测1min。<br>(4)将脉搏、呼吸值记录在记录本上。 | 护士:请您伸展手腕,手臂放舒适位置。下面为您测量脉搏。您放松……好,您的脉搏90次/min,呼吸22次/min。 |
| **测血压**<br><br>(1)体位:被测上肢肱动脉与心脏呈同一水平。<br>(2)手臂:露臂,掌心向上,肘部伸直。<br>(3)血压计:打开,竖直放妥,开启水银槽开关,查水银柱位于0点。<br>(4)缠袖带:将袖带平整缠于上臂中部,下缘距肘窝2~3cm,松紧以容纳一指为宜。<br>(5)充气:触摸肱动脉搏动,将听诊器胸件置肱动脉搏动最明显处,一手固定,另一手握加压气球,关气门,充气至肱动脉搏动消失再升高20~30mmHg。<br>(6)放气:缓,以水银柱下降4mmHg/s为宜,注意水银柱刻度和肱动脉声音的变化。 | 护士:您以前血压正常吗?现在给您测血压。躺着测可以吗?请把右侧衣袖脱出来,剩下内衣袖子。手掌向上,肘部伸直。下面缠袖带,紧吗?接下来袖带充气时会感觉手臂有些胀,请不要担心,很快就好……您的血压是116/78mmHg,在正常范围。 |

| 操作流程 | 语言沟通 |
| --- | --- |
| （7）判断：听诊器出现第一声搏动音,此时水银柱所指刻度即为收缩压;当搏动音突然变弱或消失,水银柱所指刻度为舒张压。<br>（8）整理血压计：排尽袖带内余气,扣紧压力活门,整理后放入盒内;血压计盒盖右倾 45°,使水银全部流入槽内,关闭水银槽开关,盖上盒盖,平稳放置。<br>（9）将血压值记录在记录本上。 | |
| 取表读数<br>　取出体温计,用消毒纱布擦拭后读数,将表放入专用容器浸泡消毒,将体温记录在记录本上。 | 护士：现在把体温计取出来。您的体温37.8℃,有些低热,您不要担心。 |
| 安置<br>　（1）协助患者整理衣物。<br>　（2）协助患者取舒适卧位,整理床单位。<br>　（3）将呼叫器置于易取处。<br>　（4）卫生手消毒,取下口罩。 | |
| 核对告知<br>　再次核对患者床号、住院号、姓名,交代注意事项。 | 护士：王先生,本次操作已完成。再核对下您的信息,让我看下您的腕带。您先休息。您可以喝些温开水,有助于痰液咳出。您有其他需要吗？好,呼叫铃在您枕边,有事请按铃。我去通知您的经管医生,请您不要离开病房。 |
| 处理用物<br>　用物按院感要求分类处理。 | |
| 洗手记录<br>　按七步法洗手。 | |
| 绘制体温单 | |

**【注意事项】**

1. 避免影响生命体征测量值的各种因素,如有情绪激动、运动、进食等,建议休息 20～30min 再测量。

2. 婴幼儿、意识不清或不合作、口腔疾患、口鼻手术、张口呼吸者禁忌口腔测温;极度消瘦,肩关节受伤,腋下有创伤、手术、炎症患者忌测腋温;心肌梗死患者不宜测肛温,以免刺激肛门引起迷走神经反射,导致心动过缓。测口温时,若患者不慎咬破体温计,首先应及时清除玻璃碎片,再口服蛋清或牛奶,以延缓汞的吸收;若病情允许可食用粗纤维食物,加速汞的排泄。

3. 不可用拇指测量脉搏,因拇指小动脉搏动较强,易与患者的动脉搏动相混淆。异常**脉搏**应测 1min;脉搏短绌者应两人同时测量,一人听心率,一人测脉率,记录方式为心率/脉率。

4. 呼吸受意识控制,因此测量前不必和患者解释,测量过程中不要让患者察觉,以免影响结果的准确性。危重患者呼吸微弱不易观察时,可用少许棉絮置于患者鼻孔前,观察棉花被吹动的次数,计时 1min。

5. 测量血压前,检查血压计,并注意袖带是否合适。需密切观察血压者应做到"四定":定时间、定部位、定体位、定血压计。

6. 测量血压时,须保持汞柱"0"点、心脏、肱动脉在同一水平线上。发现血压听不清或异常应重测。重测时,待水银柱降至"0"点,稍等片刻后再测量,必要时作双侧对照。

7. 首诊时要测量两上臂血压,以后通常测量较高读数一侧的上臂血压。

（张凤萍　郑云慧　周　丹）

 **推荐阅读文献**

[1] 吴惠平,罗伟香. 护理技术操作并发症的预防及处理[M]. 北京:人民卫生出版社,2014.

[2] 周琼,杨德兰,刘永芳,等. 护士在测量脉搏时存在的问题及对策[J]. 护理研究,2011, 25(1B):120-121.

# 技术 2　心电示波、血压、脉搏和血氧饱和度监测

心电监测(electrocardiograph monitoring)是通过显示屏连续观察心脏电活动情况的一种无创监测方法,可实时观察病情,提供可靠、有价值的心电活动指标,并指导实时处理。对于心电活动异常的患者,如急性心肌梗死、各种心律失常等,心电监测具有重要的价值。

脉搏血氧饱和度(pulse oxygen saturation,SpO$_2$)监测是通过动脉脉搏波动来测定血液在一定氧分压下氧合血红蛋白占全部血红蛋白的百分比,可反映组织的氧供情况。

心电示波、自动无创性血压测量及脉搏血氧饱和度监测,可为临床危重患者的病情观察、救治和护理工作提供重要依据。

**【临床情境】**

王老太,85 岁,胸闷 1 周、胸痛 1 天。心电图示:频发室性早搏,拟"冠状动脉粥样硬化性心脏病"收住入院。医嘱:心电示波、血压及脉搏血氧饱和度监测。

任务:心电示波、血压及脉搏血氧饱和度监测。

**【操作前准备】**

(1)护士:①服装、鞋帽整洁,举止端庄,态度和蔼,语言恰当,微笑服务,修剪指甲,流动水下按七步洗手法洗手,戴口罩;②双人核对医嘱;③核对患者床号、住院号、姓名,确认患者;④自我介绍;⑤向患者/家属解释操作目的及配合要点;⑥评估病室环境,关门窗,屏风遮挡,保持合适的室温与光线充足;⑦评估患者的病情、皮肤黏膜的完整性与清洁度、心理状态、生活自理能力。

(2)患者与家属:通过护士的告知,了解心电监测及血压、脉搏血氧饱和度监测的目的、操作配合要点。

（3）用物：

1）治疗车上层：监测仪、导联线、电极片、75％酒精棉签、弯盘、医嘱执行单、手消毒剂。

2）治疗车下层：黑色和黄色两种垃圾袋。

3-2-2　心电示波、血压、脉搏和血氧饱和度监测

【操作步骤】

| 操作流程 | 语言沟通 |
| --- | --- |
| 评估准备<br>（1）与第二人核对医嘱、执行单，确认无误后签字。<br>（2）护士自身准备：修剪指甲、洗手、戴口罩。<br>（3）备齐并检查心电监测用物，物品放置有序。 | |
| 核对解释<br>（1）携用物至患者病室。<br>（2）评估环境：温度适宜，采光良好，床旁备有围帘，无电磁波干扰。<br>（3）核对患者床号、住院号、姓名（采用两套身份识别系统）。<br>（4）向患者解释监测的目的及配合要点。<br>（5）评估患者意识、胸部皮肤及上肢活动度。 | 护士：您好，王奶奶。核对下信息，请说下您的名字，对下您的腕带。您现在感觉怎样？为进一步了解您的病情变化，需要给您实施心电监测。这是无创操作，只需在您的胸前粘贴电极片，手臂绑上测压袖带，手指放个氧饱和度传感器就可以了。您放松，有什么疑问您可以随时告诉我。 |
| 开机<br>接通电源，开机，检查机器性能。 | |
| 安置体位<br>协助患者取平卧位或低半卧位。 | 护士：王奶奶，我已将围帘拉上，您不要有顾虑。下面帮您安置下体位，这样躺着舒服吗？现在帮您解开上衣第2～3颗扣子，看一下局部皮肤情况。 |
| 清洁皮肤<br>用消毒棉片擦拭患者胸部贴电极片处皮肤。 | 护士：现在清洁一下局部皮肤，有点凉，很快就好。 |
| 贴电极片<br>（1）将心电导联线与电极片相连。<br>（2）将电极片贴于胸导联位置，注意避开伤口、皮疹、皮炎等部位。<br>（3）协助患者扣好纽扣。 | 护士：接下来把这个监测用的圆圆的电极片给您贴在胸前……王奶奶，电极片贴好了，我帮您把纽扣扣好。 |
| 连接测压用袖带<br>（1）将手臂置于心脏同一水平线，掌心向上。<br>（2）将袖带绑在所测手臂的肘上2～3cm。<br>（3）保持袖带与监护仪之间的软管通畅，无扭曲折叠，按手动测量键测压一次。 | 护士：现在给您测量血压。请放松，因为太紧张会影响测量的结果。 |

续表

| 操作流程 | 语言沟通 |
|---|---|
| 连接氧饱和度传感器<br><br>　(1)用75％酒精棉签清洁患者指甲及局部皮肤。<br>　(2)将氧饱和度传感器亮点对准指甲套于被测手指上。 | 护士:王奶奶,现在帮您测一下血氧饱和度。请把手伸出来,我用酒精清洁下您的手指,有点凉,请放松。现在把传感器套在您手指上,松紧合适吗? |
| 设置报警范围<br><br>　(1)输入患者床号、住院号、姓名、性别、年龄、诊断。<br>　(2)根据屏幕上的心电波形,选择合适的导联,设置心率报警范围。<br>　(3)根据测得血压数值及患者基础血压值设定血压报警范围。 | |
| 再次核对<br><br>　核对患者床号、住院号、姓名。 | 护士:王奶奶,让我看下腕带。 |
| 安置告知<br><br>　(1)协助患者取舒适卧位。<br>　(2)整理床单位。<br>　(3)将呼叫器置于易取处。<br>　(4)卫生手消毒,取下口罩。<br>　(5)询问患者需求,告知注意事项。 | 护士:王奶奶,监护仪已连上。翻身时要注意避免牵拉导线,防止导线折叠;不要随意摘取手指上的传感器。您和家人不要在监护仪旁打电话,否则会干扰监护仪的信号。另外,测血压袖带充气时肢体会有不适感,这是暂时的,您不要有顾虑。您先休息,有事请按铃。我们也会经常过来看您的。 |
| 处理用物<br>　用物按院感要求分类处理。 | |
| 洗手记录<br>　按七步法洗手,取下口罩,记录监测结果。 | |
| 巡视观察<br>　 | |
| 停止监测<br><br>　(1)与第二人核对医嘱、执行单,确认无误后签字。<br>　(2)核对患者床号、住院号、姓名(采用两套身份识别系统)。<br>　(3)向患者解释,拉床帘,关门窗。<br>　(4)解衣扣,取下导联线,取下氧饱和度传感器,取下袖带。<br>　(5)检查手指皮肤及血液循环情况。<br>　(6)揭去电极片,检查并清洁局部皮肤,扣纽扣。<br>　(7)协助患者安置舒适卧位,整理床单位。<br>　(8)关闭监护仪开关,拔电源,将监护仪放治疗车后推车离开病室。 | 护士:王奶奶,您好,请说下您的名字,让我再看下您的腕带。您现在感觉如何?嗯,病情已经稳定下来了。刚才医生开了医嘱,您可以停用监护仪了。门窗已关上,围帘已拉好,现在我帮您撤掉……您先休息会儿,如有需要随时告诉我。 |
| 处理用物<br>　用物按院感要求分类处理。 | |
| 洗手记录<br>　按七步法洗手,取下口罩,记录。 | |

**【注意事项】**

1.粘贴电极片前要清洁局部皮肤,保持皮肤干燥,每天或隔天更换电极片一次。

2.贴电极片时要避开除颤、安置起搏器的部位。告知患者和家属不可自行摘除电极片和传感器,且不可在监护仪附近使用手机,以免干扰监测波形。

3.根据患者病情调整各项指标的报警上下限,切不可关闭警报系统。

4.脉搏和血氧饱和度监测期间,定时更换套血氧饱和度传感器的手指。以下情形可影响血氧饱和度监测结果,需注意:①患者出现休克、体温过低、使用血管活性药物及贫血。②周围环境光照太强、电磁干扰及涂抹指甲油等。

5.密切观察监测结果和监测部位皮肤、指甲情况,发现异常及时处理。

(贾亚平　沈　卉　郑云慧)

 **推荐阅读文献**

[1]王惠琴,金静芬.护理技术规范与风险防范流程[M].杭州:浙江大学出版社 2010.

[2]周姓良,胡靖青,刘爱侠,等.ICU 预防报警疲劳的研究进展[J].中华护理杂志,2014,49(6):712-715.

[3]何静,罗霞,余分,等.基于系统管理理论的多功能心电监护仪警报管理实践[J].护理学报,2019,26(1):25-27.

# 技术 3　血糖监测

血糖监测(glucose monitoring)就是对血糖值的定期检查。对于糖尿病患者而言,通过血糖监测及结果的分析,可了解其血糖变化,为指导其合理饮食、运动、用药提供依据,从而有效降低糖尿病并发症的风险,提高患者的生活质量。

**【临床情境】**

李阿姨,52 岁,糖尿病史 3 年,近日因血糖控制不佳入院。医嘱:监测晨起空腹及三餐后血糖。

任务:末梢血糖监测。

**【操作前准备】**

(1)护士:①服装、鞋帽整洁,举止端庄,态度和蔼,语言恰当,微笑服务,修剪指甲,流动水下按七步洗手法洗手,戴口罩;②双人核对医嘱;③核对患者床号、住院号、姓名,确认患者;④自我介绍;⑤向患者/家属解释操作的目的及配合要点;⑥评估病室环境,保持合适的室温和光线充足;⑦评估患者的病情、进食情况,评估患者采血部位的皮肤完整性和血供情况。

(2)患者与家属:通过护士的告知,明白血糖监测的目的,配合护士进行血糖监测的操作。

(3)用物:

1)治疗车上层:医嘱执行单、手消毒剂、注射盘(内有 75%酒精、灭菌棉签)、血糖仪、匹配的血糖试纸、采血针、手套、护理记录单、笔。

2)治疗车下层:锐器盒、黑色和黄色两种垃圾袋。

3-2-3 血糖监测

## 【操作步骤】

| 操作流程 | 语言沟通 |
|---|---|
| **评估解释**<br>（1）与第二人核对医嘱、执行单，确认无误后签字，携执行单到病室。<br>（2）评估环境：温度适宜，采光良好。<br>（3）核对患者床号、住院号、姓名（采用两套身份识别系统）。<br>（4）评估患者病情及饮食情况。<br>（5）向患者解释监测血糖的目的及配合要点。<br>（6）评估患者双手指端皮肤及血运情况。 | 护士：李阿姨，您好！核对下您的信息，请告诉我您的名字，让我看下您的腕带。您感觉好些了吗？从现在起，我们要监测您晨起空腹及三餐后的血糖。请记住早晨测血糖前要空腹，不可以吃东西。昨晚睡得好吗？从昨晚12点到现在您有没有吃东西或者喝水？好，一会儿给您测空腹血糖。请把右手伸出来，让我查看一下您指尖的皮肤情况。好，您稍等，我去准备下用物。 |
| **准备工作**<br>（1）操作者准备：修剪指甲、洗手、戴口罩。<br>（2）备齐并检查测血糖用物，物品放置有序。 | |
| **核对**<br>携用物至床旁，再次核对患者床号、住院号、姓名。 | 护士：李阿姨，让我看下您的腕带。现在准备为您测血糖。 |
| **安置体位**<br>（1）操作者立于患者一侧。<br>（2）协助患者取合适的卧位。 | 护士：您这样躺着舒服吗？ |
| **选择采血部位**<br>选择采血部位（指端两侧）。为促进局部血液循环，可从手腕向指尖部位按摩2～3次。 | 护士：请把您的右手伸出来好吗？ |
| **测试准备**<br>（1）打开血糖仪，核对或调试屏幕上显示的号码，确认号码一致。<br>（2）检查并取出血糖试纸，按血糖仪提示插入试纸，避免污染测试区。 | |
| **消毒**<br>戴手套，取75％酒精消毒患者指尖，待干。 | 护士：现在给您的示指指尖消毒，请不要触碰消毒区。 |
| **测试**<br>（1）打开采血针帽，贴紧采血区皮肤，用力向下按压，听到"滴答"一声，扎针成功。将采血针放锐器盒。<br>（2）轻轻挤压手指，用棉签拭去第一滴血。<br>（3）再次轻轻挤压以保证血量足够，血滴入试纸测试区，不可移动、涂抹试纸。等待5s，血糖仪显示测量结果。<br>（4）指导患者按压采血点1～2min。 | 护士：现在给您采血，有一点痛，请忍耐一下……好，请您在此按压1～2min至出血停止。 |
| **记录整理**<br>（1）将试纸从血糖仪中取出放黄色垃圾袋，关闭血糖仪。<br>（2）脱手套。<br>（3）做好临时记录，并告知患者。 | 护士：您的空腹血糖值7.25mmol/L，接近正常范围，请放心。 |

续表

| 操作流程 | 语言沟通 |
|---|---|
| 再次核对<br>　↓　核对患者床号、住院号、姓名。 | 护士:李阿姨,还需要核对下您的信息。请再说一遍您的名字。 |
| 安置告知<br>　　(1)协助患者取舒适卧位。<br>　　(2)整理床单位。<br>　　(3)将呼叫器置于易取处。<br>　　(4)卫生手消毒,取下口罩。<br>　↓　(5)询问患者需求,告知注意事项。 | 护士:李阿姨,您目前血糖控制得不错。请继续按医生要求按时进餐、用药。身边备好饼干、糖果以备急需。您还有其他需要吗? 好,有事请按铃,呼叫器在您枕边。 |
| 处理用物<br>　↓　用物按院感要求分类处理。 | |
| 洗手记录 | |

**【注意事项】**

1.测血糖前,核对血糖仪上号码与试纸号码是否一致。操作者的手不可接触血糖仪测试孔,亦不可污染试纸测试区。取出试纸后立即盖紧瓶盖。首次开启试纸瓶,瓶签上写下开启日期,开启后 4 个月内有效。

2.监测血糖过程中应轮换采血部位。

3.确认采血部位酒精干透后实施采血。

4.滴血量应使试纸测试区完全变成红色,不可反复滴入血液。

5.定期对血糖仪进行清洁与校正。

(吴俊玉　郑云慧　周　丹)

 **推荐阅读文献**

[1]周亚敏,朱国超,余燕子,等.ICU 患者不同采血方法血糖值差异的研究[J].中华护理杂志,2015,50(4):490-493.

# 血标本采集技术

## 技术1 静脉血标本采集技术

静脉血标本采集(intravenous blood sampling)是自静脉抽取血标本的方法。成人常用静脉包括:①四肢浅静脉:常用肘部浅静脉(贵要静脉、肘正中静脉、头静脉),其次为腕部及手背静脉、大隐静脉、小隐静脉及足背静脉。②股静脉:位于股三角区,在股动脉内侧0.5cm处。

**【临床情境】**

张先生,38岁,因肺部感染出现反复发热,体温高达39.4℃。医嘱:血培养+药敏试验。

任务:请为张先生采集血标本。

**【操作前准备】**

(1)护士:①服装、鞋帽整洁,举止端庄,态度和蔼,语言恰当,微笑服务,修剪指甲,流动水下按七步洗手法洗手,戴口罩;②双人核对医嘱;③核对患者床号、住院号、姓名,确认患者;④自我介绍;⑤向患者/家属解释操作目的及配合要点;⑥评估病室环境,关门窗,保持合适的室温与光线充足;⑦评估患者的病情、治疗情况、肢体活动能力、穿刺部位的皮肤及血管情况。

(2)患者与家属:通过护士的告知,了解静脉血标本采集的目的、方法、临床意义、注意事项及配合要点。

3-3-1 静脉血标本采集技术

(3)用物:

1)治疗车上层:注射盘(内有复合碘、棉签)、注射器、止血带、治疗巾、一次性使用静脉采血针及贴有条码的血培养瓶(标签内容:科室、床号、姓名、住院号、化验项目等)、小垫枕、手消毒液。注意无菌物品与非无菌物品分开放置。

2)治疗车下层:黑色和黄色两种垃圾袋、锐器回收盒。

**【操作步骤】**

| 操作流程 | 语言沟通 |
| --- | --- |
| 评估解释<br><br>(1)与第二人核对医嘱、执行单,确认无误后签字,携执行单到病室。<br>(2)评估环境:整洁、安静、采光良好。<br>(3)核对患者床号、住院号、姓名(采用两套身份识别系统)。<br>(4)评估患者病情、治疗情况。<br>(5)向患者解释采血目的及配合要点。<br>(6)评估穿刺部位皮肤及血管情况。 | 护士:张先生,核对下您的信息,请说下您的名字。今天感觉怎么样?刚才所测体温还是很高,为进一步明确病原菌,有针对性地选择抗生素,遵医嘱要给您抽10ml静脉血送化验科培养。采血时您尽量放松,有什么需要可随时告诉我。您想在哪个部位采血?好,让我看一下局部的皮肤和血管情况,您的这条血管粗直,这里采血方便吗?行,稍等,我去准备下用物。 |

续表

| 操作流程 | 语言沟通 |
|---|---|
| 准备工作<br>　(1)根据检验目的选取血培养瓶,检查培养瓶包装、有效期,培养基颜色、量,容器外贴标签,注明科室、床号、住院号、姓名。<br>　(2)护士自身准备:修剪指甲、洗手、戴口罩。<br>　(3)备齐并检查采血用物,物品放置有序。 |  |
| 核对并安置体位<br>　(1)携用物至床边,核对患者床号、住院号、姓名,核对标本标签、标本容器。<br>　(2)询问患者需要,取舒适体位。 | 护士:张先生,您准备好了吗? 让我看下您的腕带。您这样躺着舒服吗? |
| 选择穿刺部位<br>　暴露穿刺部位,将治疗巾铺于小垫枕上,置于穿刺部位下面,在穿刺点上方 6cm 处扎止血带,选择静脉。 | 护士:请抬下手,我把小垫枕给您垫在手臂下,现在扎止血带,时间会稍长些,稍稍有些不舒服,您坚持一下。我触碰的这个部位有不舒服吗? 好,一会儿就在这儿采血。 |
| 消毒<br>　(1)常规消毒皮肤,直径 5cm,待干。<br>　(2)常规消毒培养瓶瓶塞,待干。 | 护士:现在给您消毒,有点儿凉。 |
| 二次核对<br>　核对患者床号、住院号、姓名。 | 护士:张先生,请再说一遍您的名字。 |
| 注射器采血<br>　(1)穿刺、采血:将注射器与头皮针连接,嘱患者握拳,取下头皮针护套,操作者一手拇指绷紧静脉下端皮肤,使其固定,一手持头皮针,针头斜面向上,与皮肤呈 15°～30°自静脉上方或侧方刺入皮下,再沿静脉走向滑行刺入静脉,见回血后抽取所需血量,松开止血带。<br>　(2)拔针、按压:嘱患者松拳,迅速拔出针头,按压局部 1～2min。<br>　(3)更换新针头,将血液注入培养瓶,先注入厌氧瓶,再注入需氧瓶中。 | 护士:请握拳,穿刺时会有一点疼,请尽量放松……您可以松拳了,请您在这里按压 1～2min,按压至不出血为止。 |
| 安置<br>　(1)取出小垫枕、止血带和治疗巾。<br>　(2)协助患者取舒适卧位,整理床单位。<br>　(3)将呼叫器置于易取处。<br>　(4)卫生手消毒,取口罩。 | 护士:请把手抬一下,我把垫巾和止血带取出来。 |
| 再次核对<br>　核对患者与标本标签信息。 | 护士:张先生,再看一下您的腕带。 |

续表

| 操作流程 | 语言沟通 |
|---|---|
| 交代<br><br>　交代注意事项。 | 护士:您刚才配合得很好,谢谢您。记得局部暂时不要揉搓,保持清洁干燥。您可以多喝些水,我马上去拿冰袋给您降温。您好好休息,呼叫铃在您枕边,有事请按铃。一般血培养要3天以后出结果,待化验结果出来,我会马上告诉您的。 |
| 处理用物<br>　用物按院感要求分类处理。 | |
| 洗手记录<br>　(1)按七步法洗手。<br>　(2)记录采血时间、签名。 | |
| 立即送检血标本 | |

## 【注意事项】

1. 严格遵守无菌操作及查对原则。

2. 掌握正确的采集时间。通常情况下,以上午7—9时较为适宜,住院患者静脉血标本最好于晨间起床前采集。血清生化标本应在清晨空腹时采集,故应提前告知患者禁食8h;血培养标本尽可能在使用抗生素前或高热、寒战时采集;激素测定、口服葡萄糖耐量试验、血药浓度监测应在规定时间内采集。

3. 乳癌手术后患者,严禁在手术同侧手臂采血。

4. 为避免血液成分变化,确保检验结果准确,严禁在输液、输血针头处抽取血标本,最好在对侧肢体采集;肘部采血时勿拍打患者前臂;止血带结扎时间以不超过1min为宜。

5. 采血量根据不同检验目的而定。血培养标本一般为5ml,而亚急性细菌性心内膜炎患者采血量可增至10～15ml,以提高细菌培养阳性率。

6. 怀疑血流感染时,在患者出现寒战和发热初期,应同时或间隔短时间(10min内)从不同部位(如双臂)采集至少2套血培养标本(每套包括1只需氧瓶和1只厌氧瓶),做到双侧双瓶。可疑导管相关性血流感染者,采集时一套从套管口采集,另一套从对侧外周静脉采集。

7. 采集血清标本注意防溶血,全血标本防止血液凝固,血培养标本应防污染。同时用注射器抽取不同种类的血标本时,应先注入血培养瓶,再注入抗凝管,最后注入干燥管,动作应迅速准确。

8. 采血后,局部按压时间不能过短。

(张丹英　郑云慧　周　丹)

## 推荐阅读文献

[1]金海燕,俞志红.缩短止血结扎时间对老年人静脉采血的影响[J].中华现代护理杂志,2014,20(4):404-407.

[2]曹秋君,吴燕.预防静脉血液标本溶血的最佳证据总结[J].中华护理杂志,2018,53

(8):1000-1004.

[3]曹秋君,吴燕.静脉血液标本管理的研究进展[J].中华护理杂志,2017,52(6):746-748.

[4]王亚,阮燕萍.血培养双侧双瓶送检的持续质量改进[J].中华医院感染学杂志2017,27(1):79-82.

# 技术 2　动脉血标本采集技术

动脉血标本采集(arterial blood sampling)是自动脉抽取血标本的方法。常用动脉有桡动脉、肱动脉、股动脉。

**【临床情境】**

李阿姨,75 岁,因反复咳嗽、咳痰 20 余年,咳黄色脓痰,伴胸闷、气急 1 周,拟"慢性阻塞性肺疾病"收住入科,予补液、抗炎、平喘、化痰、吸氧等治疗。今日医嘱:动脉血气分析检查。

任务:动脉血标本采集。

**【操作前准备】**

(1)护士:①服装、鞋帽整洁,举止端庄,态度和蔼,语言恰当,微笑服务,修剪指甲,流动水下按七步洗手法洗手,戴口罩;③核对患者床号、住院号、姓名,确认患者;④自我介绍;⑤向患者/家属解释操作目的及配合要点;⑥评估病室环境,关门窗,屏风遮挡,保持合适的室温与光线充足;⑦评估患者的病情、治疗情况、肢体活动能力、穿刺部位的皮肤及血管情况、用氧情况。

(2)患者与家属:通过护士的告知,了解动脉血标本采集的目的、方法、临床意义、注意事项及配合要点。

(3)用物:

1)治疗车上层:标本标签、手消毒液、注射盘(内有复合碘、棉签)、动脉血气针(内含橡胶塞)、治疗巾、无菌纱布、无菌手套、小垫枕。

2)治疗车下层:锐器盒、黑色和黄色两种垃圾袋。

3-3-2 动脉血标本采集技术

**【操作步骤】**

| 操作流程 | 语言沟通 |
| --- | --- |
| 评估解释<br>(1)与第二人核对医嘱、执行单,确认无误后签字,携执行单到病室。<br>(2)评估环境:温度适宜,采光良好,床旁备有围帘。<br>(3)核对患者床号、住院号、姓名(采用两套身份识别系统)。<br>(4)评估患者病情、治疗情况。<br>(5)向患者解释采血目的及配合要点。<br>(6)评估穿刺部位皮肤及血管情况。 | 护士:李阿姨好! 核对一下您的信息,请说一下您的名字。今天感觉好些了吗? 为了更客观判断氧疗的效果,遵医嘱要给您抽 1ml 动脉血进行血气分析。采血时您尽量放松,有什么需要可随时告诉我。您想在哪只手上采血? 好,让我看一下局部的皮肤和血管情况。您的这条血管弹性好,搏动很好,就选择这儿,行吗? 好,我去准备下用物,您稍等。 |
| 准备工作<br>(1)护士自身准备:修剪指甲、洗手、戴口罩。<br>(2)备齐并检查采血用物,物品放置有序。 | |

**续表**

| 操作流程 | 语言沟通 |
|---|---|
| 核对并安置体位<br>↓（1）携用物至床边,核对患者床号、住院号、姓名。<br>（2）暂停吸氧,询问患者需要,取舒适体位。 | 护士:李阿姨,准备好了吗? 看下您的腕带。这样躺着舒服吗? 为避免影响检验结果,现在暂时为您停用氧气。 |
| 选择合适的动脉<br>↓暴露穿刺部位,首选桡动脉。如选择股动脉,请关门窗,拉围帘或屏风遮挡患者。 | 护士:李阿姨,请把右手伸出来,掌心向上。我触碰这个部位有不舒服吗? |
| 垫枕铺巾<br>↓将治疗巾铺于小垫枕上,置于穿刺部位下面。 | 护士:好,请抬一下手,我把小垫枕给您垫在手臂下。 |
| 消毒<br>↓（1）常规消毒皮肤,范围大于 5cm。<br>（2）消毒术者左手示指和中指或戴无菌手套。 | 护士:现在给您消毒,有点儿凉。 |
| 二次核对<br>↓核对患者床号、住院号、姓名。 | 护士:李阿姨,再说一遍您的名字。 |
| 动脉血气针采血<br>（1）取出并检查血气针。<br>（2）用左手示指、中指触及动脉搏动最明显处并固定动脉于两指间,右手持注射器在两指间垂直刺入或与动脉走向呈 40°刺入动脉,见有鲜红色回血,即以右手固定血气针方向和深度,血气针自动抽取所需血量。 | 护士:穿刺时会有一点疼,请尽量放松,注意右手臂不要移动。 |
| 拔针按压<br>↓采血毕,迅速拔出针头,局部用无菌纱布加压止血 5～10min,必要时用沙袋压迫止血。 | 护士:李阿姨,麻烦您家属在这儿按压 5～10min,按压至不出血为止。 |
| 插入橡胶塞<br>↓针头拔出后立即刺入橡胶塞以隔绝空气,并轻轻搓动注射器使血液与肝素混匀,脱去手套。 | |
| 再次核对<br>↓核对患者与标本标签信息。 | 护士:李阿姨,再看一下您的腕带。 |
| 安置告知<br>（1）取垫枕和治疗巾。<br>（2）协助患者取舒适卧位。<br>（3）整理床单位,将呼叫器置于易取处。<br>（4）继续为患者吸氧。<br>↓（5）卫生手消毒,交代注意事项。 | 护士:请把手抬一下,我把垫巾取出来。李阿姨,您配合得很好,谢谢您。现在帮您把氧气吸上,针眼处再多按会儿,不要揉搓,保持清洁干燥。检验结果出来后我会马上告诉您,请不要担心。您有其他需要吗? 好,您安心休息,有事请按铃,我们也会经常巡视病房的。 |
| 处理用物<br>↓分类处理用物。 | |
| 洗手记录<br>↓（1）按七步法洗手。<br>（2）记录采血时间、签名。 | |
| 立即送检血标本 | |

**【注意事项】**

1.有出血倾向者慎用动脉穿刺法采集血标本。

2.新生儿选择桡动脉穿刺,忌股动脉穿刺,因股动脉穿刺垂直进针时易伤及髋关节。

3.严格遵守查对制度和无菌技术操作原则。采血后,局部用无菌纱布或沙袋加压止血,按压时间不能过短,以免出血或形成血肿。

4.血气分析标本必须与空气隔绝,并立即送检。

(张丹英 周 丹 郑云慧)

 **推荐阅读文献**

[1]罗洪源,沙永生.提高动脉血气分析结果准确率的干预对策[J].护士进修杂志,2018,33(1):45-47.

[2]王玉宇."血气分析"操作示范[J].护士进修杂志,2017,32(22):2112.

# 给药技术

## 技术1 药物过敏试验(皮内注射法)

临床上,有些患者在应用某些药物时,会发生不同程度的过敏反应。为防止过敏反应,在使用高致敏性药物前,除了详细询问患者的用药史、过敏史、家族过敏史外,还应做药物过敏试验。药物过敏试验可根据药物的性质选择皮内注射法、皮肤划痕法、静脉注射法、口服试验法等。其中,皮内注射法(intradermic injection,ID)是临床最常用的药物过敏试验方法,是将小量药液注射于皮内的方法,它可测定速发型过敏反应,对预测过敏性休克反应有参考价值。

**【临床情境】**

李先生,44岁,因咳嗽、咳痰1周,拟"肺炎"收住入院。医生准备予哌拉西林静脉滴注。因哌拉西林为青霉素类药物,医嘱:青霉素皮试。

任务:青霉素皮内注射。

**【操作前准备】**

(1)护士:①服装、鞋帽整洁,举止端庄,态度和蔼,语言恰当,微笑服务,修剪指甲,流动水下按七步洗手法洗手,戴口罩;②双人核对医嘱;③核对患者床号、住院号、姓名,确认患者;④自我介绍;⑤向患者/家属解释操作目的及配合要点;⑥评估病室环境,保持合适的室温与光线充足;⑦评估患者的病情、心理状态、生活自理能力、注射部位皮肤情况、用药史、过敏史、家族过敏史。

(2)患者与家属:通过护士的告知,明白皮内注射的目的、操作方法、配合事项等。

(3)用物:

1)治疗车上层:注射盘(内有75%乙醇、棉签、砂轮)、5ml注射器、1ml注射器、一次性针头(4.5号)、青霉素80万U/瓶、0.9%氯化钠注射液10ml、一次性治疗巾、弯盘、手消毒液、医嘱执行单。另备0.1%盐酸肾上腺素1支、2ml注射器。注意:无菌物品与非无菌物品分开放置。

2)治疗车下层:锐器盒、黑色和黄色两种垃圾袋。

3-4-1 药物过敏试验(皮内注射法)

**【操作步骤】**

| 操作流程 | 语言沟通 |
| --- | --- |
| 评估解释<br>(1)与第二人核对医嘱、执行单,确认无误后签字。携执行单到病室。<br>(2)评估环境:整洁、安静、采光良好。<br>(3)核对患者床号、住院号、姓名(采用两套身份识别系统)。<br>(4)评估患者病情,询问用药史、过敏史及家族过敏史。<br>(5)向患者解释皮试目的及配合要点。<br>(6)评估注射部位皮肤情况。 | 护士:您好,李先生。核对一下您的信息,请说一下您的名字。现在感觉如何?医生准备给您使用青霉素类消炎药,但使用此类药物前必须先做皮试。您以前用过青霉素吗?用青霉素后有没有不舒适的感觉?您有没有其他药物过敏的?您的家人有没有青霉素或其他药过敏的?您什么时候吃的东西?好,一会儿给您做皮试。请把手伸出来,让我看一下注射部位皮肤情况。您需要上卫生间吗?请稍等,我去准备下用物。 |

续表

| 操作流程 | 语言沟通 |
|---|---|
| 准备工作<br>　　(1)护士自身准备:修剪指甲、洗手、戴口罩。<br>　　(2)准备并检查皮试所需用物,物品放置有序。 | |
| 核对并检查药物<br>　　(1)双人核对执行单、药液瓶签。<br>　　(2)检查药液的质量。 | |
| 抽吸药液<br>　　(1)铺无菌盘。<br>　　(2)常规消毒青霉素瓶。<br>　　(3)消毒并折断生理盐水安瓿。<br>　　(4)检查1ml注射器。<br>　　(5)配置青霉素皮试液,更换针头、排气后置于无菌盘。 | |
| 核对<br>　　(1)携用物至床旁。<br>　　(2)核对患者床号、住院号、姓名。 | 护士:李先生,您准备好了吗? 让我看下您的腕带。 |
| 选择注射部位<br>　　协助患者取舒适卧位,暴露前臂掌侧下段。 | 护士:请您伸出手,掌心向上,露出前臂。 |
| 消毒<br>　　用75%乙醇常规消毒皮肤。 | 护士:现在给您消毒,稍微有些凉。 |
| 核对排气<br>　　二次核对,排尽注射器内空气。 | 护士:李先生,请再说一遍您的名字。 |
| 穿刺、注射<br>　　一手绷紧局部皮肤,一手持注射器,针头斜面向上,与皮肤呈5°刺入皮内。待针头斜面完全进入皮内后,放平注射器。用绷紧皮肤手的拇指固定针栓,另一手缓慢推注0.1ml,使局部隆起一半球状皮丘,皮肤变白并显露毛孔。注射毕,迅速拔出针头,勿按压针眼。 | 护士:现在给您打针,您放松,手臂不要动,有点痛,我会慢慢地推……您感觉怎么样? 好,我拔针了,针眼不能按压。 |
| 再次核对<br>　　核对患者床号、住院号、姓名、药液。 | 护士:李先生,还需要核对下您的信息。请再说一遍您的名字,好吗? |
| 安置告知<br>　　(1)协助患者取舒适卧位。<br>　　(2)整理床单位。<br>　　(3)卫生手消毒,记录皮试时间。<br>　　(4)告知注意事项。 | 护士:李先生,向您交代几个注意事项:注射局部请不要按揉,否则会影响结果的判断。20min后观察皮试结果,其间请您不要离开病室,不可剧烈运动。如有不适请立即按铃,呼叫铃在您枕边。您还有其他需要吗? 好,一会儿见。 |
| 处理用物<br>　　用物按院感要求分类处理。 | |
| 洗手记录<br>　　(1)按七步法洗手。<br>　　(2)记录皮试时间。 | |

**续表**

| 操作流程 | 语言沟通 |
|---|---|
| 巡视观察<br>↓ 皮试后 20min 内严密观察患者,并做好急救准备工作。 | |
| 结果判断<br><br>↓ (1)20min 后,两名护士携执行单到床边。<br>(2)核对患者床号、住院号、姓名。<br>↓ (3)观察注射局部皮肤情况及患者反应。 | 护士:李先生,请说一遍您的名字。皮试时间到了,让我们看下皮试结果。您有不舒服的感觉吗?请把打针的手伸出来,让我们看一下皮丘大小,局部有不适吗?好,您的皮试结果阴性。一会儿给您输液,请不要离开病室。 |
| 洗手记录<br>↓ (1)按七步法洗手。<br>(2)记录皮试结果。阴性用蓝黑笔标记"一"(阳性用红笔标记"+",并通知医生不可使用青霉素)。 | |
| 巡视观察 | |

### 【注意事项】

1.做药物过敏试验前,要详细询问患者的用药史、过敏史、家族过敏史,如患者对需要使用的药物存在过敏史,忌做过敏试验,并及时与医生联系,更换其他药物。

2.凡初次用药、停药 3 天以上再用者、更换批号时,均须按常规做过敏试验。

3.皮试液应现配现用,浓度和剂量必须准确。

4.皮试前告知患者不宜空腹,以防发生头晕、恶心等反应,影响结果判断。注射后嘱局部勿按压,20min 内不可离开监护视线,如有不适立即告知。

5.初次注射后须观察 30min,注意局部及全身反应,倾听患者主诉,并做好急救准备。

6.若皮试结果阳性,不可使用该药物,并在体温单、医嘱单、床头卡和门诊病历上醒目注明,同时告知医生、患者及家属不能再用该种药物。

7.出现可疑阳性时,需要在对侧前臂皮内注射 0.9%氯化钠 0.1ml,以作对照。

（张丹英　郑云慧　周　丹）

 **推荐阅读文献**

[1]张艳,李朴,武沙沙,等.232 例疑似阳性药物过敏试验患者假阳性的影响因素分析[J].护理学报,2018,25(8):47-50.

[2]张艳,王婷,程婷婷,等.药物过敏试验假阳性的界定及处理对策研究进展[J].护理学杂志,2016,31(14):107-109.

[3]阳琴,张珺,任颖,等.青霉素皮试前不同皮肤处理方法对皮试结果影响的贝叶斯网状 Meta 分析[J].中国实用护理杂志,2018,34(4):315-320.

# 技术2　皮下注射术

皮下注射术(hypodermic injection,H)是将少量药液或生物制剂注入皮下组织的方法。常用的注射部位有上臂三角肌下缘、两侧腹壁、后背、大腿外侧等。

**【临床情境】**

张阿姨,60岁。因口干、多饮、多尿、体重减轻3月余,加重1天,拟"2型糖尿病,酮症酸中毒"住院治疗。经过静脉输注胰岛素等治疗后,病情逐渐稳定,医嘱停止静脉输注胰岛素,改:常规优泌林针6U H tid。

任务:皮下注射胰岛素。

**【操作前准备】**

(1)护士:①服装、鞋帽整洁,举止端庄,态度和蔼,语言恰当,微笑服务,修剪指甲,流动水下按七步洗手法洗手,戴口罩;②双人核对医嘱;③核对患者床号、住院号、姓名,确认患者;④自我介绍;⑤向患者/家属解释操作目的及配合要点;⑥评估病室环境,保持合适的室温与光线充足;⑦评估患者的病情、心理状态、生活自理能力、进食情况、药物过敏史。

(2)患者与家属:通过护士的告知,明白皮下注射胰岛素的目的及配合要点。

(3)用物:

1)治疗车上层:医嘱执行单、注射盘(内有复合碘、棉签、砂轮)、按医嘱准备的药液(常规优泌林针)、1ml注射器、手消毒液。

3-4-2 皮下注射术

2)治疗车下层:锐器盒、黑色和黄色两种垃圾袋。

**【操作步骤】**

| 操作流程 | 语言沟通 |
|---|---|
| 评估解释<br><br>(1)与第二人核对医嘱、执行单,确认无误后签字,携执行单到病室。<br>(2)评估环境:温度适宜,采光良好。<br>(3)核对患者床号、住院号、姓名(采用两套身份识别系统)。<br>(4)评估病情、肢体活动能力、用药史、过敏史。<br>(5)向患者解释皮下注射目的及配合要点。<br>(6)评估注射局部皮肤与皮下组织状况。 | 护士:张阿姨,请说下您的名字。今天感觉如何?今天开始停静脉用胰岛素,改一天3次餐前半小时皮下注射。胰岛素不会产生依赖,您不要有顾虑。但胰岛素注射后不及时进餐会出现低血糖反应,如头晕、出汗、四肢无力、颤抖等,所以注射后30min内及时进餐很重要。一旦出现上述症状,马上进食饼干等含糖食物,同时按呼叫器。您可以备一些饼干、糖果以备急需。您有其他问题吗?欢迎随时提问。手臂、腹部很多地方都可以打,您想打哪儿?好,让我看下。我触碰的这个部位有不舒服吗?好,您暂时不要进食,我去准备药液。 |
| 准备工作<br>(1)护士自身准备:修剪指甲、洗手、戴口罩。<br>(2)备齐并检查注射用物,物品放置有序。 | |

续表

| 操作流程 | 语言沟通 |
|---|---|
| 核对并检查药物<br><br>（1）双人核对执行单、药液瓶签。<br>（2）检查药液的质量。 | |
| 抽吸药液<br><br>（1）铺无菌盘。<br>（2）除去密封瓶铝盖中心部分，常规消毒瓶塞。<br>（3）检查胰岛素专用注射器，注射器内吸入与所需药液等量的空气，将针头插入瓶内，注入空气。<br>（4）倒转药瓶，使针头在液面下吸取药液至所需量，拔出针头。<br>（5）排尽注射器内空气，再次核对无误后置于无菌盘备用。 | |
| 核对<br><br>（1）携用物至床旁。<br>（2）核对患者床号、住院号、姓名。 | 护士：张阿姨，让我看一下您的腕带。 |
| 定位消毒<br><br>（1）选择舒适体位。<br>（2）选择注射部位（上臂外侧、两侧腹壁、大腿外侧等均可）。<br>（3）常规消毒皮肤，待干。 | 护士：阿姨，您这样躺着舒服吗？刚才您说打左臂，对吗？我来帮您把衣袖撸起来……现在给您消毒，稍微有些凉，您不要紧张。 |
| 核对排气<br><br>二次核对，排尽注射器内空气。 | 护士：张阿姨，请再说一遍您的名字。 |
| 注射<br><br>（1）进针：一手绷紧局部皮肤，一手持注射器，以示指固定针栓，针头斜面向上，与皮肤呈 $30°\sim40°$，快速刺入皮下，进针深度约为针梗的 $1/2\sim2/3$。<br>（2）推药：松开绷紧皮肤的手，抽动活塞无回血，缓慢推注药液。<br>（3）干棉签轻压进针处，快速拔针，按压片刻。 | 护士：现在给您打针，手臂不要动，略微有点痛，请不要紧张……好，我拔针了，局部按压一会儿。 |
| 再次核对<br><br>核对患者床号、住院号、姓名、药名、剂量。 | 护士：张阿姨，还需要核对下您的信息。请再说一遍您的名字，好吗？ |
| 安置告知<br><br><br>（1）协助整理衣袖，取舒适卧位，整理床单位。<br>（2）将呼叫器置于易取处。<br>（3）卫生手消毒，了解患者需求，交代注意事项。 | 护士：现在帮您把袖子拉下来。张阿姨，记得 30min 内一定要吃饭。如果到点饭还没送来，可进食少量饼干。今天是您第一次皮下注射胰岛素，接下来我们会在您每次饭前 30min 给您打针。每个人对胰岛素的敏感性不同，如果有任何不适，请按铃。您还有其他需要吗？好，半小时后我会再来看您。 |
| 处理用物<br><br>用物按院感要求分类处理。 | |

续表

| 操作流程 | 语言沟通 |
|---|---|
| 洗手记录<br>↓ （1）按七步法洗手。<br>（2）记录注射时间、药物名称、剂量。 | |
| 观察患者进餐情况及用药后反应。 | |

**【注意事项】**

1. 严格执行查对制度和无菌操作原则。

2. 对局部皮肤和组织有刺激性的药物不宜做皮下注射。

3. 药物剂量不足 1ml 时,应选用 1ml 注射器,以保证注入药物剂量准确无误。

4. 避免在炎症、硬结、疤痕等部位注射。进针角度不超过 45°,消瘦者可捏起局部组织或减小穿刺角度,以免误入肌层。

5. 若进针回抽有回血,应立即拔针,更换针头和部位重新注射。

6. 皮下注射肝素,拔针后按压时不可揉擦,忌热敷,以防血管扩张引起大面积皮下淤血。

7. 长期皮下注射者,应轮流使用注射部位。

（张丹英　郑云慧　周　丹）

 **推荐阅读文献**

[1]朱红芳,汤磊雯,贺晓莉,等.抗凝剂皮下注射护理规范的循证实践[J].中华护理杂志,2015,50(1):33-37.

[2]王富丽,张流波,沈瑾,等.国内外安全注射研究现状与对策[J].中国消毒学杂志,2019,36(1):66-69.

[3]陈雅娟,胡红燕,罗燕,等.个体化胰岛素注射部位轮换引导卡的设计和临床应用[J].解放军护理杂志,2017,34(24):63-65.

[4]桂红民,彭雪花,孙文平,等.五指定位法在胰岛素注射部位轮换中的应用研究[J].护士进修杂志,2018,33(12):1103-1105.

# 技术 3　肌内注射术

肌内注射(itramuscular injection,IM)是将一定量药液注入肌肉组织的方法。肌内注射一般选择肌肉丰厚且距大血管及神经较远的部位,其中最常用的部位为臀大肌,其次为臀中肌和臀小肌、股外侧及上臂三角肌。

**【临床情境】**

陈阿姨,60 岁,因腹痛拟"急性胆囊炎"收住入院,主诉疼痛难忍,医嘱:盐酸布桂嗪注射液 100mg im st。

任务:肌内注射。

**【操作前准备】**

(1)护士:①服装、鞋帽整洁,举止端庄,态度和蔼,语言恰当,微笑服务,修剪指甲,流动水下按七步洗手法洗手,戴口罩;②双人核对医嘱;③核对患者床号、住院号、姓名,确认患者;④自我介绍;⑤向患者/家属解释操作目的及配合要点;⑥评估病室环境,关门窗,屏风遮挡,保持合适的室温与光线充足;⑦评估患者的病情、心理状态、生活自理能力、注射部位皮肤情况以及药物过敏史。

(2)患者与家属:通过护士的告知,明白肌内注射的目的、操作方法、注意事项和配合要点。

3-4-3 肌内
注射术

(3)用物:

1)治疗车上层:注射盘(内有复合碘、棉签、胶布、砂轮)、按医嘱准备的药物(布桂嗪)、2~5ml注射器、医嘱执行单、手消毒剂。

2)治疗车下层:锐器盒、黑色和黄色两种垃圾袋。

**【操作步骤】**

| 操作流程 | 语言沟通 |
|---|---|
| 评估解释<br><br>(1)与第二人核对医嘱、执行单,确认无误后签字,携执行单到病室。<br>(2)评估环境:温度适宜,采光良好,床旁备有围帘。<br>(3)核对患者床号、住院号、姓名(采用两套身份识别系统)。<br>(4)评估病情、肢体活动力、用药及过敏史。<br>(5)向患者解释肌内注射目的及配合要点。<br>(6)评估臀部皮肤与肌肉组织状况。 | 护士:陈阿姨好!核对一下您的信息,请说一下您的名字。您现在感觉好些了吗?哦,很疼。医生已经给您开了止痛针,一会儿给您臀部肌内注射。您想打哪一侧?请您解松裤带,我看下注射部位的皮肤情况。我触碰的这个部位有不舒服吗?您有药物过敏史吗?您可以先试着做深呼吸,这有利于缓解疼痛。来,用鼻深深地吸气,慢慢地从口中呼气。我现在去准备药液,您稍等。 |
| 准备工作<br><br>(1)护士自身准备:修剪指甲、洗手、戴口罩。<br>(2)备齐并检查注射用物,物品放置有序。 | |
| 核对并检查药物<br><br>(1)双人核对执行单、药液瓶签。<br>(2)检查药液的质量。 | |
| 抽吸药液<br><br>(1)铺无菌盘。<br>(2)消毒并折断安瓿。<br>(3)检查注射器。<br>(4)按医嘱吸取药液、排气,再次核对无误后置于无菌盘。 | |
| 核对<br><br>(1)携用物至床旁。<br>(2)核对患者床号、住院号、姓名。 | 护士:陈阿姨,让我看下您的腕带。 |
| 安置体位<br><br>(1)拉围帘或屏风遮挡患者。<br>(2)协助患者松解衣裤,取侧卧位(上腿伸直,下腿稍弯曲)。 | 护士:您不要有顾虑,我已将围帘拉上。来,我协助您取侧卧位,上腿伸直使肌肉放松,下腿稍弯曲,把裤子褪下去露出右侧臀部。这样躺着舒服吗? |

| 操作流程 | 语言沟通 |
|---|---|
| 定位消毒<br><br>（1）选择臀大肌注射部位（十字法、联线法）。<br>（2）常规消毒皮肤，待干。 | 护士：您放轻松，我先确定注射部位，需要摸一下您的骨突处。我按的这个部位有不舒服吗……现在给您消毒，稍微有些凉，您不要紧张。 |
| 核对排气<br><br>二次核对，排尽注射器内空气。 | 护士：陈阿姨，请再说一遍您的名字。 |
| 注射<br><br>（1）进针：一手绷紧局部皮肤，一手持注射器，中指固定针栓，与皮肤呈90°快速刺入肌内。<br>（2）推药：松开绷紧皮肤的手，抽动活塞无回血后缓慢推注药液。<br>（3）干棉签轻压进针处，快速拔针，按压片刻。 | 护士：现在给您打针，请放松，身子不要动，可能有点痛，我会慢慢推……您感觉怎么样？好，我拔针了，局部按压一会儿。 |
| 再次核对<br><br>核对患者床号、住院号、姓名、药名、剂量。 | 护士：陈阿姨，还需要核对下您的信息。请再说一遍您的名字，好吗？ |
| 安置<br><br>（1）协助患者穿裤，取舒适卧位，整理床单位，拉开围帘。<br>（2）将呼叫器置于易取处。<br>（3）卫生手消毒，了解患者需求。 | 护士：现在帮您穿好裤子。这样躺着舒服吗？您放松，止痛药很快就会起效。您有其他需要吗？我把呼叫铃放您枕边，有事请按铃，半小时后我会再来看您。 |
| 处理用物<br><br>用物按院感要求分类处理。 | |
| 洗手记录<br><br>（1）按七步法洗手。<br>（2）记录注射时间、药物名称、剂量。 | |
| 观察镇痛效果 | |

## 【注意事项】

1.严格执行查对制度和无菌技术操作原则。

2.若两种药物同时注射，应注意配伍禁忌。

3.正确选择注射部位。2岁以下婴幼儿肌内注射时不宜选用臀大肌注射，因其臀大肌尚未发育好，注射时易损伤坐骨神经。对于需长期注射的患者，应交替使用注射部位，并用细长针头，以避免或减少硬结的形成。如注射局部出现硬结，可采用热敷、理疗等方法。

4.进针后如有回血，应立即拔针。若注射过程中发生针头折断，嘱患者保持原位不动，固定局部肌肉组织，防止断针移位，并尽快用无菌止血钳取出断针，如断端全部埋入肌肉，应迅速请外科医生处理。

（张丹英　郑云慧　周　丹）

### 推荐阅读文献

[1]黄维,徐绍莲,孔令桂,等.改良臀大肌注射定位法的临床教学效果研究[J].护理研究,2016,21(7C):2635-2637.

[2]阎仿,严文萍,袁展望,等.膀胱截石位臀大肌注射定位尺的制作及应用[J].中华护理杂志,2019(6):922-924.

[3]吕雪灵,宋瑰琦,凌云,等.苄星青霉素肌内注射方法的改进及效果评价[J].中华护理杂志,2017(4):500-502.

# 技术 4　静脉输液术

静脉输液术(intravenous infusion)是利用液体静水压和大气压的原理,将一定量的无菌溶液或药物经静脉输入体内的方法,是纠正人体水、电解质及酸碱失衡,恢复内环境稳定并维持机体正常生理功能的重要治疗措施。

**【临床情境】**

陈先生,54 岁。间歇发作上腹痛 1 月余,加重 1 周,晨解黑便 1 次。胃镜检查报告:十二指肠球部溃疡,糜烂性胃炎。医嘱:10%葡萄糖 500ml+酚磺乙胺针 3.0g+止血芳酸针 0.3g ivgtt qd,0.9%氯化钠 100ml+奥美拉唑针 40mg ivgtt bid……

任务:静脉留置针输液。

**【操作前准备】**

(1)护士:①服装、鞋帽整洁,举止端庄,态度和蔼,语言恰当,微笑服务,修剪指甲,流动水下按七步洗手法洗手,戴口罩;②双人核对医嘱;③核对患者床号、住院号、姓名,确认患者;④自我介绍;⑤向患者/家属解释操作目的及配合要点;⑥评估病室环境,保持合适的室温与光线充足;⑦评估患者的病情、血管情况、合作程度、治疗计划、药物对血管的影响,用药及过敏史。

(2)患者与家属:通过护士的告知,明白静脉留置针输液的目的及配合要点;输液前排尿或排便。

3-4-4 静脉留置针输液术

(3)用物:

1)治疗车上层:注射盘(内有复合碘、棉签、胶布、砂轮)、注射器、输液器、静脉留置针、灭菌透气薄膜和敷贴、治疗巾、止血带、按医嘱准备的药液、医嘱执行单、巡视单、输液标签、手消毒剂。

2)治疗车下层:锐器盒、黑色和黄色两种垃圾袋。

**【操作步骤】**

| 操作流程 | 语言沟通 |
|---|---|
| **评估解释**<br>　(1)与第二人核对医嘱、执行单,确认无误后签字,携执行单到病室。<br>　(2)评估环境:整洁、安静、采光良好。<br>　(3)核对患者床号、住院号、姓名(采用两套身份识别系统)。<br>　(4)评估患者年龄、病情。<br>　(5)向患者解释输液目的及配合要点。<br>　(6)评估穿刺部位皮肤及血管情况。<br>　(7)询问药物过敏史以及是否需要协助大小便。 | 护士:陈先生好! 核对一下您的信息,请说一下您的名字。您现在感觉怎么样? 您有药物过敏史吗? 您的主管医生给您开了止血、护胃的药,最近连续几天都需要输液。为了保护您的血管,准备给您打留置针以避免反复穿刺给您带来的痛苦。您愿意吗? 好,您想打哪个手? 让我看看您的血管,您的这条血管粗直,打这儿方便吗? 输液时间较长,是否需要协助您上卫生间? 好,那我去准备下用物,一会儿见。 |
| **准备工作**<br>　(1)护士自身准备:修剪指甲、洗手、戴口罩。<br>　(2)备齐并检查输液用物,物品放置有序。 | |
| **核对并检查药物**<br>　(1)双人核对执行单、输液贴、药液瓶签。<br>　(2)检查药液的质量,安排输液顺序。<br>　(3)贴输液标签。 | |
| **加药**<br>　(1)启开输液袋拉环,常规消毒瓶塞。<br>　(2)遵医嘱按无菌要求加入药物。 | |
| **插输液器**<br>　检查输液器质量,取出输液器,将输液器的引液针插入瓶塞直至根部,关闭调节器。 | |
| **核对并安置体位**<br>　(1)携用物至患者床旁,核对患者床号、住院号、姓名。<br>　(2)需要时协助患者取舒适卧位。 | 护士:陈先生,您准备好了吗? 您这样躺着舒服吗? 让我看下您的腕带。 |
| **排气**<br>　(1)再次检查药液质量,将输液袋挂输液架上。<br>　(2)倒置茂菲滴管,打开调节器。当滴管内液面达到$1/2\sim2/3$满时,迅速转正滴管。当气体排至近头皮针处迅速关闭调节器。 | |
| **选择穿刺部位**<br>　暴露穿刺部位,首选前臂,避开关节,将治疗巾铺于穿刺部位下面,在穿刺点上方$8\sim10cm$处扎止血带,选择静脉后松止血带。 | 护士:请把手伸出来,请抬下手,我把治疗巾给您垫在手臂下。现在为您扎止血带,稍稍有些紧,不要紧张。我触碰的这个部位有不舒服吗? |
| **消毒皮肤**<br>　(1)以穿刺点为圆心由内向外消毒,直径大于8cm,待干(检查并打开敷贴、灭菌透气薄膜、留置针)。<br>　(2)扎止血带,再次消毒,待干。 | 护士:现在给您消毒,有点凉,下面扎止血带,时间会稍长些,稍稍有些不舒服,您坚持下。 |

续表

| 操作流程 | 语言沟通 |
|---|---|
| 二次核对<br>　核对患者床号、住院号、姓名、药物名称、浓度、剂量、给药时间和方法。 | 护士:陈先生,请再说一遍您的名字。 |
| 连接留置针、排气<br>　将输液管道连接留置针,再次排气,检查管道内无气泡。 | |
| 静脉穿刺<br>　(1)取下针套,左右旋转松动针芯,忌上下拉动。<br>　(2)进针:嘱患者握拳,操作者左手绷紧皮肤,固定静脉,右手持留置针,针头斜面向上,与皮肤呈 15°～30°自静脉上方进针。见回血后压低角度,顺静脉走行再继续进针 0.2cm。<br>　(3)送外套管:左手持 Y 接口,右手后撤针芯 0.2cm 后将外套管送入静脉内。<br>　(4)撤针芯:左手固定针翼,右手迅速将针芯抽出,放入锐器盒中。 | 护士:请握拳。穿刺时会有一点疼,您放松。 |
| 固定<br>　嘱患者松拳,松开止血带,打开调节器,待液体滴入通畅后用无菌透明敷贴对留置针管作密闭式固定,注明置管日期和时间。延长管 U 形固定,肝素帽要高于导管尖端,侧管开口向外。固定头皮针。 | 护士:可以松拳了,现在固定针头。 |
| 调节滴速<br>　根据患者年龄、病情及药物性质调节滴速。 | 护士:输液滴速已调好,请不要自行调节。 |
| 再次核对<br>　核对患者的床号、住院号、姓名、药物名称、浓度、剂量、给药时间、方法,勾签输液卡。 | 护士:陈先生,再看一下您的腕带。 |
| 安置告知<br>　(1)取出治疗巾和止血带。<br>　(2)协助患者取舒适卧位,整理床单位。<br>　(3)将呼叫器放于患者易取处。<br>　(4)卫生手消毒,脱口罩,交代注意事项。 | 护士:陈先生,请把手抬一下,我把治疗巾和止血带取出来。现在液体已经给您输上,注意打针侧手臂不要上下摆动,可以稍稍平行移动。输液中如有需要或不舒服请按铃,呼叫铃已放您枕边。您好好休息,我们会经常巡视病房的。 |
| 用物处理<br>　用物按院感要求分类处理。 | |
| 洗手记录<br>　(1)按七步法洗手。<br>　(2)记录输液时间、签名。 | |
| 巡视换液<br>　输液期间加强巡视,及时处理输液故障,及时更换输液瓶。 | |

续表

| 操作流程 | 语言沟通 |
|---|---|
| 核对解释<br>　　输液毕,洗手,戴口罩,携用物到患者床旁核对、解释。 | 护士:您好,陈先生,请说下您的名字。今天的液体已输完,现在给您封管。 |
| 封管告知<br>　　(1)撕除针柄上的胶贴,将抽有 5ml 无菌生理盐水的注射器与头皮针相连,脉冲式轻柔冲管,当剩余 0.5～1ml 时采用正压封管,即边推边退头皮针,推液速度大于拔针速度,拔针后夹闭小夹子于近心端。<br>　　(2)分离头皮针,并置于锐器盒。<br>　　(3)确认留置针固定正确后妥善安置患者。<br>　　(4)将呼叫器放于患者易取处。<br>　　(5)卫生手消毒,交代注意事项。 | 护士:陈先生,封管已完成。留置针一般可保留 3～5 天。留置期间,请保持局部的清洁干燥,打针的手臂避免下垂以防肿胀,不可剧烈活动,不可提重物,穿脱衣服时防止导管脱出。穿刺周围若出现红、肿、疼痛或贴膜卷边请按铃,呼叫铃已放您枕边。您好好休息。 |
| 用物处理<br>　　用物按院感要求分类处理。 | |
| 洗手记录 | |

**【注意事项】**

1.根据病情需要及药物半衰期合理安排输液顺序。

2.操作中严格执行查对制度和无菌技术操作原则。

3.注意保护和合理使用静脉,一般从远端小静脉开始,选择弹性好、走向直、避开关节处静脉置管。置有留置针的肢体应避免下垂。防止回血阻塞针头(将无菌生理盐水作为封管液时,每次 5～10ml,每 6～8h 重复冲管 1 次)。

4.严格掌握输液的速度。对于心、肺、肾疾病患者,老年、婴幼儿以及输注高渗、含钾、血管活性药物,应适当减慢输液速度;对于严重脱水、心肺功能良好者可适当加快输液速度。

5.输液过程中要加强巡视,并做好记录。发现溶液不滴、输液反应等应及时处理。

6.一般留置针有效期为 3～5 天。留置期间如局部出现红肿、渗出等应及时拔除。

（张凤萍　郑云慧　周　丹）

 **推荐阅读文献**

[1]钟华荪,李柳英.静脉输液治疗护理学[M].3 版.北京:人民军医出版社,2015:209-219.

[2]廖灵敏,凌凤蔓,彭素琼,等.静脉留置针输液过程中的常见问题分析与护理对策[J].中华护理杂志,2013,28(4):1000-1003.

[3]杨晓敏,顾益君,周玫玫,等.脉冲式封管方式及改良操作方法在老年患者静脉留置针中的应用效果[J].护士进修杂志,2019,34(7):634-635.

[4]魏涛,谭艳,谌永毅,等.成人外周静脉留置针使用情况调查[J].护理学杂志,2018,33(17):6-9.

[5]郭金玉,杨洁,周颖,等.留置针在静脉输液治疗中的应用进展[J].中华护理杂志,

2015,50(10):1240-1244.

　　[6]顾莺,胡雁,张凤.安全型静脉留置针对医务人员防护效果的 meta 分析[J].中华护理杂志,2015,50(4):394-399.

# 技术 5　微量注射泵的使用

　　静脉注射药物时,为了确保药物剂量准确、速度均匀地进入体内,可使用微量注射泵(microinjection pump)。这是一种电子控制装置,常用于需要严格控制静脉注射速度和药量的情况。

## 【临床情境】

　　陈阿姨,72 岁,拟"重症急性胰腺炎"收住入院。入院后,血糖居高不下(20～26mmol/L)。医嘱:生理盐水 50ml＋中性胰岛素针 50U iv(微泵 5ml/h 维持)。

　　任务:胰岛素稀释液微泵静脉推注。

## 【操作前准备】

　　(1)护士:①服装、鞋帽整洁,举止端庄,态度和蔼,语言恰当,微笑服务,修剪指甲,流动水下按七步洗手法洗手,戴口罩;②双人核对医嘱;③核对患者床号、住院号、姓名,确认患者;④自我介绍;⑤向患者/家属解释操作目的及配合要点;⑥询问过敏史;⑦评估患者的病情、心理状态、生活自理能力。

　　(2)患者与家属:通过护士的告知,明白使用微泵的目的及配合要点,输入药物的名称和注射速度。

3-4-5 微量注射泵的使用

　　(3)用物:

　　1)治疗车上层:医嘱执行单、注射小卡、注射盘(内有安尔碘、棉签、砂轮、胶布)、延长管、50ml 注射器、一次性注射针头、遵医嘱准备的药物、控速标识和高危标识、一次性治疗巾、手消毒液。

　　2)治疗车中层:微量注射泵。

　　3)治疗车下层:黑色和黄色两种垃圾袋、锐器盒。

## 【操作步骤】

| 操作流程 | 语言沟通 |
| --- | --- |
| 评估解释<br><br>　　(1)与第二人核对医嘱、执行单,确认无误后签字,携执行单到病室。<br>　　(2)评估环境:温度适宜,采光良好。<br>　　(3)核对患者床号、住院号、姓名(采用两套身份识别系统)。<br>　　(4)评估患者病情、药物过敏史。<br>　　(5)向患者解释注射的目的及配合要点。<br>　　(6)评估输液部位皮肤及血管等情况。 | 护士:陈阿姨,您好!核对下您的信息,请告诉我您的名字,请让我看一下您的腕带。您现在感觉怎么样?您目前的血糖值比较高,医生给您开了胰岛素降血糖。为了准确控制注射速度,我们要给您使用微量注射泵,微泵注射速度是 5ml/h。您以前有过敏的药物么?我看下您输液侧的手,局部无肿胀,点滴通畅。您有其他需要吗?好,稍等,我去准备下用物。 |

| 操作流程 | 语言沟通 |
|---|---|
| 准备工作<br>　　(1)护士自身准备:修剪指甲、洗手、戴口罩。<br>　　(2)备齐并检查微泵,物品放置有序。<br>　　(3)双人校对药液,检查药液的质量。<br>↓　(4)铺无菌盘。 | |
| 备药核对<br>　　(1)遵医嘱准确抽吸药液,排气,核对无误后置于无菌盘。<br>↓　(2)携用物至床旁,再次核对患者床号、住院号、姓名。 | 护士:陈阿姨,我来了。再看下您的腕带。 |
| 安置体位<br>↓　协助患者取舒适卧位。 | 护士:这样躺着舒服吗? |
| 连接管路<br>　　(1)将微泵安置在合适的位置并固定好。<br>　　(2)接通电源,打开开关,检查微泵性能。<br>　　(3)再次核对药液,打开并检查延长管。<br>　　(4)将抽吸好药液的注射器与延长管连接,并排尽空气,连接一次性注射针头。<br>　　(5)将注射器正确固定于微泵槽内。<br>↓　(6)检查输液部位,消毒肝素帽。 | |
| 设定参数<br>↓　遵医嘱调节速度,按"fast"键排气直至滴出一滴液体。 | |
| 连接静脉通路<br>　　(1)将一次性注射针头(头皮针)刺入肝素帽,固定针头。<br>　　(2)再次核对患者。<br>　　(3)按"开始"键开始输注。<br>↓　(4)贴上注射卡,注明执行时间、签名。 | 护士:陈阿姨,请再说一遍您的名字。 |
| 安置告知<br>　　(1)协助患者取舒适卧位。<br>　　(2)整理床单位。<br>　　(3)将呼叫器置于易取处。<br>　　(4)询问患者需求,告知注意事项。 | 护士:陈阿姨,胰岛素已经用上了。有几件事请注意:打针的手请不要大幅度移动。您和家属请不要搬动或调节微泵。药液注完机器会自动报警。如果输液中您有不适或机器报警请按铃。床头铃放您枕边。您有其他需要吗? 好,您好好休息,我们会经常来看您的。 |
| 处理用物<br>↓　用物按院感要求分类处理。 | |
| 洗手记录<br>　　(1)按七步法洗手,脱口罩。<br>↓　(2)记录药物名称、剂量、注射速度等。 | |
| 巡视观察 | |

## 【注意事项】

1.安装注射泵时,注射器与底座必须紧靠。

2.输入药物前,应先调节好注射速度再给患者注射,防止输入药物过量而产生不良反应。

输注避光药物时,管路应采取避光措施。

3.需要调整注射速度时,应先按停止键,重新设置好注射速度后再按开始键。

4.输注过程中加强巡视,随时观察患者病情及药液输入情况。发现报警信号,及时处理和排除故障。

5.告知患者输液肢体不可剧烈活动,不要随意搬动微量注射泵或调节速度,以保证用药安全。

（贾亚平　俞　宇　郑云慧）

## 推荐阅读文献

[1]李淑雯.微量输液泵在神经外科重症患者中的应用及护理[J].中华全科医学,2014,12(12):2018-2020.

[2]李娜.输液泵及注射泵固定保护架的设计与应用[J].护士进修杂志,2019,34(2):190-191.

[3]陆欣欣,王晓杰,李君蕊,等.FMEA模式在高危药物微量泵泵入错误风险防范管理中的应用[J].护士进修杂志,2016,31(16):1473-1475.

# 技术6　氧气雾化吸入术

氧气雾化吸入(oxygen nebulization)是借助高速氧气气流,使药液形成雾状,随吸气进入呼吸道的方法。它具有药物用量较小、奏效较快、不良反应较轻的优点,临床常用于呼吸系统疾病的治疗。

【临床情境】

王奶奶,71岁。因反复咳嗽、咳痰3年,再发伴胸闷、气急1天,拟"慢性阻塞性肺疾病(急性加重期)"入院,予低流量持续吸氧、硫酸特布他林雾化液5mg(2ml)氧气雾化吸入。

任务:硫酸特布他林雾化液5mg(2ml)氧气雾化吸入。

【操作前准备】

(1)护士:①服装、鞋帽整洁,举止端庄,态度和蔼,语言恰当,微笑服务,修剪指甲,流动水下按七步洗手法洗手,戴口罩;②双人核对医嘱;③核对患者床号、住院号、姓名,确认患者;④自我介绍;⑤向患者/家属解释操作目的及配合要点;⑥评估病室环境,保持合适的室温与光线充足,必要时用窗帘遮挡患者;⑦评估患者的病情、心理状态、自理能力、药物过敏史、呼吸道及口腔黏膜情况。

(2)患者与家属:通过护士的告知,明白氧气雾化吸入的目的、方法、注意事项及配合要点。

(3)用物:

1)治疗车上层:氧气雾化吸入器、面罩、治疗巾、药液(硫酸特布他林雾化液5mg)、医嘱执行单、手消毒液。

2)治疗车下层:黑色和黄色两种垃圾袋。

3-4-6 氧气雾化吸入术

## 【操作步骤】

| 操作流程 | 语言沟通 |
|---|---|
| 评估解释<br><br>(1)与第二人核对医嘱、执行单,确认无误后签字,携执行单到病室。<br>(2)评估环境:温度适宜,采光良好。<br>(3)核对患者床号、住院号、姓名(采用两套身份识别系统)。<br>(4)评估患者病情、药物过敏史。<br>(5)解释氧气雾化吸入的目的及配合要点。 | 护士:王奶奶,您好。核对一下您的信息,请说下您的名字,让我看下您的腕带。氧气吸上后您感觉好些了吗? 您有什么药过敏吗? 好,一会儿再给您经呼吸道吸入一种可进一步缓解胸闷气急症状的药物,它叫硫酸特布他林。为了更好地达到药效,吸药时需要您配合深呼吸运动。来,跟我练习一下,紧闭嘴唇深深地吸气,屏气1～2s,用鼻慢慢地呼气。好,您做得很到位。您再练一会儿,我准备好用物马上就来。 |
| 准备工作<br><br>(1)护士自身准备:修剪指甲、洗手、戴口罩。<br>(2)备齐并检查操作用物,物品放置有序。<br>(3)双人核对药液,铺无菌盘,按无菌要求抽吸药液。 | |
| 核对<br><br>携用物至床旁,再次核对患者床号、住院号、姓名。 | 护士:王奶奶,您准备好了吗? 让我再看下您的腕带。 |
| 安置体位<br><br>协助患者取端坐前倾位。 | 护士:王奶奶,雾化吸入的最佳体位是端坐前倾位,我来帮您调整下。您放松,有不适及时告诉我。 |
| 连接<br><br>(1)取下鼻氧管,并与流量表分离,更换氧气湿化瓶,湿化瓶内不加水。<br>(2)检查并打开雾化器、注药、旋紧,连接面罩。<br>(3)将氧气导管与雾化器接口连接。 | 护士:我帮您暂时取下氧气导管。 |
| 调节氧流量<br><br>调节氧流量至6～8L/min,观察雾量是否充足。 | |
| 开始雾化<br><br>(1)戴上雾化器,根据患者的头围调节松紧度。<br>(2)指导患者紧闭嘴唇深吸气,用鼻呼气,如此反复直至药液吸完。 | 护士:王奶奶,请说下您的名字。现在帮您戴上雾化器。您感觉松紧如何? 现在开始,您要做深呼吸运动了,注意紧闭嘴唇深吸气,屏气1～2s,再用鼻呼气,如此反复直至把药液吸完。中间如果疲劳,可暂时把面罩移开一下。 |
| 巡视观察<br><br>雾化吸入期间注意观察患者意识、呼吸、氧饱和度等,如有家属探视,告知其千万不可吸烟或用打火机。 | |
| 结束雾化<br><br>(1)取出雾化器及面罩。<br>(2)调节氧流量1～2L/min,继续吸氧。 | 护士:王奶奶,药液已经吸完,现在取下雾化器,我把鼻氧管再给您戴上。 |

续表

| 操作流程 | 语言沟通 |
|---|---|
| 安置告知<br><br>(1)协助患者清洁口腔、有效咳嗽。<br>(2)听诊呼吸音。<br>(3)协助患者取舒适卧位,整理床单位。<br>(4)将呼叫器置于易取处。<br>(5)卫生手消毒,告知注意事项。 | 护士:王奶奶,请漱漱口。让我听下您的呼吸音。您有痰,来,听我口令,用力把痰咳出来。先深深地吸口气,屏气(1、2、3),好,用力咳嗽。王奶奶,您配合得真好。咳痰顺畅了许多,对吧?好,让我再听下您的呼吸音。您现在呼吸音比之前清晰了许多。我帮您再调整下体位。您有其他需要吗?刚才雾化吸入有些累了吧,您先休息一会儿。如有需要请按铃,床头铃放您枕边。记得有痰一定要及时咳出来哦。 |
| 处理用物<br>　用物按院感要求分类处理。 | |
| 洗手记录 | |

**【注意事项】**

1.注意用氧安全,室内应避免火源。

2.使用前检查雾化器各部件是否完好,衔接是否紧密。

3.氧气湿化瓶内勿盛水,以免液体进入雾化器内使药液稀释影响治疗效果。

4.雾化吸入期间,注意观察患者的意识、呼吸、氧饱和度、痰液排出是否困难。若因黏稠的分泌物经湿化后膨胀致痰液不易咳出,应予以叩背以协助痰排出,必要时吸痰。

（贾亚平　陶小燕　郑云慧）

## 推荐阅读文献

[1]申昆玲,洪建国,于广军,等.儿童雾化中心规范化管理指南[M].北京:人民卫生出版社,2015.

[2]姚江华,麻苗,燕朋波,等.两种不同体位氧气雾化吸入效果的研究[J].中华灾害救援医学,2015,3(10):562-564.

[3]武文文,卢根娣.氧气驱动雾化吸入氧流量调节的研究进展[J].中华现代护理杂志,2013,19(16):1969-1971.

[4]邹焱,刘婷,张艳云,等.雾化吸入疗法在呼吸疾病中的应用专家共识[J].中华医学杂志,2016,96(34):2696-2708.

[5]曹景兰,华毛,冯喜英,等.雾化吸入在慢性阻塞性肺疾病中的治疗进展[J].中华肺部疾病杂志,2016,9(3):341-343.

# 饮食与排泄护理技术

## 技术1 特殊口腔护理

良好的口腔护理可保持口腔清洁,预防感染,促进口腔正常功能的恢复。对于高热、进食、鼻饲、口腔疾患、大手术后及生活不能自理的患者,应给予特殊口腔护理(special oral care),一般 2～3 次/日。

**【临床情境】**

张先生,40 岁,二尖瓣置换术后第二天,意识清醒,生命体征平稳,转出 ICU 入心内科病房,医嘱:口腔护理 2 次/日。

任务:请为张先生行口腔护理。

**【操作前准备】**

(1)护士:①服装、鞋帽整洁,举止端庄,态度和蔼,语言恰当,微笑服务,修剪指甲,按七步洗手法洗手,戴口罩;②双人核对医嘱;③核对患者床号、住院号、姓名,确认患者;④自我介绍;⑤向患者/家属解释操作的目的及配合要点;⑥评估病室环境,保持合适的室温和光线充足;⑦评估患者的病情和生活自理能力、配合程度。

(2)患者与家属:通过护士的告知,明白口腔护理的目的,配合护士进行口腔护理操作。

(3)用物:

1)治疗车上层:治疗碗 2 个(分别盛漱口液和浸湿的无菌棉球)、镊子、弯止血钳、压舌板、弯盘、吸水管、棉签、润唇膏、纱布数块、治疗巾、手电筒、手消毒剂,必要时备口腔外用药、开口器。

3-5-1 特殊
口腔护理

2)治疗车下层:黑色和黄色两种垃圾袋。

**【操作步骤】**

| 操作流程 | 语言沟通 |
|---|---|
| 评估解释<br><br>(1)与第二人核对医嘱、执行单,确认无误后签字,携执行单到病室。<br>(2)评估环境:温度适宜,采光良好,床旁备有围帘。<br>(3)核对患者床号、住院号、姓名(采用两套身份识别系统)。<br>(4)评估患者病情、口腔状况及自理能力。<br>(5)向患者解释口腔护理的目的及配合要点。 | 护士:张先生,您好!我是您的责任护士。核对一下您的信息,请说下您的名字,让我看下您的腕带,您现在感觉如何?由于您身体还比较虚弱,我们会早、晚 2 次继续给您做好口腔护理,以保持口腔的清洁。请您张口,我先检查一下您口腔的情况。您的假牙能否取下?需要协助您大小便吗?好,请稍等,我去准备下用物。 |

续表

| 操作流程 | 语言沟通 |
|---|---|
| 准备工作<br>↓ (1)操作者准备:修剪指甲、洗手、戴口罩。<br>↓ (2)备齐并检查用物,物品放置有序。 | |
| 核对<br>↓ 携用物至床旁,再次核对患者床号、住院号、姓名。 | 护士:张先生,让我再看下您的腕带。 |
| 安置体位<br>↓ 协助患者侧卧或平卧,头偏向一侧,面向操作者。 | 护士:这样躺着舒服吗? 您有其他需要吗? |
| 铺巾置盘<br>↓ (1)将一次性治疗巾置于患者颌下。<br>↓ (2)弯盘置患者口角旁。 | 护士:我把治疗巾铺在您颌下,以防操作时弄湿床单。 |
| 湿润口唇<br>↓ (1)清点棉球。<br>↓ (2)湿润口唇,防止因口唇干裂直接张口致口唇裂开出血。 | 护士:现在为您湿润一下嘴唇。 |
| 漱口<br>↓ 协助患者漱口,避免呛咳或者误吸。 | 护士:来,请您漱漱口,注意不要把漱口水咽下。 |
| 口腔评估<br>↓ 嘱患者张口,操作者一手持手电筒,一手持压舌板观察口腔情况。 | 护士:请张口,让我看一下您的口腔情况。 |
| 擦拭<br>↓ (1)夹取并拧干棉球,注意棉球湿度适宜。<br>(2)嘱患者咬合上下牙齿,用压舌板轻轻撑开左侧颊部,由臼齿向门齿纵向擦洗左侧牙齿的外面。同法擦洗右侧外面。<br>(3)嘱患者张开上下齿,擦洗牙齿左上内侧面、左上咬合面、左下内侧面、左下咬合面,弧形擦洗左侧颊部。同法擦洗右侧。<br>↓ (4)擦洗硬腭、舌面、舌下。 | 护士:现在为您清洗牙齿,操作中如有不适,请提示我。来,先咬合上下牙齿……下面请张开上下牙齿……好,请张口。请把舌尖抵住上腭。 |
| 再次漱口<br>↓ (1)协助患者漱口。<br>↓ (2)用纱布擦干口唇。 | 护士:请再漱漱口。帮您擦干口唇。 |
| 再次口腔评估<br>↓ 嘱患者张口,操作者一手持手电筒,一手持压舌板观察患者的口腔情况。 | 护士:请张口,我再看一下是否已经为您清洗干净。 |
| 润唇<br>↓ 口唇涂液体石蜡或润唇膏,酌情涂药。 | 护士:来,我帮您涂上润唇膏。 |

续表

| 操作流程 | 语言沟通 |
| --- | --- |
| 安置告知<br>　　(1)撤去弯盘及治疗巾,清点棉球。<br>　　(2)协助患者取舒适卧位,整理床铺。<br>　　(3)将呼叫器置于患者易取处。<br>　　(4)卫生手消毒。<br>　　(5)询问患者需求。 | 护士:张先生,口腔护理已经做好了,请问您有什么需要我帮忙的吗? 好的,那我把呼叫器放您枕旁,有事请按铃,我们也会及时来巡视病房的。您先休息一会儿,上午还要挂盐水。 |
| 处理用物<br>　　用物按院感要求分类处理。 | |
| 洗手记录<br>　　操作后按七步法洗手,脱口罩。<br>　　记录口腔卫生状况及护理效果。 | |
| 巡视观察 | |

**【注意事项】**

1.观察口腔状况时,对长期使用抗生素和激素的患者注意观察口腔内是否有真菌感染。

2.有活动义齿者,应取下用冷水刷洗干净,口腔护理完毕协助患者戴好。若暂时不用,可浸泡于清水中,每日更换清水,禁用热水或消毒液浸泡。

3.昏迷患者需用开口器时,应从臼齿放入。禁止为昏迷患者漱口,防止误吸。

4.擦洗口腔的棉球不宜过湿,以不能挤出水为宜。

5.擦拭时夹紧棉球,每次一个,且操作前后清点棉球数量,以免将棉球遗留患者口腔。

6.操作时动作应轻柔,避免止血钳前端碰撞牙齿、损伤口腔黏膜和牙龈,为凝血功能障碍患者进行口腔护理时尤应注意。

7.为传染病患者进行口腔护理后的用物应严格按照消毒隔离原则进行处理。

8.为气管插管患者口腔护理时,先分别吸尽气管、口腔分泌物,测气囊压力,并适当增加压力。助手固定气管插管,松开胶带,取出牙垫。按特殊口腔护理方法分别擦拭各面,再用注射器抽吸生理盐水,边冲洗边吸引,同时嘱患者勿吞咽。冲洗毕检查口腔情况,湿润口唇,确认气管插管在位,放牙垫,再次测气囊压力后,固定气管插管。

(阮丽萍　周　丹　郑云慧)

 **推荐阅读文献**

[1]江海燕,何国霞,徐海琴.30 例重度痴呆老年并残根(冠)患者的口腔护理[J].中华护理杂志,2012,47(2):193.

[2]蒲萍,关甜晶,赵红,等.经口气管插管患者负压吸引式牙刷口腔护理效果的 Meta 分析[J].护理学杂志,2019,34(10):64-67.

[3]温森淼,曾铁英,赵梅珍,等.经口气管插管患者口腔护理的评估及操作现状调查[J].中华护理杂志,2016,51(7):858-862.

[4]夏立平,王峰,叶文琴.机械通气患者口腔护理方案的构建及论证[J].护士进修杂志,2018,33(15):1347-1352.

# 技术 2　鼻饲术

鼻饲术(nasogastric gavage)是将导管经鼻腔插入胃内,从管内灌注流质食物、水分和药物的方法。

## 【临床情境】

王大伯,60 岁,因"脑卒中"而入院。目前神志清,生命体征平稳,但吞咽功能障碍。医嘱:鼻饲流质 200ml,q3h。

任务:留置胃管,予鼻饲流质。

## 【操作前准备】

(1)护士:①服装、鞋帽整洁,举止端庄,态度和蔼,语言恰当,微笑服务,修剪指甲,流动水下按七步洗手法洗手,戴口罩;②双人核对医嘱;③核对患者床号、住院号、姓名,确认患者;④自我介绍;⑤向患者/家属解释操作目的及配合要点;⑥评估病室环境,关门窗,屏风遮挡,保持合适的室温与光线充足;⑦评估患者的病情、心理状态、鼻腔情况。

(2)患者与家属:通过护士的告知,明白鼻饲的目的、操作方法、注意事项和配合要点。

3-5-2 鼻饲术

(3)用物:

1)治疗车上层:医嘱执行单、无菌治疗碗(内有镊子、压舌板、纱布)、胃管、专用注射器、手套、棉签、液体石蜡、治疗巾、胶布、别针、橡皮圈、胃管标识、手电筒、听诊器、弯盘、鼻饲流食(38~40℃)200ml、温开水适量、手消毒液。

2)治疗车下层:黑色和黄色两种垃圾袋。

## 【操作步骤】

| 操作流程 | 语言沟通 |
| --- | --- |
| 评估解释<br><br>(1)与第二人核对医嘱、执行单,确认无误后签字,携执行单到病室。<br>(2)评估环境:清洁,无异味。<br>(3)核对患者床号、住院号、姓名(采用两套身份识别系统)。<br>(4)向患者解释鼻饲的目的及配合要点。<br>(5)评估患者病情及鼻腔情况。 | 护士:王大伯,您好! 我是您的责任护士,请让我看下您的腕带好吗? 今天您感觉好些了吗? 由于目前您无法正常吞咽,我们将从您的鼻腔插根胃管,然后经胃管灌注流质食物以维持您的营养需要。您以前有没有胃出血等病史? 您可以用点头或摇头表示。您有活动的假牙吗? 鼻腔有没有问题? 好,为了保证胃管顺利插入,需要您先练一下吞咽动作。来,像吞面条一样咽(示范)、再咽(示范)。好,待会儿插管需要您吞咽时,我会告诉您的。另外,插管时可能会有恶心,您不要紧张,可通过深呼吸来缓解。来,先看我做一遍(操作者演示),好,下面您做,用鼻深深地吸口气,慢慢地从口中呼气。您做得很好! 您是否需要便器? 好,我去准备下用物,马上过来给您插管。 |

续表

| 操作流程 | 语言沟通 |
|---|---|
| 准备工作<br>　↓（1）护士自身准备：修剪指甲、洗手、戴口罩。<br>　　（2）备齐并检查鼻饲用物，物品放置有序。 | |
| 核对<br>　↓携用物至床旁，核对患者床号、住院号、姓名。 | 护士：王大伯，准备好了吗？是否需要帮您把床帘拉上？好，让我看下您的腕带。 |
| 安置体位<br>　↓（1）戴眼镜或义齿者，取下妥善放置。<br>　　（2）取坐位或半卧位。 | 护士：先帮您把床头摇高些，这样躺着舒服吗？ |
| 铺巾放盘<br>　↓将治疗巾围于患者颌下，弯盘放于方便取用处。 | 护士：现在把治疗巾围在您颌下，以免床单污染。 |
| 清洁并检查鼻腔<br>　↓用棉签清洁鼻腔，用手电筒观察鼻腔情况，备胶布。 | 护士：给您清洁鼻腔……接下来检查鼻腔，为避免手电光的刺激，请您闭上眼睛……好，都没问题。您想插哪侧鼻腔？ |
| 测量<br>　（1）检查并打开胃管、专用注射器、手套。<br>　（2）左手戴手套拿取胃管，右手持无菌纱布托住胃管头端，测量胃管插入长度（前额发际至胸骨剑突或鼻尖经耳垂至胸骨剑突的距离），并读取胃管上对应的刻度。<br>　（3）用液体石蜡润滑胃管前段 10～15cm。<br>　↓（4）塞好胃管尾端的塞子。 | 护士：您放松，现在测一下胃管插入长度。 |
| 插管<br>　（1）嘱患者头稍后仰，右手持纱布托住胃管前端，沿选定侧鼻孔轻轻插入。<br>　（2）插入约 10～15cm（咽喉部）时，嘱患者做吞咽动作，<br>　↓顺势送管至预定长度（45～55cm）。 | 护士：现在给您插管，头稍后仰……请做吞咽动作，好……接下来您可以做深呼吸……胃管插好了，您配合得很好，谢谢您。 |
| 确认固定<br>　（1）确认胃管在胃内（方法：①用注射器抽到胃内容物；②用注射器快速注入 10ml 空气，同时用听诊器在胃区听到气过水声；③置胃管末端于水中，无气泡逸出）。<br>　↓（2）脱手套，用胶布将胃管固定于鼻翼及面颊。 | 护士：接下来我要确认一下胃管是否到达胃内。请张口，看一下您的口腔……好，请不要说话，我要听一下胃部。胃管已到达胃内，下面给您固定胃管。 |
| 灌注食物<br>　（1）连接注射器于胃管末端抽吸，检查患者有无胃潴留。<br>　（2）见有胃液抽出，注入少量温开水。<br>　（3）测鼻饲液温度（38～40℃），缓慢灌注。<br>　↓（4）鼻饲毕，再注入少量温开水。 | 护士：您有没有不舒服的感觉？现在给您从胃管慢慢灌注食物，如有不适随时告诉我。 |
| 处理胃管末端<br>　↓用塞子塞紧胃管尾端开口，将胃管末端反折，用纱布包裹后用橡皮圈系紧。 | 护士：这次给您灌注的是米汤，您有不舒服的感觉吗？好，下面把胃管固定在您的肩部衣服处，这样方便您翻身。 |

续表

| 操作流程 | 语言沟通 |
|---|---|
| 安置告知<br>(1)取弯盘、治疗巾。<br>(2)用别针将胃管固定在患者肩部衣服上,贴胃管标识,记录留置胃管的时间。<br>(3)嘱患者维持半卧位 20～30min。<br>(4)整理床单位。<br>(5)将呼叫器放于患者易取处。<br>(6)卫生手消毒,交代注意事项。 | 护士:王大伯,再说下您的名字。请您依然保持刚才的体位约半小时,以防食物反流。接下来我们会每 3 小时给您灌注一次,同时每天早晚给您做 2 次口腔护理。为了您早日康复,我们一起努力,好不好? 您先休息,如有不适或其他需要请按铃,呼叫器在您枕旁。半小时后我会再过来看您。 |
| 处理用物<br>用物按院感要求分类处理。 | |
| 洗手记录<br>(1)按七步法洗手。<br>(2)记录置管和鼻饲时间,鼻饲物种类、量及患者反应等。 | |
| 巡视观察 | |
| 拔管<br>(1)与第二人核对医嘱、执行单,确认无误后签字,携执行单到病室。<br>(2)核对患者床号、住院号、姓名(采用两套身份识别系统)。<br>(3)向患者解释拔管原因及配合要点。<br>(4)戴手套。<br>(5)置弯盘于患者口角旁,取下别针,轻轻揭去固定胃管的胶布,用纱布包裹近鼻孔处的胃管。<br>(6)在患者呼气时拔管,到咽喉处快速拔出。<br>(7)将胃管置于黄色垃圾袋,脱手套。 | 护士:王大伯,核对下信息,请说下您的名字。感觉好些了吗? 接下来您可以自己进食了,高兴吧? 现在我帮您拔胃管。拔管时需要您配合呼气动作。一会儿我会通知您的……现在准备拔管了。来,先深吸一口气,好,请慢慢呼气。 |
| 整理记录<br>(1)协助患者清洁口、鼻、面部,撤弯盘,取舒适卧位,整理床单位。<br>(2)卫生手消毒,脱口罩,在执行单上签名。 | 护士:王大伯,胃管已经拔除,请再说下您的名字。我现在给您漱漱口。您还有其他需要吗? 好,您先休息,有事请按铃。 |
| 处理用物<br>用物按院感要求分类处理。 | |
| 洗手、记录 | |

## 【注意事项】

1. 食管静脉曲张、食管梗阻患者禁忌插胃管。

2. 插管时动作轻稳,避免损伤鼻腔和食管黏膜。插管过程中如插入不畅,检查患者口腔,了解胃管是否盘在口腔;如患者出现恶心、呕吐等症状,应暂停插管,并嘱患者深呼吸;如患者出现呛咳、呼吸困难、发绀等误入气管征象,应立即拔出胃管,休息片刻后再行插入。

3. 昏迷患者插胃管时,先去枕平卧,头向后仰,当胃管插入约 15cm 时,一手托起患者头部,使下颌靠近胸骨柄,以增大咽部通道的弧度,使胃管顺利通过会厌部。

4.每次鼻饲前应检查胃管是否在胃内及有无胃潴留,若胃内容物超过 150ml,应通知医师,根据医嘱减量或暂停鼻饲。

5.鼻饲液要现配现用,温度 38~40℃,一次鼻饲量一般不超过 200ml,间隔时间不少于2h。新鲜果汁和奶液应分别注入,防止产生凝块。药片应碾碎溶解后再注入。

6.鼻饲后指导患者维持原卧位 20~30min,防止食物反流。

7.长期鼻饲者,应进行口腔护理,2 次/日,并定期更换胃管。更换时,应于当晚最后一次灌食后拔出,次晨再从另一侧鼻腔插入。

(陶春燕 徐鋆娴 郑云慧)

 **推荐阅读文献**

[1]邓青,梁丽珍,杨昌润.循证护理在长期鼻饲老年患者中的应用效果[J].中华现代护理杂志,2017,23(9):1297-1299.

[2]纪婕,赵继红.新型助力式注食器在长期鼻饲患者中的应用效果[J].中华现代护理杂志,2017,23(11):1486-1488.

[3]李晨露,程云,赵丽蓉.鼻饲卧位角度枕的制作及使用方法[J].解放军护理杂志,2017,34(4):75.

[4]沈小芳,陈璐.安全防范措施在神经内科鼻饲患者中的应用[J].护士进修杂志,2010,25(13):1216-1218.

[5]胡延秋,程云,王银云,等.成人经鼻胃管喂养临床实践指南的构建[J].中华护理杂志,2016(2):133-141.

[6]Mahoney C,Rowat A,Macmillan M,et al. Nasogastric feeding for stroke patients:practice and education[J]. Br J Nurs,2015,24(6):319-320,322-325.

[7]Mahoney C,Veitch L. Interventions for maintaining nasogastric feeding after stroke:An integrative review of effectiveness and acceptability[J]. J Clin Nurs,2018,27(3-4):e427-e436.

[8]Santos SC,Woith W,Freitas MI,et al. Methods to determine the internal length of nasogastric feeding tubes:an integrative review[J]. Int J Nurs Stud,2016(61):95-103.

# 技术 3 胃肠减压术

胃肠减压术(gastrointestinal decompression technique)是将胃管自口腔或鼻腔插入胃内,利用负压吸引的原理,将积聚于胃肠道内的气体及液体吸出,以降低胃肠道内压力,改善胃肠壁血液循环的一种治疗方法。常用于急性胃扩张、肠梗阻以及胃肠、胆道或胰腺疾病手术前后等。

**【临床情境】**

刘先生,58 岁,因腹胀伴肛门停止排气、排便 3 天入院。体检:腹膨隆,叩诊呈鼓音。诊断为肠梗阻。医嘱:禁食、持续胃肠减压。

任务:请为刘先生实施胃肠减压术。

**【操作前准备】**

（1）护士：①服装、鞋帽整洁，举止端庄，态度和蔼，语言恰当，微笑服务，修剪指甲，流动水下按七步洗手法洗手，戴口罩；②双人核对医嘱；③核对患者床号、住院号、姓名，确认患者；④自我介绍；⑤向患者/家属解释操作目的及配合要点；⑥评估病室环境，关门窗，屏风遮挡，保持合适的室温与光线充足；⑦评估患者的病情、心理状态、鼻腔情况。

（2）患者与家属：通过护士的告知，明白胃肠减压的目的、操作方法、注意事项和配合要点。

（3）用物：

1）治疗车上层：医嘱执行单、无菌治疗碗（内有镊子、压舌板、纱布）、胃管、专用注射器、手套、棉签、液体石蜡、胃肠减压器、治疗巾、胶布、别针、胃管标识、手电筒、听诊器、弯盘、小量杯（内置30ml生理盐水或温水）、手消毒液。

3-5-3 胃肠减压术

2）治疗车下层：减压器固定架、黑色和黄色两种垃圾袋。

**【操作步骤】**

| 操作流程 | 语言沟通 |
|---|---|
| 评估解释<br><br>（1）与第二人核对医嘱、执行单，确认无误后签字，携执行单到病室。<br>（2）评估环境：安静、采光良好、温度适宜。<br>（3）核对患者床号、住院号、姓名（采用两套身份识别系统）。<br>（4）向患者解释胃肠减压的目的及配合要点。<br>（5）评估患者病情及鼻腔情况。 | 护士：刘先生，您好，核对一下您的信息，请说下您的名字。您现在感觉怎样？哦，肚子很胀。一会儿从鼻腔给您插根管子将胃肠内的积液、气体吸引出来，这样您的肚子就会舒服一些。您以前有没有胃出血等病史？有活动的假牙吗？有没有鼻腔疾病？好，为了能顺利插管，需要您配合做吞咽动作。来，像吞面条一样咽、再咽，好，就这样做。另外，插管时可能会出现恶心，这时您可以通过深呼吸来缓解。来，用鼻深深地吸气，慢慢地从口中呼气。您做得很好！我去准备下用物。 |
| 准备工作<br><br>（1）护士自身准备：修剪指甲，洗手、戴口罩。<br>（2）备齐并检查胃肠减压用物，物品放置有序。 | |
| 核对<br><br>携用物至床旁，核对患者床号、住院号、姓名。 | 护士：刘先生，您准备好了吗？让我看下您的腕带。 |
| 安置体位<br><br>（1）戴眼镜或义齿者，取下妥善放置。<br>（2）取坐位或半卧位。 | 护士：先帮您把床头摇高些，这样躺着舒服吗？ |
| 铺巾放盘<br><br>将治疗巾围于患者颌下，弯盘放方便取用处。 | 护士：把治疗巾围在您颌下，以免床单污染。 |
| 清洁并检查鼻腔<br><br>清洁鼻腔，用手电筒观察鼻腔情况，备胶布。 | 护士：现在给您清洁鼻腔……接下来检查鼻腔，为避免手电光的刺激，请您闭上眼睛……好，都没问题。您想插哪侧鼻腔？ |

续表

| 操作流程 | 语言沟通 |
|---|---|
| 测量<br><br>　(1)检查并打开胃管、专用注射器、手套、胃肠减压器，检查胃肠减压器有无漏气。<br>　(2)左手戴手套，拿取胃管，用注射器检查胃管是否通畅。<br>　(3)右手持无菌纱布托住胃管头端，测量胃管插入长度（前额发际至胸骨剑突或鼻尖经耳垂至胸骨剑突的距离再加 10cm），并读取胃管上对应的刻度。<br>　(4)用液体石蜡润滑胃管前段 10～15cm。<br>　(5)塞好胃管尾端的塞子。 | 护士：现在测一下胃管插入长度。 |
| 插管<br><br>　(1)嘱患者头稍后仰，右手持纱布托住胃管前端，沿选定侧鼻孔轻轻插入。<br>　(2)插入约 10～15cm（咽喉部）时，嘱患者做吞咽动作，顺势送管至预定长度（55～65cm）。 | 护士：现在给您插管，请放松，头稍稍后仰……来，做吞咽动作……好，接下来您可以做做深呼吸。胃管插好了，您配合得很好，谢谢您。 |
| 确认固定<br><br>　(1)确认胃管在胃内（方法：①用注射器抽到胃内容物；②用注射器快速注入 10ml 空气，同时用听诊器在胃区听气过水声；③置胃管末端于水中，无气泡逸出）。<br>　(2)脱手套，用胶布将胃管固定于鼻翼及面颊。 | 护士：接下来我要确认下胃管是否到达胃内。请张口，看一下您的口腔……好，请不要说话，我要把听诊器放您左上腹听一下。胃管已到达胃内，下面给您固定胃管。 |
| 连接胃肠减压器<br><br>　将胃管尾端连接胃肠减压器，打开开关，观察引流液性状。 | |
| 安置告知<br><br>　(1)将胃肠减压器妥善固定在床头。<br>　(2)取弯盘、治疗巾。<br>　(3)用别针将胃管固定在患者的肩部衣服上，贴胃管标识。<br>　(4)协助患者取舒适卧位，整理床单位。<br>　(5)将呼叫器放于患者易取处。<br>　(6)卫生手消毒，交代注意事项。 | 护士：刘先生，现在胃管已经给您插好。接下来带管过程中，您不能吃东西，也不能喝水。翻身时要防止管子折叠、牵拉。平时要勤漱口，我们也会一天两次为您做口腔护理。您先休息，如果有不舒服或其他需要可以按铃，呼叫器放您枕边。稍候我再来看您。 |
| 处理用物<br><br>　用物按院感要求分类处理。 | |
| 洗手记录<br><br>　(1)按七步法洗手。<br>　(2)记录置管留置时间、引流液性状等。 | |
| 巡视观察 | |

## 【注意事项】

1．成人胃肠减压管插入深度比传统鼻饲增加约 10cm，达 55～65cm，这更利于引流，减轻腹胀。

2．妥善固定胃肠减压装置，防止变换体位时加重对咽部的刺激，同时防止胃管阻塞、折叠、滑脱。

3.负压不可过大,一次性负压吸引器压缩至 1/3 即可。如为中心负压,压力调至 $-5 \sim -7$ kPa,以免造成胃壁损伤。

4.严密观察引流液颜色、性质、量,并记录 24h 引流总量,胃肠减压器内容量不得大于 2/3。

5.胃肠减压置管期间,应加强患者的口腔护理,以保持口腔清洁。

(陶春燕　周　丹　郑云慧)

 **推荐阅读文献**

[1]周雪,喻思红,冯毕龙.基于快速康复外科理念的胃肠减压方式应用于胃癌根治术的系统评价[J].护理学杂志,2016,31(22):92-96.

[2]石素宁,王辉,董娜,等.3M 胶布联合液体敷料固定老年脑卒中患者鼻胃管的效果观察[J].护理学杂志,2017,32(5):44,87.

[3]赵春梅,杨雪华,张启玲,等.胃肠减压压力监测装置对轻型急性胰腺炎患者临床疗效的影响[J].护理研究,2016,30(32):4077-4080.

[4]Guo MJ. Investigation into early postoperative inflammatory small bowel obstruction by applying gastrointestinal decompression[J]. J Biol Regul Homcost Agents,2016,30(3): 811-814.

[5]Berman DJ, Ijaz H, Alkhunaizi M, et al. Nasogastric decompression not associated with a reduction in surgery or bowel ischemia for acute small bowel obstruction[J]. Am J Emerg Med,2017,35(12):1919-1921.

# 技术 4　大量不保留灌肠术

灌肠法(enema)是将一定量的液体由肛门经直肠灌入结肠,以帮助患者清洁肠道、排便、排气或由肠道供给药物或营养,达到确定诊断和治疗目的的方法。

根据目的不同,可将灌肠分为保留灌肠和不保留灌肠。根据灌入的液体量又可将不保留灌肠分为大量不保留灌肠和小量不保留灌肠。如为了达到清洁肠道的目的而反复使用大量不保留灌肠,则为清洁灌肠。

**【临床情境】**

王阿姨,59 岁,因胆囊炎、胆总管结石拟于明天上午在全麻下行胆总管切开取石+T 管引流术。医嘱:大量不保留灌肠(8pm)。

任务:请为王阿姨进行大量不保留灌肠操作。

**【操作前准备】**

(1)护士:①服装、鞋帽整洁,举止端庄,态度和蔼,语言恰当,微笑服务,修剪指甲,流动水下按七步洗手法洗手,戴口罩;②双人核对医嘱;③核对患者床号、住院号、姓名,确认患者;④自我介绍;⑤向患者/家属解释操作目的及配合要点;⑥评估病室环境,关门窗,屏风遮挡,保持合适的室温与光线充足;⑦评估患者的病情、心理状态、生活自理能力及肛周皮肤黏膜的完整性与清洁度。

（2）患者与家属:通过护士的告知,明白大量不保留灌肠的目的、操作方法、注意事项和配合要点。

3-5-4 大量不保留灌肠术

（3）用物:

1）治疗车上层:医嘱执行单、灌肠液、一次性灌肠袋、一次性垫巾、纸巾数张、手套、弯盘(内有纱布)、液体石蜡、水温计、手消毒液。

2）治疗车下层:黑色和黄色两种垃圾袋。

**【操作步骤】**

| 操作流程 | 语言沟通 |
| --- | --- |
| 评估解释<br><br>　(1)与第二人核对医嘱、执行单,确认无误后签字,携执行单到病室。<br>　(2)评估环境:温度适宜,采光良好,床旁备有围帘。<br>　(3)核对患者床号、住院号、姓名(采用两套身份识别系统)。<br>　(4)向患者解释灌肠的目的及配合要点。 | 护士:王阿姨,您好! 我要核对一下您的信息,请说一下您的名字。白天责任护士已跟您说过了吧? 因明天手术,晚上8点要给您灌肠,把肠道清洁下。灌肠时可能会有便意,您可配合深呼吸运动,以减轻此种不适。来,先练习一下,用鼻深深地吸气,慢慢地从口中呼气。好,为了让灌肠液在肠道内能多保留些时间,您可以先上个厕所。需要我协助吗? 好,那您准备下,一会儿见。 |
| 准备工作<br>　(1)自身:修剪指甲,洗手,戴口罩。<br>　(2)备齐并检查灌肠用物,物品放置有序。 | |
| 核对<br>　携用物至床旁,再次核对患者床号、住院号、姓名。 | 护士:王阿姨,您准备好了吗? 让我看下您的腕带。 |
| 安置体位<br>　拉上围帘,协助患者取左侧卧位,双膝屈曲,褪裤至膝部,将臀部移至床沿,暴露臀部,盖好被子,臀下垫卫生垫,置弯盘于臀边,纸巾置于垫巾上。 | 护士:现在我要给您安置灌肠的体位,我已将围帘拉上,您不要有顾虑。请解松裤带,我帮您将裤褪至膝下。来,请将臀部移至床沿。现在给您垫上卫生垫,您不用担心污染床单。您觉得冷不冷? |
| 挂袋排气<br>　(1)戴一次性手套。<br>　(2)将灌肠袋挂于输液架上,调整高度(液面距肛门40~60cm)。<br>　(3)润滑肛管前端,排出肛管内气体及冷液体,关调节器。 | |
| 插管<br>　一手垫卫生纸分开臀裂露出肛门,嘱患者深呼吸,一手将肛管轻轻插入直肠7~10cm。 | 护士:现在给您插管,您可以做做深呼吸,有不适请告诉我。 |
| 灌液观察<br>　(1)固定肛管,打开调节器,使液体缓缓流入。<br>　(2)观察液面下降情况及患者情况。 | 护士:现在液体已进去,您感觉怎么样? 来,用鼻深深地吸气,慢慢地经口呼气…… |

续表

| 操作流程 | 语言沟通 |
|---|---|
| 拔管<br>　(1)待灌肠液流尽关调节器,用卫生纸包裹肛管轻轻拔出,擦净肛门。<br>　(2)脱手套,将用物置入黄色垃圾袋。 | 护士:王阿姨,我准备拔管了,您有没有什么不舒服? |
| 安置告知<br>　(1)协助患者穿裤,安置舒适体位,整理床单位,拉开围帘。<br>　(2)将呼叫器置于易取处。<br>　(3)卫生手消毒,交代注意事项(嘱患者尽量保留5~10min后再排便)。 | 护士:王阿姨,灌肠结束了。现在帮您穿裤子。来,我扶您平躺。这样躺着舒服吗?您先在床上躺会儿,让灌肠液尽可能在体内保留5~10min再去排便,这样灌肠的效果会更好。我把呼叫铃放您枕边,有事请按铃。过会儿我再过来看您。 |
| 处理用物<br>　用物按院感要求分类处理。 | |
| 洗手记录 | |

### 【注意事项】

1.妊娠、急腹症、消化道出血、严重心血管疾病患者禁忌灌肠。

2.肝性脑病患者禁用肥皂水灌肠,以免增加氨的产生和吸收;充血性心力衰竭和水钠潴留患者禁用生理盐水灌肠。

3.掌握灌肠液的温度、浓度、流速、压力和量。伤寒患者灌肠时溶液量不得超过500ml,液面距肛门高度不得超过30cm。

4.灌肠过程中密切观察患者病情。如患者感觉腹胀或有便意,可嘱其张口深呼吸,放松腹肌并降低灌肠筒的高度以减慢流速或暂停片刻,以减轻腹压;如患者出现面色苍白、出冷汗、剧烈腹痛、心慌气急、脉速,应立即停止灌肠并通知医生。

5.对降温灌肠患者,灌肠后液体应保留30min,并于排便后30min测量体温并记录。

（任沁园　费玲玲　郑云慧）

 **推荐阅读文献**

[1]吴惠平,罗伟香.护理技术操作并发症的预防及处理[M].北京:人民卫生出版社,2014.

[2]张襄郧,胡艳凤.超声监测下清洁灌肠治疗老年低位性不全肠梗阻的效果观察[J].护理学杂志,2019,34(6):38-39.

[3]谢敏.一种多功能灌肠器的设计与应用[J].护理管理杂志,2018,18(6):417.

[4]许萍萍,顾惠凤,孙丹.托肛法联合臀部抬高对提高老年盆底手术患者清洁灌肠效果的观察[J].护理与康复,2016,15(11):1077-1078.

# 技术 5 导尿管留置术

导尿术(catheterization)是指在严格无菌操作下,将导尿管经尿道插入膀胱引流出尿液的技术。若导尿后将尿管保留在膀胱内,则为导尿管留置术。

## 【临床情境】

李女士,35岁,因月经增多2年,拟"子宫肌瘤"收住入院。经充分术前准备后拟上午在硬膜外麻醉下行子宫肌瘤摘除术。

任务:术前留置导尿管。

## 【操作前准备】

(1)护士:①服装、鞋帽整洁,举止端庄,态度和蔼,语言恰当,微笑服务,修剪指甲,流动水下按七步洗手法洗手,戴口罩;②双人核对医嘱;③核对患者床号、住院号、姓名,确认患者;④自我介绍;⑤向患者/家属解释操作目的及配合要点;⑥评估病室环境,关门窗,屏风遮挡,保持合适的室温与光线充足;⑦评估患者的病情、心理状态、生活自理能力、膀胱充盈情况及会阴部皮肤黏膜的完整性与清洁度。

(2)患者与家属:通过护士的告知,明白导尿的目的及配合要点,并做好会阴的清洁。若患者无自理能力,护士协助外阴清洁。

(3)用物:

1)治疗车上层:①一次性导尿包,包内有初次消毒用物(弯盘1个、袋装消毒液棉球10余个、镊子1把、纱布1块、手套1只)、再次消毒及导尿用物(弯盘2个、袋装消毒液棉球4～6个、镊子2把、自带无菌液体的10ml注射器1副、袋装润滑油棉球、标本瓶1只、纱布1块、集尿袋1个、孔巾1块、无菌手套1双以及外包治疗巾1块)。②气囊导尿管2根(1根备用)。③其他:无菌持物钳及消毒容器、一次性垫巾、别针、布胶、管道标识、手消毒液、医嘱执行单。

3-5-5 导尿管留置术

2)治疗车下层:黑色和黄色两种垃圾袋。

## 【操作步骤】

| 操作流程 | 语言沟通 |
| --- | --- |
| 评估解释<br><br>(1)与第二人核对医嘱、执行单,确认无误后签字,携执行单到病室。<br>(2)评估环境:温度适宜,采光良好,床旁备有围帘。<br>(3)核对患者床号、住院号、姓名(采用两套身份识别系统)。<br>(4)向患者解释留置导尿管的目的及配合要点。<br>(5)评估患者膀胱充盈情况。<br>(6)嘱咐或协助患者清洗会阴。 | 护士:您好,李女士。核对一下信息,请说一下您的名字。晚上睡得好吗? 待会要送您去手术室。为方便手术操作,现在准备给您插导尿管,以确保术中膀胱始终处于空虚状态。插导尿管的时候可能会有轻微的胀痛感,这时您可配合深呼吸运动以使局部肌肉放松。来,跟我一起练习下,用鼻深深地吸气,慢慢地从口中呼气。您做得很好。另外,导尿操作前需要清洗下会阴。需要协助吗? 好,您稍等,我去准备用物。 |
| 准备工作<br>(1)护士自身准备:修剪指甲、洗手、戴口罩。<br>(2)备齐并检查导尿用物,物品放置有序。 | |

**续表**

| 操作流程 | 语言沟通 |
|---|---|
| **核对**<br>　携用物至床旁,再次核对患者床号、住院号、姓名。 | 护士:李女士,让我看下您的腕带。您准备好了吗?病房温度合适吗? |
| **安置体位**<br>　(1)拉上围帘,操作者立于患者右侧,协助患者脱对侧裤腿盖近侧腿,并盖上浴巾,对侧腿盖被。<br>　(2)协助仰卧屈膝位,双腿外展,露出外阴。<br>　(3)评估会阴部皮肤黏膜情况。 | 护士:现在我要给您安置导尿的体位,我已将围帘拉上,您不要有顾虑。请您解松裤带,我帮您把左侧裤腿脱出来。好,请屈膝,双腿稍稍分开一些,尽量放松。 |
| **垫巾置盘**<br>　(1)一次性垫巾置于患者臀下。<br>　(2)检查并打开导尿包,取出初步消毒用弯盘置会阴旁,回包导尿包。 | 护士:请抬一下臀部,我铺一下垫巾,这样可避免弄脏床单。 |
| **初步消毒**<br>　(1)操作者一手戴手套,一手持镊子夹取消毒棉球擦洗阴阜、大阴唇(自上向下)。<br>　(2)戴手套手的拇、示指分开大阴唇,擦拭小阴唇、尿道口(两遍)、阴道口、肛门。<br>　(3)污棉球放弯盘内,脱手套置弯盘,将弯盘移至床尾。 | 护士:现在给您消毒,稍微有些凉,您不要紧张。 |
| **开导尿包**<br>　在患者两腿间按无菌技术操作原则打开导尿包外层治疗巾。 | 护士:导尿包已放在您的两腿间,现在开始请您不要移动双腿。 |
| **戴手套铺孔巾**<br>　(1)从导尿包内取出手套,按无菌技术原则戴手套。<br>　(2)铺孔巾,使孔巾和导尿包内层、治疗巾形成一无菌区,按操作需要排列好无菌用物。 | 护士:请把手放在身体两侧,不要触碰无菌区。 |
| **润滑检查尿管**<br>　(1)先注少量生理盐水检测导尿管的气囊性能,再抽空气囊内液体。<br>　(2)润滑导尿管前段。<br>　(3)将导尿管和集尿袋连接。 | |
| **再次消毒**<br>　(1)将袋装消毒液棉球取出,放于弯盘内。<br>　(2)一手拇、示指分开并固定小阴唇,一手持镊子夹取消毒液棉球,分别消毒尿道口→小阴唇→尿道口。<br>　(3)镊子用后放弯盘,并移至无菌区尾端。 | 护士:现在再为您消毒一次,请放松。 |
| **插管导尿**<br>　(1)固定小阴唇的手继续固定。<br>　(2)另一手将盛有导尿管的弯盘移至会阴旁,用镊子夹持导尿管轻轻插入尿道4～6cm,见尿液流出再插入7～10cm。 | 护士:现在插尿管,您可以做深呼吸运动。 |

续表

| 操作流程 | 语言沟通 |
|---|---|
| 固定尿管<br><br>　夹闭引流管,根据导尿管注明的气囊容量向气囊注入等量无菌液体,向外轻拉有阻力感,即说明导尿管固定于膀胱内。 | 护士:您感觉好些了吗？尿管已经插好,现在帮您固定导尿管。 |
| 固定尿袋<br><br>　撤孔巾,从患者膝下送集尿袋,脱下手套,用布胶固定尿管于患者大腿内侧,用安全别针固定引流管于床单,挂集尿袋于床沿下小钩,开放导尿管,观察患者的反应。 | |
| 整理用物<br><br>　(1)将导尿用物置入黄色垃圾袋。<br>　(2)撤出一次性垫巾。<br>　(3)在导尿管气囊端缠布胶,注明留置时间。 | |
| 安置告知<br><br>　(1)协助患者穿裤,取舒适卧位。<br>　(2)整理患者床单位,拉开围帘。<br>　(3)卫生手消毒。<br>　(4)询问患者需求,告知注意事项。 | 护士:现在帮您穿裤子。这样躺着舒服吗？李女士,导尿管留置期间,请注意避免牵拉、折叠导管,尿袋应低于膀胱,防止尿液逆流。一会儿给您打术前针,然后平车送您去手术室。 |
| 处理用物<br><br>　用物按院感要求分类处理。 | |
| 洗手记录 | |

【注意事项】

1.尊重患者,保护隐私。

2.严格遵守无菌技术操作原则,消毒方法正确,插管动作轻柔。

3.为女患者导尿时,应仔细辨认尿道口,若导尿管误入阴道应立即更换无菌导尿管,重新插入。

4.对膀胱高度膨胀且又极度虚弱的患者,第一次放尿不应超过1000ml,因大量放尿可使腹腔内压急剧下降,大量血液滞留于腹腔血管内,引起血压下降而虚脱;另外,膀胱突然降压,可引起膀胱黏膜急剧充血,发生血尿。

5.固定气囊导尿管时,应避免膨胀的气囊卡在尿道内口压迫膀胱壁或尿道。

6.避免导尿管和引流管受压、扭曲,尿袋不得超过膀胱高度并避免挤压。

7.留置尿管期间,应防止泌尿系逆行感染,并采用间歇性夹管方式训练膀胱反射功能。

（郑云慧　朱群娥　周　丹）

 推荐阅读文献

[1]王效雷,丁兆霞,娄瑞,等.预防导尿管相关性尿路感染的环节质量控制[J].中华护理杂志,2015,50(8):1000-1003.

[2]王莹,黄丽华,冯志仙,等.基于循证和德尔菲法构建导尿管维护策略的研究[J].中华护理杂志,2016,51(2):155-160.

[3]邹焱,刘婷,张艳云,等.妇产科手术患者留置导尿管拔管时机的 Meta 分析[J].中华护理杂志,2016,51(9):1076-1081.

[4]卢芳燕,沈鸣雁,金琪.缩短Ⅲ、Ⅳ类手术患者术后留置导尿时间的实践与成效[J].中华护理杂志,2014,49(7):875-877.

[5]女患者留置导尿术虚拟仿真实验(http://mvlab.zjxu.edu.cn/openlearning/)

# 技术 6　普通引流管护理

普通引流管护理即更换引流袋(replace the drainage),是针对所有带有普通引流管患者的一种以防止发生逆行感染,保证引流有效性,观察引流液的量、颜色、性质为目的的技术。

## 【临床情境】

朱先生,59 岁,因大便带血 1 月余,加重 7 天,以"直肠癌"收入科并施行直肠癌根治术,术后留置腹腔引流管。术后第 2 日晨,值班护士遵医嘱给予腹腔引流管护理。

任务:更换引流袋。

## 【操作前准备】

(1)护士:①服装、鞋、帽整洁,举止端庄,态度和蔼,语言恰当,微笑服务,修剪指甲,流动水下按七步洗手法规范洗手,戴口罩;②双人核对医嘱;③核对患者床号、住院号、姓名,确认患者身份信息;④自我介绍;⑤向患者/家属解释操作目的及配合要点;⑥评估病室环境,关门窗,屏风遮挡,保持合适的室温与光线充足;⑦评估患者的病情、心理状态、生活自理能力、伤口敷料、引流管周围皮肤情况。

3-5-6 普通
引流管护理
(更换引流
袋)

(2)患者与家属:通过护士的告知,明白更换引流袋的目的及配合要点。

(3)用物:

1)治疗车上层:治疗盘、弯盘 2 只(一底一盖,内置镊子 1 把、纱布数块)、复合碘消毒棉签、一次性引流袋、手套、血管钳、量杯、记录本、笔、执行单、手消毒液。

2)治疗车下层:黑色和黄色两种垃圾袋。

## 【操作步骤】

| 操作流程 | 语言沟通 |
| --- | --- |
| 评估解释<br><br>　(1)与第二人核对医嘱、执行单,确认无误后签字,并在交班本上注明引流管留置时间。<br>　(2)评估环境:温度适宜,采光良好,床旁备有围帘。<br>　(3)核对患者床号、住院号、姓名(采用两套身份识别系统)。<br>　(4)评估患者病情、伤口敷料及引流情况。<br>　(5)向患者解释更换引流袋的目的及配合要点。 | 护士:您好,朱先生!核对一下您的信息,请说一下您的名字。昨晚睡得好吗?现在我要检查一下您的切口及引流情况,检查时如果有不舒服的感觉请告诉我。您的伤口敷料干燥,腹腔引流管在位,一会儿只需给您换个引流袋就可以了。您不要紧张,这项操作基本不会给您带来疼痛等不适。您有其他需要吗?好,请稍等,我去准备用物。 |

| 操作流程 | 语言沟通 |
|---|---|
| 准备工作<br>（1）护士自身准备：修剪指甲、洗手、戴口罩。<br>（2）备齐并检查操作所需用物，物品放置有序。 | |
| 核对并安置体位<br>（1）携用物至床旁。<br>（2）再次核对患者床号、住院号、姓名。<br>（3）协助患者取舒适体位（低半卧位或平卧位）。 | 护士：朱先生，您准备好了吗？让我看下您的腕带。我们现在开始更换引流袋好吗？先调整下体位，这样躺着舒服吗？ |
| 暴露引流管<br>（1）拉上围帘，操作者戴好手套。<br>（2）操作者立于引流袋侧，打开盖被。<br>（3）暴露引流管，检查置管处。 | 护士：我已将围帘拉上，您不要有顾虑。 |
| 检查并打开引流袋<br>（1）检查并打开引流袋外包装，并将其无菌面垫在引流管接口下面。<br>（2）检查引流袋质量，拧紧底部活塞。<br>（3）将新的引流袋正确挂于床沿。 | 护士：从现在开始，请您暂时不要活动身体。不要紧张，很快就好。 |
| 挤压并夹闭引流管<br>（1）从置管顶端往下挤压引流管后不松开。<br>（2）用血管钳夹住引流管尾端上 3～6cm 处。 | 护士：现在我要检查下引流管，如有不适请告诉我。 |
| 接口消毒<br>（1）取第一根棉签：以接口处为中心，环形后向上纵行从左至右消毒至 2.5cm 处。<br>（2）取第二根棉签：以接口处为中心，环形后向下纵行从左至右消毒至 2.5cm 处。<br>（3）取无菌纱布，包裹住接口处，将引流袋与腹腔引流管分离。<br>（4）取第三根棉签从上至下消毒引流管横截面。 | 护士：接下来消毒引流管接口，请把手放在胸前，暂时保持不动。 |
| 连接引流袋<br>纱布包裹下连接无菌引流袋与腹腔引流管。 | |
| 松止血钳<br>松开止血钳，从置管顶端往下挤压引流管观察是否通畅。 | 护士：引流很通畅，请放心。 |
| 引流袋安置<br>妥善放置引流袋，保持引流袋的位置低于引流部位，标注更换日期。 | |
| 整理用物<br>（1）夹闭旧引流袋，观察引流液的颜色及性状，置于治疗车下层量杯内。<br>（2）血管钳用后放于治疗车下层，脱手套。 | |

续表

| 操作流程 | 语言沟通 |
|---|---|
| 安置告知<br><br>　(1)协助患者取舒适卧位。<br>　(2)整理床单位。<br>　(3)将呼叫器置于患者易取处。<br>　(4)卫生手消毒,交代注意事项。 | 护士:朱先生,请再说下您的名字。引流袋换好了,您有什么不舒服吗? 医生给您放了两根引流管。通过引流,有助于您伤口的愈合,同时还利于病情观察。记得翻身时避免牵拉将导管脱出、受压或打折。切口周围保持清洁干燥。呼叫铃在您枕边,有事请按铃。您好好休息。 |
| 污物间计量<br>　戴手套,50ml 以下用针筒计量,50ml 以上用量杯计量。 | |
| 处理用物<br>　用物按院感要求分类处理。 | |
| 洗手记录<br>　(1)按七步洗手法规范洗手。<br>　(2)记录引流袋更换时间及引流液量、色、性状。 | |
| 巡视观察 | |

## 【注意事项】

1.防止引流管扭曲、受压、滑脱,保持有效引流。

2.引流袋应低于创面,注意保持引流系统的密闭和无菌状态。

3.注意引流液的颜色、性状、量,如有异常及时通知医生。

(张丹英　张思祎　郑云慧)

## 推荐阅读文献

[1]王欣然,张晓雪,张宇,等.胰腺坏死感染阶梯微创手术引流管护理方案的制订及实践[J].中华护理杂志,2017,52(5):571-575.

[2]高姗,李福琴,张梦华,等.河南省二三级综合医院引流装置使用和处置的现状调查[J].中华护理杂志,2019,54(4):549-553.

[3]陈翔,高晓东,胡必杰,等.288 所综合性医院 ICU 引流装置使用及处置现况调查[J].中华医院感染学杂志,2019,29(13):2058-2062.

[4]蒋冰歆,钱多.胆道外引流储存袋的设计及应用[J].中华护理杂志,2019,54(2):316-318.

[5]高晓薇,李晓萍,罗玫,等.宫腔粘连分离术后宫腔球囊引流袋更换时间的随机对照研究[J].中华护理杂志,2017,52(8):901-904.

# 急危重护理技术

## 技术 1　经气管插管吸痰术

吸痰术(aspiration of sputum)是指经口腔、鼻腔、人工气道(气管切开术)将呼吸道的分泌物吸出,以保持呼吸道通畅,预防吸入性肺炎、肺不张、窒息等并发症的一种方法。临床上主要用于年老体弱、危重、昏迷、全麻未清醒前等各种原因引起的不能有效咳嗽、排痰者。

**【临床情境】**

张大伯,69岁,因慢性阻塞性肺疾病收住呼吸科。经过一段时间的气管插管、呼吸机辅助呼吸等综合治疗与精心护理,患者病情稳定。医嘱:脱机训练,气管插管内给氧。

任务:脱机训练期间保持气道通畅,需要时及时经气管插管吸痰。

**【操作前准备】**

(1)护士:①服装、鞋帽整洁,举止端庄,态度和蔼,语言恰当,微笑服务,修剪指甲,流动水下按七步洗手法洗手,戴口罩;②双人核对医嘱;③核对患者床号、住院号、姓名,确认患者;④自我介绍;⑤向患者/家属解释操作目的及配合要点;⑥评估病室环境,关门窗,屏风遮挡,保持合适的室温与光线充足;⑦了解患者的病情、合作程度、血氧饱和度、呼吸音及呼吸道分泌物情况。

(2)患者与家属:通过护士的告知,明白吸痰的目的及配合要点。

(3)用物:

1)治疗车上层:手消毒剂、治疗盘(内有一次性吸痰管、手套、无菌生理盐水、纱布、治疗碗、垫巾)、一次性吸引管、储液瓶、负压吸引装置、听诊器,必要时备压舌板、开口器、拉舌钳等。

2)治疗车下层:黑色和黄色两种垃圾袋。

3-6-1 经气管插管吸痰术

**【操作步骤】**

| 操作流程 | 语言沟通 |
| --- | --- |
| 评估准备<br><br>(1)接到医嘱(脱机训练),与第二人核对医嘱、执行单,确认无误后签字。<br>(2)操作者准备:修剪指甲、洗手、戴口罩。<br>(3)备齐并检查吸氧及吸痰用物,物品放置有序。<br>(4)评估环境:温度适宜,采光良好。<br>(5)核对患者床号、住院号、姓名(采用两套身份识别系统)。<br>(6)评估患者意识、呼吸状况、发绀程度、氧饱和度、呼吸机情况,听诊呼吸音。 | 护士:张大伯,您好!让我看下您的腕带。您现在感觉怎样?刚才我已遵医嘱帮您停用呼吸机,改鼻导管经气管插管吸氧,您放松呼吸就可以了。由于暂时还需要留置气管插管,如果呼吸道有痰,可能还很难咳出来。现在我把吸痰用物依然备在您床旁。下面让我看下您的手指,好,我听下您的呼吸音。您目前呼吸音清,氧饱和度正常,说明您的病情已稳定下来了。到目前为止,您一直配合得很好。 |

**续表**

| 操作流程 | 语言沟通 |
|---|---|
| (7)遵医嘱暂停呼吸机,将鼻导管置气管插管处给氧。<br>(8)给氧后告知相关注意事项,并向患者解释继续备吸痰用物的目的。<br>(9)将吸痰用物放患者床头柜上,检查中心负压吸引装置性能(注意储液瓶瓶盖衔接紧密,瓶内液量不可超过2/3,管道连接正确,吸引性能良好)。 | 接下来,我们继续努力,争取尽快撤除呼吸机。您可以在床上适当活动,做做深呼吸。来,练习一下深呼吸,把手放肚子上,深深地吸口气,让肚子鼓起来;好,再慢慢地呼气,让肚子瘪下去。嗯,就这样练,但不要让自己疲劳。床头铃放您枕边,有事请按铃,我们也会经常来看您的。 |
| **巡视观察**<br>脱机期间加强巡视,密切观察患者意识、生命体征、氧饱和度、呼吸音及发绀情况等。 | |
| **吸痰前准备**<br>(1)巡视时,发现患者血氧饱和度80%,喉部有痰鸣音。<br>(2)即刻调整氧气浓度,予高流量氧气吸入2min。<br>(3)协助患者头偏向操作者,铺垫巾。<br>(4)准备冲洗液,检查并打开吸痰管、手套。<br>(5)右手戴手套,取吸痰管,并连接负压吸引管。<br>(6)调节负压,成人0.02~0.04MPa。<br>(7)湿润吸痰管并试吸,检查负压及导管是否通畅。 | 护士:张大伯,您有痰,请放松,不必紧张。先帮您调高氧浓度,马上给您吸痰。 |
| **吸痰**<br>(1)在无负压状态下且患者吸气时顺势将吸痰管轻轻插入气管插管。<br>(2)到达一定深度后予负压,左右旋转导管,自深部轻轻向上提拉吸出痰液,吸引时间不超过15s,以免造成低氧血症。吸痰过程中注意观察患者的面色、呼吸及痰液等情况。 | 护士:现在给您吸痰,您不要紧张,很快就好。 |
| **冲洗**<br>(1)吸痰管退出后,立即抽吸生理盐水冲洗管腔。<br>(2)若患者还有痰液,可再行吸引、冲洗,一般连续吸引最多不可超过3次。 | |
| **吸氧**<br>吸痰管退出后立即予高流量氧气吸入,2min后将氧流量调至初始水平。 | |
| **关闭负压**<br>吸痰结束,关闭负压开关,分离吸痰管,将吸引管套上管帽固定于床头。脱下手套,并把吸痰管卷入放入黄色垃圾袋。 | |
| **观察**<br>再次听诊呼吸音,观察患者呼吸、血氧饱和度及痰液情况。 | 护士:张大伯,现在感觉好多了吧?我再听下呼吸音。 |

续表

| 操作流程 | 语言沟通 |
|---|---|
| 安置告知<br>　(1)用纱布擦净患者口鼻及面部,撤出一次性垫巾放于黄色垃圾袋。<br>　(2)协助患者取舒适卧位,整理床单位。<br>　(3)将呼叫器置于易取处。<br>　(4)卫生手消毒。<br>↓(5)询问患者需求,告知注意事项。 | 护士:张大伯,这样躺着舒服吗?您还有其他需要吗?有些累了吧?先休息一会儿,有事请按铃。呼叫器在您枕边,我们也会经常来巡视的。 |
| 处理用物<br>↓用物按院感要求分类处理 | |
| 洗手记录 | |

**【注意事项】**

1. 吸痰不作为常规,应按需吸痰,尽量鼓励患者自己把分泌物咳出。

2. 吸痰管软硬适合,直径是成人不超过人工气道导管内径的 1/2。

3. 吸痰前后应给予高浓度氧气吸入,避免低氧血症。

4. 严格无菌操作,先吸气管内分泌液,后吸口腔、鼻腔。吸痰过程中,动作轻柔、准确、快速,每次吸痰时间不超过 15s,减少低氧血症的发生。

5. 吸痰和吸氧应交替进行,连续吸痰不得超过 3 次,两次间隔时间为 2~3min。

6. 如痰液黏稠,可在吸痰前滴注 2ml 生理盐水,也可配合翻身拍背、气道湿化、雾化吸入等方法稀释痰液,但吸痰前不建议常规使用生理盐水滴注。

7. 操作完成后确保吸引装置性能处于备用状态。

（王　云　郑云慧　周　丹）

**推荐阅读文献**

[1]鲁梅珊,余昆容,李洪娜,等.密闭式吸痰装置更换频率对呼吸机相关性肺炎影响的 Meta 分析[J].中华护理杂志,2018,53(9):1122-1126.

[2]冯冬梅,刘宇,陆悦,等.基于有创机械通气吸痰护理实践指南的 ICU 护士行为评价研究[J].中华护理教育,2018,15(5):325-330.

# 技术2　氧气吸入术

氧气疗法(oxygenic therapy)指通过给氧,提高动脉血氧分压($PaO_2$)和动脉血氧饱和度($SaO_2$),增加动脉血氧含量($CaO_2$),纠正各种原因造成的缺氧状态,促进组织新陈代谢,维持机体生命活动的一种治疗方法。临床上,氧疗对于低张性缺氧患者疗效最好,对于血液性和循环性缺氧患者也有一定的治疗作用。

**【临床情境】**

陈阿姨,66 岁,门诊以"慢性肺心病"收入院。患者呼吸费力,口唇发绀。医嘱:双侧鼻导管持续低流量吸氧(2L/min)。

任务:给予患者持续低流量吸氧。

## 【操作前准备】

(1)护士:①服装、鞋帽整洁,举止端庄,态度和蔼,语言恰当,微笑服务,修剪指甲,流动水下按七步洗手法洗手,戴口罩;②双人核对医嘱;③核对患者床号、住院号、姓名,确认患者;④自我介绍;⑤向患者/家属解释操作目的及配合要点;⑥评估病室环境,保持合适的室温与光线充足;⑦评估患者的病情、心理状态、生活自理能力及血氧饱和度、呼吸音等情况。

3-6-2 氧气吸入术

(2)患者与家属:通过护士的告知,明白吸氧的目的及配合要点。

(3)用物:

1)治疗车上层:医嘱执行单、手消毒液、氧气流量表、湿化瓶及通气管、小药杯、双侧鼻氧管、棉签、吸氧卡。

2)治疗车下层:黑色和黄色两种垃圾袋。

## 【操作步骤】

| 操作流程 | 语言沟通 |
|---|---|
| 评估准备<br>(1)与第二人核对医嘱、执行单,确认无误后签字。<br>(2)操作者准备:修剪指甲、洗手、戴口罩。<br>(3)备齐并检查吸氧用物,物品放置有序。<br>(4)携用物至患者床旁。<br>(5)评估环境:温度适宜,采光良好,病床周围无火源。 | |
| 核对解释<br>(1)核对患者床号、住院号、姓名(采用两套身份识别系统)。<br>(2)评估患者病情。<br>(3)向患者解释吸氧的目的及配合要点。 | 护士:陈阿姨,您好!我是您的责任护士小王,核对下您的信息,请说下您的名字,看下您的腕带。您现在感觉如何?您穿的是全棉内衣吗?好,我马上给您吸氧。 |
| 安置体位<br>协助患者取半坐卧位。 | 护士:您这样躺着舒服吗? |
| 倒取灭菌蒸馏水<br>检查并倒取灭菌蒸馏水至湿化瓶及小药杯。 | |
| 清洁鼻腔<br>(1)将无菌干棉签放入小药杯内湿润。<br>(2)用湿棉签清洁并检查双侧鼻腔。 | 护士:请把头稍稍后仰,现在帮您清洁鼻腔……请把眼睛闭上,我要用手电筒检查下您的鼻腔。 |
| 连接<br>(1)将通气管及湿化瓶正确安装于氧气流量表,并将流量表插入床头的氧气孔,检查中心吸氧装置性能。<br>(2)将鼻氧管与湿化瓶出口相连接。 | 护士:陈阿姨,开氧气开关时可能会有较大的声响,您不必紧张。 |
| 调流量<br>打开流量表开关,根据患者病情调节氧流量。 | |
| 湿润导管<br>湿润鼻氧管前端,检查鼻氧管是否通畅。 | |

| 操作流程 | 语言沟通 |
|---|---|
| 插管<br><br>↓ 将鼻氧管插入患者鼻孔 1cm。 | 护士:现在把氧气导管放入您的鼻腔。您放松,管子很短,不会给您带来明显的不适感。 |
| 固定<br><br>↓ 将导管环绕患者耳部固定并调节松紧度。 | 护士:陈阿姨,松紧合适吗?再对下您的腕带。 |
| 安置告知<br><br>(1)整理患者床单位。<br>(2)将呼叫器置于易取处。<br>(3)询问患者需求,告知注意事项。<br>(4)卫生手消毒,记录用氧时间、流量、患者反应。 | 护士:陈阿姨,氧气给您用上了。根据您的病情不可以调高氧流量,切记;请穿全棉衣服;家属探视时千万不可吸烟或用打火机。吸氧期间您可以做做深呼吸运动,有痰及时咳出来。呼叫器放您枕边,进餐前请按铃,我会根据您的情况暂时停氧,防止一边进食一边吸氧导致腹胀。您先休息,我一会儿再来看您。 |
| 处理用物<br><br>↓ 用物按院感要求分类处理。 | |
| 洗手记录<br><br>↓ 按七步法洗手,取下口罩,记录。 | |
| 巡视观察<br><br>吸氧期间注意观察患者氧疗效果及有无副作用、氧疗装置是否完好,遵医嘱及时进行动脉血气分析,以了解用氧疗效。 | |
| 停止吸氧<br><br>(1)与第二人核对医嘱、执行单,确认无误后签字。<br>(2)携执行单到患者床旁,核对解释。<br>(3)取下鼻导管,关闭氧气流量开关,取下流量表。<br>(4)协助患者安置舒适卧位,整理床单位。<br>(5)将呼叫器置于易取处。<br>(6)消毒手后记录停氧时间、签名。 | 护士:陈阿姨,让我看下您的腕带。现在感觉如何?嗯,比入院时好多了。刚才医生开了医嘱,您可以停用氧气了,现在帮您拿掉吸氧管。您先休息会儿,如有需要随时告诉我。 |
| 处理用物<br><br>↓ 用物按院感要求分类处理。 | |
| 洗手记录<br><br>↓ 按七步法洗手,取下口罩,记录。 | |
| 巡视观察 | |

**【注意事项】**

1.严格遵守操作规程,注意用氧安全,做到四防:防火、防震、防热、防油。

2.使用氧气瓶时,至少距明火 5m,距暖气 1m。氧气筒内的压力降到 $5kg/cm^2$ 时,不可再用,防止灰尘进入筒内。未用或用空的氧气筒应分别标明"满"或"空",以免急用时搬错而影响抢救。

3.用氧时,先调节流量再插管;停用氧气时,先摘除吸氧管,再关氧气开关。中途改变流量时,先分开吸氧管和湿化瓶连接处,再调节流量,调好后再接上,以免开关出错致大量氧气冲击呼吸道造成损伤。

4.吸氧过程中注意观察患者的缺氧状态有无改善,氧气装置有无漏气,是否通畅等;及时监测各项实验室指标;患者在饮水或进食时,应暂停吸氧。告知患者不可自行摘除吸氧管或者自行调节氧流量。

5.连续吸氧患者,应每天更换湿化瓶、湿化液及一次性吸氧管。常用的湿化液为蒸馏水;急性肺水肿患者用20%～30%酒精湿化并高流量给氧,以降低肺泡内泡沫的表面张力,增加换气面积,改善缺氧症状。

（王　云　周　丹　郑云慧）

## 推荐阅读文献

[1]魏文举,张强,那海顺.经鼻高流量氧疗在成人患者中的应用进展[J].中华护理杂志,2016,51(7):853-857.

[2]凡国华,谢金兰,宋亚男,等.无湿化中低流量吸氧在呼吸系统疾病患者中的应用研究[J].护理学杂志,2019,34(5):53-55.

# 技术3　心肺复苏术

心肺复苏(cardiopulmonary resuscitation,CPR)是针对呼吸、心跳停止所采取的抢救措施,即应用胸外按压形成暂时的人工循环以恢复心脏的自主搏动和血液循环,用人工通气代替自主呼吸并恢复自主呼吸,达到促进苏醒和抢救生命的目的。心肺复苏主要由三部分组成,即基础生命支持、高级心血管生命支持和心搏骤停后的治疗。其中,基础生命支持又称初级心肺复苏,是采用徒手和(或)辅助设备来维持心搏骤停患者呼吸和循环的最基本抢救方法,其关键要点包括胸外心脏按压、开放气道、人工通气,有条件时可考虑实施电除颤治疗等。

3-6-3 心肺复苏术

**【临床情境】**

张先生,65岁,拟"心绞痛"收住入院。今上午在病房走廊行走时,突发意识丧失,躺倒在地。护士巡视时正好发现。经查,患者颈动脉搏动消失。

任务:紧急心肺复苏术。

**【操作步骤】**

| 操作流程 | 语言沟通 |
| --- | --- |
| 识别<br>　环顾四周,确认周围环境安全后轻拍患者肩部,并在患者两侧耳边大声呼唤。发现患者无反应时呼叫同伴帮助。可使用移动设备启动急救反应系统,获取抢救车和除颤仪或请他人去取。 | 护士:张先生,您听到吗？来人哪！快推抢救车和除颤仪! |
| 判断脉搏和呼吸<br>　成人扪颈动脉,在5～10s内判断脉搏,并评估呼吸。若没有呼吸,没有脉搏,立即启动心肺复苏术。 | |

| 操作流程 | 语言沟通 |
|---|---|
| **安置体位**<br>↓　患者仰卧位于硬质绝缘坚固平坦的表面。 | |
| **胸外心脏按压**<br>　(1)抢救者跪于患者右侧。<br>　(2)按压部位及手法:将一只手的掌根放在患者胸骨中、下 1/3 交界处(男性:胸骨中线与两乳头连线的相交处);另一只手以拇指根部为轴心叠于下掌之背上,手指翘起不接触胸壁。<br>　(3)按压方法:双肘关节伸直,依靠操作者的体重、肘及臂力,有节律地垂直施加压力,使胸骨下陷至少 5cm,不超过 6cm(成人),然后迅速放松、解除压力,使胸骨自然复位,放松时手掌根不离开胸壁。<br>↓　(4)按压频率:100~120 次/min。 | 护士:01,02,03……30(以双音节进行数数,确保按压 30 次在 15~18s 内完成)。 |
| **开放气道**<br>　(1)清除口鼻腔、气道内分泌物或异物,有义齿应取下。<br>　(2)仰头提颏法:操作者一只手的小鱼际置于患者前额,用力向后压使其头部后仰,另一手示指、中指置于下颌骨下方,将颏部向前上抬起。<br>↓　(3)口对口呼吸或口对面罩呼吸。 | |
| **口对口人工呼吸**<br>　(1)在患者口鼻部盖一单层纱布/隔离膜。<br>　(2)抢救者用保持患者头后仰的拇指和示指捏住患者鼻孔。<br>　(3)深吸一口气,屏气,双唇包住患者口部(不留空隙),用力吹气,使胸廓扩张,一次吹气时间大于 1s,但不超过 2s。<br>　(4)吹气毕,松开捏鼻孔的手,抢救者头稍抬起,侧转换气,同时注意观察胸部复原情况。<br>↓　(5)连续 2 次口对口人工呼吸。 | |
| **急救人员未到时**<br>↓　重复 30:2,即 30 次胸外心脏按压和 2 次口对口人工呼吸。 | |
| **急救人员到位**<br>　(1)尽早除颤,使用呼吸囊进行通气支持。<br>↓　(2)更换人员,继续高质量 CPR。 | |
| **评估处置**<br>　(1)5 个循环后评估患者颈动脉搏动和呼吸情况。<br>　(2)若患者无脉搏,无呼吸,继续上述循环,必要时予以除颤。<br>　(3)若患者有脉搏,无呼吸,继续每 5~6s 给气一次,并等待高级气道建立。<br>↓　(4)若患者脉搏、呼吸均恢复,判断患者反应,并联系 ICU,做好转运前准备。 | 护士:张先生,您醒啦。刚刚您突然意识丧失,躺在了病房走廊上。我们对您进行了抢救,幸好您醒过来了。为进一步检查和确保您的安全,我们准备把您转到监护病房继续治疗,请配合我们。 |

续表

| 操作流程 | 语言沟通 |
|---|---|
| 抢救毕 | |
| （1）协助患者穿好衣裤，搬运至平车。 | |
| （2）整理转运物品，送患者入ICU。 | |
| 处理用物 | |
| 整理抢救物品，用物按院感要求分类处理。 | |
| 洗手记录 | |

**【注意事项】**

1.分秒必争，就地抢救。心肺复苏应力争在心搏骤停后4min内进行，以提高抢救成功率。

2.判断患者有无反应时，摇动肩部不可用力过猛，以免加重损伤。检查时间不应超过10s。

3.胸外心脏按压部位要正确，成人按压部位在胸部正中，胸骨的下半部，儿童在两乳头连线之间的胸骨处稍下方。

4.胸外心脏按压方法要正确。按压时，注意两臂伸直，两肘关节固定不动，双肩位于双手的正上方，按压时掌跟用力，手指离开胸壁。成人按压深度至少为5cm，8岁以下儿童按压至少达到胸骨前后径的1/3，婴儿大约4cm，儿童大约5cm。按压力度适当，避免发生胸骨骨折、肋骨骨折。放松时，手掌根部不离开胸壁，使胸骨自然复位，以保证充足的回心血量。按压和放松的时间大致相等，操作者以双音节进行数数，确保按压30次在15～18s内完成。中断按压时间不得超过10s。

5.人工通气时，每次吹气速度不可过快，吹气量不可过大，吹气量以胸廓上抬为准，避免胃胀气。

6.胸外心脏按压与人工呼吸配合进行。单人抢救时无论是成人还是小儿，按压与通气之比均为30∶2。双人抢救时，成人30∶2，儿童和婴儿15∶2。

7.两人进行CPR，应每5个循环或2min交换位置，避免长时间按压影响按压效果。交换应在5s内完成。

（王宋超　周　丹　郑云慧）

 **推荐阅读文献**

[1]陈永强.《2015美国心脏协会心肺复苏及心血管急救指南更新》解读[J].中华护理杂志,2016,51(2):253-256.

[2]姜金霞,彭幼清,施雁.多元化心肺复苏培训结合督查考核在临床护士保持心肺复苏技能中的作用[J].中华护理杂志,2014,49(1):57-60.

[3]黄素芳,邹灯秀,严丽,等.急诊科和ICU医护人员胸外心脏按压质量的评价[J].中华护理杂志,2013,48(10):926-928.

[4]中华医学会急诊分会院前急救学组,北京医师协会院前急救分会.电话指导的心肺复

苏专家共识[J].中华急诊医学杂志,2019,28(8):951-955.

[5]Meaney PA,Bobrow BJ,Mancini ME,et al. Cardiopulmonary resuscitation quality：improving cardiac resuscitation outcomes both inside and outside the hospital：a consensus statement from the American Heart Association[J]. Circulation,2013,128(4):417-435.

[6] Monsieurs KG, Ballance JH, Barelli A, et al. European resuscitation council guidelines for resuscitation 2015： section 1. executive summary[J]. Intensive Care Med, 2015,95(12):1-80.

# 技术 4　除颤术

除颤(defibrillation)是利用高能量的脉冲电流在瞬间通过心脏,使全部或大部分心肌细胞在短时间内同时除极,以终止异位心律,使之转复为窦性心律的一种治疗方法,主要用于转复心室颤动。

【临床情境】

陈阿姨,55 岁。因急性胸痛 2h,拟"急性下壁心肌梗死"收住入院。护士遵医嘱正准备送患者入导管室,发现患者床边心电监护突然显示室颤波形。

任务:紧急除颤。

【操作前准备】

(1)护士:①工作衣帽穿戴整齐,戴口罩,态度和蔼;②复述医生医嘱;③核对除颤的能量、模式及导联;④检查是否为绝缘硬板床,患者身上有无起搏器、药物贴膜,确保除颤部位无潮湿、无敷料;⑤向患者及家属解释操作目的及配合要点;⑥操作者的双手保持干燥。

(2)患者家属:通过护士的告知,确保患者身上无金属物,除颤时做到离开患者。

(3)用物:

1)治疗车上层:除颤仪(包括电源线 1 根、导线 3～5 根、电极板 2 块)、导电膏、心电图纸、电极片、酒精棉签、其他(纱布、一次性垫巾、别针、布胶、手消毒液)。

3-6-4　除颤术

2)治疗车下层:黑色和黄色两种垃圾袋。

【操作步骤】

| 操作流程 | 语言沟通 |
| --- | --- |
| 巡视观察<br><br>　患者住院期间应加强巡视,及时发现病情变化。 | 护士:陈阿姨,目前感觉如何? 您好好休息,安心配合治疗。呼叫铃在您枕边,有事请按铃,我们也会经常来看您的。 |
| 确认室颤<br><br>　发现患者心电图显示室颤波形,轻拍患者双肩,在患者两侧耳旁大声呼唤,呼叫患者无反应;检查患者胸前电极片粘贴及电极连接良好,确认患者发生室颤。 | 护士:陈阿姨,您听得到吗? |

续表

| 操作流程 | 语言沟通 |
|---|---|
| 呼叫备物<br><br>呼叫同伴推除颤仪和抢救车,通知医生,记录时间。 | 护士:您是陈阿姨家属吗? 患者现在病情危重,需要马上进行抢救,请配合我们的工作,我们会尽力抢救的。陈阿姨以前有没有安装起搏器? 身上有没有金属物? |
| 安置评估<br><br>(1)协助患者取仰卧,解开衣扣,充分暴露胸部,去除患者身上金属及导电物质。<br>(2)调整胸部电极片位置。<br>(3)清洁并评估除颤部位皮肤,若局部皮肤潮湿,用干纱布擦干。 | 护士:请帮忙一起解开患者的衣扣。 |
| 迅速胸外心脏按压 | |
| 开启除颤仪<br><br>将除颤仪推至床旁,连接电源,打开开关。 | |
| 选择能量<br><br>确认非同步,选择能量,双向波 200J。 | |
| 准备电极板<br><br>取下手柄电极,一手持两个手柄电极,另一手确认导线连接完好后将医用导电膏 C 字形涂于电极板上。 | |
| 安放电极<br><br>右手持(心尖区)电极柄,置于左乳头外侧或左腋前线内侧第 5 肋间;左手持(胸骨)电极柄,置于胸骨右缘锁骨下方或 2~3 肋间。轻微转动电极板,使导电糊分布均匀。若患者胸部有植入性装置,应避开至少 10cm。 | |
| 确认波形<br><br>观察患者心电监护,再次确认室颤需要除颤。 | |
| 充电<br><br>按压充电按钮,使除颤仪充电至所选择的能量。 | |
| 确认室颤环境<br><br>除颤仪提示充电完成后,操作者高喊:"请大家都离开。"同时确定周围人员无直接或间接接触患者。 | 护士:请大家都离开。 |
| 放电<br><br>操作者身体离开病床,双臂垂直,双手持手柄电极紧贴患者皮肤并稍加压,双手拇指分别同时按压电极板上的放电按钮,放电后电极板应稍停留片刻。 | |
| 心肺复苏<br><br>除颤后,立即继续进行 5 个循环 30∶2 的心肺复苏。 | |
| 判断除颤效果<br><br>观察除颤效果。若转为窦性心律,将除颤能量归零,遵医嘱继续治疗;若仍为室颤,3~5min 后继续除颤;若不能转为窦性心律,根据患者情况继续实施抢救。 | |

续表

| 操作流程 | 语言沟通 |
| --- | --- |
| 安置患者<br><br>除颤毕,观察除颤部位皮肤情况,用干纱布清洁除颤部位皮肤的导电膏。协助患者取舒适体位,整理衣物及床单位,保暖,拉起床档,安慰患者。 | 护士:(面向家属)您好,刚才陈阿姨发生了室颤,现在已经转为窦性心律。不过,病情还不稳定,还需要对他进行进一步的监护和治疗。你们如果发现有异常情况也要及时告知我们。(面向患者)陈阿姨,您好好休息,我们会经常过来看您的。 |
| 处理用物<br><br>(1)除颤仪:关闭除颤仪开关,拔除电源,擦净电极板,检查手柄电极连接稳固,导线连接完好,将手柄位置归位。试机,测试通过后,整理并补充用物。除颤仪放置于固定位置并充电。<br>(2)其他用物按院感要求分类处理。 | |
| 洗手记录<br><br>按七步法洗手,取下口罩,记录室颤发生时间、除颤能量及除颤效果。 | |
| 巡视观察 | |

**【注意事项】**

1.除颤前应准确识别心电图类型。如患者心电监护显示为细颤,先行心脏按压、氧疗及药物等处理,待细颤变为粗颤,再行电除颤。

2.不可用耦合剂代替导电糊。导电糊涂抹均匀。两块电极板之间的距离应超过10cm。

3.电极板放置部位应准确。若患者带有植入性起搏器,应避开起搏器部位至少10cm。

4.电极板与患者皮肤密切接触,两电极板之间的皮肤应保持干燥,以免灼伤。

5.放电前确认周围人员无直接或间接接触患者,以免触电。

6.电击部位皮肤可能会有轻度红斑、肌肉痛,3~5天后可自行缓解。

7.日常检查仪器性能时,禁忌电极板对空放电或两电极板面对面放电。

(余丽萍　周　丹　郑云慧)

　**推荐阅读文献**

[1]陈永强.《2015 美国心脏协会心肺复苏及心血管急救指南更新》解读[J].中华护理杂志,2016,51(2):253-256.

# 技术5　自动洗胃机洗胃术

洗胃术(gastric lavage)是将胃管插入患者的胃内,反复注入和吸出一定量的溶液,以冲洗并排出胃内容物,减轻或避免吸收中毒的胃灌洗方法。

**【临床情境】**

顾先生,45岁,因家庭琐事与家人发生争吵后口服地西泮数十片。家属发现后迅速拨打"120",并紧急送往医院急诊科,入院时意识清醒。医嘱:心电监护、吸氧、静脉补液、电动洗胃机洗胃。

任务:电动洗胃机洗胃。

**【操作前准备】**

(1)护士:①服装、鞋帽整洁,举止端庄,态度和蔼,语言恰当,微笑服务,修剪指甲,流动水下按七步洗手法洗手,戴口罩;②双人核对医嘱;③核对患者床号、住院号、姓名,确认患者;④自我介绍;⑤向患者/家属解释操作目的、过程、注意事项及配合要点;⑥评估毒物的名称、剂量、服药时间;⑦评估患者的意识状态、生命体征及口鼻腔情况;⑧了解患者的凝血功能和有无食管胃底静脉曲张;⑨评估患者的心理状态、对洗胃的耐受能力及合作程度。

3-6-5 自动洗胃机洗胃术

(2)患者与家属:通过护士的告知,明白洗胃的目的及配合要点。若患者昏迷或生命体征异常,应先行气管插管再予洗胃。

(3)用物:包括全自动洗胃机及附件(进水管、出水管、进胃管)、洗胃溶液(遵医嘱根据毒物性质配置,总量10000～20000ml,温度25～38℃)、有刻度的水桶和污物桶、治疗盘(内有手套、弯盘2只、胃管、纱布、棉签、液体石蜡、灌注器、治疗巾、塑料围裙、布胶、牙垫、咬口器、血管钳、试管、手电筒)。治疗车下层备黑色和黄色两种垃圾袋。注意:无菌物品和非无菌物品分开放置。

**【操作步骤】**

| 操作流程 | 语言沟通 |
|---|---|
| **评估准备**<br>(1)与第二人核对医嘱、执行单,并了解患者凝血功能和有无食管胃底静脉曲张,确认无误后签字。<br>(2)操作者准备:修剪指甲、洗手、戴口罩。<br>(3)备齐并检查洗胃用物,物品放置有序。<br>(4)遵医嘱配好洗胃液,双人核对洗胃液的名称、浓度、总量,调节水温(25～38℃)。<br>(5)携用物至患者床旁。<br>(6)环境准备:安静整洁,温度适宜,采光良好,并拉好床旁围帘。 | |
| **核对解释**<br><br>(1)核对患者床号、住院号、姓名(采用两套身份识别系统)。<br>(2)评估患者意识状态、生命体征及口腔状况,若昏迷或生命体征异常,先行气管插管再洗胃。<br>(3)评估毒物的名称、剂量、服药时间。<br>(4)评估患者病情及心理状态。<br>(5)向患者解释洗胃的目的及配合要点。 | 护士:顾先生您好!核对下您的信息,请说下您的名字?让我看下您的腕带,您放松情绪,先回答我几个问题:您服的是什么药?服了几片?服了多久?您以前有没有胃出血等病史?您有没有活动的假牙?请张口,让我看一下您的口腔情况。为了能迅速、彻底清除这些药物,我们准备用洗胃机来洗胃,您同意吗?为确保插胃管的顺利进行,需要您配合做吞咽动作。来,像吞面条一样咽、再咽。您配合得很好。还有,插管时可能会出现恶心的情况,这时您可以通过深呼吸来缓解。来,用鼻深深地吸气,好,慢慢地从口中呼气。好,您做得很到位。安置好洗胃管路后我们马上开始。 |

| 操作流程 | 语言沟通 |
| --- | --- |
| 安置洗胃管路<br>　(1)连接管路,将洗胃机上"进液管"的管端,置于配好洗胃液的桶内,管口必须始终浸没在洗胃液的液面下。<br>　(2)将洗胃机上"排液管"的管端,置于污物桶。 | |
| 检查洗胃机<br>　连接电源,打开开关,按"启动"键,检查自动洗胃机的性能并排气,一般 4 个循环周期后按"停止"键暂停洗胃(在出胃状态末、进胃状态初暂停)。 | |
| 安置体位<br>　(1)协助患者取左侧卧位(昏迷患者予去枕平卧头偏向一侧)。<br>　(2)铺治疗巾于患者颌下,弯盘置于口角边。<br>　(3)操作者穿上塑料围裙。 | 护士:顾先生,现在帮您调整下体位,请将身体转向左侧。我把治疗巾围在您颌下。 |
| 测量<br>　(1)准备两条胶带。<br>　(2)检查并打开胃管、灌注器、手套。<br>　(3)左手戴手套,拿取胃管,用注射器检查胃管是否通畅。<br>　(4)右手持无菌纱布托住胃管头端,测量胃管插入长度(前额发际至剑突或鼻尖经耳垂至剑突的距离),读取胃管上对应的刻度。<br>　(5)用液体石蜡润滑胃管前段(插入长度的 1/3)。 | 护士:下面给您测量一下胃管置入长度。 |
| 插管<br>　嘱患者张口,放入咬口器(不能配合者使用开口器和压舌板),右手持纱布托住胃管前端缓慢插入至 10～15cm(咽喉部)时,嘱患者做吞咽动作,顺势送管至预定长度(55～60cm)。 | 护士:现在给您插管,有不舒服请举手示意。请张口……接下来请做吞咽动作……胃管插好了,您配合得很好,谢谢您。 |
| 确认固定<br>　(1)置管毕,用止血钳夹闭胃管。<br>　(2)判断胃管在胃内(方法:用针筒抽到胃内容物;用注射器快速注入 10ml 空气,同时用听诊器在胃区听气过水声;置胃管末端于水中,无气泡逸出)。 | 护士:接下来我要确认下胃管是否到达胃内。请不要说话,我要听一下胃部。胃管已到达胃内,下面给您固定胃管。 |
| 抽胃液<br>　抽取胃液送检,抽尽胃内容物。 | |
| 连接胃管<br>　将胃管与洗胃机的"胃管"端连接。 | |
| 开始洗胃<br>　确保洗胃机在进胃状态初,按"启动"键,开始自动进入循环冲洗模式。 | 护士:顾先生,现在开始洗胃,要一直洗至吸出来的液体澄清才可以。洗胃过程中,有任何不舒服的感觉请举手示意。 |

**续表**

| 操作流程 | 语言沟通 |
|---|---|
| 观察 | |
|   (1)观察患者意识、生命体征、面色等变化。 | |
|   (2)观察洗出液的颜色、气味、性质及量,如洗出液呈血性,立即停止洗胃。 | |
|   (3)若患者出现呕吐、寒战、腹胀、出入量不平衡,及时报告医师予以处理。 | |
|   (4)观察洗胃机运转是否正常。 | |
| 停止洗胃 | 护士:吸出来的液体已经澄清了,现在我们结束洗胃。接下来将胃管拔出来。拔胃管时需要您配合做深呼吸。 |
|   待洗出液澄清无味后,在出胃状态末、进胃状态初按"停止"键,停止洗胃。用灌注器抽出胃内残留液体。如需反复洗胃,遵医嘱保留胃管,并接一次性胃肠减压器。 | |
| 拔除胃管 | 护士:顾先生,请深吸一口气,好,慢慢呼气。胃管出来了……下面请您张口。 |
|   洗胃毕,将洗胃机的"胃管"端与胃管分离,反折胃管末端,用纱布包裹近口腔处胃管,嘱患者深呼吸,在呼气时拔管,当胃管前端至咽喉处时快速拔出,取出咬口器。 | |
| 安置告知 | 护士:顾先生,洗胃结束了。您先放下所有心事,好好休息一会儿。如果有不舒服或其他需要可随时按铃,呼叫器放您枕边。我们也会经常来看您的。 |
|   (1)取弯盘、治疗巾。 | |
|   (2)清洁患者口腔及鼻面部。 | |
|   (3)脱去手套和塑料围裙,协助患者取舒适卧位,整理床单位。 | |
|   (4)将呼叫器放于患者易取处。 | |
|   (5)卫生手消毒,交代相关事项。 | |
| 处理用物 | |
|   (1)一次性用物按院感要求分类处理。 | |
|   (2)洗胃机处理:先将进液管、胃管同时放入盛有清水的桶内,排液管放入污水桶,按"启动"键,清洗管路内残余污染物,一般循环 4 次;再将进液管、胃管、排液管同时放入含氯消毒液中,进行消毒处理,一般循环 20 次;然后将进液管、胃管同时放入盛有清水的桶内,排液管放入污物桶,清洗循环 4 次;最后将进液管、胃管、排液管同时提离水面,待机器内的水完全排尽后,按"停止"键,关闭开关,拔下电源。机器表面用 75％酒精或消毒湿巾擦拭,添加消耗的一次性物品,放置固定地点备用。 | |
| 洗手记录 | |
|   (1)按七步法洗手。 | |
|   (2)记录患者意识及生命体征、洗胃液的名称及量,洗出液颜色、气味、性质、量等。 | |
| 巡视观察 | |

## 【注意事项】

1.洗胃禁忌证:口服强酸、强碱等腐蚀性毒物,上消化道溃疡、癌症患者和食管胃底静脉曲张、食管梗阻者禁忌洗胃。

2.胸主动脉瘤、昏迷及严重心肺疾患者慎用洗胃。

3.插管时动作要轻快,切勿损伤患者食管及误入气管。

4.患者中毒物质不明时,及时抽取胃内容物送检,并用温开水或者生理盐水洗胃。

5.若洗胃过程中患者出现腹痛、灌洗液呈血性或出现休克现象,立即停止洗胃,与医生联系,采取相应的急救措施。

6.有机磷农药中毒患者需留置胃管 24h。

7.操作完成后确保洗胃机性能处于备用状态。

（余丽萍　贾亚平　郑云慧）

 **推荐阅读文献**

[1]何玉岚.最新急诊科临床护理精细化操作与急危重症监护技术规范及考评指南[M].北京:人民卫生出版社,2012.

[2]陆菊,张凌峰,刘玮,等.自制洗胃管固定器的设计及应用[J].中华护理杂志,2019,54(2):318-320.

[3]郑敏,吴辉燕,龚静,等.急性有机磷农药中毒患者标准化洗胃方案的建立及实施[J].中华护理杂志,2017,52(11):1342-1346.

# 参考文献

[1] Herdman TH. Kamitsuru S. NANDA international nursing diagnoses：definitions and classification，2015—2017[M]. 10th Edition. Oxford：Wiley Blackwell，2014.

[2] Konstantinides SV，Torbicki A，Agnelli G，et al. 2014 ESC guidelines on the diagnosis and management of acute pulmonary embolism[J]. European Heart Journal，2014，35：3145-3151.

[3] 安力彬，陆虹. 妇产科护理学[M]. 6 版. 北京：人民卫生出版社，2017.

[4] 蔡学联，周彩华. 新编护理技术操作规范与评价标准[M]. 杭州：浙江大学出版社，2015.

[5] 弗兰克，罗森塔尔，卡普兰. 康复心理学手册[M]. 2 版. 朱霞，译. 南京：东南大学出版社，2014.

[6] 付平. 连续性肾脏替代治疗[M]. 北京：人民卫生出版社，2016.

[7] 胡大一. 中国心血管疾病健康/二级预防临床操作指南 2015：试行版[M]. 北京：北京大学医学出版社，2015.

[8] 化前珍，胡秀英. 老年护理学[M]. 4 版. 北京：人民卫生出版社，2017.

[9] 黄晓军. 实用造血干细胞移植[M]. 北京：人民卫生出版社，2014.

[10] 黄叶莉，刘岩，钱阳明，等. 神经疾病临床护理[M]. 北京：人民军医出版社，2014.

[11] 江智霞，王万玲，张咏梅. 护理技能实训与综合性设计性实验[M]. 北京：人民军医出版社，2010.

[12] 姜安丽，钱晓路. 新编护理学基础[M]. 3 版. 北京：人民卫生出版社，2018.

[13] 姜梅. 产科临床护理思维与实践[M]. 北京：人民卫生出版社，2013.

[14] 姜小鹰，刘俊荣. 护理伦理学[M]. 2 版. 北京：人民卫生出版社，2018.

[15] 郎景和. 中华妇产科杂志临床指南荟萃：2015 版[M]. 北京：人民卫生出版社，2015.

[16] 李兰娟，王宇明. 感染病学[M]. 3 版. 北京：人民卫生出版社，2015.

[17] 李乐之，路潜. 外科护理学[M]. 6 版. 北京：人民卫生出版社，2017.

[18] 李小寒，尚少梅. 基础护理学[M]. 6 版. 北京：人民卫生出版社，2017.

[19] 李杨，彭文涛，张欣. 实用早产儿护理学[M]. 北京：人民卫生出版社，2015.

[20] 林果为，王吉耀，葛均波. 实用内科学[M]. 15 版. 北京：人民卫生出版社，2017.

[21] 鹿欣，顾蔚蓉. 妇产科临床思维培训教程[M]. 北京：高等教育出版社，2019.

[22] 梅长林，余学清. 内科学：肾脏内科分册[M]. 北京：人民卫生出版社，2015.

[23] 潘祥林，王鸿利. 实用诊断学[M]. 北京：人民卫生出版社，2014.

[24] 裴建奎，李文慧. 健康评估[M]. 北京：人民卫生出版社，2018.

[25] 彭南海，黄迎春. 肠外与肠内营养护理学[M]. 南京：东南大学出版社，2015.

[26] 邵肖梅，叶鸿瑁，丘小汕. 实用新生儿学[M]. 5 版. 北京：人民卫生出版社，2019.

［27］沈洪,刘中民.急诊与灾难医学［M］.2 版.北京:人民卫生出版社,2015.

［28］沈铿,马丁.妇产科学［M］.3 版.北京:人民卫生出版社,2015.

［29］史铁英.急危重症临床护理［M］.北京:中国协和医科大学出版社,2018.

［30］唐四元.生理学［M］.4 版.北京:人民卫生出版社,2017.

［31］万学红,陈红.临床诊断学［M］.3 版.北京:人民卫生出版社,2015.

［32］王辰,王建安.内科学［M］.3 版.北京:人民卫生出版社,2015.

［33］王建枝,钱睿哲.病理生理学［M］.9 版.北京:人民卫生出版社,2018.

［34］王万铁,金可可.病理生理学［M］.杭州:浙江大学出版社,2018.

［35］王小丽,费素定.急重症监护［M］.杭州:浙江大学出版社,2015.

［36］蔚百彦,郑明娟,卢慧君,等.公民意外伤害急救手册［M］.西安:西安交通大学出版
社,2016.

［37］吴惠平,罗伟香.护理技术操作并发症的预防及处理［M］.北京:人民卫生出版社,2014.

［38］吴江,贾建平.神经病学［M］.3 版.北京:人民卫生出版社,2015.

［39］席淑华,彭飞,王世英.急危重症护理查房［M］.上海:上海科学技术出版社,2016.

［40］向光大.临床甲状腺病学［M］.北京:人民卫生出版社,2013.

［41］肖敏,王生锋.急救护理技术［M］.武汉:华中科技大学出版社,2015.

［42］杨宝峰,陈建国.药理学［M］.3 版.北京:人民卫生出版社,2015.

［43］杨立群,高国贞.基础护理学［M］.2 版.北京:人民卫生出版社,2018.

［44］杨艳杰,曹枫林.护理心理学［M］.4 版.北京:人民卫生出版社,2017.

［45］叶章群,周丽群.外科学［M］.北京:人民卫生出版社,2016.

［46］尤黎明,吴瑛.内科护理学［M］.6 版.北京:人民卫生出版社,2017.

［47］张玲娟,张静.妇产科护理查房［M］.上海:上海科学技术出版社,2011.

［48］章雅青,丁磊.健康评估［M］.上海:复旦大学出版社,2015.

［49］赵丰夏,徐小萍.妇产科护理实训指导［M］.杭州:浙江大学出版社,2016.

［50］中国营养学会.中国居民膳食营养素参考摄入量速查手册［M］.北京:中国标准出版
社,2014.

**图书在版编目(CIP)数据**

情境-PBL-模拟护理学综合实训教程 / 郑云慧等编著
. —杭州：浙江大学出版社，2021.4
ISBN 978-7-308-21244-1

Ⅰ.①情⋯ Ⅱ.①郑⋯ Ⅲ.①护理学－教材 Ⅳ.
①R47

中国版本图书馆 CIP 数据核字(2021)第 059050 号

**情境-PBL-模拟护理学综合实训教程**
郑云慧　刘学英　贾亚平　等编著

| | |
|---|---|
| 责任编辑 | 阮海潮(1020497465@qq.com) |
| 责任校对 | 王元新 |
| 封面设计 | 续设计 |
| 出版发行 | 浙江大学出版社 |
| | (杭州市天目山路 148 号　邮政编码310007) |
| | (网址:http://www.zjupress.com) |
| 排　　版 | 浙江时代出版服务有限公司 |
| 印　　刷 | 嘉兴华源印刷厂 |
| 开　　本 | 787mm×1092mm　1/16 |
| 印　　张 | 21.5 |
| 字　　数 | 564 千 |
| 版 印 次 | 2021 年 4 月第 1 版　2021 年 4 月第 1 次印刷 |
| 书　　号 | ISBN 978-7-308-21244-1 |
| 定　　价 | 87.00 元 |